Thinking of Clinical Diagnosis and Treatment of
Difficult Diseases after Liver Transplantation

肝移植术后疑难病的临床诊疗思维

陈 虹 卢 倩 主编

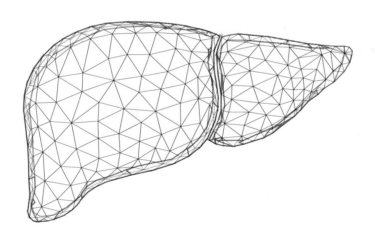

清华大学出版社
北 京

图书在版编目（CIP）数据

肝移植术后疑难病的临床诊疗思维 / 陈虹，卢倩主编 . — 北京：清华大学出版社，2022.9
ISBN 978-7-302-60979-7

I.①肝… Ⅱ.①陈… ②卢… Ⅲ.①肝移植—并发症—诊疗 Ⅳ.① R657.3
中国版本图书馆 CIP 数据核字（2022）第 089551 号

责任编辑：孙　宇
封面设计：钟　达
责任校对：李建庄
责任印制：杨　艳

出版发行：清华大学出版社
　　　　　网　　　址：http://www.tup.com.cn，http://www.wqbook.com
　　　　　地　　　址：北京清华大学学研大厦 A 座　　　邮　　编：100084
　　　　　社 总 机：010-83470000　　　　　　　　　邮　　购：010-62786544
　　　　　投稿与读者服务：010-62776969，c-service@tup.tsinghua.edu.cn
　　　　　质量反馈：010-62772015，zhiliang@tup.tsinghua.edu.cn
印 刷 者：小森印刷（北京）有限公司
经　　销：全国新华书店
开　　本：185mm×260mm　　　　印　张：41.25　　　字　数：756 千字
版　　次：2022 年 9 月第 1 版　　　　　　　　　　印　次：2022 年 9 月第 1 次印刷
定　　价：398.00 元

产品编号：094947-01

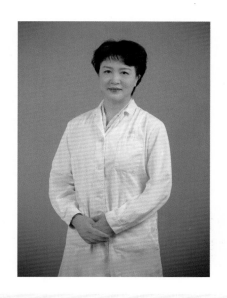

陈 虹 主任医师

北京清华长庚医院移植内科

【主编简介】

全国首批肝胆病咨询专家，先后从事消化、肝病和移植内科临床工作 38 年。擅长消化、肝病、肝移植术后各种疑难病的诊治。以第一及通信作者共发表论文 140 余篇，其中器官移植相关论文 120 余篇，SCI 论文 5 篇；参编、参译著作 11 部。以第一完成人获武警部队科技成果二等奖 1 项，三等奖 2 项。

学术任职：中华医学会肝病学分会终末期肝病学组副组长、中国研究型医院学会糖尿病学专业委员会器官移植与代谢性疾病学组副组长、中国研究型医院学会感染性疾病询证与转化专业委员会委员、北京肿瘤病理精准诊断研究会肝胆胰分会常务委员、国家卫生健康委全国真菌病监测网专家委员、中国重症血液净化协作组第一届移植血液净化组委员。《实用器官移植电子杂志》编委、《临床肝胆病杂志》《中华移植杂志（电子版）》《器官移植》特约审稿人。

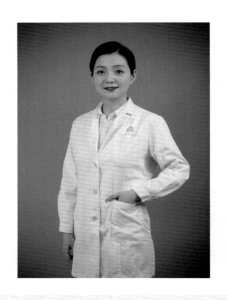

卢 倩 主任医师

北京清华长庚医院肝胆胰外科

【主编简介】

　　清华大学临床医学院副教授。现任北京清华长庚医院院长助理、器官移植中心主任、肝胆胰中心执行主任。兼任中华医学会器官移植分会委员兼青年委员会秘书长、中国医师协会器官移植分会委员、海峡两岸医药卫生交流协会器官移植分会常务委员兼秘书长、中国研究型医院学会肝胆胰专业委员会副主任委员兼秘书长、国际肝胆胰协会中国分会胆道外科专业委员会委员、中国抗癌协会肝癌专业委员会委员等。承担 *iLiver* 助理主编,《中华消化外科杂志》《肝胆外科杂志》《中华肝脏外科手术学电子杂志》等编委以及 *Transplantation*、*Current Opinion on Organ Transplantation*、*Annals of Surgery* 等杂志的审稿人。

　　师从中国工程院董家鸿院士,主要从事肝胆胰外科、同种异体肝移植、离体肝切除联合自体肝移植、肝棘球蚴病、肿瘤免疫治疗及器官移植免疫调节等临床工作,包括复杂肝胆胰疾病的精准外科治疗、多种类型肝移植术、离体肝切除联合自体肝移植术等,在肝脏移植技术、肝癌合并癌栓的外科治疗、血管外科技术、体外肝切除技术,移植术后免疫抑制剂的精准调整、移植物的精准评估、门静脉海绵状变性的 Meso-Rex 手术等方面的具有卓越成就。

　　主持国家自然科学基金项目 2 项,Co-Pi 牵头国家自然科学基金重点项目 1 项,作为子课题负责人参加国家自然科学基金重大项目 1 项;参加国家自然科学基金 4 项、省部级重大科研专项 1 项、省部级科技攻关重点研究项目 1 项。作为主要完成人获得省部级科技进步一等奖 1 项、全军医疗成果一等奖 2 项、国家科技进步二等奖 1 项。参编专著 5 部,发明专利 2 项。发表学术期刊论文 50 余篇、国内外学术会议论文 20 篇。

编委会名单

主　审：董家鸿　沈中阳
主　编：陈　虹　卢　倩
副主编：刘鸿凌　范铁艳
编　委（按姓氏首字母排序）

陈　虹	范铁艳	冯丹妮	高银杰	关兆杰
贺　希	侯昱丞	黄鹤宇	黄云帆	姜英丽
李　君	李　俊	李　莹	李　宇	梁芙萌
刘鸿凌	刘静怡	刘俊芳	刘相艳	卢　倩
吕　毅	吕国悦	邱　爽	饶　伟	单　姗
孙丽莹	孙晓叶	汤汝佳	田　敏	田秋菊
王　旭	王洪波	吴广东	于里涵	张　群
张　微	张达利	章拔翠	赵　川	赵青春
郑卫萍	钟思逸	周　霞	周双男	朱　丹
朱梦月	庄　莉			

序 1

肝移植代表着 21 世纪医学的最高水平，能成功开展肝移植的医院，标志着其已具有非常强大的综合实力。经过肝移植学界几代人的坚守和奋斗，我国在肝移植数量上已成为世界第二大国，肝移植手术的成功率已与发达国家同等水平。同时，经过实践经验的不断积累和总结，我国肝移植术后管理水平也得到快速提升，在理念和成效上也已紧跟国际步伐，逐渐接近国际最高水平。

如果说"肝移植的手术成功"是完成患者"再生"的第一步，那么"肝移植术后管理"就是要保障患者术后依然能享受完整的、健康的精彩人生。

肝移植本身及免疫抑制剂的应用，也产生了一系列健康问题，如排异反应、各种感染、原发病复发、新发良性病变及肿瘤、免疫抑制剂不良反应等，如何让肝移植术后患者安全解决这些问题，是肝移植术后管理面临的艰巨任务和课题。从事肝移植术后管理的医生们需要有专业的知识、卓越的智慧和过人的胆识来处理各类问题，尤其是术后疑难杂症，由此诞生了一个新的专业学科：移植内科。

《肝移植术后疑难病的临床诊疗思维》一书，是由国内 10 余家大型器官移植中心的 40 位从事肝移植经验丰富的专家、学者，将一线临床经验整理、总结并升华而成。主编陈虹教授是肝移植学界有名的且在国内较早开展移植内科工作的专家，长期从事肝移植术后管理工作；另一位主编卢倩教授是外科领域的后起之秀，长期从事肝脏移植及术后管理工作。她们在临床实践中诊治了大量肝移植术后并发的疑难疾病，积累了丰富的肝移植术后管理经验。

书中通过一系列肝移植术后的少见或罕见病案，剖析在诊治过程中遇到的疑虑和困惑，以及如何利用合理的临床思维方法，去完善相关的临床资料，并最终得到满意的治疗效果。书中几乎涵盖了所有肝移植术后相关的疑难并发症，这将会为初、中年资的肝移植医生们（包括移植外科和内科的医生）在临床实践中带来较多的便利、启迪和思考，对提升他们在肝移植术后疑难病诊治能力上会有较大的助力，对培养他们合理的、严谨的临床思维能力会有极大裨益。

中国工程院院士

清华大学精准医学研究院院长

清华大学附属北京清华长庚医院院长

2022 年 7 月

自肝移植首次应用于临床，已历经近 60 年的探索和发展，由于技术和观念的革新，近 20 年取得了革命性的巨大进步，术后长期生存率取得了显著提高。肝移植是目前治疗终末期肝病唯一有效的方法。能成功开展肝移植技术是一所综合性医院整体实力的最好体现，也是最有份量的评价指标之一。

肝移植手术已挽救了无数人的生命，为成千上万的终末期肝病患者带来了生的希望，让他们本已暗淡的生活重新照进阳光。如果说，成功完成"肝移植"是为患者开启了通向"第二次生命"之门的话，那么，"肝移植术后管理者"就是守护患者术后健康的"门神"，他们肩负着维护移植肝脏正常工作、让患者重回正常生活秩序的重要使命。

肝脏移植术后管理，既是一项多学科参与的复杂的系统性管理工作，又是一项高度专业化的临床工作。因肝移植本身、免疫抑制剂的应用，会给患者带来一系列的健康问题，如排异、感染、原发病复发、新发病变（包括肿瘤）、免疫抑制剂不良反应以及其他各类预料之中的和突发的情况，这就需要医生们具备多学科的视野、辩证的符合逻辑的临床思维能力、专业及精准的病情评估方法和过人的胆识及决策担当，科学、合理、有效处置各类问题。

临床经验在肝移植术后管理中十分重要，在还没有获得足够循证医学证据时，那些似曾相识的病例，会让医生眼前一亮，通过缜密的临床思维，"大胆假设、小心求证"，能快速找到直达"真相"的捷径。这就是我眼前这本由陈虹、卢倩两位教授主编的《肝移植术后疑难病的临床诊疗思维》一书的价值和意义。

读罢该书，了解到编委都是国内具有丰富经验的肝移植术后管理临床医生，入选的病例都是他们亲自诊治的真实病例，病种几乎囊括了肝移植术后众多疑难重症，可以真实感受到编者当时在诊疗中遇到的困惑与迷茫，以及如何突破常规思维的束缚、大胆假设与求证，合理积极干预，最后收获良好的效果，并受益匪浅。我相信，该书的出版，会使各位读者，无论是从事移植内科，还是医学其他专业的医生，即便是病友和家属，也能从书中获益良多。

天津市第一中心医院院长

南开大学器官移植研究院院长

2022 年 7 月

肝移植矗立在 21 世纪医学的巅峰之上，位居现代医学殿堂的王座。经过我国肝移植学界几代人的不懈努力，我国在肝移植数量上已成为世界第二大国。因外科技术日臻成熟，肝移植的手术成功率已能比肩发达国家。对于患者而言，肝移植的手术成功只是迈出了通向"再生"的艰难的第一步，要享受完整的、健康的"第二次生命"，术后管理尤为重要。

由于免疫抑制剂的应用以及其他手术相关的并发症，患者肝移植后的生命之路，将会面临较多的风险和困境。对正常人而言，一些病症可能仅仅是小小的"风吹草动"，而落在肝移植患者身上也许就是"狂风暴雨"。如何保护他们免受疾病袭扰，或者当疾病侵入机体的早期能及时发现并清除，这就是肝移植术后管理的主要工作和核心价值。患者要走好肝移植术后人生这条漫漫长路，需要患者本人及家庭成员、医务人员以及全社会共同努力和呵护，其中，医务从业者无疑是起核心的作用，他们需要有专业的知识、智慧和胆识来处理移植术后各种问题尤其疑难杂症，由此诞生了一个新的专业学科：移植内科。

随着我国肝移植数量剧增，肝移植术后管理也逐步得到规范，许多肝移植中心配备了专职的移植内科医生，部分中心组建了移植内科，使得肝移植术后管理向规范化、个体化、精细化方向发展，术后管理水平有了明显的提升，逐步接近国际先进水平。

在长期从事移植后管理的临床工作中，我们深知，肝移植患者是特殊的人群，其特殊性是由于免疫抑制剂应用导致机体的"免疫力"受到被动打压后所致的。肝移植术后患者各种疾病的临床表现以及其病理生理机制均有别于免疫功能正常的人群，这主要反映在：病变的临床症状极不典型、实验室检查阳性率较低，甚至有时影像学检查的参考价值也不大，从而导致医生对疾病认知产生模糊性和不确定性。

因为现代医学的检查手段十分完善和精准，在大多数情况下，我们容易得到"循证医学"需要的证据，但是对肝移植术后一些疑难病，获得有效证据往往异常艰难。比较困扰的是，疑难病对肝移植患者的危害性和危险性更大，病情瞬息万变，如得不到及时有效的干预治疗，轻者可能会导致移植肝脏的失功，重者会导致生命的逝去。此时，有着丰富的临床经验的医生往往会利用合理的临床思维，抓住各类资料中的那些容易被忽视的蛛丝马迹，大胆假设、小心求证，遵循逻辑"顺藤摸瓜"，往往能获得可信度较高的诊断方向，并及时给予合理的、精准的、有时是"试验性"的治疗，常常也会得到良好的结果，并可能最终找到所需要的循证医学证据。将循证医学和经验医学完美结合，达到技巧性、艺术化的灵活应用，这正是一名优秀的从事移植术后管理的医生所必备的特质，锻造这种特质的核心内容就是培养合理的缜密的临床思维。

正是为锻炼有志于移植内科工作的年轻医生们考虑，拓展他们的临床视野，培养他们缜密的临床思维，我们组织了 40 余位长期从事肝移植术后管理的有着丰富经验的专家和学者，编写了这本《肝移植术后疑难病的临床诊疗思维》。书中通过分享我们在肝移植术后遇到的每一例真实的疑难病案例，剖析诊治过程的临床思维方法和心路历程，以期对年轻肝移植内科医生们在肝移植术后疑难病诊治能力上有所帮助和提升。在遇到类似病患时，多一份参考，多一点启发，多一点收获。

需要说明的是，本书中有 5 例病例并非移植术后疑难病例，而是罕见病种或肝移植相对禁忌证做的肝移植手术，但术后均收到良好的效果，这对于移植医生的决策有很大帮助。另外，也有个别病例虽然是肝移植术后常见并发症，但采用了一些非常规方法治疗，并取得良效，也为治疗决策提供多一种思路和选择。

本书参编者来自全国 10 余家大型器官移植中心，均是来自临床一线，并工作多年、具有丰富临床经验的肝移植医生，其中绝大多数为移植内科医生。本书所入选病例都是编写者亲自诊治的真实病例，病种涵盖了肝移植术后并发的各系统的疑难病，在书中大家可以品味到所涉及病情的复杂性和诊疗中遇到的迷茫，以及突破常规思维、合理干预带来的惊喜和良好的效果。相信各位读者从中会有所裨益。

由于病例选择时间跨度大、有些多年前的病例受当时条件所限、资料不尽完善、编写时间短、准备不充分，加之我们经验不足、能力有限，书中难免有疏漏和错误之处，希望各位读者不吝赐教、批评指正。

编　者

2022 年 6 月

目 录

第一章　肝移植术后感染性疾病

病例 1 肝移植术后 3 个月，咳嗽伴纳差 7 天 ·················· 3

病例 2 肝移植术后 2 年，皮肤、巩膜黄染伴恶心、呕吐 10 天 ·········· 10

病例 3 肝移植术后间断发热 7 个月，高热 2 天 ··············· 18

病例 4 肝移植术后间断发热 10 个月，胸闷、憋气加重 10 天 ········· 23

病例 5 肝移植术后 2 年 5 月余，发热伴头痛、恶心、呕吐 6 天 ······· 30

病例 6 肝移植术后 2 年余，间断咳嗽伴发热 10 天 ············· 39

病例 7 肝移植术后 1 年 3 个月，间断腹胀、双下肢水肿低热 4 个月 ····· 46

病例 8 肝移植术后 77 天，低热伴四肢、躯干皮疹 3 天 ··········· 53

病例 9 右膝关节及腰背部疼痛 5 个月，黑便 3 天 ·············· 59

病例 10 肝移植术后 1 月余，双膝关节疼痛 2 周 ··············· 65

病例 11 肝移植术后 1 年，胸壁疼痛 3 个月，发现 HBsAg 阳性 1 天 ····· 75

病例 12 肝移植术后 13 个月，发现肺部阴影 1 周 ··············· 83

病例 13 肝肾联合移植术后 3 年余，全身皮疹伴咽痛 1 周 ·········· 89

病例 14 肝移植术后 8 月余，反酸、烧心 8 月余 ··············· 97

病例 15 肝移植术后 4 年余，发现肝功能异常 10 天 ············· 105

病例 16 肝移植术后 8 个月，颈淋巴结肿大伴重度贫血 2 个月 ········ 112

病例 17 肝移植术后 3 个月，间断发热 1 月余，腹泻 1 天 ·········· 121

病例 18 肝移植术后 5 周，上腹痛 3 天 ··················· 128

病例 19 肝移植术后 1 年余，间断性发热伴咳嗽、咳痰 8 天 ········· 134

病例 20 肝移植术后 12 天，腹痛、腹胀 4 天 ················· 140

病例 21 肝移植术后 5 个月，腰痛 1 个月 ·················· 146

病例 22 肝移植术后 1 月余，发现血红蛋白明显下降 1 天 ·········· 155

病例 23 肝移植术后 4 天，突发呕吐伴气促 1 小时 ············· 162

病例 24 肝移植术后 2 个月，喘憋伴乏力 1 周 ··············· 168

病例 25 肝移植术后 1 个月，腹泻 2 天 ·· 175
病例 26 肝移植术后 1 年 10 个月，发现右肺结节 2 周 ··················· 184
病例 27 肝移植术后 12 天，腹泻 2 天，发热 1 天 ··························· 193

第二章 肝移植术后肝功能异常

病例 28 肝移植术后 4 年余，间断肝功能异常 2 年 ························· 201
病例 29 肝移植术后 1 年 3 个月，肝功能异常 9 个月 ····················· 207
病例 30 肝移植术后 14 年，上腹部不适伴 HBV DNA 阳性 1 个月 ····· 214
病例 31 肝移植术后 50 天，腹胀进行性加重近 1 个月 ··················· 220
病例 32 肝移植术后 3 年 6 个月，间断肝功能异常 7 个月 ··············· 227
病例 33 肝移植术后 4 年，间断乏力 2 年 ································· 235
病例 34 肝移植术后 4 年余，肝功能异常 3 个月 ························· 241
病例 35 肝移植术后 1 年余，腹胀 3 个月 ································· 248
病例 36 肝移植术后半年，肝功能异常 1 天 ······························ 255
病例 37 亲体肝移植术后 2 年 8 个月，间断性肝功能异常 1 年 7 个月 ····· 262
病例 38 肝移植术后 40 天，皮肤、巩膜黄染 9 天 ························ 270
病例 39 肝移植术后 1 年余，肝功能异常 9 个月 ························· 277
病例 40 肝移植术后 7 月余，肝功能异常 6 个月 ························· 283
病例 41 肝移植术后 6 年余，反复肝功能异常 2 年余 ···················· 290
病例 42 肝移植术后 1 年 1 个月，发现转氨酶升高 1 天 ················· 298
病例 43 肝移植术后 4 年 8 个月，发现转氨酶升高 2 天 ················· 304
病例 44 肝移植术后 1 年余，皮肤、巩膜黄染 1 周 ······················ 310
病例 45 肝移植术后 14 年，皮肤、巩膜黄染 1 周 ······················· 318
病例 46 肝移植术后 7 年，间断性肝功能异常 3 年，再发 8 天 ·········· 325
病例 47 肝移植术后 9 天，发热、嗜睡、乏力及肝酶升高 1 天 ·········· 334
病例 48 肝移植术后 2 年 6 个月，肝功能异常 4 月余 ···················· 342
病例 49 肝移植术后 2 年 3 个月，皮肤瘙痒、尿色加深 10 天 ··········· 349
病例 50 肝移植术后 8 个月，肝功能异常 10 天 ·························· 356

第三章 肝移植术后免疫抑制剂相关疾病

病例 51 肝移植术后 2 年，腹痛、腹泻、黏液血便 1 个月 ··············· 365

病例 52　肝移植术后 1 年 3 个月，腹胀 1 年 ……………………………………………………… 372

病例 53　肝移植术后 7 年，间断中上腹不适半年 …………………………………………… 379

病例 54　肝移植术后 1 月余，发现肾功能异常 1 个月 …………………………………… 385

病例 55　肝移植术后 8 年，乏力、心慌、头晕 1 周 ………………………………………… 391

病例 56　肝移植术后 24 天，发热伴躁动 1 小时 …………………………………………… 398

病例 57　肝移植术后 2 月余，发现肾功能异常 2 个月 …………………………………… 404

病例 58　肝移植术后 1 年 2 个月，乏力，皮肤、巩膜黄染 2 个月 ……………………… 411

病例 59　肝移植术后 4 年半，肝功能异常 1 月余 ………………………………………… 417

病例 60　肝移植术后 4 月余，进行性双下肢疼痛、麻木、无力 2 月余 ……………… 423

病例 61　肝肾联合移植术后 7 个月，进行性左侧眼、头、面部疼痛 6 个月 ……… 429

第四章　肝移植术后肿瘤相关性疾病

病例 62　肝移植术后 2 月余，间断发热 5 天 …………………………………………… 437

病例 63　原位肝移植术后 7 年余，乏力伴血红蛋白降低 5 个月 ……………………… 443

病例 64　肝移植术后 3 年 1 个月，肝功能异常 2 年 …………………………………… 450

病例 65　肝移植术后 5 年 10 个月，间断发热 20 天 …………………………………… 456

病例 66　肝移植术后 17 个月，肺叶切除 10 个月，发现肝、肺多发占位 1 周 …… 462

病例 67　肝移植术后 2 年半，发现腹腔肿物 1 周 ……………………………………… 469

病例 68　发现肝占位 7 年，腹胀伴双下肢水肿加重 3 个月 ………………………… 479

病例 69　肝移植术后 41 个月，上腹不适 1 个月 ……………………………………… 485

病例 70　活体肝移植术后 4 个月，发热伴腹泻 3 天 …………………………………… 493

病例 71　肝移植术后 7 年余，咽部异物感 1 个月 ……………………………………… 502

病例 72　肝移植术后 2 年 10 个月，发热伴咳嗽、咳痰 1 周 ………………………… 509

病例 73　二次肝移植术后 5 年余，发现颈部肿物 2 周 ………………………………… 516

病例 74　肝移植术后 4 月余，血红蛋白下降、肌酐升高 4 月余 …………………… 521

病例 75　乏力、腹胀半年，加重 1 个月 ………………………………………………… 528

第五章　其　他

病例 76　间断黑便 2 个月 ………………………………………………………………… 535

病例 77　肝移植术后 10 个月，皮肤、巩膜黄染伴发热 1 周 ………………………… 541

病例 78　肝移植术后 18 个月，间断腹痛、腹泻 4 天 ………………………………… 552

病例 79　肝移植术后 8 年余，吞咽困难 1 天 ·· 559

病例 80　肝移植术后 2 月余，腹胀 2 月余 ·· 565

病例 81　肝移植术后 3 年，间断发热 3 个月 ·· 571

病例 82　肝移植术后 2 年余，发现胆红素升高 1 个月 ······························ 579

病例 83　肝移植术后 1 月余，发现肠系膜上静脉血栓 1 周 ·························· 584

病例 84　肝肾联合移植术后 23 个月，腹泻 4 个月，纳差 2 周 ······················ 592

病例 85　肝移植术后 2 年 10 个月，黑便 1 天 ······································· 599

病例 86　肝移植术后 1 年 7 个月，痰中带血 1 个月 ·································· 606

病例 87　肝移植术后 6 年余，化验 CA199 显著升高 1 天 ···························· 613

病例 88　二次肝移植术后 28 天，发热伴皮疹 3 天 ··································· 619

病例 89　肝移植术后 2 月余，月经紊乱 2 月余 ······································ 628

病例 90　皮肤、巩膜黄染 5 个月，加重伴间断神志不清 3 周 ························· 634

附录 1　肝移植术后疑难病的疾病诊断 ·· 639

附录 2　常见化验指标及术语缩略词表 ·· 642

第一章

肝移植术后感染性疾病

病例 1

肝移植术后 3 个月，咳嗽伴纳差 7 天

患者男性，61 岁，于 2018 年 1 月 12 日入院。

一、主诉

肝移植术后 3 个月，咳嗽伴纳差 7 天。

二、病史询问

（一）初步诊断思路及问诊目的

患者肝移植术后 3 个月，近 1 周出现咳嗽、咳痰，食欲下降，但体温正常，问诊时需注意移植术后早期并发症。出现咳嗽、咳痰，需要考虑常见病因：上呼吸道感染、药物不良反应、肺部细菌感染、真菌感染、病毒感染等。移植术后早期使用免疫抑制剂用量较大时需特别注意肺部感染。纳差需注意有无合并反酸、嗳气、厌油、腹痛等症状。

（二）问诊主要内容及目的

（1）关于咳嗽的问诊内容，主要涉及咳嗽程度、有无痰液。如有，需询问有无黄色浓痰或白黏痰等，有无痰中带血，同时还需注意呼吸频率，有无气喘、气促、胸闷不适。

（2）关于纳差的问诊内容，主要涉及既往饮食情况，最近进食减少程度，有无厌油腻食物，有无恶心、呕吐、反酸、嗳气，以及这些表现与进食的关系。

（3）还需注意上述症状有无合并发热、畏寒、寒战。如有发热还需询问发热特点，有无午后低热、盗汗。

（4）移植术前相关疾病，特别是有无自身免疫性疾病，有无潜在感染性病灶。

（5）移植手术情况，了解手术过程中有无输血，手术中胆道、动静脉吻合情况。还需了解供肝性状，有无基础病变。

（6）术后免疫抑制剂的使用种类及具体用量。

（7）既往有哪些病史，有无特殊个人史。主要询问有无长期大量吸烟史，有无结核病史。

（三）问诊结果及思维提示

患者为中老年男性，肝移植术后。一兄为"乙型肝炎"患者，密切接触。2017年10月肝移植手术时曾输血。病前3个月内无不洁饮食史。无"伤寒、结核病、猩红热"等传染病史，无药物及食物过敏史。2015年诊断"2型糖尿病"，使用门冬胰岛素治疗。

2009年发现慢性乙型肝炎，2017年腹部MRI示"肝硬化，肝顶部S_7小肝癌"，8月28日行介入治疗，10月1日行"病肝切除术、同种异体原位全肝移植术"，术后病理示"（病肝）肝细胞癌，中分化（GII），大小：1 cm×0.8 cm×0.3 cm，未见血管内癌栓形成，切缘未见癌组织。背景肝组织：病毒性肝炎肝硬化，乙型，活动期。Laennec分期：F4C"。术后常规抗排异、预防乙肝复发等治疗，规律随访，肌酐轻度升高。近1周自觉食欲欠佳，食量减少1/3，晨起咳少量白痰。2018年1月9日肺部CT示"双肺新发病变，考虑炎性病变"，有发热症状，体温高峰38.0℃，无畏寒、寒战，晨起体温37.5℃。目前用药方案：他克莫司胶囊2 mg，每12小时1次（q12h）；麦考酚钠肠溶片720 mg，q12h，恩替卡韦分散片每晚0.5 mg；熊去氧胆酸胶囊0.25 g，3次/天（tid）；阿司匹林肠溶片100 mg，1次/天（qd）；乙型肝炎人免疫球蛋白2000 U，每月一次。

🧠 思维提示

通过问诊可明确，患者以咳嗽、纳差、发热为主要表现，无畏寒、寒战，无气促，无黄浓痰，无咯血。胸部CT提示双肺新发病变，考虑炎性病变。血常规、降钙素原等项目尚未检测。考虑患者移植术后3个月，免疫抑制剂用量较大，而且有糖尿病史，肺部感染明确，但具体病因需进一步检查。鉴别诊断应包括细菌性肺炎，间质性肺炎，病毒性肺炎，以及少见的肺部真菌感染等。体格检查尤其应注意周边淋巴结有无肿大，肺部有无干湿性啰音，呼吸频率，叩诊情况，同时还需进行心脏和腹部检查。

三、体格检查

（一）重点检查内容及目的

患者移植术后早期出现咳嗽，纳差，伴低热，肺部 CT 提示新发炎症，考虑肺部感染可能。在对患者进行系统、全面体检的同时，应重点注意肺部体征，包括有无干湿性啰音，呼吸频率，叩诊有无浊音，心率，有无杂音。还需注意腹部有无压痛、腹腔积液征、下肢水肿、静脉曲张等。

（二）体格检查结果及思维提示

T 36.3℃，P 76 次 / 分，R 18 次 / 分，BP 132/87 mmHg。营养中等，步入病房，自动体位，查体合作。神志清楚，精神尚可，应答切题，定向力、记忆力、计算力正常。面色偏暗，皮肤、巩膜无黄染，未见瘀点、瘀斑，肝掌可疑阳性，未见蜘蛛痣。全身浅表淋巴结未扪及肿大。心肺未见异常。腹部平，上腹可见"人"字形手术瘢痕，未见腹壁静脉曲张，全腹软，无压痛、反跳痛，肝右肋下未触及，剑突下未触及，胆囊已摘除，脾左肋下未触及，肝上界位于右锁骨中线第 5 肋间，肝、脾、双肾区无叩痛，移动性浊音阴性，肠鸣音 5 次 / 分，不亢进。双下肢无水肿。生理反射存在，病理征未引出。扑翼样震颤阴性。

> **思维提示**
>
> 体格检查时肺部听诊未闻及干湿性啰音，没有心律失常表现，腹部也无腹腔积液、压痛和反跳痛等表现。需要进一步实验室检查明确诊断，并评价病情严重程度，为制订治疗方案提供依据。

四、实验室和影像学检查

（一）初步检查内容及目的

1. 血常规、尿常规　了解血白细胞总数及中性粒细胞百分比，有无尿常规改变。
2. 肝肾功能、糖化血红蛋白、凝血时间　了解肝肾功能，血糖控制水平，凝血因子合成情况。

3. CRP、降钙素原、血沉　了解感染相关指标。

4. 抗 CMV IgG、抗 CMV IgM、抗 EBV IgM 等病毒学指标　注意排查感染相关病因。

5. FK506　了解免疫抑制剂水平，为下一步控制感染提供数据。

6. 血气分析　了解有无呼吸衰竭。

7. 腹部超声、心电图　了解肝脏和心脏情况。

8. 痰涂片、痰培养　查找病因。

9. G 和 GM 实验　注意真菌感染。

（二）检查结果及思维提示

1. 血、尿常规　WBC 2.29×10^9/L、N 55.00 %、RBC 3.21×10^{12}/L、HGB 92.00 g/L、PLT 215.00×10^9/L，尿常规正常。

2. 生化全项　ALT 8 U/L、AST 6 U/L、ALP 58 U/L、γ-GT 18 U/L、CHE 5674 U/L、Cr 135 μmol/L、UA 175 μmol/L、空腹 GLU 13.4 mmol/L。结核抗体阴性。糖化血红蛋白 5.3%。PTA 110.2%，INR 0.90，D-二聚体测定 1.22 mg/L。

3. CRP、降钙素原、血沉　CRP 42.5 mg/L、PCT 0.252 ng/m，ESR 54.00 mm/60 min。

4. 病毒性指标检查结果　单纯疱疹病毒 I 型和 II 型 IgM、腺病毒抗体、呼吸道合胞病毒 IgM 均阴性，肺炎衣原体 IgG 和 IgM 抗体测定阴性、EBV DNA 定量 < 100 U/ml、CMV DNA 定量 < 100 U/ml。甲型 H1N1 流感病毒 RNA 阴性、甲型流感病毒通用（M 基因）阴性。

5. FK 506 浓度　3.4 ng/ml。

6. 血气分析　氧分压 60 mmHg、钠 132 mmol/L、氧饱和度 88%、缓冲碱 45.3 mmol/L。

7. 腹部超声和心电图　肝移植术后、胆囊切除术后；符合肝移植术后表现、脾大、副脾；胆囊窝局限性积液；脾静脉扩张。心电图正常。

8. 痰涂片和痰培养　痰涂片可见少量革兰氏阳性球菌，呈链状排列。痰培养：甲型链球菌。

9. G 实验和 GM 实验　G 实验 1746.3 pg/ml，GM 实验 0.15 pg/ml。

🧑 思维提示

检查过程中患者逐步出现气促，呼吸困难，综合上述检查和检验结果可得出以下结论：①肺部考虑为卡氏肺孢子菌（PCP）感染可能性大；②目前感染严重，肺部 CT 提示进展迅速；③血气分析提示严重低氧血症，呼吸衰竭；④无肝功能损伤依据；⑤多种病毒检查阴性，无 EBV、CMV 等感染依据；⑥有糖尿病史，测血糖异常，糖化血红蛋白正常，前期血糖控制良好。目前诊断：肝移植术后，I 型呼吸衰竭，卡氏肺孢子菌感染，2 型糖尿病，肾功能不全。

PCP 是一种真菌，最常见于艾滋病患者，病情进展快，随着对该类患者规律预防治疗，其发病率明显下降。而对于长期接受免疫抑制药物治疗的非艾滋病患者，例如器官移植术后、干细胞移植术后及血液肿瘤患者，由于药物或者疾病导致免疫力明显下降，PCP 发病率明显升高，如果延误治疗，预后较艾滋病患者更差。

五、治疗方案及理由

（一）方案

1. 一般治疗　按肝炎消毒隔离护理常规，糖尿病饮食，注意营养平衡，易消化、富含维生素饮食。在病房观察，与患者沟通，告知患者及家属其病情及下一步处理方案；密切观察生命体征和肺部症状，注意血糖变化，持续吸氧。

2. 抗排异、预防乙肝复发治疗　停用他克莫司胶囊。麦考酚钠肠溶片减量（360 mg，q12h）、熊去氧胆酸胶囊（0.25 g，tid）、阿司匹林肠溶片 100 mg/d、恩替卡韦分散片 0.5 mg/d。

3. 控制血糖治疗　门冬胰岛素注射液等。

4. 病因治疗　注射用甲泼尼龙 120 mg，st → 40 mg 2 次 / 天 ×3 天→ 30 mg 2 次 / 天 ×2 天→复查胸部 CT，调整激素用量。复方磺胺甲噁唑片（SMZ-W）0.96 g，4 次 / 天。卡泊芬净 50 mg/d。

5. 对症处理，改善痰液性状，促进排出　乙酰半胱氨酸泡腾片 600 mg，q12h。吸入用异丙托溴铵溶液 250 μg，雾化吸入，qd。

6. 注射用丙种球蛋白　10 g，1 次 / 天 ×5 天。

7. 预防并发肺部细菌感染　使用注射用哌拉西林钠他唑巴坦钠 4.5 g，1 次 /8 小时（q8h）。

（二）理由

患者肝移植术后 3 个月，有糖尿病基础，随着病程进展，目前呼吸频率快，逐渐出现胸闷、气短，顽固性低氧血症，呼吸衰竭，肺部 CT 显示为两侧肺门周围对称性的磨玻璃影，由肺门向外周肺野发展并融合。肺内磨玻璃影，伴不同程度的网状影或小叶间隔增厚，支气管血管束周围间质增厚等。符合卡氏肺孢子菌感染表现。病情危重，预后不佳，故在基础治疗上加用甲泼尼龙、SMZ-W、丙种球蛋白、卡泊芬净等治疗。

六、治疗效果及思维提示

本例患者入院时临床表现为发热、咳嗽、查体肺部体征不明显，影像学提示肺部新发感染，PCP 诊断依据不足，当时仅予抗细菌治疗。患者很快出现胸闷、气短，呼吸困难、呼吸衰竭，严重低氧血症。化验血常规中白细胞和中性粒细胞水平下降，不支持细菌感染，且伴 G 试验升高，考虑为真菌感染可能大。结合患者病情进展快、症状重、体征少、化验结果及典型的肺部影像学检查，考虑肺部 PCP 感染。及时调整治疗，采用甲泼尼龙、SMZ-W 治疗，并且采用面罩给氧，乙酰半胱氨酸泡腾片、异丙托溴铵溶液促进痰液排出等处理，效果显著，患者肺部病变好转，低氧血症逐步改善。支气管肺泡灌洗液、痰检测肺孢子菌包囊或滋养体为 PCP 确诊依据，但患者伴有严重低氧血症，出现胸闷、气短、耐受性差，无法配合支气管镜检查，因此未行此项检查。

> **思维提示**
>
> 本例患者总体来说对抗 PCP 药物治疗反应较好，但患者肺部病变严重，伴有顽固性低氧血症，呼吸衰竭。住院 46 天，积极治疗后症状逐步改善，最后好转出院。1 年后肺部 CT 提示双肺可见散在条片状高密度影，局部呈网格状及磨玻璃样改变。FK506 浓度保持在 2.5 ng/ml 左右，血气分析结果基本恢复正常。

七、对本病例的思考

PCP 的临床特征为发热、干咳、胸闷、憋气、呼吸困难，查体通常显示呼吸加快、肺部少量啰音，部分患者表现正常。1～2 周内呼吸困难逐渐加重，肺部体征少与呼吸窘迫的严重症状不成比例是本病特点之一。

器官移植术后 PCP 的预防推荐应用磺胺甲噁唑（TMP）/甲氧苄啶（SMZ）。美国移植协会推荐移植术后应用 TMP/SMZ 6～12 个月。如果应用泼尼松龙＞20 mg 连续 4 周，出现排异反应、中性粒细胞减少症，应适当延长预防疗程。如果为小肠或者肺部移植术后、慢性 CMV 感染、有 PCP 病史，均建议终身预防治疗。PCP 的一线治疗，建议 TMP 5 mg/kg＋SMZ 25 mg/kg，静脉滴注（此后简称静滴 VD），q8h，持续 21 天，对于轻症患者也可以 TMP 320 mg＋SMZ 1600 mg 口服，2 次/天（bid）。对于 72 h 内出现低氧血症（$PaO_2 < 70$ mmHg）高死亡风险的非艾滋病患者，建议予以泼尼松

龙 40 ～ 60 mg/12 h，持续 5 ～ 7 天，在 7 ～ 14 天内逐渐减量。

对于严重感染性疾病，丙种球蛋白可能会起到积极辅助感染作用。通过本病例的复习，加深了对 PCP 的认识，对于肝移植或者应用各种免疫抑制剂患者，如果 CD4$^+$T 细胞数量小于 200 个 /μl，应用激素、抗淋巴细胞、吗替麦考酚酯、钙调磷酸酶抑制剂药物治疗，合并 CMV 感染、排异反应、长期中性粒细胞减少症患者，应结合病情，考虑予预防性抗 PCP 治疗。一旦出现肺部感染迹象，应高度警惕本病，争取早期诊断，及时治疗，可以显著提高患者生存率。

（解放军总医院第五医学中心　张达利，汤汝佳，刘鸿凌）

参考文献

［1］Ghadimi M, Mohammadpour Z, Dashti-Khavidaki S, et al. m-TOR inhibitors and risk of Pneumocystis pneumonia after solid organ transplantation: a systematic review and meta-analysis[J]. Eur J Clin Pharmacol, 2019, 75（11）:1471-1480.

［2］Hosseini-Moghaddam SM, Shokoohi M, Singh GA, et al. Multicenter case-control study of the effect of acute rejection and cytomegalovirus infection on pneumocystis pneumonia in solid organ transplant recipients[J].Clin Infect Dis, 2019, 68（8）:1320-1326.

［3］Hosseini-Moghaddam SM, Dufresne PJ, Hunter Gutierrez E, et al. Long-lasting cluster of nosocomial pneumonia with a single Pneumocystis jirovecii genotype involving different organ allograft recipients[J]. Clin Transplant, 2020, 34（12）:e14108.

［4］Miguel Montanes R, Elkrief L, Hajage D, et al. An outbreak of Pneumocytis jirovecii pneumonia among liver transplant recipients[J].Transpl Infect Dis, 2018, 20（5）:e12956.

［5］Paulsen G, Michaels MG, Danziger-Isakov L, et al. Variability of Pneumocystis jirovecii prophylaxis use among pediatric solid organ transplant providers[J].Pediatr Transplant, 2020, 24（1）:e13609.

［6］Yau AA, Farouk SS. Severe hypercalcemia preceding a diagnosis of Pneumocystis jirovecii pneumonia in a liver transplant recipient[J]. BMC Infect Dis, 2019, 19（1）:739.

［7］张达利，高银杰，冯丹妮，等 . 肝移植术后卡氏肺孢子菌肺炎 1 例报告 [J]. 临床肝胆病杂志，2019，35（2）：384-385.

病例 2

肝移植术后 2 年，
皮肤、巩膜黄染伴恶心、呕吐 10 天

患者男性，46 岁，于 2011 年 3 月 28 日入院。

一、主诉

原位肝移植术后近 2 年，皮肤、巩膜黄染伴恶心、呕吐 10 天。

二、病史询问

（一）初步诊断思路及问诊目的

患者病程相对较短，以皮肤、巩膜黄染为主要临床表现。按照病理生理机制的不同，可将黄疸分为肝前性、肝性、肝后性三种。肝前性黄疸常见于溶血性贫血，肝功能可表现为胆红素轻度升高，且以间接胆红素升高为主；肝细胞性黄疸常见于严重肝病，如急性重症肝炎、肝硬化失代偿期，表现为胆红素双向升高；肝后性黄疸多见于梗阻性黄疸，如胆道结石、化脓性胆管炎等，可表现为胆红素中重度升高，且以直接胆红素升高为主。在确定患者存在黄疸的前提下，可根据以上特点，主要围绕黄疸的伴随症状、既往史、家族史等详细询问病史，仔细进行体格检查，从而大致鉴别黄疸的病因。

（二）问诊主要内容及目的

1. 黄疸的伴随症状如何　通过针对黄疸的详细询问，初步判断黄疸的性质及相关疾病。如黄疸伴乏力、恶心、食欲下降、厌油腻，要考虑肝细胞性黄疸；黄疸同时伴尿色加深、白陶土样大便首先要考虑梗阻性黄疸；如伴发热、腰痛、酱油色尿则要考虑溶血性黄疸；如伴腹腔积液、腹胀则需首要考虑肝硬化失代偿、重症肝炎等严重的肝病，严重肝病若造成胆汁淤积，也会出现尿色加深、白陶土样大便。

2. 既往有哪些病史，有无饮酒史、特殊药物和化学毒物接触史　是否有乙肝、丙肝、自身免疫性肝病等肝病病史。如有长期大量饮酒，要考虑是否有酒精性肝病；如有特殊药物，尤其是中成药服用史或从事特殊职业者则要警惕药物性肝病可能。

3. 发病以来是否有过就诊史　进行过哪些化验检查，接受过何种治疗。

4. 是否有遗传病家族史　可引起黄疸的遗传性疾病主要有肝豆状核变性、Gilbert综合征、家族性高胆红素血症等，阳性家族史对患者的诊断有一定的提示意义。

（三）问诊结果及思维提示

2 年前患者主因"原发性肝癌、乙肝肝硬化"行经典原位肝移植术，术后定期复查肝功能正常。免疫抑制剂用药方案：他克莫司 1 mg，q12h、吗替麦考酚酯 0.5 g，q12h。9 个月前患者出现背部疼痛，脊柱 MRI 示：T_3、T_4 椎体结核，行腰椎结核病灶清除术，并予对氨基水杨酸异烟肼、利福喷丁、乙胺丁醇、左氧氟沙星四联抗结核治疗，患者背部疼痛逐渐缓解，至入院时已抗结核治疗 8 个月。2 个月前患者因嫌服药太多，自行停用拉米夫定。10 天前患者无明显诱因出现皮肤、巩膜黄染，伴恶心、呕吐、纳差，小便深黄、大便白陶土色，无寒战、发热，无腹痛、腰痛。无长期大量饮酒、中成药服用史及化学毒物接触史。无肝病家族性遗传病史。

思维提示

通过问诊可明确，患者为中年男性，以黄疸伴恶心、呕吐为主要症状，无腰痛、酱油色尿等肝前性黄疸表现，也无发热、寒战等肝后性黄疸表现，故本患者主要考虑肝细胞性黄疸。引起肝性黄疸常见原因有：嗜肝病毒性肝炎、药物性肝炎、自身免疫性肝病等。患者 2 年前主因"原发性肝癌、乙肝肝硬化"行肝移植术，术前为"大三阳"、HBV DNA 阳性，术后规律服用免疫抑制剂，采用拉米夫定联合乙肝免疫球蛋白预防乙肝复发。2 个月前自行停用拉米夫定，虽然有使用抗结核药物史，抗结核药有较高的肝功能损害风险，但一般易发生在开始抗结核治疗的前 3 个月，而此患者已用 8 个月，期间肝功能一直正常，故抗结核药导致的肝功能损害可能性不大。另外，患者术后无大量饮酒史、中药服用史及化学毒物接触史，故可排除酒精性肝炎等相关因素所致的肝功能异常。10 天前出现黄疸、恶心、呕吐，结合以上病史考虑乙肝复发可能性大，需进一步进行体格检查和辅助化验检查，以排除其他相关疾病，同时明确乙肝病毒复制情况，评估肝功能损害严重程度。

三、体格检查及思维提示

（一）体格检查内容及目的

考虑患者临床表现与乙肝复发导致肝功能异常有关，故在对患者进行全面、系统的体格检查同时，需重点关注肝病的体征，如皮肤、巩膜黄染程度，有无皮肤色素沉着，肝掌、蜘蛛痣，扑翼样震颤，瘀斑，有无腹壁静脉曲张，有无肝颈静脉回流征，肝脾有无肿大，有无移动性浊音，双下肢是否有水肿等。

（二）体格检查结果及思维提示

T 36.7℃，P 82 次 / 分，R 19 次 / 分，BP 122/78 mmHg。神志清楚，计算力、定向力和记忆力正常。全身皮肤黏膜、巩膜重度黄染，未见皮肤色素沉着、肝掌、蜘蛛痣和扑翼样震颤。腹软，无压痛、反跳痛及肌紧张。肝脾肋下未触及。移动性浊音阴性，肠鸣音 4 次 / 分，双下肢无水肿。

🐼 思维提示

体格检查仅发现皮肤、巩膜重度黄疸，未发现腹腔积液、肝脾大、腹壁静脉曲张等肝硬化表现，亦未发现神志不清、计算力、定向力下降、扑翼样震颤等肝性脑病表现，故考虑目前肝病暂无出现并发症，具体何种肝病还需进一步行血液学及影像学检查来明确诊断。

四、辅助检查及思维提示

（一）初步检查内容及目的

1. 血常规　明确是否存在脾功能亢进及是否存在溶血性疾病。
2. 尿常规　了解尿胆原情况。
3. 便常规和隐血　明确是否有消化道出血。
4. 生化全项　了解肝功能损伤类型及程度，了解肾功能情况及血糖、血脂有无异常。
5. 凝血功能　了解肝脏合成功能，PT 是反映肝脏凝血因子合成功能的重要指标，PTA 是 PT 测定值的常用表示方法，对判断疾病进展及预后有较大价值，近期内 PTA

进行性降至 40% 以下为肝功能衰竭的重要诊断标准之一，PTA < 20% 者提示预后不良。

6. 嗜肝病毒、非嗜肝病毒　判断肝损害原因。

7. 自免肝抗体谱及免疫球蛋白　了解是否有新发自身免疫性肝病。

8. TB 细胞亚群、免疫抑制剂药物浓度　评估免疫功能。

9. 胸部 CT　明确有无结核复发及其他感染。

10. 腹部超声或 CT　评价肝脏形态学变化，有无腹腔积液，血管是否有异常。

11. 肝组织穿刺活检　是评估肝脏病变程度、排除其他肝脏疾病、判断预后的重要手段，是肝脏疾病诊断的金标准。

（二）初步检查结果及思维提示

1. 血常规　WBC 5.21×10^9/L、N 68.2%、HGB 118 g/L、RBC 3.74×10^{12}/L、PLT 169×10^9/L。

2. 尿常规　尿胆原阳性（++），余阴性（－）。

3. 便常规及隐血　均阴性（－）。

4. 生化全项　ALT 405 U/L、AST 670 U/L、γ-GT 28 U/L、ALP 168 U/L、TBIL 309.1 μmol/L、DBIL 217.9 μmol/L、ALB 26 g/L；肾功能、电解质未见明显异常。

5. 凝血功能　INR 1.44、PT 16.0 s、PTA 52.6%、APTT 40.9 s、FbgC 307.7mg/dl、TT 17.8 s。

6. 肝炎五项　HBsAg > 250.00 U/ml、HBeAg 59.30 U/ml、HBcAb 11.26 U/ml，余三项阴性，HBV DNA 1.005×10^9 U/ml。

7. 非嗜肝病毒全项、自免肝抗体谱及 IgG　均阴性（－）。

8. 他克莫司浓度　11.4 ng/ml。

9. 肺部 CT　左肺上叶小结节，右肺上叶条索影，并水平裂处局部胸膜增厚。

10. 腹部超声　肝脏实质弥漫性回声增粗，血流未见明显异常。

11. 肝组织穿刺活检　因患者重度黄疸，凝血功能差未做。

🈁 思维提示

　　上述检查重要阳性结果有：①肝炎五项呈"大三阳"；② HBV DNA 1.005×10^9 U/ml；③转氨酶、胆红素重度升高，且胆红素呈双向升高；④影像学检查提示肝脏弥漫性病变。根据 2017 年中华医学会器官移植分会制定的肝移植后乙型肝炎复发诊断标准包括：①有以上 HBV 再感染的证据；②肝功能化验异常，并排除其他原因；③肝组织活检病理学符合病毒性肝炎改变。本例患者虽在抗结核治疗中，但该类药物导致肝功损害通常出现在治疗的前 3 个月内，而此患者抗痨治疗已 8 个月，故基本可排除药物性肝损害。结合患者术前乙肝"大三阳"，肝移植术后长期服用免疫抑制剂，2个月前有拉米夫定停药史，故明确诊断乙型病毒性肝炎复发，肝功能较差，Child-Pugh 分级为 B 级。

五、治疗方案及理由

（一）方案

1. 一般治疗　休息，避免过度劳累，清淡饮食，避免应用肝损药物，停用对氨基水杨酸异烟肼、利福喷丁，继续乙胺丁醇、左氧氟沙星抗结核治疗。

2. 抗病毒　恩替卡韦 0.5 mg，qd。

3. 保肝　复方甘草酸苷 60 ml，静滴（VD），qd；还原型谷胱甘肽 1.8 g，VD，qd；丁二磺酸腺苷蛋氨酸 1 g，VD，qd。

4. 调整免疫抑制剂　停用吗替麦考酚酯；他克莫司由 1 mg，q12h，减至 0.5 mg，qd。

5. 对症支持治疗　促肝细胞生长素、血浆置换治疗。

6. 更换抗结核药物　经解放军 309 医院结核病研究所专家会诊建议，加用阿米卡星 0.2 g，VD，qd，结核丸（中成药）1 丸，bid。

（二）理由

肝移植术后乙型肝炎复发诊断明确后，应立即进行抗病毒治疗。研究表明，对于 HBeAg 阳性乙型肝炎患者，恩替卡韦治疗 48 周时 ALT 复常率、肝组织学改善率均优于拉米夫定，故首选恩替卡韦治疗。同时对移植术后乙肝复发的患者免疫抑制剂的调整也需要引起重视，治疗过程中应尽量减少免疫抑制剂使用，以减慢病毒复制速度。本例患者他克莫司药物浓度高于目标浓度，故将他克莫司减量。在普通人群中，异烟肼、利福平肝毒性的发生率为 10%～20%，由于肝移植患者的移植肝对抗结核药物毒性的敏感性更高，上述问题也就更加突出。因此，要尽量采用肝毒性小的抗结核药物。本例患者停用对氨基水杨酸异烟肼、利福喷丁，保留乙胺丁醇、左氧氟沙星并加用阿米卡星及结核丸共四联抗结核药物，同时给予保肝、促肝细胞生长素、血浆置换等对症支持治疗，为肝细胞再生及肝功能恢复创造条件。

六、治疗效果及思维提示

1 周后患者 HBV DNA 载量迅速降至 3.96×10^4 U/ml，但患者肝功持续恶化，转氨酶逐渐降低，胆红素逐渐升高，3 周后复查肝功能：ALT 104 U/L、AST 116 U/L、TBIL 571.8 μmol/L、DBIL 379.0 μmol/L，呈"酶胆分离"现象。2011 年 4 月 22 日患者出现寒战、发热（38.3℃）。因患者有腰椎结核病史，入院时抗结核治疗尚未结束，鉴于肝功能损伤严重，故停用异烟肼对氨基水杨酸及利福喷丁，仅保留乙胺丁醇、左氧氟沙星抗结核药物，同时加用阿米卡星及结核丸四联抗结核治疗，但因停用了一线杀菌药，发热原因不排除结核复发所致。由于肝移植术后免疫抑制剂的使用，患者结核感染或复发后的临床表现缺乏特异性，发热可能为唯一症状，甚至无任何临床表现，实验室检查阳性率也很低，极易漏诊、误诊。需进一步重点完善结核相关化验检查明确是否存在结核活动。

思维提示

> 恩替卡韦是一种高效、高耐药屏障的核苷类似物，本患者使用后病毒载量快速降低，但由于之前病毒载量极高，破坏了大量肝细胞，导致很快进入肝功能衰竭阶段，推测有纤维淤胆型肝炎的可能性，此症通常发生在移植术后使用免疫抑制剂的患者，一旦发生，预后极差。

七、进一步检查内容及目的

1. 血常规　初步了解是否有感染。

2. 尿常规　了解是否有泌尿系感染。

3. 胸部 CT　了解结核是否有播散。

4. 脊柱 MRI　了解脊柱结核是否复发。

八、进一步检查结果及思维提示

1. 血常规　WBC $17.43 \times 10^9/L$，N $15.98 \times 10^9/L$，L $0.96 \times 10^9/L$，HGB 125g/L，PLT $37 \times 10^9/L$。

2. 尿常规　未见异常。

3. 肺 CT　双肺可见弥漫均匀分布的粟粒状阴影。

4. 脊柱 MRI　脊柱原发病灶未见明显异常。

思维提示

　　结合患者有脊柱结核病史、停用一线抗结核药物、突发中等程度发热及胸部CT上典型结核播散表现，急性血行播散型肺结核诊断明确。肝移植术后由于免疫抑制剂的使用，结核感染临床表现常常不典型，实验室检查阳性率低，很难做到早期诊断。CT表现可能是最具有诊断意义的指标，故要密切观察CT上肺部变化，有条件时，可每隔一周复查一次胸部CT，对血型播散性肺结核早期诊断具有重要的意义，但当肺部出现小粟粒状阴影时需注意与细支气管肺泡癌、粟粒型肺转移癌、弥漫性泛细支气管炎等疾病进行鉴别。

九、调整治疗方案及疗效

　　在原始方案治疗基础上加强对症支持治疗。1天后患者突然呈现昏迷状态，呼吸急促，抢救无效，于当日死亡。

思维提示

　　肝移植后结核感染并没有标准的治疗方法。传统的三联或四联抗结核方案虽然被证明非常有效，但其药物毒性，尤其是肝毒性，一直是一个非常棘手的问题。在重型肝炎甚至肝功能衰竭的基础上出现结核播散，治疗相当棘手，两者在治疗上是矛盾的，抗结核治疗存在很大风险，甚至是致命的。本例患者虽然在出现发热当天即明确结核感染并在病情允许范围内联合4种抗结核药物治疗，但病情仍然急转直下，导致患者死亡。

十、对本病例的思考

　　肝移植术后患者，虽然已移除了满载病毒的肝脏，但其外周血单核细胞、胰腺、脾、肾上腺、骨髓、淋巴结、心脏和小肠等肝外组织中仍残存HBV，在免疫抑制剂使用过程中，可再感染移植肝。因此，需终身接受抗病毒治疗。如果停用抗病毒药物，肝移植后乙型肝炎复发率高达80%，甚至100%。本例患者自行停用抗病毒药物，导致乙型病毒性肝炎复发，HBV大量复制，虽立即给予高效、高耐药屏障的抗病毒药恩替卡韦及一系列对症支持治疗，但肝功能仍进行性恶化，进展至肝功能衰竭，推测可能出现了纤维淤胆型肝炎。

由于肝功能急剧恶化，不得已停用了抗结核方案中的一线杀菌药（对氨基水杨酸异烟肼、利福喷丁），保留乙胺丁醇、左氧氟沙星并加用阿米卡星及结核丸共四联抗结核药物，但这些药物均为二线的抑菌药，抗结核力度减弱，在很大程度上仍存在结核复发及播散的风险，一旦结核复发或播散，预后极差。此患者虽然已经过手术清除腰椎结核病灶，并经四联抗结核药物治疗了 8 个月，但一旦停用杀菌药后仍很快出现结核播散，最终导致死亡。因此，肝移植术后抗结核治疗比非移植人群需要更长的疗程。本例患者诊断过程并不难，但对于肝功能衰竭的乙肝患者，抗结核治疗是非常棘手的。另外，对于肝移植术后患者的健康教育也是非常重要的一项工作，应加强培养患者良好的依从性，才能最大限度地健康存活。

（天津市人民医院　李　俊；北京清华长庚医院　陈　虹）

参考文献

[1] Delia DA, José IH. Prophylaxis and treatment of hepatitis B infection in the setting of liver transplantation[J]. Rev Esp Enferm Dig, 2011, 103（3）:142-149.

[2] Ekpanyapong S，Reddy KR. Hepatitis B virus reactivation：what is the issue，and how should it be managed?[J]. Clin Liver Dis, 2020, 24（3）: 317-333.

[3] Katz LH, Tur-Kaspa R, Guy DG, et al. Lamivudine or adefovir dipivoxil alone or combined with immunoglobulin for preventing hepatitis B recurrence after liver transplantation[J]. Cochrane Database Syst Rev, 2010, 6（5）:17-18.

[4] Lyu J, Lee SG, Hwang S, et al. Chest computed tomography is more likely to show latent tuberculosis foci than simple chest radiography in liver transplant candidates[J]. Liver Transpl, 2011, 17:963-968.

[5] Nagai S, Fujimoto Y, Taira K, et al. Liver transplantation without isoniazid prophylaxis for recipients with a history of tuberculosis[J]. Clin Transplant, 2007, 21: 229-234.

[6] Rodrguez FM, Antela A, Prieto A. Tuberculous hepatic abscess appearing after liver transplantation in a patient with human immunodeciency virus and hepatitis B and C virus co-infection[J]. Transpl Infect Dis, 2011, 10: 3-5.

[7] Tunca MZ, Yılmaz Akçay E, et al. A case of cerebral tuberculosis after liver transplant and literature review[J]. Exp Clin Transplant, 2014 , 12:117-119.

[8] Yip TC, Wong VW, Chan HL, et al. Tenofovir is associated with lower risk of hepatocellular carcinoma than entecavir in patients with chronic HBV infection in China[J]. Gastroenterology, 2020, 158（1）: 215-225.

肝移植术后间断发热 7 个月，高热 2 天

患者男性，35 岁，于 2020 年 12 月 1 日入院。

一、主诉

肝移植术后间断发热 7 个月，高热 2 天。

二、询问病史

（一）初步诊断思路及问诊

患者病程相对较长，肝移植术后围术期即出现发热，高热伴寒战，腹腔积液、静脉血及导管尖端培养均提示多药耐药的肺炎克雷伯菌感染，给予抗感染治疗后体温恢复正常，炎症指标明显好转。出院后再次出现发热。移植术后发热见于多种疾病，根据患者为免疫功能低下患者及结合病史，需进行有针对性的检查。临床问诊及体格检查对诊断方向尤为重要。

（二）问诊主要内容及目的

1. 发热的热型如何，是否伴有寒战　明确发热的热型有助于对发热病因判断，如为稽留热常见于大叶性肺炎，弛张热见于败血症及化脓炎症，波状热常见于布鲁杆菌病，回归热常见于淋巴瘤，不规则热常见于结核等。

2. 是否伴随其他症状　移植术后感染主要见于呼吸、泌尿、消化系统感染，也可见于神经系统等。如伴有咳嗽、咳痰、胸闷、憋气、咳血等症状主要考虑呼吸系统感染。如伴有尿频、尿急、尿痛、尿道口不适等症状主要考虑泌尿系感染。有腹痛、腹泻、恶心、呕吐等症状考虑为消化道感染。询问是否有饮食不洁、进食生冷、辛辣刺激等食物史。是否有牛、羊、禽类、土壤接触史。

3. 发热时是否伴有白细胞、中性粒细胞、淋巴细胞比例变化　发热伴有白细胞、

中性粒细胞比例增高提示细菌感染性疾病。发热、伴有白细胞降低、淋巴细胞比例增高考虑病毒感染可能性大。

4. 入院前是否应用抗生素，疗效如何　了解外院治疗情况一方面有助于确定诊断，另一方面有助于进一步完善治疗方案。

（三）问诊结果及思维提示

患者 2 天前无明显诱因出现发热、体温最高 39.5℃，伴明显畏寒、寒战、头晕、血压降低，无咳嗽、咳痰、胸闷、憋气、咳血，无尿频、尿急、尿痛、尿道口不适。无腹痛、腹泻、恶心、呕吐。我院急诊查血常规：WBC 2.73×10^9/L，N 89%，HGB 64.00 g/L，PLT 37.00×10^9/L。腹部超声提示肝右叶低回声结节。门诊给予头孢曲松抗感染治疗后体温无明显下降。自发病以来，食欲、精神差。尿量正常。大便正常。

> **思维提示**
>
> 通过问诊可推测患者高热、寒战，血常规提示白细胞、中性粒细胞比例升高，腹部超声提示肝右叶低回声结节。既往肝脓肿病史，腹腔积液、静脉血及导管尖端均提示多药耐药的肺炎克雷伯菌感染。本次发热考虑肝脓肿可能性大。

三、体格检查

（一）重点检查内容和目的

患者肝脓肿可能性大，因此对患者进行系统、全面的检查，应重点注意右上腹有无压痛，肌紧张，叩诊肝区是否疼痛。因肝移植患者感染进展迅速，病情中，必须注意观察患者神志、精神状态，血压、脉搏等生命体征方面，警惕感染性休克的发生。

（二）体格检查结果及思维提示

T 39.7℃、P 102 次 / 分、BP 80/50 mmHg。神志清、精神差，中度贫血貌，未见肝掌及蜘蛛痣。浅表淋巴结未触及，心、肺查体未见异常，胸腹壁静脉无显露，腹软，右上腹轻压痛，无反跳痛及肌紧张，肝脾肋下未触及，移动性浊音阴性。双下肢无凹陷性水肿。肠鸣音正常。

> **思维提示**
>
> 体格检查右上腹轻压痛并且结合既往病史提示不排除肝脓肿的可能。需要进一步进行实验室、影像学等检查以明确诊断。

四、实验室和影像学检查

（一）初步检查内容及目的

1. 血常规　了解是否存在白细胞、中性粒细胞比例升高。

2. 便常规和便隐血　了解大便性状，镜检是否有红细胞、白细胞，隐血有无阳性等以排除消化系统感染。

3. 肝肾功能、电解质　了解肝肾疾病、电解质紊乱有助于评估并发症及病情严重程度。

4. 血沉、降钙素原、血培养、引流液培养　有助于细菌感染的诊断。

5. 胸部 CT　有助于排除呼吸系统疾病。

6. 腹部 CT　有助于了解肝脏病变的部位、大小、密度的特点。

（二）检查结果

1. 血常规　WBC 3.31×10^9/L，HGB 78.00 g/L，PLT 26.00×10^9/L。

2. 便常规和便隐血　黄色软便，隐血阴性（－）。

3. 其他检查　PCT 0.607 ng/ml，GM 试验阴性，G 试验灰区（63.01 pg/ml）。

4. 肝、肾功能　ALT 40 U/L，AST 64 U/L，TBIL 87.5 μmol/L，DBIL 71.9 μmol/L，ALP 287 U/L，γ-GT 113 U/L，ALB 34.1 g/L，TP 67.5 g/L，BUN 6.23 mmol/L，Cr 69 μmol/L。

5. 血培养　未见细菌及真菌。

6. 引流液培养　肺炎克雷伯菌（多药耐药）。

7. 腹部超声　肝移植术后改变，肝动脉、肝静脉、门静脉未见明显异常；腹腔积液；肝右叶低回声，脓肿可能性大。

8. 胸部 CT　双肺未见明显炎症表现，双侧男性乳腺发育。

9. 腹部 CT　肝移植术后，右半肝低密度病灶，考虑肝脓肿。

思维提示

　　根据以上检查结果可获得以下结论：高热、寒战临床症状，血常规提示白细胞、中性粒细胞比例升高，红细胞沉降率、降钙素原升高，腹部超声提示肝右叶低回声结节。腹部 CT 提示肝右叶占位性病变。结合既往肝脓肿病史，多部位培养均提示多药耐药的肺炎克雷伯菌感染。本病例初步检查未发现肝脏以外的感染病灶。本次发热考虑肝脓肿可能性大。疾病诊断：肝移植术后多药耐药肺炎克雷伯菌感染导致的肝脓肿。

五、治疗方案及理由

（一）方案

（1）一般治疗包括休息、补充营养、补液、对症支持治疗，维持电解质平衡。

（2）停止免疫抑制药物。

（3）抗感染治疗。

（4）脓肿穿刺引流并培养。

（二）理由

　　移植术后患者感染较普通患者进展快、病情重，选用强效的抗感染治疗十分重要。对于细菌性肝脓肿来说，抗感染治疗是非常重要的治疗措施，同时应根据影像学特点及变化积极处理肝脓肿，及时、有效地进行脓肿穿刺引流是关键，并根据引流液培养及药敏选择有效的抗感染药物。

六、治疗效果

　　经积极的穿刺引流和抗生素的应用，患者体温逐渐恢复正常，生命体征趋于平稳。复查腹部 CT，脓肿与前次 CT 相比病灶明显缩小。

思维提示

　　在肝移植术后肝脓肿的治疗中，脓肿穿刺引流十分重要，其次是抗感染治疗。由于肺炎克雷伯杆菌容易耐药，临床上应根据药敏选择抗感染治疗方案。

七、对本病例的思考

肝移植受者术后感染已经取代手术并发症和排异反应成为了术后死亡的首要原因。相比免疫功能正常的宿主，移植受者的感染可能更严重，进展更快。肝移植术后多药耐药肺炎克雷伯菌感染的发生率为 12.9%。实体器官移植受者的耐碳青霉烯类肠杆菌（CRE）感染，40% 由多药耐药肺炎克雷伯菌引起。耐碳青霉烯类肺炎克雷伯菌（CRKP）感染一般发生在移植的早期。常见于手术部位和腹腔内感染，部分患者可出现菌血症，菌血症患者死亡风险明显增加。肝移植受体 CRKP 感染的危险因素：终末期肝病、肝细胞癌、胆总管空肠吻合术、胆漏、CRKP 定植、CKD、MELD 评分＞ 20 分、机械通气、使用过头孢、碳青霉烯类及哌拉西林钠他唑巴坦钠等。2020IDSA 指南建议：当碳青霉烯酶检测不可用或为阴性时，头孢他啶 - 阿维巴坦，美罗培南 - 法硼巴坦和亚胺培南 - 西司他汀 - 瑞来巴坦是治疗 CRE 引起的对于厄他培南和美罗培南均耐药的泌尿系统感染的首选治疗方案。目前国内的指南也建议对于 CRKP 感染应以联合治疗方案为首选。

（北京清华长庚医院　范铁艳）

参考文献

［1］Aguado JM. Management of multidrug resistant Gram-negative bacilli infections in solid organ transplant recipients: SET/ GESITRA-SEIMC/REIPI recommendations[J]. Transplant Rev（Orlando），2018, 32（1）:36-57.

［2］Kalpoe JS. Mortality associated with carbapenem-resistant *Klebsiella pneumoniae* infections in liver transplant recipients[J]. Liver Transplant, 2012, 18（4）: 468-474.

［3］Lin YT, Siu LK, Lin JC, et al. Seroepidemiology of *Klebsiella pneumoniae* colonizing the intestinal tract of healthy Chinese and overseas Chinese adults in Asian countries[J]. BMC Microbiol, 2012, 12:13.

［4］Martin RM, Cao J, Brisse S, et al. Molecular epidemiology of colonizing and infecting isolates of Klebsiella pneumoniae[J]. mSphere, 2016,1（5）:e00261-16.

［5］Marcus RP, Brendan F. Risk Factors and outcomes of carbapenem-resistant *Klebsiella pneumoniae* infections in liver transplant recipients[J]. Liver Transpl, 2015, 21（12）:1511-1519.

［6］Rebekah MM, Michael AB. Colonization, infection, and the accessory genome of Klebsiella pneumoniae[J]. Front Cell Infect Microbiol, 2018, 22（8）:4.

［7］Shafiekhani M. Prevalence, risk factors and treatment of the most common Gram-negative bacterial infections in liver transplant recipients: a review[J]. Infect Drug Resist, 2019, 12: 3485-3495.

病例 4

肝移植术后间断发热 10 个月，胸闷、憋气加重 10 天

患者男性，32 岁，于 2019 年 4 月 5 日入院。

一、主诉

肝移植术后间断发热 10 个月，胸闷、憋气加重 10 天。

二、询问病史

（一）初步诊断思路及问诊

患者为中年男性，慢性病程。肝移植术后间断发热 10 个月，胸闷、憋气为主要症状。结合外院超声等检查提示多浆膜腔积液。多浆膜腔积液主要分为恶性积液和良性积液，良性积液的常见病因有肝硬化、结核感染、急性胰腺炎、慢性心功能不全、糖尿病、结缔组织疾病、营养不良、低蛋白血症等。还有一些少见的原因，比如甲状腺功能减退也可以引起多浆膜腔积液。

（二）问诊主要内容及目的

（1）明确发热的热型有助于对病因的判断。结核性多浆膜腔积液一般表现为午后低热，但移植术后患者结核性发热临床症状不典型，可表现为高热、低热甚至无发热表现。

（2）既往是否患有肾脏疾病，近日尿量、尿色、尿中是否有泡沫，血压监测情况，是否监测肾功能。以上询问在多浆膜腔积液的病因中非常重要，有利于排除肾脏疾病导致的积液。

（3）既往是否有心脏疾病，是否有胸闷、憋气，心前区是否疼痛，可否正常活动，

双下肢是否有水肿，是否存在心电图异常或超声心动图异常。以上询问有利于鉴别心脏疾病导致的积液。

（4）是否有腹胀、腹痛，肝功能是否正常，肝动脉、肝静脉、门静脉及下腔静脉血管是否有狭窄，流速是否正常，腹部超声是否存在肝硬化。

（5）患者为肝移植术后患者，存在各个吻合口狭窄的风险，需进一步检查明确诊断。

（6）注意胸腔积液引流性质，胸腔积液的外观、比重，蛋白定量，细胞数量及比例，葡萄糖和 pH，乳酸脱氢酶、腺苷脱氨酶等酶活性的测定，用于区分漏出液和渗出液，或者鉴别恶性胸腔积液和结核性胸腔积液。胸腔积液涂片查找细菌及培养，有助于病原菌诊断。

（7）术前是否应用抗感染治疗，效果如何，了解外院治疗情况有助于确定诊断，也有助于确定下一步治疗方案。

（三）问诊结果及思维提示

患者于 2018 年 5 月 5 日因"乙肝肝硬化失代偿期、肝性脑病"行原位肝移植术，术后恢复顺利。术后早期即出现腹胀，间断出现体温升高，最高 39℃，无寒战，无腹痛，无恶心、呕吐、腹泻，无尿急、尿痛，无咳嗽、咳痰，B 超提示腹腔大量积液。给予腹腔穿刺引流，并给予头孢曲松抗感染治疗，体温无明显下降。2018 年 9 月出现肾功能异常，肌酐维持在 200 μmol/L；予以尿毒清颗粒、百令胶囊治疗；并调整免疫抑制方案：西罗莫司 1 mg，qd，转氨酶在正常范围。2019 年 1 月 26 日因"脾脓肿"于我院行"脾切除术"，手术顺利；脾切除术后患者体温无明显改善，仍间断发热，肌酐升至 682.7 μmol/L，予以间断血滤后，肌酐维持在 400 ～ 550 μmol/L，尿量维持在 1200 ml/d。2019 年 2 月出现胸闷、憋气，体温仍间断波动于 38 ～ 39℃，胸部 CT 提示双侧胸腔大量积液，查 TB-SPOT 阴性，予以双侧胸腔穿刺引流，后拔除右侧引流管，带左侧引流管出院。10 天前无明显诱因出现咳嗽，少量咳痰，喘憋较前明显加重，于当地医院行胸部 CT 提示右侧大量胸腔积液，行胸腔穿刺引流术，喘憋症状稍缓解。随即出现明显乏力，稍活动喘憋加重，并出现双下肢水肿，尿量维持在 1000 ml/d，于当地医院复查生化：ALT 23 U/L、AST 64U/L、ALB 31.2 g/L、DBIL 2.7 μmol/L、Cr 752.7 μmol/L，D- 二聚体 6.3 mg/L，现为进一步诊治收入我院。

思维提示

无吸烟史，病例主要特点为间断发热伴胸闷、憋气，影像学检查提示多浆膜腔积液。临床首先考虑感染性疾病（结核性多浆膜腔积液较为常见），另外需与心源性、肝源性、肾源性、结缔组织病及肿瘤等相关疾病鉴别。为明确诊断，需进行进一步检查，主要包括胸腔积液常规生化及培养检查，病理学检查，PPD 皮试，腹部、心脏超声，心电图，胸部 CT 平扫等。

三、体格检查

（一）重点检查内容和目的

体格检查除了常规检查外，需注意患者神志、精神状态、生命体温是否平稳，面容是否有苍白，皮肤及巩膜颜色是否有变化，是否有颈静脉怒张，眼睑是否有水肿，双侧胸廓呼吸运动是否变化，语颤是否有增强或减弱，听诊呼吸音是否有变化。腹部查体注意是否有压痛、反跳痛及肌紧张，是否有移动性浊音。双肾区是否有叩击痛，双下肢是否有水肿。

（二）体格检查结果及思维提示

T 37.8℃、P 122 次 / 分、R 26 次 / 分、BP 88/56 mmHg。神清，痛苦面容，大汗，端坐呼吸，三凹征阳性。皮肤无黄染、皮疹。浅表淋巴结未扪及。口唇无发绀，颈静脉怒张。胸廓呼吸动度减弱，无胸膜摩擦感，叩诊呈实音，双下肺呼吸音低，未及干湿啰音，双侧胸腔引流管通畅，引流淡黄色胸腔积液。腹壁浅表血管曲张，血流方向由脐周放射，腹软，移动性浊音阳性，肠鸣音正常。双下肢重度水肿。

四、实验室和影像学检查

检查结果

1. 血气离子 + 血氧 + 血糖 + 乳酸　pH 7.51，吸入氧浓度 0.40，$PaCO_2$ 37 mmHg，PaO_2 93 mmHg，K^+ 3.1 mmol/L，Ca^{2+} 0.83 mmol/L，乳酸（血气）3.9 mmol/L。

2. 血常规　WBC 2.69×10^9/L，RBC 2.24×10^{12}/L，HGB 62.00 g/L，PLT 533.00×10^9/L，N 81.00%，L 12.30%。

3. 肝、肾功能　ALT 18 U/L，AST 11 U/L，TBIL 13.8 μmol/L，DBIL 4.7 μmol/L，ALP 128 U/L，γ-GT 8U/L，ALB 33.2 g/L，BUN 6.81 mmol/L，Cr 429.1μmol/L，K^+ 3.47 mmol/L。

4. 微生物项目　ESR 及 CRP 正常、PCT 1.03 ng/ml、结核杆菌抗体试验阴性、结核杆菌 γ 干扰素测定、结核杆菌 DNA 测定阴性；腹腔积液、胸腔积液浓缩查抗酸杆菌为阴性。

5. 甲状腺功能　T4 86.7 nmol/L、T3 0.78 nmol/L、FT3 2.30 pmol/L、TSH 0.818 mIU/L。G 试验及 GM 试验阴性。

6. BNP　46767 pg/ml。

7. 胸腔积液常规　外观透明，黄色，比重 1.0160，Rivalta 试验阴性（-），红细胞总数 0 个 /µl，有核细胞总数 66 个 /µl，白细胞总数 64 个 /µl，多核细胞百分比 29.7%，单核细胞百分比 70.3%；胸腔积液生化：TP 31.3g/L、LDH 500 U/L、GLU 2.09 mmol/L、ADA 10.2 U/L。

8. 腹腔积液常规　外观浑浊，棕褐色，比重 1.0145，Rivalta 试验阴性（-），红细胞总数 78000 个 /µl，白细胞总数 33 个 /µl，多核细胞百分比 42.4%，单核细胞百分比 57.6%；胸腔积液生化：TP 31.3 g/L、LDH 500U/L、GLU 2.09 mmol/L、ADA 10.2 U/L。

9. 药物使用　西罗莫司浓度 3.2 ng/ml。淋巴细胞亚群：CD4$^+$T 细胞数量 120 个 /µl。

10. 胸腔积液、腹腔积液、心包积液培养　均未见异常。

11. 心电图　窦性心动过速，ST-T 改变。

12. 心脏超声　左心增大，室间隔及左室壁增厚，二尖瓣大量反流，主动脉瓣少量反流，中量心包积液，左室射血分数减低。

13. 腹部超声　肝动脉、肝静脉、下腔静脉未见明显异常，腹腔大量积液。

14. 腹部 CT　肝移植术后改变，脾切除术后改变，左上腹迂曲血管，肝内密度减低，肠管不全梗阻，腹盆腔积液，右侧胸腔引流管置入术后（图 4-1）。

15. 胸部 CT　双侧胸腔积液，左侧较前明显减少；双肺膨胀不全，双肺渗出样改变，较前加重，心包积液。

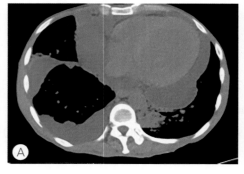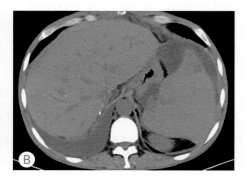

图 4-1　腹部 CT

思维提示

　　患者肝移植术后，反复发热，病因不清，目前胸腔积液性质为渗出液，细胞以单个核细胞为主，CEA 正常，多次细菌、真菌检查及培养阴性，胸腔积液中未找到癌细胞；胸部 CT 证实双侧胸腔积液，肺、纵隔、胸膜未发现肿块影或新生物；心脏超声提示心包积液；患者全身结核感染不能排除，结核性多浆膜腔积液可能性大。该患者胸腔、腹腔、心包等多处积液，量多，病情危重，在明确诊断后需及时有效治疗。

五、治疗方案及理由

（一）方案

　　立即给予心包穿刺引流、胸腔穿刺引流，患者虽结核相关检查均为阴性，根据既往抗细菌、抗病毒、抗真菌治疗，发热及多浆膜腔积液无好转，给予诊断性抗结核治疗方案：利福喷丁 0.45 g，2 次 / 周、帕司烟肼 0.3g，tid、利奈唑胺 0.6 g，bid、莫西沙星 0.4g，qd，同时调整免疫抑制剂方案。同时辅以甲泼尼龙 80 mg，bid，减少炎症渗出。

（二）理由

　　（1）心包穿刺引流、胸腔及腹腔穿刺抽液，不仅有助于诊断，而且可以解除对于心、肺的压迫，减轻中毒症状，防止胸膜、腹膜粘连，减轻对肺功能的损伤，减少肠梗阻发生概率。

　　（2）抗结核足疗程治疗，疗程 12 ~ 18 个月。

　　（3）由于全身中毒症状严重、胸腔积液、腹腔积液量多者，在抗结核治疗的基础上，加用糖皮质激素可以减轻机体的炎症反应，改善全身症状。

六、治疗效果

　　抗结核治疗 1 年 6 个月，患者体温逐渐恢复正常，心包积液、腹腔积液、胸腔积液消失。治疗过程中肝功能正常。

思维提示

　　结核性感染导致的多浆膜腔积液是较为少见的病例。早期、足量、长程、合适的抗结核治疗方案是治疗的关键。当积液量较大或临床压迫症状明显时，需穿刺引流改善症状。治疗过程中更需注意药物之间的相互作用，警惕排异反应和药物性肝损害的发生。

七、对本病例的思考

肝移植术后结核感染可出现在全身不同组织和脏器，主要以肺结核常见，肺外结核相对较少。潜伏病灶活化是肝移植术后发生结核感染的最常见途径。但结核感染在移植术后的临床上症状及实验室检查不典型。TB-SPOT试验是结核感染的重要检测手段，然而阳性率不高。对于肝移植术后出现不明原因胸闷、气短伴发热、体重减轻等症状，尤其对于术前曾有结核感染的患者，在排除其他细菌、真菌或病毒感染，应考虑结核感染的可能，可给予正规诊断性抗结核治疗 6 ~ 8 周以上，观察疗效并明确诊断。对于肝移植术后结核性渗出性胸膜炎的治疗尚无标准方案，传统的三联或四联抗结核方案虽然有效，但由于药物肝毒性较大，并且由于异烟肼和利福平可降低他克莫司的血药浓度，诱发急性排异反应，因此治疗上有其特殊性。我中心将肝毒性较大的异烟肼和利福平改为抗菌力更强、肝毒性较小的力克肺疾和利福喷汀，辅以肝毒性甚微的利奈唑胺和喹诺酮类药物。在治疗起始阶段即使在肝功能正常情况下也需给予口服保肝药物降低药物的肝毒性，同时密切监测肝功能，及时调整抗排异药物剂量，获得良好的临床效果。因此在治疗过程中密切注意肝功能的变化，合理选择和调整抗结核药物及免疫抑制剂的用量，采取早期、长程、联合、合适的抗结核方案。多数患者经抗结核药物治疗效果满意。

少量胸腔积液、腹腔积液及心包积液一般不必抽液或仅做诊断性穿刺。当积液量大引起明显临床症状时或原发病治疗效果不佳时，可通过心包穿刺引流、胸腔闭式引流术、腹腔积液穿刺引流等方法缓解症状。糖皮质激素可减少机体的变态反应及炎症反应，改善中毒症状，加速胸腔积液、腹腔积液的吸收，减少胸膜、腹膜粘连。但激素的使用亦有一定不良反应或导致结核播散，故应慎重掌握适应证。急性结核性多浆膜腔积液伴全身毒性症状严重，胸腔积液、腹腔积液较多者，在抗结核药物治疗的同时，可加用糖皮质激素，通常用泼尼松或泼尼松龙。待患者体温正常、全身毒性症状减轻或消退、胸腔积液、腹腔积液明显减少时，即应逐渐减量以至停用。停药速度不宜过快，否则易出现反跳现象，一般疗程 4 ~ 6 周。

（北京清华长庚医院　范铁艳，卢　倩）

参考文献

［1］Aguado JM, Torre-Cisneros J, Fortún J, et al. Tuberculosis in solid-organ transplant recipients: consensus statement of the group for the study of infection in transplant recipients（GESITRA）of the Spanish Society of Infectious Diseases and Clinical Microbiology[J]. Clin Infect Dis, 2009, 48（9）:1276-1284.

［2］Aguado JM, Silva JT, Samanta P, et al. Tuberculosis and transplantation[J]. Microbiol Spectr, 2016, 4（6）: 213-216.

［3］Al-Mukhaini SM, Al-Eid H, Alduraibi F, et al. Mycobacterium tuberculosis in solid organ transplantation:incidence before and after expanded isoniazid prophylaxis[J]. Ann Saudi Med, 2017, 37（2）:138-143.

［4］Kowada A. Interferon-gamma release assay for tuberculosis screening of solid-organ transplant recipients is cost-effective[J]. J Infect, 2019, 78（1）:58-65.

［5］Póvoas D, Machado J, Perdigoto R, et al. Tuberculosis in liver transplant recipients: A report of eight cases during a five year period[J]. Acta Med Port, 2017, 30（1）: 41-46.

［6］Silva JT, San-Juan R, Fernández-Ruiz M, et al. Fluoroquinolones for the treatment of latent Mycobacterium tuberculosis infection in liver transplantation[J]. World J Gastroenterol, 2019, 25（26）: 3291-3298.

肝移植术后 2 年 5 月余，
发热伴头痛、恶心、呕吐 6 天

患者男性，32 岁，于 2015 年 10 月 31 日入院。

一、主诉

原位肝移植术后 2 年 5 月余，发热伴头痛、恶心、呕吐 6 天。

二、病史询问

（一）初步诊断思路及问诊目的

患者青年男性，肝移植术后 2 年余，新近出现发热，并伴有头痛、恶心、呕吐。颅内感染性疾病、颅内肿瘤、脑血管意外均可出现以上症状。颅内感染性疾病，常发生于儿童及免疫力低下人群；颅内肿瘤可发生于任何年龄段人群，起病隐匿，症状有逐步加重过程，而脑血管意外患者常有情绪变化等诱因及高血压、糖尿病、动脉粥样硬化等基础疾病，起病急，病程短。因此，问诊时应围绕感染性疾病、脑血管意外的诱因，是否有其他基础疾病，发病时主要症状及特点，伴随症状，是否接受过药物治疗及效果等问题展开，并兼顾相关鉴别疾病的临床表现，以此初步判断患者出现上述症状的疾病性质。

（二）问诊主要内容及目的

1. 起病时间　患者是否是 6 天前突然出现发热、头痛、恶心、呕吐等症状，上述症状是否有逐渐加重过程，颅内感染性疾病起病一般较急，呈急性或亚急性起病，数日至数周发展到高峰；颅内肿瘤为进展性疾病，起病隐匿，逐步加重并有相应定位体征；脑血管意外起病急骤，数分钟至数小时发病，亦有相应定位体征。

2. 伴随症状　有无咳嗽、胸痛、气短等提示呼吸道疾病的症状，有无腹泻、腹痛等提示消化道感染的症状，有无口腔溃疡、皮疹、关节肿痛等提示风湿免疫系统疾病的症状，有无意识模糊、言语不利、肢体活动不利、复视、视力减退等神经系统疾病的症状，有无尿频、尿急、尿痛等泌尿系统感染的症状。

3. 现病史　患者肝移植术后 2 年余，目前免疫抑制剂使用种类及剂量，是否存在免疫过度情况，发病前是否有过度疲劳、受凉、上呼吸道感染史，是否有结核感染史及结核患者接触史，移植术后患者免疫力低下，易发生结核复发及新发结核感染；有无密切接触鸟类、土壤、室内装修史，如有，应警惕易发生真菌感染。

4. 发热的程度、频度、热型、持续时间　发热的原因多见于感染性疾病，亦可见于脑血管意外及肿瘤患者，发热的程度、热型、持续时间、退热方式及伴随症状等对疾病诊断和鉴别诊断有重要提示意义。如稽留高热常见于大叶性肺炎；弛张热常见于败血症、化脓性炎症、重症结核，不规则热常见于结核、渗出性胸膜炎等；午后低热常见于结核；持续高热可见于脑桥出血。

5. 既往史　既往有何疾病，是否有高血压、糖尿病、动脉粥样硬化等基础疾病，儿时是否患过麻疹、百日咳等，有无应用阿司匹林、华法林等抗凝、抗血小板药物，是否有感染扩散的表现。

（三）问诊结果及思维提示

问诊结果：2 年前患者主因"原发性硬化性胆管炎"行原位肝移植术，术后规律服用免疫抑制剂，定期复查肝功能正常。6 个月前患者出现腹痛腹泻伴血便，诊断为溃疡性结肠炎，给予美沙拉嗪治疗。2 个月前出现皮肤瘙痒，化验肝功能异常，经肝组织穿刺活检确诊为原发性硬化性胆管炎复发，给予熊去氧胆酸、甲泼尼龙、硫唑嘌呤治疗。目前服用他克莫司 1 mg，q12h、甲泼尼龙 8 mg，qd、美沙拉嗪 1 g，q8h、熊去氧胆酸 0.5 g，bid、硫唑嘌呤 50 mg，qd。6 天前患者出现发热，体温最高 38.5℃，无明显规律，不能自行下降，伴头痛及恶心、非喷射性呕吐，无畏寒、寒战，无咳嗽、咳痰，无盗汗，无胸闷、气短，无尿频、尿急、尿痛，无言语不利、肢体活动不利，无复视、视力减退。患者既往无阿司匹林、华法林等抗凝、抗血小板药物服药史，无高血压、糖尿病、动脉粥样硬化等基础疾病，无有毒有害物质接触史，无结核病史及结核患者接触史，无宠物饲养史，无密切接触鸟类、土壤及室内装修史，无不良嗜好。

🧠 思维提示

患者青年男性，通过详细问诊了解到既往无高血压、糖尿病、动脉粥样硬化等、肿瘤、呼吸道系统疾病病史，无抗凝药物服药史，本次为急性起病，发热伴头痛、恶心、呕吐，无言语不利、偏瘫、复视、视力减退等脑血管意外及颅内肿瘤疾病常见伴随症状，故考虑颅内感染疾病可能性大。而此患者肝移植术后长期规律服用多种免疫抑制剂，近半年先后诊断出"溃疡性结肠炎""原发性硬化性胆管炎复发"，并应用美沙拉嗪、糖皮质激素、硫唑嘌呤、他克莫司等治疗，故除常见病原菌感染外，还应注意条件致病菌感染。在体格检查时应重点关注神经系统查体有无阳性体征及阳性体征定位诊断，并通过实验室检查和影像学检查寻找感染及排除脑血管意外及颅内肿瘤的证据。

三、体格检查及思维提示

（一）体格检查内容及目的

考虑患者颅内感染可能性大，但脑血管意外及颅内肿瘤尚不能排除，因此，在系统、全面地检查同时，应关注体温变化，重点应注意神经系统查体，如肌力、肌张力是否正常，脑膜刺激征是否阳性，有无一侧肢体活动受限及视觉改变等。

（二）体格检查结果及思维提示

T 37.7℃，P 88 次 / 分，R 22 次 / 分，BP 136/60 mmHg；神志清，言语对答切题，理解力、记忆力正常，精神差，自主体位；口唇无发绀，咽不赤，双侧扁桃体无肿大，张口无偏斜；浅表淋巴结未触及肿大；双侧瞳孔等大等圆，对光反射灵敏，眼球运动正常，无复视、偏盲；双肺呼吸音清，双肺未闻及干湿性啰音，未闻及胸膜摩擦音；心界无扩大，心音有力，律齐，心脏各瓣膜听诊区未闻及病理性杂音；腹部可见一"人"字形手术瘢痕，全腹无压痛、反跳痛及肌紧张，肝脾肋下未触及；躯干部痛温觉正常。腹壁反射、提睾反射正常。四肢肌力、肌张力正常，颈强直、双侧 Babinski 征、Kernig 征、Brudzinski 征阳性。骨骼查体未见明显异常。

🧠 思维提示

经全身体格检查，体温 37.7℃，客观反映存在发热性疾病。未发现明显心、肺、腹部异常体征，不支持肺部、腹腔感染；神经系统查体发现脑膜刺激征均阳性，无言语不利、偏盲、肢体活动不利等神经系统定位体征，基本排除脑血管意外、颅内肿瘤导致的发热及恶心呕吐等症状，支持颅内感染，需通过实验室和影像学检查进一步除外脑梗死、脑出血及颅内肿瘤等，明确颅内感染病原菌，并判断病情严重程度，为制订治疗方案提供依据。

四、辅助检查及思维提示

（一）初步检查内容及目的

1. 血液学检查　除常规检查外，还应重点关注血常规、ESR、PCT、CRP，进一步证实是否为感染性疾病。

2. 生化全项　了解肝肾功能、血糖、血脂、电解质情况。

3. 血清学检查　血清肺炎支原体、衣原体、军团菌、病毒抗体、巨细胞病毒 DNA、EB 病毒 DNA、G 试验、GM 试验、乳胶凝集试验、降钙素原检测、结核杆菌 γ 干扰素释放试验等，从血清学角度寻找病原学线索。

4. 脑脊液检查　脑脊液常规、生化、涂片、革兰染色、墨汁染色、抗酸染色及培养 + 药敏，从脑脊液中寻找病原菌，同时参考药敏试验结果决定是否调整用药。

5. TB 细胞亚群　评估免疫功能。

6. 他克莫司浓度　了解免疫状态。

7. 头颅 CT 或 MRI　明确颅内病变情况。

（二）初步检查结果及思维提示

1. 血常规　WBC 5.67×10^9/L、N 66.5%、HGB 129 g/L、RBC 3.84×10^{12}/L、PLT 156×10^9/L；ESR 35 mm/h；PCT 0.38 ng/ml，CRP 28 mg/L。

2. 生化指标　均正常。

3. 血清学检查　血清支原体、衣原体、军团菌、病毒抗体、G 试验、GM 试验、乳胶凝集试验、降钙素原检测、结核杆菌 γ 干扰素释放试验、结核抗体均阴性。

4. 脑脊液　脑脊液压力 > 450 mmH$_2$O；脑脊液常规：无色透明，RBC 44×10^6/L、WBC 14×10^6/L；脑脊液生化：PR 1204 mg/L、CL 110 mmol/L、GLU 1.4 mmo/L；脑积液免疫球蛋白：ALB 690 mg/L、IgA 7.59 mg/L、IgG 103.0 mg/L、IgM 1.47 mg/L；脑脊液革兰染色、墨汁染色及抗酸染色均阴性。

5. TB 淋巴细胞亚群　CD3$^+$T 细胞数量 295 个 /μl、CD4$^+$T 细胞数量 412 个 /μl、CD8$^+$T 细胞数量 516 个 /μl。

6. 他克莫司浓度　3.5 ng/ml。

7. 脑脊液培养　5 天后出结果。

8. 头颅 CT　未见明显异常。

思维提示

重要的检查结果有：①ESR 增快；②CRP 升高；③脑脊液无色透明，压力升高，细胞数、白细胞数轻度升高；④脑脊液蛋白升高，氯化物、葡萄糖下降；⑤头颅 CT 未见明显异常。患者头颅 CT 未见脑出血、脑梗死、占位等影像表现，可进一步排除脑梗死、脑出血及颅内肿瘤等疾病。化验脑脊液异常且 ESR 升高，考虑脑膜炎可能。常见脑膜疾病有化脓性脑膜炎、结核性脑膜炎、隐球菌性脑膜炎、病毒性脑膜炎。病毒性脑膜炎患者脑脊液葡萄糖和氯化物正常，与上述结果不符，基本可排除该病。化脓性脑膜炎脑脊液因混有大量细菌呈浑浊状态，且细胞数显著增多，以中性粒细胞为主，故基本可排除。结合患者病史、体格检查及化验检查结果考虑结核性脑膜炎、隐球菌性脑膜炎可能性大，但确诊有赖于从各种标本中分离出结核分枝杆菌或隐球菌，目前脑脊液培养结果未出，尚不能鉴别结核性脑膜炎、隐球菌性脑膜炎。

五、治疗方案及理由

（一）方案

1. 降颅压　甘露醇 50 g，q12h。

2. 经验性抗结核　异烟肼 0.3 g，qd；利福平 0.45 g，qd；吡嗪酰胺 0.5 g，tid；莫西沙星 0.4 g，qd。

3. 调整免疫抑制剂　他克莫司由 1 mg，bid 减至 0.5 mg，bid；甲泼尼龙由 8 mg，qd 减至 4 mg，qd。

（二）理由

肝移植术后出现感染，尤其是少见菌感染，一般可能存在免疫过度情况，且感染情况下可进一步降低机体免疫力。因此移植受者感染的治疗包括调整免疫抑制剂、抗感染及对症支持治疗三方面。患者脑膜炎诊断明确，将他克莫司及激素减量；同时因存在颅高压情况，故予降颅压治疗，减轻患者不适症状。临床资料显示，在隐脑确诊

2～4 周内病死率最高，与颅内压显著增高密切相关，因而积极控制颅内高压是降低早期病死率的关键。因尚未找到病原菌，不能确定脑膜炎类型，遂给予经验性抗结核治疗。建立在全面科学分析之上的经验性治疗，除了有治疗作用外，也是一种诊断方式。如得到与预期一致的疗效可进一步证实初步诊断，否则需推翻初步诊断，重新整合分析病情，制订下一步诊治方案。

六、治疗效果及思维提示

经上述治疗 5 天，患者头痛较前稍减轻，体温较前升高，最高 40℃。

思维提示

经标准四联抗结核治疗 5 天，患者体温不降反而更高，应考虑以下可能：①治疗仅 5 天，是否还未到起效时间或是否存在耐药情况；②是否为结核性脑膜炎之外的其他类型脑膜炎。下一步需密切关注脑脊液培养结果，必要时复查脑脊液涂片、墨汁染色及抗酸染色以寻找病原菌。

七、进一步实验室检查结果

脑脊液培养结果回报：培养出新型隐球菌，从而确诊为隐球菌性脑膜炎。

思维提示

经抗结核治疗患者症状未见缓解，脑脊液培养出新型隐球菌，故隐球菌性脑膜炎诊断明确。肝移植术后易发生真菌感染，感染率为 11%～42%，病死率高达 40%～80%，其中病原菌多为念珠菌、曲霉菌，新型隐球菌感染较少见。本例患者在肝移植术后长期使用他克莫司等免疫抑制剂，新型隐球菌感染前 2 个月因 PSC 复发开始给予激素、硫唑嘌呤治疗，免疫功能低下或是其发病的主要诱因。深部真菌感染无特异症状和体征，临床诊断较困难，加上免疫抑制治疗，使患者对感染的反应能力降低，而隐球菌性脑膜炎起病缓慢，初期症状不典型，更易误诊。

最后诊断：肝移植术后隐球菌性脑膜炎。

八、调整治疗方案及疗效

（一）新方案

（1）继续降颅压治疗，给予甘露醇 50 g，q12h。

（2）停用异烟肼、利福平、吡嗪酰胺、莫西沙星。

（3）氟康唑 200 mg，qd。

（4）再次调整免疫抑制剂方案，他克莫司由 0.5 mg，q12h 减至 0.5 mg，qd。

（二）疗效

治疗 4 天后，患者体温逐渐降至正常，头痛、恶心逐渐减轻，未再呕吐，但脑脊液压力持续在 320 ～ 450 mmH$_2$O。

治疗 1 个月后，患者头痛消失，脑脊液压力逐渐降至 180 mmH$_2$O 左右，连续 3 次脑脊液墨汁涂片及培养均无隐球菌。

思维提示

  肝移植术后隐球菌性脑膜炎的治疗除了常规的降颅压、抗真菌治疗外，还要注意调整免疫抑制剂的剂量。两性霉素 B 对隐球菌有强大的灭菌作用，是隐球菌性脑膜炎的首选药物之一，但因其严重的肝肾毒性、静脉炎、低钾血症等诸多不良反应，限制了它在肝移植术后患者中的应用。三唑类抗真菌药是通过对细胞色素 P450 依赖性酶羊毛甾醇 14α- 去甲基酶的作用，抑制麦角固醇的合成，使真菌细胞膜失去完整性和活性，以达到治疗目的。这类药物以氟康唑和伊曲康唑较为常用。氟康唑血浆蛋白结合率低，生物利用度高达 90% 左右，脑脊液药物浓度可达血浆浓度的 50% ～ 60% 或更高，给药方便，不良反应发生率低，患者耐受好，被广泛用于肝移植术后新型隐球菌感染患者的治疗。伊曲康唑在脑脊液中含量低，被视为治疗隐球菌感染的二线药物。本例患者给予氟康唑治疗后，临床症状迅速缓解，疗效显著。但因其与他克莫司均通过细胞色素 P450 系统代谢，可导致后者药物浓度显著升高，故使用氟康唑治疗同时需大幅减少他克莫司剂量，并严密监测药物浓度，随时调整药物剂量，避免出现过度免疫抑制及相应不良反应。

九、对本病例的思考

本例患者为青年男性，肝移植术后 2 年余，本次起病急，主要表现为发热，并伴有头痛、恶心、呕吐，查体脑膜刺激征均为阳性。根据以上信息，初步考虑为颅内感染性疾病，为下一步完善辅助检查明确了方向。但脑血管意外、颅内肿瘤患者也可出现上述症状，这就需要临床医生通过详细的问诊及仔细全面的体格检查进行初步鉴别。这是疾病诊治的第一步，但是往往能够为我们提供重要的临床信息，从而确定诊断思路的方向，避免走弯路，减少患者的痛苦。本例患者急性起病，病程 6 天，既往无高血压、糖尿病、动脉粥样硬化等基础疾病病史，无抗凝药物服药史，无言语不利、偏盲、偏瘫等神经系统定位体征，初步排除脑梗死、脑出血及颅内肿瘤等疾病，而头颅 CT 未见脑出血、脑梗死、占位等影像表现，则支持初步判断，避免了为排除上述疾病而进一步行头颅 MRI、MRA 等检查造成的医疗资源浪费。

肝移植术后易并发真菌感染，感染率为 11% ～ 42%，病死率高达 40% ～ 80%，其中多为念珠菌、曲霉菌感染，而新型隐球菌感染较少见。新型隐球菌侵入人体后并不一定致病，当患者存在全身免疫缺陷性疾病、慢性衰竭性疾病和长期大量使用糖皮质激素和其他免疫抑制剂时，可增加患新型隐球菌性脑膜炎的风险。本例患者在肝移植术后长期使用他克莫司等免疫抑制剂，新型隐球菌感染前 2 个月因 PSC 复发开始给予激素治疗，因此，免疫功能低下是其发病的主要诱因。

隐球菌性脑膜炎首发症状多为非特异性的发热、头痛、头晕、呕吐等，误诊率高达 40%。腰穿脑脊液常规和生化检查，主要表现为压力升高明显，白细胞轻度到中度增多，蛋白质轻度增高，糖和氯化物降低，无特异性。但隐球菌性脑膜炎的脑脊液压力要远高于结核性脑膜炎和病毒性脑膜炎，故中枢神经系统感染患者查脑脊液压力＞ 400 mmH$_2$O，且外观清亮，应高度警惕隐球菌性脑膜炎可能。脑脊液病原体检测发现新型隐球菌是诊断新型隐球菌性脑膜炎的金标准。脑脊液直接涂片墨汁染色简便易行，但阳性率低，国外文献报道即使在连续多次检查情况下，阳性率也只有 53% ～ 56%。脑脊液培养阳性率虽可达 90% 以上，但常因周期长而延误诊断。本例患者以头痛、发热起病，进行性加重，颅高压症状明显，腰椎穿刺检查脑脊液压力明显增高，经验性抗结核治疗效果不佳，脑脊液培养出新型隐球菌后立即给予氟康唑治疗，临床症状很快缓解，效果良好。但本中心也有其他患者氟康唑治疗效果不佳，改用伏立康唑后取得良好疗效的病例。对移植术后隐球菌性脑膜炎患者的治疗，一般认为延长治疗时间有助于减少复发风险，改善预后。总之，新型隐球菌性脑膜炎误诊率高，减少病死率的关键在于提高警惕，早期诊断，有效降低颅压和合理使用抗真菌药物，并维持必要的巩固治疗时间。

（天津市人民医院　李　俊；北京清华长庚医院　陈　虹）

参考文献

［1］George IA, Santos CAQ, Olsen MA, et al. Epidemiology of cryptococcosis and cryptococcal meningitis in a large retrospective cohort of patients after solid organ transplantation[J]. Open Forum Infect Dis, 2017 , 4（1）:ofx004.

［2］Hermann W, Günther P, Berrouschot J, et al. Cryptococcal meningitis in a patient with systemic immunosuppression 13 years after liver transplantation[J]. Intensive Care Med, 2002, 28（10）:1500.

［3］Jabbour N, Reyes J, Kusne S, et al. Cryptococcal meningitis after liver transplantation[J]. Transplantation, 1996, 61（1）:146-149.

［4］Li SS, Mody CH.Cryptococcus[J]. Proc Am Thorac Soc, 2010, 7（3）:186-96.

［5］Mansoor S, Juhardeen H, Alnajjar A, et al. Hyponatremia as the initial presentation of cryptococcal meningitis after liver transplantation[J]. Hepat Mon. 2015, 15（9）:e29902.

［6］Pyrgos V, Seitz AE, Steiner CA, et al. Epidemiology of cryptococcal meningitis in the US: 1997-2009[J]. PLoS One, 2013, 8（2）:e56269.

［7］Wu G, Vilchez RA, Eidelman B, et al. Cryptococcal meningitis: an analysis among 5,521 consecutive organ transplant recipients[J]. Transpl Infect Dis, 2002, 4（4）:183-188.

［8］Silveira FP, Husain S, Kwak EJ, et al. Cryptococcosis in liver and kidney transplant recipients receiving anti-thymocyte globulin or alemtuzumab[J]. Transpl Infect Dis, 2007, 9（1）:22-27.

病例 6

肝移植术后 2 年余，间断咳嗽伴发热 10 天

患者男性，39 岁，于 2013 年 4 月入院。

一、主诉

肝移植术后 2 年余，间断咳嗽伴发热 10 天。

二、病史询问

（一）初步诊断思路及问诊目的

患者因"肝移植术后 2 年余，咳嗽伴发热 10 天"入院，存在发热症状，需要鉴别感染性发热与非感染性发热；同时，伴有咳嗽，还需要考虑支气管、肺及胸膜病变。

（二）问诊主要内容及目的

1.关于发热的问诊内容及目的　①起病时间、季节、起病情况（缓急）、病程程度（热度高低）、频度（间歇性或持续性）、诱因；②有无畏寒、寒战、大汗或盗汗；③应注意多系统症状询问，如是否伴有咳痰、咯血、胸痛、腹痛、呕吐、腹泻、尿频、尿急、尿痛、皮疹、出血、头痛、肌肉关节痛等；④患病以来的一般情况，如精神状态、食欲、体重改变，睡眠及大小便情况；⑤诊治经过，如对药物剂量、疗效，特别是对抗生素、退热药、糖皮质激素、抗结核药等进行合理药效评估；⑥传染病接触史、疫水接触史、手术史及职业特点等，有助于对相关疾病的鉴别诊断提供重要线索。

2. 关于咳嗽的问诊内容及目的　①发病年龄、咳嗽的时间长短和节律，是急性还是慢性，是突发还是渐进的，每天昼夜咳嗽有无差别，如果是长期慢性咳嗽，与季节气候有何关系；②咳嗽程度、音色与影响因素，咳嗽程度是轻度还是重度，是间断性还是持续性、发作性咳嗽，咳嗽的音调高低及其音色，受到不同异味刺激时，咳嗽是否加重，是否伴有气喘、胸痛和发热；③咳嗽是否伴有咳痰，痰的颜色、性状、量，

有何特殊气味，痰中是否带血，痰量多时不同气味对于咳痰有何影响，将痰收集静置后是否有分层现象；④有无特殊职业史和接触史，如有职业粉尘、细颗粒物、有毒化学物质、鸟粪及动物接触史出现刺激性咳嗽，可考虑为硅沉着病、铍中毒、石棉沉着病或农民肺等肺间质性疾病；⑤是否吸烟，香烟烟雾为有毒气体，长期吸烟导致咳嗽，患者有患支气管炎、慢阻肺和肺癌的危险，被动吸烟(尤其是儿童)也是咳嗽的危险因素，长期吸烟者如年龄40岁以上出现刺激性咳嗽超过1个月，应尽早进行肺癌的筛查，如伴体重下降明显还应考虑肺癌进展、肺结核或结核感染；⑥有无特殊用药史，鉴别由于药物的不良反应引起咳嗽，如血管紧张素转换酶抑制剂(如卡托普利)可引起咳嗽。

3. 了解肝移植手术的情况　包括肝移植手术的原因，术中有无输血，胆道、动静脉吻合情况，了解供肝质量，有无肺部基础病变等，以及术后免疫抑制剂的相关情况(使用种类及具体用量等)。

（三）问诊结果及思维提示

患者居住山西省榆次地区。因"酒精性肝硬化，门静脉高压症"于2011年2月接受原位肝移植术，术后肝、肾功能恢复顺利，并定期归院复查。10天前，患者无明显诱因出现发热，以夜间发热多见，体温最高达40.5℃，伴寒战，大汗淋漓，伴咳嗽，少量咳痰，乏力，纳差，腹胀，失眠，间断头疼，抑郁，性欲下降等症状；无关节酸痛，腹痛、腹泻；无明显头痛、皮疹、肌肉酸痛；无瘙痒、尿色发黄、排浅色便等症状，于当地医院接受静脉滴注抗生素(具体用药不明)及口服退热药物等治疗，效果不佳，为进一步诊治收入本院。

🏊 **思维提示**

通过问诊可明确，患者肝移植术后2年余，术后恢复可，10天前出现发热，体温最高40.5℃，夜间发热多见，发热时伴咳嗽、咳痰，静脉滴注抗生素治疗效果不佳。

鉴别诊断应包括：感染性发热与非感染性发热；支气管、肺及胸膜病变。

三、体格检查

（一）重点检查内容及目的

患者以"急性发热、咳嗽"为主要表现，初步考虑支气管、肺及胸膜病变可能性大，因此，在对患者进行系统、全面检查的同时，需重点注意肺部的体格检查，视诊内容包括呼吸频率、呼吸节律、呼吸运动；触诊包括胸廓扩张度、语音震颤、胸膜摩擦感；叩诊包括叩诊音、肺界、肺下界移动度；听诊包括肺部呼吸音、异常呼吸音、啰音、语音共振、胸膜摩擦音。同时，因患者有发热，需留意移植术后其他常见感染部位的相关症状：有无尿频、尿急、尿痛等泌尿系统症状；有无腹痛、腹泻等消化道症状。

（二）体格检查结果及思维提示

T 39.0℃，R 19 次 / 分，P 86 次 / 分，BP 126/84 mmHg。神志清楚，全身皮肤、巩膜无黄染，未见皮疹，肝掌、蜘蛛痣阴性。心肺查体未见异常。腹部平坦，腹部可见"人"字形手术瘢痕，愈合良好。腹部软，全腹无包块，无压痛、反跳痛，肝脾肋下未触及，移动性浊音阴性，肠鸣音正常，双下肢无水肿。

> **思维提示**
>
> 体格检查中，除体温为中度发热外，肺部听诊未闻及干湿性啰音，腹部查体未发现特殊阳性体征，需进一步进行实验室检查明确诊断。

四、实验室和影像学检查

（一）初步检查内容及目的

1. 血常规、尿常规　了解血白细胞总数及中性粒细胞百分比，尿有无红、白细胞。

2. 血培养及痰培养　检测血液或者痰液内有无细菌感染，或判断为何种细菌，为后续的抗感染方案选择提供依据。

3. 生化全项、凝血功能、免疫抑制剂血药浓度　了解目前肝、肾功能，电解质，血糖，血脂，代谢等情况，有助于确定其对全身脏器的影响，从而有助于鉴别诊断。

4. 嗜肝病毒及非嗜肝病毒标志物检测以及呼吸道病原体的检测　包括 HAV、HBV、HCV、HDV、HEV、EBV、CMV、疱疹病毒、流感病毒等病毒学指标检测，确定或除外引起发热的病原体。

5. CRP、PCT、ESR、血 1-3-β-D- 葡聚糖　了解其他感染相关指标。

6. 自身抗体谱测定及免疫球蛋白定量　包括 ANA、抗 ENA、ANCA、SMA、AMA、AMA-M$_2$、LKM$_1$、SLA/LP 等，排除免疫性发热。

7. 胸部 CT 及颅脑 CT　了解肺部及颅脑病变，包括肺部感染、肿瘤、外伤、畸形以及气管支气管病变、颅脑病变等。

8. 腹部超声和肝脏血管彩超，必要时增强 CT 和（或）MRI 了解移植肝形态及结构，了解肝脏血供情况，有无血栓等血管并发症。

（二）检查结果及思维提示

1. 血常规 WBC 6.12×10^9/L，N 67.4%，L 17.2%，HGB 138 g/L，PLT 245×10^9/L。

2. 血培养及痰培养 血液培养（2 次）：马耳他布鲁氏菌；痰培养：白色念珠菌。

3. 进一步查布鲁氏菌凝集试验 结果呈阳性（1：200）。

4. 生化全项及血凝、免疫抑制剂血药浓度 生化全项及血凝均正常；他克莫司浓度谷值为 2.5 ng/ml。

5. 嗜肝病毒及非嗜肝病毒标志物检测以及呼吸道病原体的检测 阴性。

6. CRP、PCT、ESR、血 1-3-β-D- 葡聚糖 均在正常范围内。

7. 自身抗体谱测定及免疫球蛋白定量 自身抗体系列检查均阴性，免疫球蛋白定量均正常。

8. 腹部超声和肝脏血管彩超 未见异常。

9. 胸部 CT 及颅脑 CT 胸部 CT 提示右肺及左肺下叶炎症；头部 CT 显示右侧上颌窦炎。

思维提示

患者肝移植术后出现发热、咳嗽、咳痰，血液培养中检测到马耳他布鲁氏菌，且布鲁氏菌凝集试验结果呈阳性（1：200），再结合其具有典型的流行病学史，可确诊为布鲁氏菌病。

五、治疗方案及理由

（一）方案

1. 一般治疗 注意休息，补充营养，高热量、易消化饮食，维持水及电解质平衡；物理降温及口服双氯芬酸钠等退热，标准桃金娘油肠溶胶囊祛痰等对症治疗。密切观察生命体征及感染指标、肝肾功能、电解质等。

2. 抗感染 静脉滴注莫西沙星及利巴韦林注射液经验性治疗，及氟康唑抗真菌治疗 2 天。在血培养结果提示布鲁氏菌病后，调整抗感染方案为：利福平 675 mg，qd；

复方磺胺甲噁唑 0.96 g，bid。抗感染疗程 8 周。

3. 预防肝肾损伤　为避免药物的肝肾损害，预防性地给予患者口服多烯磷脂酰胆碱及碳酸氢钠片。

4. 抗排异治疗　考虑利福平对细胞色素酶 P450 的促进作用，将他克莫司剂量由 1 mg，q12h，调整为 1.5 mg，q12h，以预防血药浓度下降所诱发的急性排异反应。

（二）理由

追问病史，该患者入院前曾食用未完全煮熟的羊肉，且其居住所在地（山西）为布鲁氏菌病的高发地区。据报道，山西省位居全国近年新发布鲁氏菌病病例各省市中第 2 位，仅次于内蒙古。因此，本病例具有典型的流行病学特征，如居住地为布鲁氏菌病高发区、发病时期为布鲁氏菌病高发时期（春季）、具有较明确的感染途径及临床发病特点（发热、乏力、多汗、肌肉、关节疼痛和肝脾大、淋巴结肿大为主要表现）等。尽管本病例发病特点较为典型，但因临床经验有限，且该患者合并右侧上颌窦炎及真菌性肺炎，入院初期采用了经验性抗菌治疗（所用的莫西沙星为强效的喹诺酮类抗菌药，也具有较好的抗布鲁氏菌病效果）后，临床症状明显改善，而使得该布鲁氏菌病直到血培养结果回报后，方得以诊断。

六、治疗效果及思维提示

经密切监测，诊疗过程中，患者没有出现明显肝肾功能损害及急性排异反应。然而，随访期间，该患者出现新发肺癌，经穿刺活检证实为左肺小细胞性神经内分泌癌，最终于肝移植术后 2 年 9 个月时去世。

思维提示

①对于肝移植术后患者，若居住地为布鲁氏菌病流行区，术后应提醒受者加强布鲁氏菌病的预防，奶类及肉类等食物务必仔细消毒；②不明原因高热的肝移植术后患者应考虑该病，并进行布鲁氏菌相关检测；③采用利福平联合复方磺胺甲噁唑治疗肝移植术后布鲁氏菌病具有较好的疗效，但应积极预防其肝肾损害，并密切监测免疫抑制剂血药浓度；④对于长期存活的肝移植受者，还应积极筛查术后新发肿瘤等并发症，尤其是新发肺癌和新发胃癌或结直肠癌等发生率较高的恶性肿瘤，以实现早期诊断早期治疗并最终改善其远期预后的目的。

七、对本病例的思考

布鲁氏菌病是由布鲁氏菌感染引起的一种人畜共患疾病，是我国《传染病防治法》规定的乙类传染病，目前是世界上最常见的一种人畜共患传染病，全世界每年报道的布鲁氏菌病病例超过 500 万。但肝移植术后受者并发布鲁氏菌病的发生率极低，经文献检索，本例为国内首例肝移植术后成人感染布鲁氏菌病的病例报道。

布鲁氏菌病的主要传染源是患病的羊、牛等疫畜，可以通过破损的皮肤黏膜、消化道和呼吸道等途径传播。人容易通过接触感染动物或是污染动物产品而致病，尤其是食用了未经灭菌的奶制品。其发病有一定季节性，如羊型布鲁氏菌病的发生是从春季开始，夏季为发病高峰期，秋季逐渐下降。

急性期布鲁氏菌病病例以发热、乏力、多汗、肌肉、关节疼痛和肝脾大、淋巴结肿大为主要表现。慢性期病例多表现为关节损害。若布鲁氏菌病在急性期没有较合理的措施，可能会导致布鲁氏菌定居在不同的组织和器官而转变成亚急性或慢性疾病，故值得临床注意。

布鲁氏菌病的一般治疗包括注意休息，补充营养，高热量、易消化饮食，维持水及电解质平衡；高热者可用物理方法降温，持续不退者可用退热药等对症治疗。其抗菌治疗治疗原则为早期、联合、足量、足疗程用药，必要时延长疗程，以防止复发及慢性化。常用四环素类、利福霉素类药物，亦可使用喹诺酮类、磺胺类、氨基糖苷类及三代头孢类药物。利福平为杀菌剂，口服吸收好，作用迅速，细胞穿透力强，与多西环素一起，在《指南》中被列为治疗布鲁氏菌病的一线药物；而复方磺胺甲噁唑为慢效抑菌剂，考虑复方磺胺甲噁唑常用于肝移植术后卡氏肺孢子菌感染患者，用药经验相对丰富，同时利福平＋复方磺胺甲噁唑联用在《指南》中亦被列为包括儿童和孕妇等特殊人群的推荐方案，因此，本病例选用上述两药联合使用，亦取得了良好的治疗效果。

对于肝移植术后患者，若居住地为布鲁氏菌病流行区，术后应提醒受者加强布鲁氏菌病的预防，奶类及肉类等食物务必仔细消毒；不明原因高热的肝移植术后患者应行布鲁氏菌相关检测；采用利福平＋复方磺胺甲噁唑治疗肝移植术后布鲁氏菌病具有较好的疗效，但应积极预防其肝肾损害，并密切监测免疫抑制剂血药浓度。

（青岛大学附属医院　田秋菊，饶　伟）

参考文献

［1］Di Bonaventura G, Angeletti S, Ianni A, et al. Microbiological laboratory diagnosis of human brucellosis: an overview[J]. Pathogens, 2021, 10（12）:1623.

［2］李超，钱叶勇，刘炎忠，等. 肾移植后布鲁氏菌病一例报告 [J]. 中华器官移植杂志，2017，38（10）:622.

［3］鲁洋，刘拓，朱秋鸿. 2006 至 2016 年我国报告布鲁氏菌病的分析 [J]. 中华劳动卫生职业病杂志，2019，37（7）:494-499.

［4］Mühldorfer K, Wibbelt G, Szentiks CA,et al. The role of 'atypical' Brucella in amphibians: are we facing novel emerging pathogens?[J]. J Appl Microbiol, 2017, 122（1）:40-53.

［5］Rabiei M M, Imanzade F, Hatami F, et al. Brucellosis in transplant recipients: A systematic review[J]. Transpl Infect Dis, 2021, 23（4）:e13604.

［6］饶伟，孙晓叶，付晓悦，等. 成人肝移植后布鲁氏菌病诊治一例 [J]. 中华器官移植杂志，2015，36（10）:622-623.

［7］钟艳. 关于人患布鲁氏菌病的研究及防控情况 [J]. 中国保健营养，2021，31（21）:79.

［8］Vollmar P, Zange S, Zöller L, et al. Brucellosis, an overview and current aspects[J]. Dtsch Med Wochenschr, 2016, 141（14）:1014-1018.

病例 7

肝移植术后 1 年 3 个月，间断腹胀、双下肢水肿低热 4 个月

患者女性，42 岁，于 2011 年 1 月 13 日入院。

一、主诉

肝移植术后 1 年 3 个月，间断腹胀、双下肢水肿伴低热 4 个月。

二、病史询问

（一）初步诊断思路及问诊

患者中年女性，肝移植术后 1 年余，术前诊断为：肝内外胆管结石，胆汁淤积性肝硬化。患者术后 1 年左右出现腹胀、双下肢水肿等症状，首先考虑血管因素导致肝静脉或下腔静脉等流出道异常，其次移植术后长期服用免疫抑制剂，容易出现各种机会性感染；另外需排出非感染性疾病，主要包括新发肿瘤、结缔组织病等。

问诊时应围绕发热、腹胀的上述病因进行，详细询问发热的规律及可能伴随发热出现的其他临床症状以及随治疗的演变过程。

（二）问诊主要内容及目的

1. 起病初期发热的特点　了解发热的规律和特点，有助于对发热原因及发展趋势的判断和治疗疗效的评估。热程中等呈进行性消耗的，肿瘤多见，如移植患者患者发生率较高的淋巴瘤等；热程长，无毒血症状，发作与缓解交替，多见结缔组织病，结核感染等。

2. 是否存在肺部、腹部症状和其他全身症状　本例患者腹胀、双下肢水肿、低热已 4 月余，基本可排出急性炎症性疾病，应更多的考虑慢性病，尤其是慢性感染（结核）

和肿瘤。其他伴随症状，有助于对发热原因、部位的判断。如有咳嗽、咳痰需考虑肺部的结核、真菌等感染。腹痛需考虑腹膜炎、结节性多动脉炎等；伴随消耗的，淋巴瘤、单核细胞增多症等。

3. 是否做过腹部、肺部影像学检查？结果如何　已有的腹部、肺部影像学检查能帮助我们更快速的查找病灶或者排除其他疾病。

4. 曾接受何种治疗，结果如何　曾经的治疗方案及结果有助于我们明确诊断，避免不必要的尝试。

（三）问诊结果及思维提示

该患者因"肝内外胆管结石，胆汁淤积性肝硬化（失代偿）"于 2009 年 10 月 15 日行原位肝移植。术后常规给予他克莫司、吗替麦考酚酯、甲强龙抗排异，病情恢复顺利。2010 年 8 月无明显诱因出现腹胀、恶心，未吐，无腹痛、腹泻、便秘，出现双下肢水肿，间断低热，体温波动于 36.7 ~ 37.4℃，无盗汗，无畏寒、寒战，无咳嗽、咳痰，近 3 个月出现月经紊乱。外院超声提示大量腹腔积液，肝、胆、胰、脾双肾未见异常，下腔静脉显示不清。进一步行腹部 CT：下腔静脉及肝静脉狭窄。就诊于首都医科大学朝阳医院行造影检查：下腔静脉及肝静脉未见狭窄，未行静脉架植入术。遂于当地医院给予补充蛋白、利尿、抗细菌治疗后腹胀及双下肢水肿无减轻，发热无明显缓解。

> **思维提示**
>
> 　　患者的发热类型属于低热，未见明显的毒血症状。从患者症状相关的线索来源较少，我们可以从肝移植患者特殊的免疫抑制状态以及常见发热原因方面进行考虑。由于患者临床症状不典型，一般状态尚可，需考虑结核感染，需进一步检查明确诊断。

三、体格检查

（一）重点检查内容及目的

患者结核感染的可能性大，系统检查的同时，需重点放在胸部、腹部体征上，比如胸廓动度变化，呼吸音的变化。观察腹部触诊有无柔韧感，有无肠型及蠕动波，肠鸣音是否正常。

（二）体格检查结果及思维提示

T 37.5℃，P 93 次 / 分，R 18 次 / 分，BP 132/86 mmHg。全身消瘦，贫血貌。皮肤、巩膜无黄染，无肝掌及蜘蛛痣。全身浅表淋巴结未扪及肿大。心律齐，双肺呼吸音清，未闻及啰音。腹膨隆，无腹壁静脉曲张，未见胃肠型和蠕动波。腹软，未见肠型及蠕动波。腹壁触诊可及揉面感，全腹无压痛及反跳痛，未触及包块。移动性浊音阳性，肠鸣音正常。双下肢重度水肿。

思维提示

体格检查发现慢性消耗面容，贫血貌，腹部膨隆，腹壁触诊可及揉面感，全腹无压痛及反跳痛。移动性浊音阳性。进一步进行实验室及影像学检查，了解腹腔积液性质。

四、实验室和影像学检查

（一）初步检查内容及目的

1. 血常规　了解有无贫血及贫血程度。

2. 生化全项　了解目前肝肾功能、电解质、血糖血脂代谢等情况。包含 ALT、AST、ALP、GGT、TBIL、DBIL、ALB 在内的肝脏功能全项有助于了解肝功能的情况，有无肝脏、肾脏疾病的损伤或感染引起的肝损伤，同时需定期监测肝功以评估治疗风险及 Cre 及 BUN 用于评估监测肾脏功能。

3. 动态红细胞沉降率及 CRP　炎症指标的升高，有助于评估病情活动程度。

4. 结核抗体、PPD 试验及结核杆菌 γ 干扰素测定试验　诊断结核感染的有利证据。

5. 胸、腹部 CT　了解胸部病变及腹部血管、肠管情况。

6. 腹腔积液检查　缓解临床症状，腹腔积液常规、生化及培养有助于诊断和鉴别诊断。

（二）检查结果及思维提示

1. 血常规　WBC 10.81×10^9/L、RBC 2.83×10^{12}/L、HGB 87.00 g/L、PLT 68.00×10^9/L。

2. 生化全项　ALT 14 U/L、AST 26 U/ L、ALP 298 U/L、TP 159 U/L、ALB 22.5 g/L、TBIL27.68 umol/L、DBIL 14.47 umol/L、CHE 1350 U/L.

3. 其他指标　CRP 22 mg/L、结核抗体正常、血结核杆菌 γ 干扰素测定试验 阴性。

4. 腹腔积液常规　浅黄微混、李凡他阴性（-），细胞总数 99 mol/L。腹腔积液生化：蛋白 1.2g/L，糖 7.29 mmol/L，CA125 64.97 U/ml。腹腔积液结核杆菌 γ 干扰素测定试验阳性。腹腔积液涂片及培养未见抗酸杆菌。腹腔积液中未见肿瘤细胞。

5. 腹部超声　移植肝脏弥漫性病变，移植肝血流未见异常，脾大，脾静脉增宽，右侧胸腔积液、腹腔积液（中-大量）。心脏超声未见心包积液。肾脏超声未见异常。

6. 胸部 CT　双肺未见明显炎症表现，右侧胸腔积液（少量）。

7. 腹部核磁　肝移植术后改变，肝右叶伴斑片影，肝动脉较细，肝段以下下腔静脉变窄、消失。右侧胸腔积液，腹腔积液。

🧑 思维提示

　　患者肝移植术后大量腹腔积液，低热，查体：腹壁柔韧感，腹腔积液结核杆菌 γ 干扰素测定阳性，需考虑肝移植术后结核性腹膜炎。结核性腹膜炎从病理上分为三型：渗出型、粘连型和干酪型。渗出型又称腹腔积液型。积聚在腹腔的浆液渗出形成腹腔积液，多为草黄色，少数为血性。该患肝移植术后并发临床表现不典型的结核性腹膜炎，一定程度上增加了诊断的难度，在排除腹腔肿瘤、肾源性、心源性腹腔积液、血管源性、肝硬化等肝源性、内分泌原因及结缔组织性等疾病后，给予诊断性抗结核治疗。

五、治疗方案及理由

　　入院后完善检查后考虑结核性腹膜炎可能性大，给予腹腔穿刺引流，同时予以力克肺疾、利福喷汀、乙胺丁醇和左氧氟沙星四联强化抗结核治疗 3 个月。力克肺疾、利福喷丁及乙胺丁醇维持治疗 9 个月，同时辅以复方甘草酸苷保肝、降酶治疗，以及维生素 B6 预防视神经炎。在营养科的协助下调整饮食结构，加强营养支持，密切监测肝功能及药物浓度。

六、治疗效果及思维提示

　　经抗结核治疗 1 个月后发现转氨酶及碱性磷酸酶异常，复查西罗莫司浓度低于治疗窗，给予增加西罗莫司剂量后同时加强保肝治疗，肝功能恢复正常。后在抗结核治疗期间未再出现肝功能异常，肝脏合成能力明显好转，腹腔积液逐渐减少至消失。

通过诊断性治疗，进一步支持结核性腹膜炎的诊断。在后续的治疗过程中需密切监测肝功能和免疫抑制剂浓度，及时调整免疫抑制剂剂量。早期发现肝功能异常，并分析其原因，必要时行肝穿明确诊断。

七、对本病例的思考

结核性腹膜炎可能通过潜伏结核感染再激活或摄入结核分枝杆菌而发生。存在活动性肺结核或粟粒性结核时，可能通过血行播散、邻近器官连续播散或通过淋巴管播散累及腹部，但这种情况临床上比较少见。结核性腹膜炎的临床表现与疾病类型有关，可能包括发热、体重减轻、腹痛和／或腹胀、腹腔积液、肝肿大、腹泻和腹部肿块。常规实验室检查显示 50% ~ 80% 的患者有轻度贫血和血沉升高，白细胞计数通常正常。结核性腹膜炎患者的腹腔积液常呈淡黄色，白细胞计数为 150 ~ 4000 个细胞 /mm^3，伴淋巴细胞相对增多。腹腔积液中蛋白质含量通常 >3.0 g/dL。血清 - 腹腔积液白蛋白梯度常常（serum-ascites albumin gradient, SAAG）<1.1 g/dL。腹腔积液 ADA 水平升高有助于支持非肝硬化患者的结核诊断，但不能确诊。也可进行腹腔积液检测结核分枝杆菌或进行腹腔积液 TB-Spot。疑似结核性腹膜炎患者应进行放射影像学检查，有条件时首选 CT 检查，结核性腹膜炎 CT 检查可发现腹腔积液、淋巴结肿大、肠系膜和网膜增厚以及腹膜增厚。腹腔镜下腹膜活检可用于直接观察腹膜并进行腹膜活检，镜下可见腹膜增厚并有黄白色病变，伴或不伴粘连。

本例患者为中年女性，以腹胀、低热为主要临床症状，给予抗结核治疗后临床症状明显好转。但是由于患者为移植术后患者，长期服用免疫抑制剂，免疫力低下，临床症状不典型，辅助检查诊断阳性率不高，另外抗结核药物能够影响免疫抑制剂的药物浓度和肝功能，易诱发排异反应，抗结核药物本身容易导致药物性肝损害，因此应引起足够的重视，在治疗过程中密切注意肝功能的变化，合理选择和调整抗结核药物及免疫抑制剂的用量，采取早期、长程、联合、适量的抗结核方案可取得上佳疗效。另外对于腹腔积液的处理需个体化治疗方案。少量腹腔积液一般不必抽液或仅做诊断性穿刺。当腹腔积液量大引起明显临床症状时，可通过腹腔积液穿刺引流缓解症状。同时也可给予糖皮质激素减少机体的变态反应及炎症反应，改善中毒症状，加速腹腔积液的吸收，减少粘连。

肝移植术后患者的免疫力低下，临床症状不典型，结核感染的相关实验室检测阳性率不高，抗结核药物能够影响免疫抑制剂药物浓度和肝功能，可能继发药物性肝损害和急性排斥反应，因此应引起我们足够的重视。

（北京清华长庚医院肝胆胰中心　范铁艳）

参考文献

［1］Aguado JM, Herrero JA, Gavald J, et al. Clinical presentation and outcome of tuberculosis in kidney, liver, and heart transplant recipients in Spain. Spanish Transplantation Infection Study Group, GESITRA[J]. Transp lantation, 1997, 63(9): 1278-1286.

［2］Aguado JM, Torre-Cisneros J, Fort NJ, et al. Tuberculosis in solid-organ transplant recipients: consensus statement of the group for the study of infection in transplant recipients (GESITRA) of the Spanish Society of Infectious Diseases and Clinical Microbiology[J]. Clin Infect Dis, 2009, 48(9): 1276-1284.

［3］Asthana S, Bonney GK, Guthrie A, et al. Successful treatment of cerebral tuberculosis in a liver transplant recipient[J]. Liver Transpl, 2009, 15(2): 260-262.

［4］Budak F, Uzaslan EK, Cang RS, et al. Increased pleural soluble fas ligand (sFasL) levels in tuberculosis pleurisy and itsrelation with T-helpertype 1cytokines[J]. Lung, 2008, 186(5): 337-343.

［5］Cavusoglu C, Cicek-Saydam C, Karasu Z, et al. Mycobacterium tuberculosis infection and laboratory diagnosis in solid-organ transplant recipients[J]. Clin Transplant. 2002, 16(4): 257-261.

［6］Cahuayme-Zuniga LJ, Brust KB.Mycobacterial Infections in Patients With Chronic Kidney Disease and Kidney Transplantation[J]. Adv Chronic Kidney Dis. 2019, 26(1): 35-40.

［7］Chan AC, Lo CM, Ng KK, et al. Implications for management of Mycobacterium tuberculosis infection in adult-to-adult live donorlivertransplantation[J]. Liver Int, 2007, 27(1): 81-85.

［8］陈虹，刘航，张庆，等．实体器官移植术后结核感染的诊断与疗效分析 [J]．中华医院感染学杂志，2009，19（14）：1823-1825.

［9］Koff A, Azar MM. Diagnosing peritoneal tuberculosis[J]. BMJ Case Rep. 2020, 13(2): e233131.

［10］Haas C, Le Jeunne C, Mycobacterium tuberculosis infection following organ transplantation[J]. Bull Acad Nat Med, 2006, 190(8): 1711-1721.

［11］Herrera MT, Torres M, Nevels D, et al.Compartmentalized bronchoalveolar IFN-gamm a and IL-12 response in human pulmonary tuberculosis[J]. Tuberculosis (Edinb), 2009, 89(1): 38-47.

［12］Hsu MS, Wang JL, Kow J, et al.Clinicalf eatures and outcome of tuberculosis in solid organ transplant recipients[J]. Am JM ed Sci, 2007, 334(2): 106-110.

［13］Richeldi L, Losi M, Amico R, et al. Performance of tests for latent tuberculosis in different groups of immunocompromised patients[J]. Chest, 2009, 136(1): 198-204.

［14］Saliu OY, Sofer C, Stein DS, et al. Tumor-necrosis-factor blockers: differential effects on mycobacterial immunity[J]. J Infect Dis, 2006, 194(4): 486-492.

[15] Shigeto E. Committee for Treatment Japanese Society for Tuberculosis. Survey of antituberculosis drug-induced severe liver injury in Japan[J]. Kekkaku, 2007, 82(5): 467-473.

病例 8

肝移植术后 77 天，低热伴四肢、躯干皮疹 3 天

患者男性，58 岁，于 2019 年 4 月 20 日入院。

一、主诉

肝移植术后 77 天，低热伴四肢、躯干皮疹渐加重 3 天。

二、病史询问

（一）初步诊断思路及问诊

患者肝移植术后 77 天，术前诊断为：乙型肝炎肝硬化、原发性肝癌。患者术后出现低热，四肢、躯干皮疹并逐渐加重，按病因可以分为感染性和非感染性，感染性疾病，病原包括细菌、病毒等；非感染性疾病，主要包括药物、结缔组织病、GVHD 等。

问诊时应该围绕发热及皮疹的特点进行，详细询问发热的规律及可能伴随皮疹出现的时间和其他临床症状以及随治疗的演变过程。

（二）问诊主要内容及目的

1. 起病初期发热的特点　了解发热的规律和特点，有助于对发热原因及发展趋势的判断和治疗效果的评估。热程短，体温明显升高，迅速出现皮疹，多考虑感染性疾病，积极查找感染灶。热程长，无毒血症状，发作与缓解交替，多见结缔组织病、药物热等。

2. 起病前是否有药物、饮食等诱因　近期有用药或新增加的用药史，以及特殊食物接触史需考虑药物性、食物过敏导致发热。

3. 皮疹特点及是否伴随其他全身症状　如在发热第二天出现针尖大小、玫瑰色样皮疹，之后融合成片，之后逐渐消退考虑细菌感染导致的猩红热。发热、伴口腔溃疡、腹泻、血便及大量皮疹需考虑移植术后 GVHD。发热、皮疹伴咳嗽、胸闷、憋气等症状，

需排查细菌、真菌、病毒感染等。

4.曾接受何种治疗，结果如何　曾经的治疗方案及结果有助于明确诊断，避免不必要的尝试。

（三）问诊结果及思维提示

患者入院前3天前无明显诱因出现四肢、躯干部散在粉红色、暗红色皮疹。部分融合成片，无明显痒感，无咽喉部不适，无腹痛、腹泻及黑便。大便3～4次/天，成型软便。既往无药物过敏史。目前抗排异药物为环孢素。

思维提示

患者的发热类型属于低热，未见明显的毒血症状，因起病时间短，热程不能明确，除皮疹外无其他伴随症状。从患者症状相关的线索来源较少，可以从发热及皮疹特点进行考虑。

三、体格检查

（一）重点检查内容及目的

重点询问皮疹的好发部位，皮疹的特点及是否有其他的伴随症状，是否有其他系统的阳性体征。

（二）体格检查结果及思维提示

T 37.3℃，P 90次/分，R 17次/分，BP 1240/86 mmHg。营养中等，步入病房，自动体位，查体合作。神志清楚，精神可。四肢、躯干部散在粉红色、暗红色皮疹。部分融合成片，少许皮疹有明显脱屑，部分皮疹破溃结痂。睑结膜略苍白，眼睑无水肿，口腔无溃疡，全身浅表淋巴结未扪及肿大。心律齐，双肺呼吸音清，未闻及啰音。腹部平坦，上腹可见"人"字形切口，愈合可。腹软，无压痛、反跳痛，全腹未触及包块。肝脾肋下未触及，肝-颈静脉回流征阴性，双肾未触及。移动性浊音阴性，无肝区叩击痛，无双侧肾区叩击痛。双下肢无水肿。

思维提示

患者移植术后出现低热、皮疹需给予足够重视，首先警惕移植物抗宿主病

（GVHD），其次不排除药物引起的药疹及各种感染、结缔组织病所致。该患者体格检查未见其他阳性结果，需要进一步进行实验室及影像学检查。

四、实验室和影像学检查

（一）初步检查内容及目的

1. 血常规　了解患者是否存在白细胞、红细胞、血小板三系改变，及其变化严重程度，白细胞计数降低提示病毒感染的可能，嗜酸性粒细胞增多提示过敏的可能。

2. 生化全项　了解目前肝肾功能、电解质、血糖血脂代谢等情况，包含 ALT、AST、ALP、γ-GT、TBIL、DBIL、ALB 在内的肝脏功能全项，有助于了解肝功能的情况，肝功能异常伴有痒感提示胆红素、胆汁酸及梗阻酶异常导致的皮肤刺激。

3. 大便常规及球杆比　大便常规有助于 GVHD 的诊断。

4. 真菌、病毒相关检测　各种真菌、病毒抗体相关实验室检测，结合发热伴皮疹的临床症状有助于确定或除外真菌、病毒等感染因素以及药物引起。

5. 皮肤病理活检　如上述检查发现异常，且无法明确性质，必要时可进行此检查，有助于诊断和鉴别诊断。

（二）检查结果及思维提示

1. 血常规　WBC 3.03×10^9/L、N 82.40%、E 0.70%、RBC 3.21×10^{12}/L、HGB 86g/L、PLT 166.00×10^9/L。

2. 生化全项　ALT 21.9 U/L、AST 22.4 U/L、ALP 85 U/L、γ-GT 18 U/L、TBIL 8.3 μmol/L、DBIL 4.7 μmol/L、ALB 28.2 g/L、Cr 64.5 μmol/L。

3. 大便常规及球杆比　大便常规示隐血弱阳性，余正常；球杆比失调，以杆菌为主，球菌少量。

4. 病毒相关检查　EBV DNA 阳性（1.89×10^3）、CMV DNA 阳性（1.69×10^4），呼吸道合胞病毒、腺病毒、柯萨奇病毒均为阴性。

5. 其他菌群检测　大便浓缩查抗酸杆菌阴性；ESR 34 mm/h；抗链球菌溶血素 O、类风湿因子阴性；结核杆菌 γ 干扰素测定阴性。

6. 真菌检测　真菌 G 试验及 GM 试验阴性，降钙素原阴性。

7. 药物浓度及免疫力　环孢素浓度（C_0）200 ng/ml、环孢素浓度（C_2）611 ng/ml，淋巴细胞亚群 $CD4^+T$ 细胞数量 17 个 /μl。

8.皮肤组织活检病理 皮肤组织，表皮厚薄不一伴角化过度，角囊肿形成，部分基底细胞液化变性，上皮脚下延融合，真皮浅层小血管增生，可见淋巴细胞及组织细胞浸润，并可见巨细胞病毒包涵体。免疫组化：CMV 阳性（＋）。

思维提示

患者肝移植术后出现皮疹，白细胞、血红蛋白降低，皮肤活检提示巨细胞病毒感染，建议患者行骨髓穿刺活检，但患者拒绝。肝移植术后早期巨细胞病毒感染引起间质性肺炎较为常见，但巨细胞病毒感染引起皮肤和骨髓侵犯的较为少见。

最后诊断：肝移植术后巨细胞病毒感染伴皮疹。

五、治疗方案及理由

1.一般治疗 休息，营养支持，保证热卡摄入，适当补充维生素。

2.主要治疗药物 环孢素减量，调整至 25 mg，bid。吗替麦考酚酯 0.75 g，q12h。熊去氧胆酸胶囊 0.25 g，tid。

3.抗病毒治疗 更昔洛韦 250 mg，bid，14 天后改为缬更昔洛韦。

4.对症治疗 卤米松乳膏适量外用，bid。

六、治疗效果及思维提示

经上述诊断过程及抗病毒治疗，患者皮疹较前有所减轻。复查血常规：RBC 3.03×10^{12}/L、WBC 4.54×10^9/L、HGB 88.00g/L、N 4.43×10^9/L、PLT 101.00×10^9/L。肝功能：AST 15 U/L、ALT 17.6 U/L、γ-GT 15 U/L、TBIL 11.7 μmol/L、ALP 393 U/L、ALB 37.8 g/L，CMV DNA 定量阴性；再次皮肤组织活检：少许皮肤组织，表皮角化过度伴灶状角化不全，局灶表皮与真皮分离，真皮层胶原纤维增。免疫组化：CMV 阴性（－）。

思维提示

肝移植术后巨细胞病毒侵犯皮肤的病例较为少见。对于这类患者应适当减少免疫抑制剂的使用和积极地抗病毒治疗，预后尚好。

七、对本病例的思考

巨细胞病毒为一种 DNA 病毒，全球感染率 70%～90%，多为潜伏感染。CMV 感染定义为血液中存在 CMV 复制，不论有无症状或体征。CMV 病定义为临床标本中 CMV 阳性，并伴有其他临床表现。CMV 病可表现为 CMV 综合征或组织侵袭性 CMV 病。移植患者中 CMV 感染的常见侵犯的组织有胃肠道、肺、肾、视网膜、胰腺、肝脏等，皮肤侵犯极少见，可出现口腔溃疡、结痂、局限性硬皮病样损害、坏死性血管炎、紫癜、结节、斑丘疹、脓疱、坏死性丘疹、疣状斑块等表现。CMV 的临床表现没有特异性，并且与许多感染性和非感染性疾病相似。因此，移植受者均需实验室检查确诊。

本例患者血及活检组织病理学检测均确诊为 CMV 感染。对于移植术后巨细胞病毒感染首要的治疗的手段为减少免疫抑制剂的使用，其次给予抗病毒、营养支持、对症治疗。并且抗病毒治疗后应每周复查 PCR，并持续 4 周甚至更长时间。抗病毒治疗的选择取决于疾病严重程度、初始病毒载量、能否耐受口服药物以及能否接受静脉治疗等。

现有抗 CMV 药物包括：静脉用更昔洛韦、口服缬更昔洛韦、静脉用膦甲酸和静脉用西多福韦。这些药物通过作用于 CMV DNA 聚合酶来干扰病毒的复制。初始治疗：每 12 小时静脉给予 5 mg/kg 更昔洛韦，并根据肾功能调整剂量。更昔洛韦的不良反应包括白细胞减少、血小板减少和腹泻。建议每周检测全血细胞计数和基础指标，以监测有无不良反应。对于轻度 CMV 病患者，若预计口服药物吸收效果良好，则采用足量口服缬更昔洛韦，900 mg/ 次，bid，并根据肾功能调整剂量。口服缬更昔洛韦有良好的生物利用度。维持治疗：治疗持续时间取决于疾病的严重程度以及治疗的临床和病毒学反应。常规治疗为 21 天，但范围可为 14～28 天，甚至更长。偶有患者出现 CMV 耐药。CMV 耐药提示性标志包括：足剂量抗病毒治疗时，病毒载量升高、反弹以及持续居高。若怀疑抗病毒耐药性 CMV 感染或 CMV 病，应进行基因型耐药性检测。若足剂量更昔洛韦持续治疗 2 周以上仍存在病毒载量升高或持续居高，则应怀疑更昔洛韦耐药。基因型测定识别出可导致更昔洛韦 CMV 抑制浓度增加至 5～10 倍的 UL97 突变，建议静脉给予膦甲酸每 8 小时 60 mg/kg，或每 12 小时 90 mg/kg（根据肾功能调整）。但膦甲酸有较强的肾毒性，因此需要严密的实验室监测和积极补液。西多福韦可用于更昔洛韦和膦甲酸耐药时，但其有较强的肾毒性。若是识别出 UL54 突变，建议使用西多福韦，因为这种 CMV 突变株通常对膦甲酸钠和更昔洛韦均耐药。

本例患者即为肝移植术后早期出现巨细胞病毒感染导致严重皮肤改变，是极为少见的临床病例。首先减少免疫抑制剂的使用，同时给予静脉更昔洛韦和缬更昔洛韦口服治疗，皮疹较前好转，3 周后再次复查 CMV-DNA 及皮肤活检均转为阴性，疗效较好。

（北京清华长庚医院　范铁艳）

参考文献

［1］Brasil IRC, Custodio-Lima J, Sampaio RL, et al. Pre-emptive therapy for cyto- megalovirus in post-transplantation liver patients with donor -positive /recipient -negative serostatus[J]. Transplant Proc, 2017, 49（4）：871-873.

［2］Bunchorntavakul C, Reddy KR. Epstein-Barr virus and cytomegalovirus infections of the liver[J]. Gastroenterol Clin North Am, 2020, 49（2）:331-346.

［3］Engelmann C, Sterneck M, Weiss KH, et al. Prevention and management of CMV infections after liver transplantation: current practice in German transplant centers[J]. J Clin Med, 2020, 9（8）：2352.

［4］Kamei H, Ito Y, Onishi Y, et al. Cytomegalovirus（CMV）monitoring after liver transplantation: comparison of CMV PP65 antigenemia assay with real-time PCR calibrated to WHO international standard[J]. Ann Transplant, 2016, 21: 131-136.

［5］Jothimani D, Venugopal R, Vij M, et al. Post liver transplant recurrent and de novo viral infections[J]. Best Pract Res Clin Gastroenterol. 2020, 46-47:101689. doi: 10.1016/j. bpg. 2020.101689.

［6］Meesters J, Beckers L, Francque S, et al. Cytomegalovirus pleuropericarditis after orthotopic liver transplantation[J]. Acta Gastroenterol Belg, 2018, 81（3）：427-429.

［7］Singh N, Winston DJ, Razonable RR, et al. Effect of preemptive therapy vs antiviral prophylaxis on cytomegalovirus disease in seronegativeliver transplant recipients with seropositive donors: A randomized clinical trial[J]. JAMA, 2020, 323（14）：1378-1387.

［8］Zhang C, Yang G, Ling Y, et al. Graft versus host disease following liver transplantation: A case report[J]. Exp Ther Med, 2014, 8（4）：1164-1166.

病例 9

右膝关节及腰背部疼痛 5 个月，黑便 3 天

患者女性，58 岁，于 2008 年 10 月 31 日入院。

一、主诉

右膝关节及腰背部疼痛 5 个月，黑便 3 天。

二、病史询问

（一）初步诊断思路及问诊目的

患者为中年女性，既往有"丙型肝炎、肝硬化"病史 8 年余，出现消化道出血症状，需明确出血部位、出血量及出血原因。患者出现关节肿痛，需考虑是否存在外伤、关节炎、自身免疫系统疾病、骨质疏松、肿瘤及其他少见疾病。

（二）问诊主要内容及目的

1. 关于黑便的问诊内容及目的 主要涉及黑便前是否存在诱发因素，如吃坚硬食物、饮酒、服用活血食物或药物等；黑便发生的时间、次数和便量，是否存在呕血、腹痛、头晕等伴随症状；此前是否出现过消化道出血表现及是否治疗。

2. 关于关节肿痛的问诊内容及目的 关节肿痛的发生及持续时间、部位、疼痛性质；是否存在诱发因素，如外伤、受凉、接触强光、服用药物等；是否存在发热、皮肤表现、消瘦等伴随症状。

3. 还需了解丙型肝炎肝硬化程度 包括针对丙型肝炎的治疗及肝硬化分期、是否存在肝性脑病、脾功能亢进、腹腔积液等并发症。

（三）问诊结果及思维提示

患者中年女性，既往丙型肝炎、肝硬化病史 8 年余，7 个月前曾因"呕血"行胃镜

提示食管静脉曲张破裂出血，行食管静脉套扎术。此次入院 5 个月前无明显诱因出现右膝关节肿痛伴腰背部疼痛，疼痛性质为钝痛，入院前 3 天口服活血化瘀中药后出现黑便，量约 400 ml，无呕血、腹痛等，未予重视，入院当天再次出现黑便，量约 500 ml，伴发热，T 38.4℃，急诊查 HGB 109 g/L。

思维提示

> 通过问诊可明确，患者为丙肝肝硬化、食管曲张静脉套扎术后，在此背景下服用活血药物出现消化道出血，需考虑静脉曲张破裂出血及活血药物导致出血可能。患者无明显诱因发生关节肿痛，考虑存在肝病、免疫状态差的背景，需积极诊治，不能忽略发生关节感染、肿瘤的可能。

三、体格检查

（一）重点检查内容及目的

患者以右膝关节肿痛、黑便为主要表现，既往存在"丙型肝炎、肝硬化失代偿期"病史，在对患者进行系统、全面检查的同时，注意有无面色、口唇苍白等贫血表现及皮肤、巩膜黄染，皮疹，肝脾大，肝掌，蜘蛛痣等慢性肝病体征，针对右膝关节，关注有无红肿、皮损、畸形等，查浮髌试验评估是否存在关节积液，针对腰背部疼痛，检查是否存在叩击痛等。

（二）体格检查结果及思维提示

T 38.3℃，R 20 次 / 分，P 85 次 / 分，BP 140/80 mmHg。神志清楚，轻度贫血貌，全身皮肤、巩膜无黄染，未见皮疹，肝掌、蜘蛛痣阴性。心肺腹查体未见异常。右膝关节红肿，局部皮温高，无皮损、畸形，浮髌试验阳性（＋），右下肢轻度凹陷性水肿。

思维提示

> 患者右膝关节红肿，局部皮温高，浮髌试验阳性（＋），存在右膝关节炎症表现，需进一步进行实验室检查明确诊断。

四、实验室和影像学检查

（一）初步检查内容及目的

1. 血常规　了解血红蛋白浓度，评估出血程度；了解血白细胞总数及中性粒细胞百分比，评估是否存在感染可能。

2. 生化全项　了解目前肝肾功能、电解质、血糖等情况。包含 ALT、AST、ALP、γ-GT、TBIL、DBIL、ALB 等指标，有助于了解肝硬化背景下肝功能损伤程度。

3. 凝血功能　可判断肝脏的合成功能，评估出血风险。

4. 关节积液常规、生化、培养　可了解关节积液性质、是否存在感染。

5. 嗜肝病毒及非嗜肝病毒标志物检测　包括 HAV、HBV、HCV、HDV、HEV、EBV、CMV、疱疹病毒等病毒学指标检测。

6. PCT、G 试验、GM 试验、结核相关检验　了解感染相关指标。

7. 自身抗体谱　包括 ANA、抗 ENA、抗 DNA、ANCA 等，了解是否存在免疫因素导致关节肿痛。

8. 胃镜及腹部增强 CT　了解消化道出血原因，评估食管静脉曲张程度及肝硬化发展程度。

9. 右膝关节及腰椎磁共振　相关影像学检查有助于明确诊断。

（二）检查结果及思维提示

1. 血常规　HGB 108 g/L，WBC 5.9×10^9/L，N 78.1%，PLT 44×10^9/L。

2. 生化全项　ALB 30.6 g/L，TBIL 45.0 μmol/L，DBIL 19.0 μmol/L，其余项目正常。

3. 凝血功能　APTT 36.6 s，TT 16.2 s，FRB 5.11 g/L。

4. 关节积液常规、生化、培养　颜色为棕黄色，李凡他试验阳性，WBC 计数 52×10^6/L，多个核细胞百分数 91%，培养提示：耐甲氧西林金黄色葡萄球菌。

5. 病毒性肝炎及嗜肝病毒标志物检测　HAV、HDV、HEV、EBV、CMV、疱疹病毒 IgM 均阴性，丙型肝炎抗体阳性、复制阴性，HBVM：HBsAg、HBeAg、HBsAb、HBeAb 均阴性，HBcAb 阳性。

6. PCT、G 试验、GM 试验、结核相关检验　PCT、G 试验、GM 试验均为阴性，关节液抗酸染色阴性（－），结核菌素试验阳性（+++）。

7. 自身抗体　自身抗体系列检查包括 ANA、抗 ENA、抗 DNA、ANCA 等均阴性。

8. 胃镜及腹部增强 CT　胃镜提示食管中度静脉曲张；浅表性胃炎。腹部 CT 检查提示肝硬化、脾大及胃底静脉曲张。

9.右膝关节及腰椎磁共振　右膝关节磁共振提示右膝关节滑膜病变；右膝关节滑膜骨软骨瘤病；右膝后交叉韧带损伤。腰椎磁共振：$L_{3\sim4}$化脓性椎间盘炎，累及$L_{3\sim4}$；椎旁脓肿。

> ### 思维提示
>
> 　　通过上述检查可以得出以下结论：患者肝硬化、脾大、脾功能亢进、食管胃底静脉曲张，处于丙型肝炎肝硬化失代偿期，在此背景下服用活血药物后出现黑便，食管胃底曲张静脉破裂、凝血功能差、血小板计数低、活血药物导致应激性溃疡，均可导致发生消化道出血。
>
> 　　患者右膝关节肿痛，关节积液穿刺提示为渗出液，病原学培养提示耐甲氧西林金黄色葡萄球菌，结合影像学检查，考虑存在右膝关节腔内感染。
>
> 　　患者在免疫力低下的背景下出现腰背部疼痛，结核菌素试验阳性（+++），结合腰椎磁共振表现，临床诊断为腰椎结核。

五、治疗方案及理由

（一）方案

1.一般治疗　禁食水，关注大便颜色及性状，密切观察生命体征及血色素变化；患肢制动，局部外用扶他林对症止痛治疗。

2.针对消化道出血　奥美拉唑40 mg，静滴，q8h；奥曲肽0.1 mg，静滴，q8h；酚磺乙胺6 g/d，静滴，联合静脉补液、补充维生素等治疗。

3.针对右膝关节腔内感染　万古霉素500 mg，静滴，q12h。

4.针对腰椎结核　异烟肼0.3 g/d；乙胺丁醇0.75 g/d；吡嗪酰胺1.5 g/d，辅以保肝治疗。

5.针对丙肝肝硬化　待腰椎结核控制，择期行肝移植手术。

（二）理由

本病例为丙肝肝硬化失代偿期，出现消化道出血、脾功能亢进等并发症，同时在免疫状态较差的背景下发生右膝关节腔内感染及腰椎结核。针对肝硬化失代偿期，唯一有效的治疗方式是肝移植，但一般认为活动性结核是肝移植手术的禁忌证，原因主要包括：术中和术后应用糖皮质激素及抗淋巴细胞抗体可加重结核病、与抗结核药物相关的排异反应发生率上升、与抗结核药物相关的药物肝毒性延缓移植肝功能恢复，但是，合并活动性结核病的肝硬化患者随时可能出现消化道大出血和肝性脑病等危及生命的并发症，故应短期内控制活动性结核病，及时行肝移植挽救患者生命。

六、治疗效果及思维提示

患者右膝关节腔内感染，经对症抗炎治疗后，膝关节肿痛消失，患者诊断为腰椎结核，给予抗结核治疗及保肝治疗，治疗前 ALT 73.2 U/L、AST 105 U/L、TBIL 19.62 μmol/L、DBIL 6.11 μmol/L，治疗 1 个月后 ALT 117.4 U/L、AST 332.6 U/L、TBIL 22.68 μmol/L、DBIL 10.54 μmol/L，腰椎 MRI 显示：$L_{3\sim4}$ 椎体及椎间盘炎性病变较前好转，遂行原位肝移植术，手术过程顺利，术后沿用术前抗结核方案，术后 FK506 血药浓度维持在 6.5 ～ 7.6 ng/ml，术后 3 周肝功能完全恢复正常。抗结核治疗 3 个月后停用吡嗪酰胺，继续给予异烟肼片（0.3 g，qd）联合乙胺丁醇（0.75 g，qd）治疗，治疗 6 个月后 $L_{3\sim4}$ 椎体炎症消失，继续服用异烟肼和乙胺丁醇 3 个月。

思维提示

患者在丙肝肝硬化、免疫低下的背景下同时发生膝关节腔内细菌感染和腰椎结核，应予以重视。在抗结核药物的选择上，主张对肝硬化合并结核病患者使用异烟肼、乙胺丁醇、吡嗪酰胺和喹诺酮类药物以减轻肝毒性，减少暴发性肝功能衰竭发生的风险。肝移植术后尽量选用他克莫司作为基础免疫抑制剂，且在预防排异反应有效的前提下尽可能使用小剂量他克莫司，防止结核病的复发。

最后诊断：丙型肝炎肝硬化合并活动性腰椎结核；右膝关节腔内感染；肝移植术后。

七、对本病例的思考

针对本病例的诊治，其重点和难点在于对于肝硬化患者发生感染的及时诊治，对于肝硬化合并结核病患者行肝移植手术时机、术前及术后抗结核治疗方案制订、术后免疫抑制方案调整等多方面的摸索。活动性结核病并非肝移植绝对禁忌证，但必须做到：①术前选用肝毒性小的药物有效控制活动性结核病；②术中及术后合理应用抗排异反应药物；③术后继续抗结核病治疗；④密切监测肝功能，及时调整药物应用。

（天津市第一中心医院　孙晓叶，朱梦月）

参考文献

［1］Ichai P, Saliba P, Antovn F, et al. Acute liver failure due to antituberculous therapy: strategy before and after liver transplantation[J].Liver Transpl, 2010, 16（10）: 1136-1146.

［2］Doblas A, Meije Y, Munoz P, et al.Tuberculosis in solid-organ transplant recipients: consensus statement of the group for the study of infection in transplant recipients（GESITRA）of the Spanish Society of Infectious Diseases and Clinical Microbiology[J].Clin Infect Dis, 2009, 48（9）: 1276-1284.

［3］Lee KH, Wai CT, Prabhakaran K, et al. Tuberculosis post-liver transplantation: a rare but complicated disease[J]. Ann Acad Med Singap, 2005, 34（2）: 213-215.

［4］Michael K, Stephen J, Ruoss J, et al. Tuberculosis in liver transplant recipients: a systematic review and meta-analysis of individual patient data[J].Liver Transpl, 2009, 15（8）: 894-906.

肝移植术后 1 月余，双膝关节疼痛 2 周

患者男性，61 岁，于 2014 年 9 月 9 日入院。

一、主诉

肝移植术后 1 月余，双膝关节疼痛 2 周。

二、病史询问

（一）初步诊断思路及问诊

肝移植术后膝关节疼痛较少见，应从以下思路进行分析：①急性创伤或过度使用后出现的急性膝关节疼痛；②与过度使用、既往病史相关的慢性膝关节疼痛；③与创伤或过度使用无关的膝关节疼痛，可伴有全身症状。在面对普通膝关节疼痛患者时，伴有全身症状的患者往往需要考虑系统性风湿病、痛风、肿瘤性疾病、感染性疾病及药物不良反应等。肝移植术后常用药物如他克莫司、吗替麦考酚酯类及激素都可能引起膝关节疼痛，他克莫司为代表的钙调磷酸酶抑制剂还存在诱发痛风的风险，因此，需详细了解患者的免疫抑制剂使用方案及剂量。此外，肝移植术后患者处于免疫抑制状态，这有可能造成机会性感染，包括细菌感染、真菌感染、结核感染等，但这些感染出现时往往伴随全身症状。肝移植术后常接受抗凝治疗，不能除外关节内出血导致的疼痛。因患者接受肝移植治疗前是肝癌患者，故要警惕肿瘤远处转移导致的关节疼痛。最后，还要考虑到 GVHD 等罕见疾病所致的膝关节疼痛。

（二）问诊主要内容及目的

1. 膝关节疼痛是否存在外伤等诱因，是否存在既往病史　膝关节疼痛可能与多种疾病相关，包括创伤、感染、晶体性关节炎、骨关节炎、系统性风湿病和力学紊乱导致。因此评估单关节痛患者时，首先要明确是否存在外伤等诱因。此外，若患者有膝关节

相关既往病史，在经历肝移植术后，不排除复发可能。通过详细询问病史，明确排除外伤和既往病史。

疼痛是源自关节而非邻近软组织；若疼痛随活动加重、关节活动度丧失，并伴关节肿胀和（或）皮肤发红，则可能是关节炎。然而，肩关节、髋关节和骶髂关节等深层关节可能不会出现后两种症状。如果关节活动度正常，但触诊某个局部滑囊、肌腱或韧带时出现压痛，则关节痛不太可能由关节炎引起。

2. 起病时膝关节疼痛有何特点　详细询问患者膝关节疼痛发生在什么姿态，是否有特定动作诱发或缓解，夜间或休息状态下是否会疼痛，是否有关节不稳定，以上问题对于明确病因具有指导意义。

3. 是否存在其他症状　患者起病初期以左侧膝关节疼痛进行性加重为主要表现，起初活动自如，随后出现双侧膝关节疼痛并加剧，关节肿胀、活动受限，并进行性加重。但无明显发热及咳嗽、咳痰；无胸闷、憋喘等症状。此时，若出现以上症状，需即时警惕感染等因素。

4. 询问免疫抑制剂使用方案及剂量　明确免疫抑制剂的使用方案及剂量，有助于排查药物不良反应，并对后续治疗具有一定的指导意义。

5. 曾接受何种治疗，结果如何　接受治疗药物种类以及对治疗的反应有助于病因学诊断。除一般保肝药物外，应着重问诊包括免疫抑制剂、抗生素等药物的应用史及疗效。

（三）问诊结果及思维提示

患者为 61 岁男性，因"肝硬化、肝癌（符合米兰标准）"于 2014 年 7 月 20 日在火箭军特色医学中心（原第二炮兵总医院）行"同种异体经典原位肝移植"。术后病理：肝左叶中分化肝细胞癌，大小约 20 mm×15 mm×15 mm；周围肝组织及肝右叶及尾状叶符合乙肝肝硬化改变。门脉内可见混合性血栓。未见淋巴结转移，各切缘未见肿瘤细胞。

围术期关键治疗方案如下。①保肝治疗方案：多烯磷脂酰胆碱、异甘草酸镁、还原性谷胱甘肽。②抗细菌感染治疗方案：头孢哌酮舒巴坦钠、替考拉宁。③抗病毒方案：更昔洛韦联合恩替卡韦。④抗真菌方案：氟康唑。⑤抗排异方案：他克莫司、吗替麦考酚酯、激素抗排异治疗，早期恢复顺利。他克莫司按目标浓度递减，至 2014 年 9 月 1 日，他克莫司 2.0 mg，q12h（FK506 浓度波动在 6.2 ～ 8.9 ng/ml）；吗替麦考酚酯 0.5g，bid，甲泼尼龙自术后第 30 天起，减至 4 mg，qd。

出院后肝功能无明显异常。

自 2 周前（2014 年 8 月中旬）无明显诱因出现双侧膝关节疼痛，起初以右侧疼痛为著，活动后可缓解；近日双侧膝关节均疼痛，口服镇痛药物及外用双氯芬酸二乙胺后疼痛可缓解；但维持时间不长。患者无明显发热、咳嗽、咳痰等症状；双侧膝关节无明显红、肿、热等表现，无明显活动受限。患者 2014 年 8 月门诊复查时，提示尿酸升高（469 μmol/L，本院正常范围 142 ～ 416 μmol/L）、血肌酐升高（131μmol/L，本院正常范围：57 ～ 97 μmol/L），考虑高尿酸血症、肾功能不全。

综上，不排除膝关节疼痛可能由高尿酸血症继发晶体性关节炎所致。

思维提示

患者因"乙肝肝硬化、肝癌"行肝移植术，术后出现双膝关节疼痛，相关可能病因有：外伤、既往疾病复发、免疫抑制剂不良反应、感染、肿瘤、出血、GVHD等。急性痛风所致的晶体性关节炎至少 80% 在初发时累及单个关节，通常为下肢关节，最常见于踇趾基部、中足、踝或膝部。然而，手指、肘和腕部也可能会发炎，导致诊断困难。典型的发作表现是强烈炎症，以严重的疼痛、红、肿和失能为特征。发作通常在数小时内达到高峰。最早期的发作几乎都会在数日至数周内完全缓解，即便未经治疗。急性痛风的炎症表现范围常超出主要受累关节的边界，在足或踝部会造成腱鞘炎、蜂窝织炎或数个相邻关节发生关节炎的假象。痛风复发时，踝部、足背、腕部、手指或鹰嘴滑囊更常受累。在二水焦磷酸钙晶体沉积症（calcium pyrophosphate dihydrate, CPPD）患者中，膝关节最常受累（假性痛风）。腕、肩、踝关节也会受累，偶有更小的关节受累，年龄较大的患者常有双腕受累。

三、体格检查

（一）重点检查内容及目的

患者以双侧膝关节疼痛为首发主要表现，因此在对患者进行系统、全面检查的同时，针对膝关节疼痛查体时，视诊需重点关注双侧下肢是否对称、步态有无跛行，有无局部红肿，有无瘀斑、肌肉萎缩、瘢痕、皮疹等，有无膝关节内弯或外弯，触诊是否有压痛、叩击痛，有无包块，注意有无其他关节疼痛、活动受限，膝腱反射是否存在，有无增减弱或亢进。

（二）体格检查结果及思维提示

入院当天：T 36.6℃，R 18 次 / 分，P 80 次 / 分，BP 122/78 mmHg。神志清楚，精

神可，心肺听诊无明显异常，腹部平软，无压痛和反跳痛，双下肢对称，无水肿，可缓行，无明显跛行；右侧膝关节稍有肿胀，左侧不明显；无瘀斑、皮疹、肌肉萎缩等；双侧关节无内弯或外弯。双膝关节无明显压痛、叩击痛；未扪及包块；双侧膝腱反射正常，无减弱或亢进。

入院治疗 3 周后：晨起体温 37.8℃，夜间盗汗明显；双侧膝关节疼痛加剧，并且无法下地行走，双侧膝关节明显红肿伴髌骨下压痛。

🗨 思维提示

在关节疼痛患者的体格检查中，最重要的目标是确认是否存在积液或滑膜炎。若检出积液或滑膜炎，则可将鉴别诊断缩小至炎性关节炎（包括感染）和系统性风湿病。滑膜炎的标志性特征包括软组织肿胀、关节皮肤温热、关节积液。评估关节活动度也很重要。关节主动活动度下降而被动活动度正常提示软组织疾病，如滑囊炎、肌腱炎或肌肉损伤。若关节主动和被动活动度均减小，则更可能为软组织挛缩、滑膜炎和关节结构异常。该患者经 3 周降尿酸，调整免疫抑制剂治疗后，疼痛症状不仅未能缓解，反而加重。故应改变诊断思路，修正诊断，并进行相应的进一步检查。患者入院后出现体温升高、夜间盗汗等伴随症状以及膝关节红肿热痛、活动受限等体征均指向感染的可能性大，需进一步完善检查，明确病原体。

四、实验室和影像学检查

（一）初步检查内容及目的

1.血常规　了解患者是否存在血常规中红系、粒系、巨核系变化及趋势，如有改变，可评估感染程度。

2.生化全项　了解目前肝功能、肾功能、电解质、血糖、血脂、代谢等情况。包含 ALT、AST、ALP、γ-GT、TBIL、DBIL、ALB、K^+ 等指标，有助于筛选膝关节疼痛的诱因，从而有助于鉴别诊断。

3.凝血功能　观察凝血功能，判断有无关节内出血风险。

4.肿瘤标志物　根据各肿瘤标志物基础值及动态变化情况，判断有无肿瘤复发或新生肿瘤。

5.自身抗体　通过自身抗体谱的筛查，有助于类风湿关节炎等自身免疫性疾病的诊断。

6. 抗 O 及类风湿因子　通过筛查抗 O 及类风湿因子，有助于风湿性及类风湿关节炎的诊断和鉴别诊断。

7. ESR、CRP、PCT　有助于对炎性关节炎和非炎性关节炎进行鉴别诊断。

8. G 试验、GM 试验及乳胶凝集试验　了解有无真菌感染。

9. 膝关节腔液培养和分析　对于所有出现不明原因关节痛的患者，如有关节积液或提示关节内炎症的体征，则应尝试获取关节腔液并进行液体分析和病原学培养。

10. 膝关节组织活检　对此患者而言，膝关节组织的活检对诊断及鉴别诊断具有非常重要的意义。

11. 膝关节 MRI、胸部 CT　有助于诊断膝关节内部结构有无变异，明确诊断膝关节积液，明确诊断滑膜、韧带及其他软组织损伤或异常；有助于排除肺部感染等。

思维提示

在部分情况下，单关节炎患者的正确诊断有赖于组织活检。组织活检有助于对难治性单关节炎、高度怀疑非典型病原体感染或关节内肿瘤进行评估或鉴别诊断。例如，滑膜活检可能有利于诊断分枝杆菌感染、真菌感染或结节病。

（二）检查结果及思维提示

1. 入院后化验指标变化情况

1）血常规：入院时 WBC 5.89×10^9/L、RBC 4.63×10^{12}/L、HGB 131 g/L、PLT 135×10^9/L、N 65.3%（50% ~ 70%）；入院后 3 周 WBC 10.03×10^9/L、RBC 4.15×10^{12}/L、HGB 120g/L、PLT 120×10^9/L、N 81.8%。

2）生化全项：入院时 ALT 42 U/L、AST 45 U/L、TBIL 27 μmol/L、UA 469 μmol/L、Cr 131 μmol/L；入院后 3 周 ALT 112 U/L、AST 85 U/L、TBIL 31 μmol/L、UA 489μmol/L、Cr 56 μmol/L。

3）凝血功能：入院时正常；入院后 3 周正常。

4）肿瘤标志物：入院时正常；入院后 3 周正常。

5）自身抗体：入院时正常；入院后 3 周正常。

6）风湿因子：入院时正常；入院后 3 周正常。

7）ESR、CRP、PCT：入院时 ESR 27、CRP 7.64 mg/L、PCT 0.013 ng/ml；入院后 3 周 ESR 110、CRP 180 mg/L、PCT 0.22 ng/ml。

8）G 试验、GM 试验，乳胶凝集试验：入院时未查；入院后 3 周 G 试验、GM 试验均阴性，乳胶凝集试验未查。

2. 体液培养 ①首次穿刺抽取右侧膝关节腔液，培养可见白色念珠菌；②活检时留取右侧膝关节腔液，培养可见白色念珠菌、琼氏不动杆菌、布氏枸橼酸杆菌；③血培养未见细菌及真菌。

3. 胸部 CT 未见明显感染征象。

4. 膝关节 MRI ①内外侧半月板变性（Ⅰ度）；②髌骨软化，胫骨内侧髁异常信号，考虑陈旧性损伤、小囊变；③关节腔积液；④膝关节周围软组织及肌间隙异常信号，考虑水肿。

5. 骨科会诊意见 考虑双侧膝关节滑膜炎。

6. 膝关节组织活检 送检部分滑膜组织，局部组织退变坏死，见大量中性粒细胞为主的炎症细胞浸润，小血管扩张充血。

思维提示

患者在发病的前 5 周，除膝关节疼痛外，无其他异常表现；仅尿酸及肌酐轻度升高，针对尿酸升高治疗后，疼痛并无缓解且加重。在入院后第 3 周才出现发热、双膝关节红肿热痛及活动受限。改变诊断思路后进行一系列检查，ESR、CRP 及 PCT 均明显升高，最重要的是关节腔液培养出白色念珠菌才使诊断得以明确。真菌感染可引起慢性、渐进性关节炎。临床医生需要保持高度警惕才能确定此类疾病；主要危险因素包括免疫功能受损状态和疫区旅行。当足疗程的抗生素治疗无效或滑液培养并未发现细菌时，应考虑到一些条件致病菌（包括真菌、病毒及结核）的感染。

最后诊断：肝移植术后膝关节真菌感染。

五、治疗方案及理由

（一）方案

1. 初始治疗方案

1）基本治疗：休息，调整饮食，减少活动，避免劳累。

2）降尿酸、镇痛：苯溴马隆 50 mg，qd。

3）免疫抑制剂方案调整：停用他克莫司、吗替麦考酚酯分散片及甲泼尼龙，换用西罗莫司。

2. 治疗调整方案 经以上方案治疗 3 周后，患者膝关节持续疼痛未缓解。并出现发热、咳嗽等症状，体温持续升高，最高可达 38.7℃。右侧膝关节穿刺引流，引流液培养提示白色念珠菌感染；药敏试验：伊曲康唑、氟康唑、伏立康唑、两性霉素 B 敏感。

抗感染方案如下。

1）抗细菌：头孢哌酮舒巴坦钠 3 g，q8h。

2）抗真菌：氟康唑 300 mg，口服，qd（经以上联合方案治疗 5 天后，效果欠佳，局部红肿痛仍明显、体温最高 38.7℃）。

3）调整抗真菌药物：伏立康唑负荷剂量 400 mg，q12h，维持剂量 200 mg，q12h。疼痛及肿胀缓解，但体温仍未明显下降；此时西罗莫司药物浓度 > 20 ng/ml。

3. 进一步检查及治疗方案调整

1）调整免疫抑制剂：停用西罗莫司，改为他克莫司 1 mg，q12h。

2）关节镜检查清理联合冲洗引流术：经以上方案治疗症状缓解 1 周后再次出现高热，膝关节肿痛。

3）术中可见：关节腔内大量白色絮状样组织，滑膜充血明显，髌骨周围增生明显，股骨内外侧髁软骨磨损严重，内外半月板轻度磨损；前后交叉韧带完整，张力可。术中清除白色絮状样组织并送病理，取关节内膜送检细菌培养。右膝前留置冲洗管，持续冲洗。

4）术后病理：送检部分滑膜组织，局部组织退变坏死，见大量中性粒细胞为主的炎症细胞浸润，小血管扩张充血。

5）关节液培养：琼氏不动杆菌、布氏枸橼酸杆菌。

6）术后联合抗感染：莫西沙星 0.4 g，qd；头孢哌酮舒巴坦钠 3 g，q8h；伏立康唑 200 mg，q12h。经该方案联合抗感染治疗 2 天后，患者双侧膝盖疼痛红肿明显缓解，T 36.5℃。维持该方案抗感染 2 周后出院。

（二）理由

针对他克莫司不良反应继发的高尿酸血症。首选治疗方案是降血尿酸，其次是更换免疫抑制剂种类，去除诱因。但以上两方案均未能明显改善患者的疼痛症状。

针对真菌感染合并细菌感染导致的膝关节，首选敏感抗生素进行治疗，效果不明显时，采用联合治疗方案。同时，减少免疫抑制剂用量。治疗期间需严密检测药物浓度，监控有无排异反应的发生，注意抗真菌药物对免疫抑制剂药物浓度的影响。

通过关节清理手术，病原学检查得到确诊，通过冲洗引流等处理配合抗真菌治疗，症状很快得到控制。

再次随访时，患者已存活 7 年余，除右膝关节稍有不适外，左膝关节无不适，无活动受限。

六、治疗效果及思维提示

经初始方案治疗 3 周后，症状未能明显改善。结合实验室检验及影像学检查，明确诊断膝关节腔内真菌合并细菌感染。随后行关节腔内检查清理术并根据药敏结果调整方案后进行抗感染治疗，效果明显。

思维提示

肝移植术后膝关节真菌感染是一种机会性感染，其在临床症状及影像学上缺乏特异性，起病隐匿，在疾病早期，常常会被其他一些异常指标所误导。如不能早期诊断并及时采取针对病原菌的治疗，往往病情进展迅速，病情凶险，甚至会危及患者的生命。通常氟康唑对白色念珠菌疗效肯定，但若在治疗过程中病情有所反复，则需要考虑换药。在治疗过程中，尤其要注意唑类抗真菌药与一些免疫抑制剂的相互作用（包括 CNI 类及西罗莫司），会不同程度提高药物浓度，应实时调整剂量。

最后诊断：肝移植术后双膝关节细菌感染合并真菌感染。

七、对本病例的思考

实体器官移植（SOT）受者移植术后长期应用大剂量免疫抑制剂是发生机会性感染的高危因素。除此之外，移植相关的医疗技术、环境和不同移植器官受者群的特殊危险因素等共同导致了实体器官移植受者不同于其他学科患者群体侵袭性真菌病易感性的特点。国外流行病学调查显示，实体器官移植受者侵袭性真菌感染病原菌以假丝酵母菌（念珠菌）最多见（占 53.0% ~ 59.0%），其次为曲霉菌（占 19.0% ~ 24.8%）和隐球菌（占 7.0% ~ 8.0%）；实体器官移植受者侵袭性真菌感染总体 12 周病死率为 29.6%。我国流行病学调查显示，在肝移植受者中真菌感染发生率 18.8%，其中白色假丝酵母菌占 55.2%，非白假丝酵母菌占 26.4%，曲霉菌占 18.4%。器官移植术后真菌感染的常见部位有：肺、血液、消化道、泌尿系统、颅内及皮肤等，极少出现在关节部位。真菌性关节炎常出现在关节置换或关节成形术后，目前针对实体器官移植术后继发真菌性关节炎的报道罕见。该疾病的治疗应参考未用免疫抑制剂的真菌性关节炎患者的治疗方案，此外应格外重视免疫抑制剂的调整。

本例患者系肝移植术后念珠菌合并细菌感染性膝关节炎。念珠菌导致的骨关节感染是一种罕见的侵袭性真菌病，其可继发于念珠菌血症发作时的血行传播。在该病的诊疗过程中，其难点在于早期明确病因、追溯感染源、调整免疫抑制剂方案及抗感染治疗。此患者以单纯的关节疼痛症状为首发症状。初期考虑与其高尿酸血症、CNI、霉酚酸酯类药物及激素类药物不良反应相关。先后接受降尿酸、调整免疫抑制方案后，临床效果欠佳且病情进展。在通过关节镜手术、关节液培养后，明确真菌合并细菌感染性膝关节炎。但通过追溯供体感染指标及受体围术期病原体检测，并未追溯到明确感染源。随后针对性行冲洗引流、联合抗真菌及细菌治疗后，患者病情明显好转。

这类患者由于起病隐匿、确诊困难，随着病情迁延，关节症状往往进行性加重。病情严重者可以致残，甚至形成播散性感染。若贻误治疗，即使最后选用的抗真菌药物起效，也难以改善患者生活质量。在长期随访时得知，该患者在出院后的 3 个月后，曾出现胸壁皮下局限性脓肿，并形成窦道；随后给与脓腔切开引流，引流液培养可见白色念珠菌感染。考虑胸壁脓肿继发于膝关节感染可能性大，回顾分析可能与当时抗真菌治疗疗程不够有关。但在接受胸壁脓肿切开引流后，仍然长期未能愈合，需频繁换药、引流等处理，这也给患者术后生活质量带来较大困扰。本病例再次提示：肝移植术后机会性感染是需要器官移植医生长期重点关注的问题之一。

（清华大学医学院硕士　侯昱丞；北京清华长庚医院　陈　虹）

参考文献

［1］蒋进发，陈国勇，张宇，等 . 肝脏移植术后侵袭性真菌感染的临床特点分析 [J]. 中华医院感染学杂志，2014，24（8）：1998-2000.

［2］Miller AO, Gamaletsou MN, Henry MW, et al. Successful treatment of Candida osteoarticular infections with limited duration of antifungal therapy and orthopedic surgical intervention[J]. Infect Dis（London, England），2015, 47（3）：144-149.

［3］Ogawa MM,Peternelli MP , Enokihara MMSS, et al. Spectral manifestation of melanized fungal infections in kidney transplant recipients: report of six cases[J]. Mycopathologia, 2016, 181（5-6）：379-385.

［4］Poenaru SM, Rofaiel R, Hosseini-Moghaddam SM. Cryptococcus neoformans osteomyelitis and intramuscular abscess in a liver transplant patient[J]. BMJ Case rep, 2017, 2017（suppl 4）：bcr-2017-221650.

［5］Sim JPY, Kho BCS, LiuHSY, et al. Candida tropicalis arthritis of the knee in a patient with acute lymphoblastic leukaemia: successful treatment with caspofungin[J]. HK Med J, 2005, 11（2）：120-123.

［6］Song KY, Park C, Byun JH, et al. Fungal arthritis with adjacent osteomyelitis caused by Candida pelliculosa: a case report[J]. BMC Infec Dis, 2020, 20（1）：438.

［7］中华医学会器官移植学分会. 器官移植受者侵袭性真菌病临床诊疗技术规范（2019 版）[J].
器官移植，2019，10（3）：227-236.

病例 11

肝移植术后 1 年，胸壁疼痛 3 个月，发现 HBsAg 阳性 1 天

患者男性，49 岁，于 2019 年 8 月 2 日就诊。

一、主诉

肝移植术后 1 年，胸壁疼痛 3 个月，发现 HBsAg 阳性 1 天。

二、病史询问

（一）初步诊断思路及问诊目的

患者中年男性，肝移植术后 1 年，带状疱疹后右侧胸壁皮肤持续疼痛 3 个月就诊，门诊复查发现 HBsAg 阳性。患者带状疱疹后遗神经痛诊断明确。带状疱疹（Herpes Zoster），是由水痘 - 带状疱疹病毒感染引起的常见的病毒性皮肤病。大多数人感染后不出现水痘，是为隐性感染，成为带病毒者。此种病毒为嗜神经性，在侵入皮肤感觉神经末梢后可沿着神经移动到脊髓后根的神经节中，并潜伏在该处，当宿主的细胞免疫功能低下时，如患感冒、发热、系统性红斑狼疮以及恶性肿瘤时，病毒又被激发，致使神经节发炎、坏死，同时再次激活的病毒可以沿着周围神经纤维再移动到皮肤发生疱疹。带状疱疹一旦误治、失治和患者自身免疫力下降，就会产生临床治疗颇为棘手的后遗症——带状疱疹后神经痛。带状疱疹后神经痛（postherpetic neuralgia, PHN）由水痘 - 带状疱疹病毒（varicella zoster virus, VZV）感染引起，在皮损区出现特殊、异常剧烈的疼痛持续 1 个月以上者，是神经病理性疼痛（neuropathic pain, NP）的一种。PHN 临床表现为痛觉过敏（hyperalgesia）、痛觉超敏（allodynia）和自发性疼痛（sponta-neous pain），疼痛可持续数周至数年，甚至终身。发生率 15% ~ 75% 不等，3% ~ 5%

患者带状疱疹持续 1 年以上的疼痛。国内外治疗 PHN 的指南和专家共识确定一线治疗药物有：①钙通道调节剂：如加巴喷丁（gabapentin）和普瑞巴林（pregabalin）；②三环抗抑郁药（TCAs），如阿米替林（amitriptyline）以及 5- 羟色胺、去甲肾上腺素再摄取抑制药类（SNRIs），如度洛西汀（duloxetine）；③局部利多卡因（lidocaine）；④钠通道阻断剂：如奥卡西平（oxcarbazepine）。二线治疗药物有：曲马多（tramadol），阿片类镇痛药，如羟考酮（oxycodone）；其他药物：如神经妥乐平（neurotropin）、局部辣椒素（capsaicin）、肉毒素 A（BTX-A）等。非药物治疗方法目前有神经阻滞、神经射频、冷冻消融技术，短时程 SCS 等微创介入和神经调控技术。尽管治疗手段如此丰富，但 PHN 的治疗效果却不理想。目前治疗 PHN 的药物大多数通过电压门控通道起效，寻觅靶向离子通道与其相关疾病之间紧密的遗传关系也将有助于确定最有价值的治疗靶点。患者问诊需了解带状疱疹及之后神经痛的诊治过程，制订进一步治疗措施。

患者门诊常规复查发现 HBsAg 阳性。HBV 相关肝移植的初期临床实践证明，如未采取有效预防措施，肝移植术后 HBV 再感染率超过 90%。2001 年发布的《中国肝移植术后乙型肝炎再感染、复发的诊断标准及预防意见》，首次确定了以拉米夫定联合小剂量 HBIG 为基础的治疗方案，使我国肝移植术后 HBV 再感染率降至 10% 以内。此后，中华医学会器官移植学分会和中华医学会肝病学分会发布的《中国肝移植乙型肝炎防治指南（2016 版）》和中华医学会器官移植学分会发布的《器官移植术后乙型肝炎病毒感染诊疗规范（2019 版）》成为肝移植术后乙肝复发和新发防治的主要依据。规范中明确：器官移植术后 HBV 的再感染或新发感染有下列任何一项阳性即可诊断：①血清 HBsAg 和（或）HBeAg 阳性；②血清 HBV DNA 阳性；③肝组织 HBsAg 和（或）HBeAg 阳性；④肝组织 HBV DNA 阳性。乙型肝炎复发或新发符合 HBV 再感染或新发感染诊断，合并以下情况之一的可以诊断乙肝复发或新发：①肝功能异常，并排除其他可能的原因；②有病毒性肝炎的症状和体征；③肝活检组织病理符合病毒性肝炎改变。肝移植术后乙肝的临床表现可分为两种：①暴发型，起病急，肝功能迅速恶化；主要表现为黄疸进行性加重，AST 和 ALT 先升后降，胆红素升高，且以直接胆红素为主，而后呈现胆酶分离；乙肝标志物（HBsAg 及 HBeAg）阳性，HBV DNA 阳性，从肝功能恶化到死亡一般不超过 1 个月；②迁延型，多在肝移植 6 个月后复发，临床症状轻，肝功能恶化缓慢，不易与排异反应和药物不良反应鉴别，若不及时治疗可转为暴发型。对于诊断明确的肝移植术后 HBV 再感染或新发感染，首先常规予以护肝及营养支持等治疗。除 HBV 再感染导致的暴发型肝炎考虑再次肝移植外，多数患者可停用 HBIG，并选用高耐药基因屏障 NAs 药物继续治疗，如 ETV 或 TDF 等。肝移植受者 HBV 再感染或新发感染的抗 HBV 治疗需持续终生，尚无停药指征。患者问诊需了解既往乙肝病史及接触史、乙肝复发或新发的危险因素、近期肝功能、既往乙肝抗病毒药物及 HBIG 使用情况。

（二）问诊主要内容及目的

1. 带状疱疹及之后诊治过程　带状疱疹治疗不及时、不规范可能导致后遗神经痛，而后遗神经痛治疗方法多样，效果均有限，长期疼痛可能导致抑郁症，影响患者长期生存。

2. 既往乙肝病史　患者术前如有乙肝，术后发现 HBsAg 即为复发，术前确有明确证据没有乙肝，术后 HBsAg 阳性即为新发。

3. 乙肝家族史　乙肝发病有家族聚集性，部分原因与生活密切接触有关，部分原因与基因易感性有关，患者如有家族史，则术后乙肝可能来源于家族感染或外部感染。

4. 供体乙肝情况　目前，大多数捐献单位，都以乙肝三系统定性检测作为供体乙肝判断标准，有些单位甚至仅检测 HBsAg，而部分乙肝患者病毒标志物可以表现为仅 HBeAb、HBcAb 或 HBcAb 单项阳性，该类患者中尚有部分 HBV DNA 亦为阳性，定性检测较为粗略，可能出现检测结果与定量检测结果不同的情况，因此，了解供肝乙肝情况，有利于判断患者乙肝感染源。

5. 术后接触史　移植术后患者，长期使用免疫抑制剂，免疫力低下，日常接触感染乙肝机会大于常人。

6. 近期肝功能检查结果　如有乙肝病毒标志物阳性，但无肝功能异常，诊断为 HBV 感染，如同时有肝功能异常，诊断为乙型肝炎。

7. 既往乙肝抗病毒药物及 HBIG 使用情况　既往如有乙肝，术中、术后使用抗病毒药及 HBIG 不规范也可能导致乙肝复发。

（三）问诊结果及思维提示

1. 带状疱疹及之后诊治过程　患者术后 9 个月，突然发生右侧胸壁皮肤疼痛，数天后疼痛处出现多发疱疹，成簇出现，就诊移植医院，诊断为带状疱疹，给予阿昔洛韦输液治疗，1 周后疱疹干结，停药出院，但胸壁疼痛持续，尤以夜间 12 时至 3 时为甚，多次就诊移植医院，诊断为 PHN，给予甲钴胺、加巴喷丁、止痛安神类中成药等，疼痛较前稍好，但仍明显。

2. 既往乙肝病史　患者既往无乙肝感染史。患者 2017 年因腹水就诊我院，确诊酒精性肝硬化失代偿期，当时查乙肝三系定量，结果为全阴性。于 2019 年 7 月 11 日接受肝移植术，术后口服西罗莫司抗排异。

3. 乙肝家族史　患者家族并无乙肝病史。

4. 供体乙肝情况　患者在外地接受肝移植术，经与移植医院联系，确定当时供体乙肝化验单为三系统定性，仅 HBsAb 阳性，其余项均阴性，不能排除定性检测假阴性可能性，且因患者术前没有乙肝，故目前证据并不能排除供体带来乙肝病毒感染可能性，且术后多次复查均未查乙肝三系统，故暂无法确定是否术后感染。

5. 术后接触史　患者术后生活规律，深居简出；复查均在三甲医院进行，患者近亲属无乙肝。

6. 近期肝功能检查结果　患者近期复查结果提示，ALT 52U/L，AST 51U/L；

7. 既往乙肝抗病毒药物及 HBIG 使用情况　既往无乙肝，术中使用 HBIG 2000 U，术后再未使用抗病毒药及 HBIG。

思维提示

患者带状疱疹后遗神经痛诊断明确，外院已给予部分口服药物治疗，症状缓解不理想，还需进一步行神经阻断治疗。患者既往无乙肝，术后首次发现乙肝，目前证据近亲属及外部接触获得可能性极小，供体乙肝三系统检查不完善，故供体带入乙肝可能性大；同时发现肝功能异常，诊断为新发乙型肝炎，病情轻微，考虑迁延型，患者口服神经治疗药物，暂不能排除药物性肝损害及其他肝损原因；术中规范使用 HBIG，并无相关危险因素。

三、体格检查

（一）重点检查内容及目的

患者表现为胸部皮肤疼痛，注意疼痛部位皮肤局部表现，是否有皮损，是否需要局部处理；患者新发乙肝，病程尚短，尚不足以导致肝纤维化等器质性病变，故可无特异性体征。

（二）体格检查结果及思维提示

T 36.2℃，R 20 次 / 分，P 76 次 / 分，BP 105/60 mmHg。神志清楚，全身皮肤黏膜、巩膜色泽正常，未见皮疹，无肝掌、蜘蛛痣。未及浅表淋巴结肿大。右侧胸壁疼痛处未见皮损及瘢痕。心肺查体未见异常。腹部平坦，腹部可见手术瘢痕，愈合良好。腹部软，全腹无包块，无压痛、反跳痛，肝脾肋下未触及，移动性浊音阴性，肠鸣音正常，双下肢无水肿。

👤 **思维提示**

患者未见特异性体征，带状疱疹也已愈合。患者乙肝发生时间尚短，不足以导致器质性病变，故无相应体征。

四、实验室和影像学检查

（一）初步检查内容及目的

查肝肾功，了解肝功损伤的程度；查乙肝三系统定量、HBVDNA、丙肝抗体、自身免疫抗体、免疫球蛋白、巨细胞病毒 DNA、EB 病毒 DNA、血常规、T 淋巴细胞绝对值、西罗莫司血药浓度，判断肝功能损害的原因；查胸部正侧位片、疼痛部位超声，判断胸壁疼痛有否其他原因。

（二）检查结果及思维提示

1. 血常规　WBC 5.93×10^9/L，LYM 1.80×10^9/L，L% 30.4%，HGB 146g/L，PLT 93×10^9/L。

2. 肝肾功　ALT 52 U/L，AST 51 U/L，ALB 45.7 g/L，GLO 30.1 g/L，TBIL 14μmol/L，DBIL 3.0μmol/L，ALP 164 U/L，GGT 152.4 U/L，CHE 8.30 KU/L，TC 5.08 mmol/L，Urea 6.94 mmol/L，Crea 94μmol/L。

3. 西罗莫司血药浓度　4.56ng/ml。

4. CD4$^+$T 细胞数量　470 个 /μl。

5. 自身免疫抗体及免疫球蛋白　全阴性。

6. 乙肝三系统定量　HBsAg-QN > 52000 IU/ml，HBeAg（ECL）2184 COI，抗 -HBc（ECL）0.008 COI；HBV DNA > 9.99 E+07 IU/mL；

7. 抗 -HCV　阴性。

8. 巨细胞病毒 DNA　阴性；EB 病毒 DNA 阴性。

9. 胸部正侧位片　双肺纹理加重，骨质未见异常。

10. 超声　疼痛部位局部未见异常回声。

思维提示

患者带状疱疹后遗神经痛诊断明确，胸片及疼痛局部超声检查均未见异常，排除肋骨骨折及胸壁局部占位性病变，口服药效果欠佳，拟行神经阻滞治疗。患者肝移植术后新发现HBsAg、HBeAg、抗-HBc阳性，HBV DNA阳性，肝功能轻度异常，诊断明确为新发乙型肝炎迁延型，拟行抗病毒治疗。患者自身免疫抗体阴性，巨细胞病毒及EB病毒DNA阴性，排除自身免疫性肝炎、巨细胞病毒及EB病毒肝炎；西罗莫司浓度、淋巴细胞数量及$CD4^+T$细胞数量在正常范围，排除排异及抗排异药物肝损害。

最后诊断：肝移植术后，新发乙型肝炎，带装疱疹后遗神经痛。

五、治疗方案及理由

（一）方案

1. 抗病毒治疗　恩替卡韦胶囊口服0.5 mg，qd，临睡空腹；

2. 神经阻滞治疗　患者于2021年8月13日在我院介入科接受神经阻滞治疗，以普鲁卡因在相应肋间神经处注射，治疗过程顺利。

（二）理由

患者PHN已使用相关口服药物治疗，效果不佳，仍有明显疼痛，影响夜间睡眠，精神差，给予神经阻滞治疗，观察疗效。患者乙肝需选择强效低耐药的一线抗病毒药物，选用恩替卡韦，常规剂量0.5 mg，有必要时可加量至1 mg，效果不理想时也可换用或联用替诺福韦酯，300 mg。但恩替卡韦存在一定骨肾风险，服药期间需定期复查肾功、ALP等。

六、治疗效果及思维提示

患者经神经阻滞治疗，疼痛程度显著减轻，仅余皮肤敏感，嘱定期复诊，观察病情变化。患者经积极抗病毒治疗1个月后，效果显著，HBV DNA在已有明显降低；但此后病毒控制缓慢，于2020年12月，即治疗16个月后，HBsAg、HBeAg不再继续下降，HBV DNA波动，恩替卡韦加量至1 mg；2021年7月，即治疗21月，再次出现HBsAg、HBV DNA波动，加用替诺福韦二吡呋酯片，病情继续恢复（表11-1）。

表 11-1 患者乙肝病毒及肝功、用药情况

时间	HBsAg (U/ml)	HBeAg (COI)	HBcAb (COI)	HBV DNA (U/ml)	ALT (U/L)	AST (U/L)	用药
2018.2.23	0.02	0.29	0.13	—	17	7	—
2019.7.31	> 52000	2184	0.008	> 9.99E+07	52	51	恩替卡韦 0.5 mg
2019.8.28	> 52000	2115	0.08	2.99E+05	57	48	
2019.12.4	> 52000	1789	0.010	2.84E+03	50	53	
2020.1.8	> 52000	1805	0.008	1.36E+03	42	37	
2020.4.1	> 52000	1746	0.009	5.08E+02	42	33	
2020.6.10	38293	1869	0.009	2.08E+02	40	27	
2020.9.23	37836	1807	0.008	< 100	35	25	恩替卡韦 1 mg
2020.12.2	33429	1839	0.008	1.88E+02	29	24	
2021.3.3	22407	1755	0.006	1.69E+02	32	20	
2021.5.26	16305	1621	0.005	9.41E+01	–	–	
2021.7.28	19089	1505	0.006	1.78E+02	32	20	
2021.9.22	16160	1409	0.006	9.62E+01	32	24	恩替卡韦 1 mg 替诺福韦 300 mg

思维提示

患者 PHN 经神经阻滞治疗后好转。患者乙肝病情为迁延型，虽积极给予一线抗病毒药物恩替卡韦，但疗效并未如普通乙肝患者理想，患者乙肝病毒复制经治疗 2 年仍未能达到检测下限，即便肝功能，也是治疗 1 年余才达到正常水平，这与患者长期口服抗排异药物，免疫能力低下有关。移植术后新发乙肝治疗困难，应以预防为主。

七、对本病例的思考

完整的乙型肝炎病（hepatitis B virus, HBV）颗粒，由包膜和内核组成，包膜含 HBsAg、糖蛋白和细胞脂肪，核心颗粒内含核心蛋白（HBcAg）、环状双股 HBV-DNA 和 HBV-DNA 多聚酶，是病毒的完整形态，有感染性。HBV 通过低亲和力受体（如硫酸乙酰肝素、蛋白多糖等），黏附到肝细胞表面，通过钠离子 - 牛磺胆酸 - 协同转运蛋白（NTCP）介导进入细胞和建立感染。没有足够的 HBsAg 就无法形成完整乙肝病毒颗粒，就无法感染新的肝细胞。乙肝受体移植后肝脏虽换为未感染 HBV 肝脏，但肝外会有少量 HBV 遗留，如果没有足够 HBsAg 来形成新的完整病毒颗粒，就不能感染新肝，一定时间后，遗留乙肝病毒逐渐消耗殆尽，因此，乙肝受体肝移植术中术后会使

用 HBIG，即抗 -HBs，用以耗竭体内遗留的 HBsAg，避免形成足够的 HBV 完整病毒颗粒，从而预防乙肝复发；而非乙肝受体一般接受的移植肝都是 HBsAg 阴性的，所以，即便移植肝抗 -HBc 定量阳性，带入少量 HBsAg 和 HBcAg，理论上如果能够在术中术后使用足量 HBIG，也能起到中和 HBsAg 作用，起到预防新发乙肝的作用。

移植术后新发乙肝治疗困难，可能影响长期生存，且在实际临床工作中并不罕见，因此提出如下建议：①术前尽量细致的评估供肝，建议乙肝病毒标志物检查采用定量方法，了解供肝真实 HBV 感染情况，以便制定术中术后 HBV 感染措施；②对非乙肝受体术后常规定期复查乙肝病毒标志物，尽早发现新发 HBV 感染，尽早积极治疗；③术前对受体乙肝感染状况进行细致的评估，乙肝标志物检查采用定量方法，如有三系统定量全阴或仅抗 -HBs 阳性的患者，即为非乙肝受体，该类受体更应该重视供肝评估和术中术后 HBIG 及抗病毒药的使用；④可以探讨非乙肝受体术前或术后接种乙肝疫苗的必要性和可行性。

（兰州大学第一医院　李　莹）

参考文献

[1] Andrei Graciela,Snoeck Robert. Advances and Perspectives in the Management of Varicella-Zoster Virus Infections[J]. Molecules,2021, 26(4): 1132-1132.

[2] Schutzer-Weissmann John,Farquhar-Smith Paul. Post-herpetic neuralgia-a review of current management and future directions[J]. Expert opinion on pharmacotherapy, 2017, 18(16): 1739-1750.

[3] 李钢，药晨 . 器官移植术后乙型肝炎病毒感染诊疗规范（2019 版）[J]. 实用器官移植电子杂志，2020，8(02): 81-85，78.

[4] 沈中阳，陆伟 . 中国肝移植乙型肝炎防治指南（2016 版）[J]. 中华肝脏病杂志，2016，24（12）：885-891.

[5] Bixler Danae, Annambhotla Pallavi,Montgomery Martha P, et al. Unexpected Hepatitis B Virus Infection After Liver Transplantation-United States, 2014-2019[J]. MMWR. Morbidity and mortality weekly report, 2021, 70(27): 961-966.

病例 12

肝移植术后 13 个月，
发现肺部阴影 1 周

患者男性，60 岁，于 2006 年 2 月 28 日入院。

一、主诉

肝移植术后 13 个月，发现肺部阴影 1 周。

二、病史询问

（一）初步诊断思路及问诊

患者因"肝癌肝移植术后 13 个月，查体发现肺部阴影 1 周"入院。移植术后患者长期使用免疫抑制剂，免疫力低下，需特别注意肺部感染。问诊时需要考虑常见的病因：上呼吸道感染、肺部细菌、真菌、病毒、结核感染。同时，移植术后人群也是肿瘤复发及新发的高危人群；此外，还要考虑是否有药物性肺损伤及自身免疫性疾病所致的肺部病变。

（二）问诊主要内容及目的

（1）关于肺部阴影，需要了解呼吸道的相关症状，如有无咳嗽、咳痰，如有，要了解咳嗽的程度，痰的颜色及痰量，有无痰中带血、咯血；有无胸闷、憋气、胸痛等不适。

（2）需注意有无伴随发热，畏寒，寒战。如有发热还需询问发热程度、特点，有无盗汗等。

（3）移植术前相关疾病，有无肝恶性肿瘤、有无潜在感染性病灶，有无自身免疫性疾病。

（4）移植手术情况，了解手术过程中有无输血，供肝的性状，有无基础病变。

（5）术后免疫抑制剂的使用种类及具体用量。

（6）既往病史及个人史有无特殊。有无养鸽子或居住环境有鸽子，有无长期大量吸烟史，有无结核病史，有无家族性遗传病史。

（三）问诊结果及思维提示

患者男性，60岁，于2005年1月11日因"原发性肝癌、乙型肝炎后肝硬化"行原位肝移植术。术后采用他克莫司、吗替麦考酚酯及甲泼尼龙三联免疫抑制方案，口服拉米夫定片100 mg，qd，抗病毒治疗。术后恢复良好，规律随访。肝移植术后13个月，常规复查胸部CT，发现右中肺可见1个均匀的高密度团块阴影。病史中无明显咳嗽、咳痰，无发热、盗汗、流涕和咽痛，无胸闷、憋气、胸痛等症状。发病前未接触鸽子，其居住环境亦无鸽子活动。曾被多家三甲医院诊断为"肝癌复发肺转移"。

思维提示

通过问诊得知，患者在术后13个月时常规复查行胸部CT检查，发现右肺中叶外带有高密度团块影，边界不甚清楚，但无明显呼吸道及发热等伴随症状。外院多家医院诊断为"肝癌复发肺转移"。患者肝移植术后长期使用免疫抑制剂，其免疫力低下，虽然不能除外肝癌复发肺转移及新发肺癌，但应首先排除感染性肺部疾病。应进行各种病原学检查及肿瘤标志物筛查。必要时需行肺部病灶穿刺活检，进一步行病理学检查。

鉴别诊断主要包括细菌性肺炎，肺部真菌感染、肺结核、肺部肿瘤等。

三、体格检查

（一）重点检查内容及目的

患者以胸部CT提示右肺部阴影，除肺部肿瘤外，还要考虑肺部各种感染的可能。在对患者进行系统、全面查体的同时，应重点注意肺部的查体，包括呼吸频率、幅度，有无语颤，有无浊音，有无干湿性啰音，胸膜摩擦音。腹部有无肝脾大，肝区能否扪及肿块，有无腹腔积液、下肢水肿等。

（二）体格检查结果及思维提示

T 36.6℃，P 72次/分，R 18次/分，BP 130/85 mmHg。皮肤、巩膜无黄染，未见瘀点、瘀斑，未见肝掌、蜘蛛痣。全身浅表淋巴结未触及肿大。双肺呼吸音清，未闻及干湿性啰音，心脏查体未见异常。腹部平软，上腹可见"人"字形手术瘢痕，未见腹壁静脉曲张，全腹软，无压痛、反跳痛，肝脾未扪及，腹腔积液阴性。双下肢无水肿。

思维提示

患者体格检查没有发现阳性体征，肺部听诊未闻及干湿啰音及胸膜摩擦音；腹部无阳性体征发现。需要行进一步化验、影像学及病理学检查，明确诊断，并评价病情严重程度，为制订治疗方案提供依据。

四、实验室和影像学检查

（一）初步检查内容及目的

1. 血常规、CRP、PCT、ESR 生化全项　了解感染相关指标及生化情况。

2. 淋巴细胞亚群组合及药物浓度　了解免疫抑制剂水平，为下一步控制感染提供数据。

3. G 试验、GM 试验、乳胶凝集试验　排查真菌感染相关病因。

4. 注意排查病毒感染相关病因　如抗 CMV IgM、CMV DNA，抗 -EBV IgM、EBV DNA，疱疹病毒 DNA，抗疱疹病毒 IgM，抗 HIV。

5. 腺苷脱氨酶（ADA）、淋巴细胞 +γ 干扰素释放试验　排查有无肺结核。

6. 肝胆系统肿瘤标志物及肺部肿瘤标志物筛查　排查有无肿瘤。

7. 胸部 CT　了解肺部阴影有无变化。

8. 腹部超声、CT 及 MRI　了解肝脏有无肿瘤复发。

（二）检查结果及思维提示

1. 血常规、CRP、PCT、ESR 肝肾功能、电解质　WBC 11.67 ×10⁹/L，N 73.2%，CRP、PCT、ESR、肝肾功能、电解质均未见异常。

2. 淋巴细胞亚群组合及药物浓度　他克莫司浓度在治疗窗内，T 细胞亚群功能测定均在正常范围。

3. 其他检查　G 试验、GM 试验均阴性，乳胶凝集试验未做（本院未开展）。

4. 血清病毒学等检查　抗 CMV IgM、CMV DNA，抗 EBV IgM、EBV DNA，疱疹病毒 DNA，抗疱疹病毒 IgM，抗 HIV 均阴性。

5. ADA、结核菌素试验、淋巴细胞 +γ 干扰素释放试验　结果均阴性。

6. 肿瘤指标筛查　AFP、CEA、CA 199 以及与其他肺部肿瘤相关的血清肿瘤标志物检测均为阴性。

7. 胸部 CT　右肺叶实性高密度影，略呈哑铃形，边界稍模糊。

8. 腹部超声、CT　均未见异常。

9. 肺穿刺活检　了解肺部病灶性质。

思维提示

　　综合上述化验检查结果，可得出以下结论：①多种血清病毒检查阴性，无 CMV、EBV、疱疹病毒及 HIV 感染依据；②有关结核及肿瘤筛查指标均阴性；③G 试验和 GM 试验均阴性，乳胶凝集试验未做。至此，患者肺部阴影诊断仍不明确。可给予经验性抗细菌治疗，若治疗 2 周后复查胸部 CT，病灶无明显吸收，则需要进行肺部穿刺以明确诊断。

五、治疗方案及理由

（一）方案

1. 一般治疗　注意营养平衡，易消化、富含维生素饮食。密切观察生命体征和肺部症状。

2. 抗排异、预防乙肝复发治疗　他克莫司胶囊（据他克莫司浓度调整剂量）、拉米夫定片 100 mg，qd，口服。

3. 抗细菌治疗　头孢曲松钠 2 g，静滴，qd，莫西沙星 400 mg，静滴，qd，连续使用 14 天。然后复查胸部 CT，未见病灶吸收，遂行肺穿刺活检术。病理报告为：新型隐球菌性肺炎。

4. 药物治疗　停用头孢曲松钠及莫西沙星，改用氟康唑注射液 400 mg，静滴，qd，以后 200 mg，qd，服用 14 天，后续贯为氟康唑片 300 mg，qd。总疗程 14 个月。

（二）理由

患者肝移植术后 13 个月，胸部 CT 提示右肺中叶外带可见 1 个均匀的高密度影，边界不清，考虑肺部感染可能。试用抗细菌感染治疗无效，经肺穿刺活检明确肺部真菌（新型隐球菌 PPC）感染，明确诊断后及时更换为氟康唑抗隐球菌治疗，疗效显著。由于三唑类抗真菌药均有提高他克莫司浓度的作用，故应在整个治疗期间，密切观察他克莫司药物浓度，及时做出调整，尤其在治疗及结束时。

六、治疗效果及思维提示

因肺部阴影入院，但无明显临床症状。先予以抗细菌治疗，无效，后经肺穿刺明确诊断为肺部隐球菌感染。予以氟康唑治疗，2 周后复查胸部 CT，病灶明显缩小，出院后改为口服氟康唑，每 1 ~ 2 个月复查一次胸部 CT，病灶逐渐缩小，直至 1 年后基本吸收，仅遗留少许条索样病灶。至本书编写时，患者肝移植术后已有 16 年 9 个月，各项指标均正常，PPC 未复发。

思维提示

针对患者肺部阴影，若经各项检查不能明确诊断时，可以试用抗细菌治疗后复查，若无效，应及时行肺穿刺活检术以明确诊断，根据诊断及时调整治疗方案，才能取得良好疗效。对于没有肺穿刺禁忌的患者，应积极动员患者早日做肺穿刺，以便尽早明确诊断，及时给予正确的治疗方案。治疗过程中需注意调整他克莫司药物浓度。

最后诊断：肝移植术后，肺部隐球菌感染。

七、对本病例的思考

肝移植术后并发肺部隐球菌感染（PPC）较为罕见，本病无论在临床表现还是影像学上均无特异性，易误诊为肺癌、肺结核等，诊断需结合临床表现、实验室检查及肺部 CT 等。痰液培养阳性结果对诊断帮助不大，确诊主要依靠病理学检查或乳胶凝集试验。隐球菌性肺炎病理特点为：肉芽肿样病变，肺组织内可见多量单核细胞和多核巨细胞聚集，间质纤维组织增生；HE 染色见多核巨细胞内外有大量圆形或卵圆形透亮小体。PAS 染色可见隐球菌菌体细胞壁内染成红色。乳胶凝集试验对隐球菌感染的特异性高达 90% ~ 100%，但遗憾的是目前能开展此项检查的医院并不多。

对于免疫功能正常且无临床症状的 PPC 患者是否需要治疗，目前仍有争议。所有三唑类抗真菌药对本病均有特效，但首选氟康唑。疗程通常按月计算，依据病灶的吸收程度而定。对肝移植后并发 PPC 的患者，应用三唑类抗真菌药，治疗期间应密切监测他克莫司药物浓度和肝肾功能并注意调整免疫抑制剂剂量。

（山东省日照市中心医院 赵青春；北京清华长庚医院 陈 虹）

参考文献

［1］陈虹，王旭，张庆，等 . 肝移植术后原发性肺隐球菌病 3 例临床分析 [J]. 中华器官移植杂志，2010，4（1）:20-25.

［2］陈虹，藏运金，朱雄伟，等 . 原位肝移植术后并发原发性肺隐球菌病 [J]. 中华器官移植杂志，2007，28（8）：505.

［3］Díaz-Ramírez GS, Martínez-Casas OY, Marín-Zuluaga JI, et al. Disseminated cryptococcosis after liver transplant:A case report[J]. Exp Clin Transplant, 2020, 18（3）：402-406.

［4］Ebrahimi A, Dashti H, Mohammadpour Z, et al. Invasive fungal infections with good survival following liver transplant: A single-center experience from a developing country[J]. Exp Clin Transplant, 2020, 18（2）：196-200.

［5］Lum L, Lee A, Vu M, et al. Epidemiology and risk factors for invasive fungal disease in liver transplantrecipients in a tertiary transplant center[J]. Transpl Infect Dis, 2020, 22（6）：e13361.

［6］Liu M, Sun LY, Zhu ZJ, et al. Successful treatment of pulmonary cryptococcosis in a liver transplant recipient before and after liver transplant: case report and literature review[J]. Exp Clin Transplant, 2021, 19（3）：264-268.

病例 13

肝肾联合移植术后 3 年余，全身皮疹伴咽痛 1 周

患者男性，55 岁，于 2019 年 2 月 15 日入院。

一、主诉

肝肾联合移植术后 3 年余，全身皮疹伴咽痛 1 周。

二、病史询问

（一）初步诊断思路及问诊目的

患者肝肾联合移植术后 3 年余，出现全身皮疹伴咽痛 1 周。起病急，病程较短，出现皮疹，伴咽痛，首先需要考虑器官移植术后晚期急性感染并发症，尤其是急性病毒感染，包括 CMV、EBV、单纯疱疹病毒、水痘 - 带状疱疹病毒等；咽痛症状需考虑有无急性扁桃体炎，有无合并细菌感染。此外，皮疹需考虑有无过敏性因素，注意根据皮疹特点，进行鉴别诊断。

（二）问诊主要内容及目的

1. 关于皮疹的问诊内容及目的 包括皮疹出现的诱因，皮疹的部位、特点，有无瘙痒、疼痛，有无伴随症状，如发热、关节疼痛等，有无其他系统症状，如腹痛、腹泻、恶心、呕吐等。

2. 关于咽痛的问诊内容及目的 注意有无咳嗽、咳痰、胸闷、憋气等呼吸道症状。

3. 关于肝移植情况的问诊内容及目的 包括手术原发病，术中情况，术后恢复情况及有无手术并发症（如胆道并发症），术后随访情况（是否规律随访、随访结果是否有异常及免疫抑制剂的使用情况）等。

（三）问诊结果及思维提示

患者为男性，55岁，因"肝恶性肿瘤、乙型肝炎肝硬化、慢性肾衰竭尿毒症期"于2015年10月29日行同种异体肝肾联合移植术，术后肝肾功能恢复顺利，并接受以他克莫司为主的免疫抑制方案预防移植物排异反应。术后2个月，患者在接受氟尿嘧啶、左亚叶酸钙、奥沙利铂的预防性化疗后，血清肌酐轻度升高，并波动于133～243 μmol/L，此后患者定期归院复查，入院前监测肝功能正常，血清肌酐171 μmol/L，他克莫司浓度4.40 ng/ml。

此次因"肝肾联合移植术后3年余，全身皮疹伴咽痛1周"于2019年2月15日入院。该患者于入院1周前劳累后出现咽痛不适，头面部渐出现散在皮疹，后延及躯干，皮疹为红色基底，有水疱，有疼痛感，瘙痒轻，伴轻微干咳，无咳痰；4天前至我院皮肤科就诊，考虑诊断"水痘"，给予呋锌软膏、喷昔洛韦乳膏局部应用、板蓝根口服，症状无好转，皮疹增多，头面部、躯干多发，渐延及四肢；3天前出现低热，体温最高37.5℃，皮疹疼痛显著，明显影响日常生活工作，无腹痛，无关节肌肉疼痛等；入院当日出现食欲缺乏，恶心、呕吐1次，呕吐物为胃内食物。入院时抗排异方案为：他克莫司胶囊1.5 g，吗替麦考酚酯胶囊500 mg，q12h，甲泼尼龙片4 mg，qd。

思维提示

通过问诊可明确，肝肾联合移植术后3年余，移植物功能稳定。此次入院前1周在劳累后出现咽痛不适，后渐出现皮疹，皮疹特点为红色基底，有水疱，先于头面部，后延及躯干、四肢。依据皮疹的典型特点，皮肤科医师诊断为"水痘"，给予局部应用抗病毒药物后症状无好转，皮疹加重且出现发热症状，并伴有肾功能损伤，考虑为"重症水痘"，同时合并咽痛、发热、干咳等症状，需排除合并其他细菌或真菌感染。

三、体格检查

（一）重点检查内容及目的

患者以皮疹、咽痛为主要表现，考虑诊断为水痘。因此在对患者进行系统、全面检查的同时，注意皮疹的部位、分布情况，皮疹的大小、形态特点等，咽痛症状需检查咽部有无水疱、黏膜破损，黏膜有无炎症充血、扁桃体有无肿大。同时，因患者有发热、干咳，及恶心、呕吐，体格检查时还应注意肺部有无干湿性啰音，腹部有无压痛、反跳痛，肝区有无叩痛，移动性浊音是否阳性，下肢是否有水肿等。

（二）体格检查结果及思维提示

T 37.7℃，R 19 次 / 分，P 78 次 / 分，BP 140/70 mmHg，身高 175 cm，体重 75 kg，BMI 24.49 kg/m^2。神志清楚，精神一般，全身皮肤、巩膜无黄染，头面部、躯干、四肢见多发皮疹，大小 2 ~ 7 mm，部分为红色斑疹、丘疹，部分有水疱，水疱稍呈椭圆形，水疱液清亮，水疱基部有红晕（图 13-1），咽部黏膜充血，上腭部见一处直径约 0.3 cm 类圆形黏膜破损，扁桃体无肿大。心脏查体未见异常。双肺呼吸音粗，未闻及干湿性啰音。腹部平坦，腹部可见陈旧性手术瘢痕，愈合良好。腹部软，全腹无包块，无压痛、反跳痛，肝脾肋下未触及，移动性浊音阴性，肠鸣音正常，双下肢无水肿。

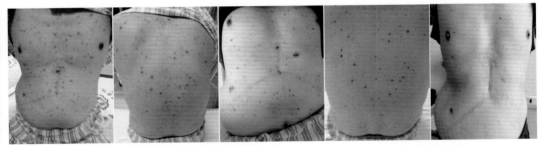

图 13-1 从左至右分别为：发病时胸前和后背皮疹、出院时胸前和后背皮疹、半年后皮疹复查情况

思维提示

体格检查中阳性体征包括：低热，全身皮疹，咽部上腭部见类圆形黏膜破损，肺部听诊未闻及干湿性啰音，腹部查体未发现特殊阳性体征。其中皮疹具备水痘的典型皮疹特点：水疱状皮疹，呈向心性分布，同一部位可见到斑疹、丘疹、水疱和结痂不同阶段的皮疹；此外，口腔黏膜，特别是上腭部也容易出现水疱。

四、实验室和影像学检查

（一）初步检查内容及目的

1.血常规、CRP、尿常规　了解血白细胞总数及中性粒细胞百分比，尿有无红、白细胞及尿蛋白等。

2.生化全项　了解目前移植肝、移植肾功能、电解质、血糖、血脂、代谢等情况。

包含 ALT、AST、ALP、γ-GT、TBIL、DBIL、ALB、K^+ 等指标,有助于评估移植物功能。

3. 凝血功能　可判断肝脏的合成功能。

4. 嗜肝病毒及非嗜肝病毒标志物检测　包括 HAV、HBV、HCV、HDV、HEV、EBV、CMV、疱疹病毒等病毒学指标检测,确定或排除引起皮疹的病毒性因素。

5. CRP、PCT、ESR　了解感染相关指标。

6. 血液、痰液细菌培养　了解有无合并细菌或真菌感染。

7. 腹部超声和肝脏血管彩超　了解移植肝脏和移植肾脏的形态、结构以及血供情况,必要时,还应完善胸部 CT 以了解有无肺部感染。

8. 疱疹部位皮肤组织活检　了解疱疹部位皮肤病理,进一步明确诊断。

9. 外周血水痘 - 带状疱疹病毒(varicella-zoster virus,VZV)DNA 定性　进一步确诊 VZV 感染。

(二)检查结果及思维提示

1. 血常规、CRP　WBC 3.31×10^9/L,N 82.4%,L 10.3%,HGB 105 g/L,PLT 120 $\times 10^9$/L;CRP 11.87 mg/L。

2. 生化全项　ALT 33 U/L,AST 31 U/L,ALP 43 U/L,γ-GT 81 U/L,ALB 40.7 g/L,TBIL 11.29 μmol/L,DBIL 7.54 μmol/L,CHE 5160 U/L;BUN 12.15 mmol/L,Cr 166 μmol/L;血肌酐清除率 46 ml/min,其余正常。

3. 凝血功能　正常。

4. 免疫抑制剂浓度、$CD4^+T$ 细胞数量　$CD4^+T$ 细胞数量 135 个 /μl;FK506 2.70 ng/ml。

5. 病毒性肝炎及嗜肝病毒标志物检测　HAV、HCV、HDV、HEV 抗体均阴性,HBVM:HBsAg、HBeAg 阴性,HBsAb、HBeAb、HBcAb 阳性。CMV IgM、EBV 早期抗原 IgA、EBV 早期抗原 IgG、EBV 衣壳抗原 IgA、EBV 衣壳抗原 IgM、单纯疱疹病毒 I/II 型 IgM 抗体、风疹病毒 IgM、风疹病毒 IgG、HIV 抗体及梅毒螺旋体抗体均为阴性。

6. 痰培养及血培养　痰培养:卡他莫拉菌,对青霉素、头孢类等多种抗生素敏感;血培养:需氧及厌氧均无细菌发育。

7. 腹部超声和肝脏血管彩超　肝脏血管超声示:肝动脉及门静脉血流通畅,肝门处肝动脉流速 35.9 cm/s,RI:0.71;门静脉流速 31.2 cm/s。移植肾超声无异常。

8. 疱疹部位皮肤组织活检　皮肤组织慢性炎症,部分区域见脱落的角质层及坏死物,内见中性粒细胞浸润,真皮内小血管周围见淋巴细胞浸润。

9. 外周血 VZV-DNA 定性　阳性(PCR 法)。

思维提示

　　水痘是由 VZV 感染引起的急性传染病，多见于儿童。VZV 感染是器官移植术后常见的并发症，成人器官移植术后感染 VZV 多表现为带状疱疹，而成人器官移植受者感染 VZV 感染表现为水痘的病例相对比较少见，经文献检索，国内外关于成人器官移植术后并发水痘的病例报道多见于肾移植，成人肝移植术后并发水痘病例只有国外少数文献报道。

　　该病例发生于水痘的好发季节冬季（2 月），追问病史，该受者幼时未曾患水痘，近期无明确水痘患者接触史，但具有水痘特征性临床表现：皮疹呈向心性分布，以躯干为主，其次为头面部，四肢散在；多发散在性绿豆大小水疱，周围有红晕，丘疹、水疱、结痂同时存在；合并口腔黏膜、外阴黏膜破损；伴发热；外周血 VZV DNA 阳性，且伴有肾功能不全及痰细菌培养阳性，因此，该患者可确诊为肝肾联合移植术后重症水痘感染。

五、治疗方案及理由

（一）方案

　　1. 一般治疗　单间隔离，注意加强消毒防护。休息，避免劳累，清淡饮食。监测血常规、CRP、肝肾功、$CD4^+T$ 细胞数量、他克莫司浓度等。

　　2. 抗病毒治疗　盐酸伐昔洛韦胶囊（0.15 g，bid），口服 1 天效果欠佳，皮疹增多、发热（体温最高 38.5℃），后给予静脉应用阿昔洛韦（0.25 g，q12h），辅以喷昔洛韦乳膏外用，持续用药 2 周。

　　3. 调整抗排异药物　吗替麦考酚酯胶囊减量为 250 mg，q12h，他克莫司维持原剂量（1.5 g，q12h），甲泼尼龙片维持原剂量（4 mg，qd）。

　　4. 输注人免疫球蛋白　人免疫球蛋白 10 g，静滴，qd。

　　5. 预防感染　注射用头孢哌酮钠舒巴坦钠 3 g，静滴，q12h，连续使用 1 周。

（二）理由

　　水痘病毒的传染性较强，传播途径主要是呼吸道飞沫或直接接触传染，因此，感染者需要接受加强隔离至全部疱疹结痂为止。对轻症的水痘感染而言，治疗主要是对症治疗和防止继发细菌感染，一般禁用肾上腺皮质激素，而对病情严重及有并发症的水痘感染（如本病例），则应用抗病毒治疗，首选阿昔洛韦每次 5 ~ 10 mg/kg，q8h，静脉滴注，疗程 7 ~ 10 天；或者用单磷酸阿糖腺苷治疗。而一般器官移植受者疑有水痘感染时建议早期应用抗病毒治疗，能有效降低感染相关并发症的发生率。当疱疹程度较轻，范围局限时，一般以阿昔洛韦或伐昔洛韦口服治疗；当疱疹侵犯程度较重，范围广泛或侵及眼睑、面部神经等重要区域时，则需静脉用药抗病毒治疗。

有关成人肝移植术后发生水痘的临床报道较少。经检索文献，肝移植术后发生水痘的患者静脉应用阿昔洛韦抗病毒治疗，效果良好。另有研究认为，更昔洛韦治疗成人水痘效果优于阿昔洛韦，也有应用更昔洛韦成功治疗肾移植术后水痘的文献报道。结合国内外的文献治疗经验，我们选择了经典的抗病毒药物阿昔洛韦，但因患者血肌酐清除率较低（46 ml/min），予阿昔洛韦减量为 0.25 g，q12h（每次 3.3 mg/kg），维持阿昔洛韦治疗 2 周，并在治疗期间严密监测患者肾功能及尿量、出入量。

另外，国外学者认为，对于病情严重的水痘 - 带状疱疹病毒感染者，应减少免疫抑制剂的用量，特别是影响 T 淋巴细胞功能的药物。此病例中，予吗替麦考酚酯剂量减半，他克莫司和甲泼尼龙剂量未予改变，同时给予输注人免疫球蛋白及抗细菌感染等治疗。

六、治疗效果及思维提示

经上述治疗 2 天后，患者体温降至正常范围，头面部皮疹疼痛减轻，食欲好转，头面部、躯干、四肢未见新发皮疹，部分皮疹结痂。1 周后，患者皮疹大部分结痂，无水疱，无新发皮疹，皮疹疼痛、瘙痒均明显减轻，未再出现发热。2 周后，患者全身皮疹大部分消退（图 13-1），停用阿昔洛韦，好转出院。

治疗期间，监测患者的肝功均正常，肾功示肌酐波动于 141 ~ 174 μmol/L，治疗结束时，血 Cr 为 141 μmol/L；血常规示中性粒细胞比例逐渐降至正常，CRP 由 11.87 mg/L 降至正常；$CD4^+T$ 细胞数量由 135/μl 进行性升高至 314/μl；他克莫司血药浓度波动于 2.70 ~ 5.30 ng/ml。

该患者出院后随访半年，一般状况及各项指标良好，水痘无复发，皮肤水疱基本消退（图 13-1），出院后 7 个月，再次予以复查 VZV DNA（PCR 法），结果显示为阴性。

思维提示

成人器官移植术后感染 VZV 多表现为带状疱疹，而成人器官移植受者感染 VZV 感染表现为水痘的病例相对比较少见。在本例肝肾联合移植术后水痘重症感染的成人患者的诊治过程中，经及时应用阿昔洛韦抗病毒治疗及适当减少免疫抑制剂用量，以及静滴人免疫球蛋白、抗生素预防细菌感染等对症支持治疗，未出现肝炎、肺炎或脑炎等播散型水痘并发症，取得良好治疗效果。

最后诊断：肝移植术后，VZV 感染导致水痘。

七、对本病例的思考

器官移植术后受者因长期应用免疫抑制剂，各种机会性感染的概率高于正常人群，其中 VZV 感染是器官移植术后常见的并发症；成人器官移植术后感染 VZV 多表现为带状疱疹。而成人器官移植受者感染 VZV 感染表现为水痘的病例相对比较少见，经文献检索，国内外关于成人器官移植术后并发水痘的病例报道多见于肾移植，成人肝移植术后及肝肾联合移植术后并发水痘病例报道十分少见。

水痘好发于冬春季，临床诊断多依据水痘患者接触史及典型的临床表现，即出现水疱状皮疹，呈向心性分布，同一部位可见到斑疹、丘疹、水疱、结痂不同阶段的皮疹。另外口腔黏膜特别是上腭部也容易出现水疱，外阴、肛周、眼结膜等黏膜偶可发生损害。对于诊断困难的病例可争取病原诊断，包括新鲜疱疹基底组织涂片瑞氏染色可见多核巨细胞，核内有包涵体；有条件的可做免疫性检查：疱疹基底组织刮片或疱疹液直接荧光染色查病毒抗原，检测血清抗体，检测外周血白细胞中 VZV DNA 等。

一般器官移植受者疑有水痘感染时，建议早期应用抗病毒治疗，能有效降低感染相关并发症的发生率。抗病毒治疗首选静脉应用阿昔洛韦每次 5 ~ 10 mg/kg，q8h，治疗剂量可根据肾功能等适当调整。该例患者阿昔洛韦减量为 0.25 g，q12h（每次 3.3 mg/kg），同时予适当减少免疫抑制剂用量，以及静滴人免疫球蛋白、抗生素预防细菌感染等对症支持治疗，也取得了良好的治疗效果。

因此，对于器官移植术后水痘感染患者，早期诊断和早期治疗很重要，在治疗过程中，应注意监测肝肾功能及免疫抑制剂的血药浓度，以保护移植物功能。

（青岛大学附属医院　张　群，饶　伟）

参考文献

［1］Kaul A, Sharma RK, Bhadhuria D, et al. Chickenpox infection after renal transplantation[J]. Clin Kidney J, 2012, 5（3）: 203-206.

［2］Kusne S, Pappo O, Manez R, et al. Varicella-zoster virus hepatitis and a suggested management plan for prevention of VZV infection in adult liver transplant recipients[J].Transplantation, 1995, 60（6）: 619-621.

［3］魏巍，明英姿.浅谈实体器官移植后水痘-带状疱疹病毒感染[J].器官移植，2018，9（5）: 399-401.

［4］徐一丹，陈红，张丽慧，等.肾移植后并发水痘患者的药学监护[J].中国药业，2016，25（14）: 87-89.

［5］张群，解曼，贾彦芳，等.成人肝肾联合移植术后水痘感染诊治一例[J].中华器官移植杂志，2020，41（11）: 698-700.

［6］Zuckerman RA, Limaye AP. Varicella zoster virus（VZV）and herpes simplex virus（HSV）in solid organ transplant patients[J]. Am J Transplant, 2013, 13（Sl3）: 55-66.

病例 14

肝移植术后 8 月余，
反酸、烧心 8 月余

患者，男性，65 岁，于 2019 年 5 月 6 日入院。

一、主诉

肝移植术后 8 月余，反酸、烧心 8 月余。

二、病史询问

（一）初步诊断思路及问诊目的

患者肝移植术后 8 月余，术后出现间断反酸、烧心。因"反酸、烧心"主要为胃部及食管相关疾病的症状，首先需考虑患者既往是否有相关疾病病史，同时，还需考虑到是否有烟酒史、家族史等危险因素，对反酸、烧心的原因进行初步诊断及鉴别诊断，包括胃食管反流病、消化性溃疡、慢性胃炎、Hp 感染、胃肿瘤或食管肿瘤等。

另外，患者肝移植术后 8 月余，应对其进行肝移植术后常规随访检查，筛查相关的术后并发症。

（二）问诊主要内容及目的

1. 关于反酸、烧心症状的问诊内容及目的　需围绕"反酸、烧心"症状进行问诊，明确其原因；注意问诊诱因及有无伴随症状如吞咽困难、腹痛、腹胀、嗳气等，问诊饮食、大便、体重情况等，注意有无贫血、进食过少及营养不良，对反酸、烧心的原因进行初步诊断及鉴别诊断。

2. 关于肝移植情况的问诊内容及目的　首先需明确肝移植手术相关的情况，对患者进行全面的肝移植术后随访检查，包括肝移植术前原发病，术中情况，术后恢复情况及有无手术并发症，术后随访情况（是否规律随访、随访结果是否有异常）以及术后使用免疫抑制剂的使用情况（种类、剂量、血药浓度水平及停用）等。

其次，还需要明确患者的既往病史、个人史及家族史等，如为肝癌肝移植，注意筛查有无肿瘤复发。

目的主要是对该患者相关情况进行全面评估，明确有无肝移植术后相关并发症，以达到早诊断、早发现、早治疗的目的。

3. 关于既往病史、烟酒史、家族史的问诊内容及目的　既往有无胃食管反流病、消化道肿瘤、消化性溃疡、慢性胃炎、Hp 感染等病史。烟酒史和家族史的问诊主要以综合评估患者发生肿瘤的风险。

（三）问诊结果及思维提示

患者老年男性，既往有乙肝病史，高血压病史，无胃肠道肿瘤、消化性溃疡等病史，无吸烟及饮酒史，无消化系统肿瘤家族史，无食物及药物过敏史。

因"肝恶性肿瘤、乙肝肝硬化"于 2018 年 08 月 20 日于我院行同种异体肝移植术，手术过程顺利，术后病理：（病肝）肝组织内查见两处坏死结节，大小分别为 7 cm×6 cm，4 cm×3 cm，大者结节部分区域见肝细胞肝癌，III-IV 级，呈粗梁状及实片状生长方式。小者结节镜下为广泛坏死，周边见少许肝细胞肝癌成分（II 级）。脉管癌栓（–，M_0），神经侵犯阴性（–），未见确切胆管壁侵犯及胆管内癌栓。免疫组化：Hepatocyte 阳性（+），GPC3 阳性（+），Arginase-1 阳性（+），GS 阳性（+），HSP70 阳性（+），CK7 阴性（–），CD10 阳性（+），CD34 示肿瘤细胞毛细血管化，CK19 阴性（–），Ki-67 阳性（+）约 60%。术后定期随访，肝肾功能、肿瘤标志物及腹部影像学检查未见明显异常。目前抗排异方案为：他克莫司 1.5 mg，qd，+1 mg，qn。

患者术后出现间断反酸，感胸骨后烧灼样不适，伴进食后上腹部堵胀感，伴乏力，大便干结，无吞咽困难，无腹痛，无黑便，无恶心、呕吐，食欲正常，体重无下降。

根据患者的症状，考虑为食管或胃部疾病所致可能性大，因此，除腹部超声、CT 等常规检查外，胃镜检查十分重要。

🧑 思维提示

通过问诊可明确，患者因"肝恶性肿瘤、乙肝肝硬化"行肝移植术后 8 月余，术前肿瘤分期超 UCSF 标准，符合杭州标准。目前出现间断反酸、烧心症状，需重点筛查食管及胃部疾病。鉴别诊断应包括：胃食管反流病、消化道肿瘤、消化性溃疡、慢性胃炎及 Hp 感染等。

三、体格检查

（一）重点检查内容及目的

患者以反酸、烧心为主要表现，初步考虑食管或胃部病变可能性大。因此在对患者进行系统、全面检查的同时，重点为腹部查体，视诊有无腹部膨隆，有无胃肠型和蠕动波，触诊有无腹部异常包块、腹部压痛，以及检查有无震水音等。注意评估患者的营养情况。

（二）体格检查结果及思维提示

T 35.8℃，R 20 次 / 分，P 79 次 / 分，BP 134/84 mmHg，身高 174 cm，体重 73 kg，BMI 24.11 kg/m^2。营养良好，神志清楚，无贫血貌，全身皮肤、巩膜无黄染。心肺查体未见异常。腹部平坦，可见一"人"字形的手术瘢痕，长约 40 cm，愈合良好。腹部软，全腹无包块，无压痛、反跳痛，肝脾肋下未触及，移动性浊音阴性，肠鸣音正常，双下肢无水肿。

思维提示

体格检查见患者一般状况好，营养状况良好，无贫血貌，腹部查体未发现特殊阳性体征。需进一步进行实验室和影像学检查以及胃镜检查明确诊断。

四、实验室和影像学检查

（一）初步检查内容及目的

1. 血常规、尿常规、便常规　了解有无贫血，尿中有无红、白细胞，大便有无隐血。
2. 生化全项　了解目前肝、肾功能、电解质、血糖、血脂、代谢等情况。包含 ALT、AST、ALP、γ-GT、TBIL、DBIL、ALB、CHE 及 K$^+$ 等指标，评估有无肝移植术后代谢并发症等。
3. 凝血功能　可判断肝脏的合成功能。
4. 肿瘤标志物检测　筛查有无全身各系统肿瘤可能。
5. 免疫抑制剂浓度、CD4$^+$T 细胞数量　评估免疫抑制强度是否适宜。

6. 嗜肝病毒及非嗜肝病毒标志物检测　包括 HAV、HBV、HCV、HDV、HEV、EBV、CMV 等病毒学指标检测，筛查有无肝移植术后相关病毒感染。

7. 腹部超声和肝脏血管彩超　必要时，行上腹部增强 CT 和（或）MRI，了解移植肝的形态、结构及血供情况，有无血栓等血管或胆道并发症，有助于移植肝肿瘤、胰腺肿瘤等腹腔实质脏器肿瘤的诊断，以及脂肪肝、血管并发症的形态学诊断。

8. 胃镜检查　有助于明确反酸、烧心的原因以及食管和胃部疾病的诊断。

9. 结肠镜检查　有助于结直肠息肉及肿瘤等疾病的筛查。

（二）检查结果及思维提示

1. 血常规、尿常规、便常规　均正常：WBC 6.46×10^9/L，RBC 4.91×10^{12}/L，HGB 156 g/L，PLT 211×10^9/L；大便常规为黄色软便，隐血阴性。

2. 生化全项　肝肾功正常：ALT 9 U/L，AST 14 U/L，ALB 44.52 g/L，TBIL 12.91 μmol/L；CRE 100 μmol/L；空腹 GLU 6.37 mmol/L，轻度升高；血脂正常。

3. 凝血功能　正常。

4. 肿瘤标志物检测　胃癌癌前病变标志物筛查示 CA724 轻度升高，为 8.44 ng/ml，CEA、胃蛋白酶原阴性，AFP 阴性。

5. 免疫抑制剂浓度、$CD4^+T$ 细胞数量　FK506 6.1 ng/ml，$CD4^+T$ 细胞数量 1351 个/μl。

6. 嗜肝病毒及非嗜肝病毒标志物检测　HAV、HCV、HDV、HEV 抗体均阴性，EB DNA、CMV DNA 均阴性，HBVM：HBsAg、HBeAg 阴性，HBsAb、HBeAb、HBcAb 阳性。

7. 腹部超声、肝脏血管彩超以及全腹增强 CT　肝动脉及门静脉血流通畅，肝动脉流速 58.7 cm/s，RI：0.73；门静脉流速 29.4 cm/s，血流量 652 ml/min；肝门区胆管略宽，最宽处内径 0.3 cm。全腹增强 CT 未见异常。

8. 胃镜检查　胃窦黏膜欠光滑，可见多发片状糜烂；诊断：慢性萎缩性胃炎伴糜烂。病理示：（胃窦）慢性萎缩性胃炎，中度萎缩，中度肠上皮化生，中度炎症；Hp 阳性（＋）。

9. 结肠镜检查　直肠见 2 枚大小约 0.3 cm × 0.6 cm 扁平息肉，活检后基本钳除；诊断：直肠息肉。病理示：（直肠）炎性息肉及管状腺瘤。

🧑 思维提示

患者胃镜提示慢性萎缩性胃炎伴糜烂；病理示：（胃窦）慢性萎缩性胃炎，中度萎缩，中度肠上皮化生，Hp 阳性（＋）。因此，诊断为肝移植术后 Hp 感染。

流行病学调查结果显示，中国人的 Hp 总感染率为 56.22 ％。Hp 感染者中

15%～20%发生消化性溃疡，5%～10%发生 Hp 相关消化不良，约 1%发生胃恶性肿瘤；虽然多数感染者并无症状和并发症，但所有 Hp 感染者几乎都存在慢性活动性胃炎。由 Hp 引起的炎症可导致萎缩性胃炎，肠上皮化生，不典型增生，最终演变为胃腺癌。因此 Hp 感染是该患者慢性萎缩性胃炎伴中度肠上皮化生的病因，且患者的反酸、烧心、进食后饱胀不适等症状考虑与 Hp 相关。常用的 HP 感染的确诊方法包括尿素呼气试验和胃镜活检。

Hp 胃炎不管有无症状和（或）并发症，均是一种感染性疾病，尤其是在肝移植受者这一免疫力普遍偏低的人群中，更应予以重视。

早期筛查及治疗 Hp 感染有助于肝移植受者降低消化不良、胃炎、胃溃疡及胃癌等消化系统并发症，提高术后生存质量及延长生存期。

五、治疗方案及理由

（一）方案

1. 根除 Hp 治疗　阿莫西林胶囊 1 g，bid（餐后），克拉霉素缓释片 0.5 g，bid（餐后），埃索美拉唑肠溶胶囊 20 mg，bid（餐前），枸橼酸铋钾胶囊 0.6 g，bid（餐前）。疗程 14 天。

2. 预防乙肝复发治疗　恩替卡韦 0.5 mg，qd。

3. 抗排异治疗　初始剂量为他克莫司 1.5 mg，qd，＋1 mg，qn。治疗过程中每 4～7 天复查他克莫司浓度、肝肾功能、血常规、$CD4^+T$ 细胞数量，根据他克莫司浓度调整用药剂量。

4. 对患者进行他克莫司用药基因检测　结果示 58CYP 3A5*3（A）阴性，58CYP 3A5*3（G）阳性；59CYP 3A4*1B（A）阴性，59CYP 3A4*1B（G）阳性。

（二）理由

目前，作为胃癌防治的关键环节，与胃癌发生密切相关的 Hp 感染相关性胃炎，不论有无症状和（或）并发症，都被认为是一种感染性疾病，其根除治疗对象可扩展至无症状者，因此，作为免疫抑制的特殊人群，肝移植受者也应被纳入 Hp 感染根除治疗的对象。

2017 年《第五次全国幽门螺杆菌感染处理共识报告》推荐的 Hp 根除治疗四联方案中，包括两种抗菌药物、PPI 和铋剂，其中，两种抗菌药物组合共有 7 种。但是，肝移植受者的抗 Hp 治疗方案的选择需要考虑其特殊性：一方面，由于目前我国 Hp 的左氧氟沙星耐药率已达 20%～50%，为了尽可能提高初次治疗根除率，初次治疗不推荐含左氧氟沙星的抗 Hp 方案；另一方面，呋喃唑酮、甲硝唑（2B 类致癌物）及四环素等三种抗生素的恶心、呕吐、腹泻及肝损害等不良反应发生率较高，因此，笔者认为，肝移植受者的抗 Hp 治疗方案应首选"阿莫西林 + 克拉霉素 +PPI+ 铋剂"的四联方案。

对于肝移植受者而言，由于四联方案中的克拉霉素可以显著地抑制 CYP 3A 酶的活性，而后者是人体内代谢 CNI 类免疫抑制剂的主要酶类，因此，肝移植受者的抗 Hp 治疗仍存在较为特殊的注意事项。

在人体中，肝脏、小肠、结肠和胰腺的 CYP 3A4 与小肠和胃的 CYP 3A5 均参与他克莫司和环孢素的代谢。既往研究提示，携带一个 *1 等位基因的个体，即可表达 CYP 3A5 蛋白，即快代谢型，占 70% ~ 90%；与 CYP3A5 类似，在 CYP3A4 基因表达中，CYP 3A4（*1 突变为 *18B）的变异型，即可提高 CYP 3A4 酶的活性，即快代谢型，占 30%。该患者他克莫司用药基因检测结果示 58CYP 3A5*3（G）阳性，59CYP 3A4*1B（G）阳性，即均为快代谢型，但由于服用克拉霉素极大地抑制了 CYP3A 酶的活性而影响了他克莫司的代谢，使得其他克莫司的血药浓度明显升高（如为慢代谢型，其谷值血药浓度可能会波动更大），最终容易带来相关的不良反应，因此，临床管理者应更加谨慎和警惕。

六、治疗效果及思维提示

在根除 Hp 治疗过程中，患者出现了轻度全身大关节疼痛，偶有下肢肌肉抽搐，停药后，症状消失。根除 Hp 治疗第 4 天复查他克莫司浓度升高至 14.2 ng/ml，肝肾功均正常，予他克莫司减量为 1.0 mg，qd + 0.5 mg，qn；根除 Hp 治疗第 7 天复查他克莫司浓度 18.2 ng/ml，肝肾功均正常，予他克莫司减量为 0.5 mg，q12h；根除 Hp 治疗第 14 天复查他克莫司浓度 18.4 ng/ml，监测肝肾功、血常规均正常。

在停用根除 Hp 药物 2 天后，复查他克莫司浓度为 7.2 ng/ml，随即将他克莫司恢复原来剂量 1.5mg，qd + 1 mg，qn（图 14-1）。

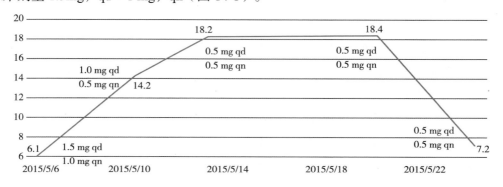

图 14-1　患者抗 Hp 治疗期间的 FK506 浓度及剂量调整图

根除 Hp 治疗后，患者的反酸、烧心、上腹部饱胀不适等消化系统症状明显减轻。4 周后患者复查 ^{13}C 呼气试验结果为阴性，在此 4 周期间，患者未服用抗菌药物、铋剂和某些具有抗菌作用中药或 PPI。

思维提示

在肝移植术后受者 Hp 根除治疗的过程中，需要综合考虑基因多态性对他克莫司 / 环孢素、PPI 和抗生素的影响，尤其是 CYP 3A4、CYP 3A5、MDR1 和 CYP 2C19 等基因位点的突变性，建议在对肝移植受者抗 Hp 治疗时密切监测他克莫司和环孢素的血药浓度变化，同时，需警惕非克拉霉素类抗生素的肝、肾毒性。

推荐所有肝移植 Hp 感染者在根除治疗后行 Hp 复查，评估根除治疗效果的最佳方法是尿素呼气试验，并不需要复查胃镜，而粪便抗原试验可作为备选，此外，评估应在根除治疗结束后 4 ~ 8 周进行，此期间，服用抗菌药物、铋剂和某些具有抗菌作用中药或 PPI 均会影响检测结果。

最后诊断：肝移植术后，幽门螺杆菌感染。

七、对本病例的思考

由于胃癌是中国肝移植受者术后较为常见的新发肿瘤，而目前认为普通人群中 78% 的胃癌与 Hp 感染相关，且 Hp 感染患者中 5% ~ 10% 发生 Hp 相关消化不良，因此，对于肝移植受者 Hp 感染的筛查和治疗对于提高生存率及远期预后有重要意义。而目前有关肝移植受者 Hp 感染诊治的研究不多，此例病例即为肝移植术后 8 月余，胃镜活检病理证实 Hp 感染，对其应用 14 天"阿莫西林、克拉霉素、PPI、铋剂"的四联根除 Hp 方案；在治疗过程中，其他克莫司血药浓度明显升高，予以不断调整他克莫司剂量，治疗过程中肝肾功能稳定，患者耐受可、无明显不良反应。治疗后 4 周复查 ^{13}C 呼气试验阴性，根除 Hp 治疗成功。

笔者建议：①对于肝移植术后受者，应常规检查 $^{13/14}$C 呼气试验以筛查 Hp 感染，对于伴有消化系统症状的患者，应及时行胃镜检查。②对于 $^{13/14}$C 呼气试验或胃镜活检证实为 Hp 感染的患者，均需根除 Hp 治疗。③治疗首选方案为阿莫西林胶囊 1 g，bid（餐后），克拉霉素缓释片 0.5 g，bid（餐后），埃索美拉唑肠溶胶囊 20 mg，bid（餐前），枸橼酸铋钾胶囊 0.6 g，bid（餐前）。疗程 14 天。④建议抗 Hp 治疗前进行他克莫司代谢基因检测，对于 CYP 3A 酶快代谢型患者，可于治疗过程中密切监测他克莫司血药浓度变化并酌情调整他克莫司剂量，而对于 CYP 3A 酶慢代谢型患者，则可于治疗前预先减量以降低他克莫司浓度过高所带来的不良反应，同时，在治疗过程中，应密切监测肝肾功能及其他不良反应的发生。⑤常规治疗结束后 4～8 周，应进行 $^{13/14}$C 呼气试验检测以确定是否根除 Hp。

（青岛大学附属医院　张　群，饶　伟）

参考文献

［1］Ford AC, Yuan Y, Moayyedi P. Helicobacter pylori eradication therapy to prevent gastric cancer: systematic review and meta-analysis[J]. Gut, 2020, 69（12）: 2113 -2121.

［2］Hamura R, Furukawa K, Sakamoto T, et al. Eradication of helicobacter pylori in a living donor liver transplant recipient with immunosuppressive therapy of cyclosporine A: a case report[J]. Transplant Proc, 2019, 51（3）: 1006-1007.

［3］饶伟，张鹏，邬克谦，等. 肝移植受者幽门螺杆菌感染诊治的研究进展 [J]. 中华器官移植杂志，2021，42（9）: 570-573.

［4］Xie M, Li Q, Zhang B, et al. Preliminary single-center experience of Helicobacter pylori eradication among the liver transplant recipients[J]. Helicobacter, 2021, 26（3）: e12791.

［5］中华医学会消化病学分会幽门螺杆菌和消化性溃疡学组，全国幽门螺杆菌研究协作组 . 第五次全国幽门螺杆菌感染处理共识报告 [J]. 中华消化杂志，2017，6（37）: 364-379.

病例 15

肝移植术后 4 年余，发现肝功能异常 10 天

患者男性，58 岁，于 2007 年 5 月 18 日入院。

一、主诉

肝移植术后 4 年余，发现肝功能异常 10 天。

二、病史询问

（一）初步诊断思路及问诊目的

患者为中年男性，起病时无明显临床症状，体检发现肝功能异常。

肝移植术后肝功能异常按病因分类可分为排异反应、感染性（主要为病毒感染）、酒精性、药物性、中毒性、梗阻性、自身免疫性、肿瘤性、淤血性、遗传代谢性、非酒精性脂肪性肝病；按肝功能异常实验室指标可分为肝酶升高为主型、胆管酶升高为主型及胆红素升高为主型，按胆红素升高的特点又可分为结合胆红素升高为主型、非结合胆红素升高为主型和双向升高型。

问诊时主要围绕肝功能异常的上述病因进行。起病时肝功能检查的特点及随治疗的演变过程亦需详细询问。

（二）问诊主要内容及目的

1. 起病时肝功能异常有何特点　有助于对肝病病因的判断、疾病发展趋势的判断和治疗效果的评估。以转氨酶升高为主时常提示肝细胞损害，明显升高多见于急性病毒感染、药物性肝病、急性排异反应、酒精性肝病等，其他肝病亦会有不同程度的升高；当 AST 显著高于 ALT 时，在排除肌源性损害的情况下，高度提示酒精性肝病；以胆管酶升高为主时常提示胆汁淤积性肝病；但当仅有 ALP 升高，不伴有 γ-GT 平行升高时，应考虑骨骼疾病或儿童生理性升高；以结合胆红素升高为主时常提示肝内胆汁淤积或

肝外胆道梗阻；以非结合胆红素升高为主时常提示溶血或部分先天性胆红素代谢异常性疾病；胆红素双向升高多见于肝细胞损害性疾病，如病毒性肝炎、药物性肝病等。

2. 起病前是否有抗排异药物减量史、药物、感染、中毒及饮酒等诱因 有助于对肝病病因的判断。

（1）若起病前有抗排异药物减量或换药史，常提示急性排异反应可能。

（2）既往饮酒时间及饮酒量有助于酒精性肝病的诊断。

（3）怀疑药物性肝病时，对起病前 3 个月内使用过的药物，包括剂量、用药途径、持续时间及同时使用的其他药物等均应详细询问。成分不明的中药偏方、抗结核药物、解热镇痛药及抗生素等应列为重点问诊对象。

（4）了解患者职业接触史有助于中毒性肝病的诊断。

（5）起病前有无感冒样症状，有无皮疹、疱疹等，如有常提示病毒感染可能。

（6）起病前大量饮酒或暴饮暴食的患者，尤其伴有发热、右上腹痛者支持肝外梗阻诊断。

3. 是否存在其他腹部及全身症状 伴皮疹、关节肿痛常提示自身免疫性疾病；伴疱疹常提示病毒性肝病；伴发热、右上腹痛常提示胆管梗阻合并感染；消瘦常提示恶性肿瘤性疾病。

4. 既往史 既往有何种疾病，是否有肝炎、结核等传染病史，有无抗凝及抗血小板药物服用史，过去是否有肛裂、痔疮史，是否有手术史，曾经接受何种治疗，疗效如何？

5. 治疗反应有助于病因学诊断 除一般保肝、降黄治疗外，应着重问诊干扰素、激素、免疫抑制剂等特殊药物的应用史及疗效。

6. 是否有遗传病家族史 遗传性肝病包括遗传性高胆红素血症、肝豆状核变性、血色病、肝糖原贮积症、α_1- 抗胰蛋白酶缺乏症、卟啉病等。阳性家族史对患者的诊断有提示意义。

（三）问诊结果及思维提示

患者因"肝功能衰竭、乙肝后肝硬化失代偿期、门脉高压"于 2003 年 4 月 11 日于原北京武警总医院行原位肝脏移植术，手术顺利，术后给予拉米夫定抗病毒、他克莫司抗排异等治疗。术后 8 个月患者出现发热、肝功酶学指标异常，肝组织穿刺病理确诊为：急性排异反应，给予甲泼尼龙冲击治疗后痊愈。同时因他克莫司用药量大（4 mg，q12h）仍不能达到目标浓度。更换他克莫司为环孢素。此后患者病情平稳，门诊定期复查。转肽酶轻度转高，但低于 100 U/L，其余各项指标均正常范围。患者于 2007 年 4 月再次更换环孢素为他克莫司。起始剂量为 1 mg，q12h，并于 4 月 17 日复查肝组织穿刺病理未见异常。4月30日复查FK506浓度2.3 ng/ml。将他克莫司加量至1.5 mg，q12h，5月8日复查FK506浓度4.9 ng/ml。生化：ALT 150 U/L、AST 69 U/L、γ-GT 244 U/L、ALP 80 U/L、TBIL 10.9 μmol/L、DBIL 6.7 μmol/L、TP 73.5 g/L、ALB 45.8 g/L，空腹 GLU 7.04 mmol/L。再次将他克莫司减量至 1 mg，q12h。同时自行停用拉米夫定。5月17日再次复查肝功能：ALT 231 U/L、AST 107 U/L、γ-GT 305 U/L、ALP 105 U/L、TBIL 44.6 μmol/L、DBIL 8.2 μmol/L。为进一步诊治入院。发病以来，精神、食纳可。体重较前无明显变化。二便正常。

既往病史：乙肝肝硬化，于 2003 年 4 月 11 日行肝移植术。于术后 1 年诊断高血压病，现口服苯磺酸氨氯地平 7.5 mg，qd，牛黄降压片 3 片，qd，富马酸比索洛尔 2.5 mg，qd。患者血压控制在 120/80 mmHg 左右。无吸烟、饮酒史。无药物、食物过敏史。无家族遗传病史。

诊疗经过：入院后考虑药物性肝损害，将他克莫司再次换为环孢素，并予以还原性谷胱甘肽及复方甘草酸苷保肝，治疗后肝功酶学指标持续上升。入院后 2 周出现背部疼痛，第三周开始发现左侧腰背部红斑、水疱，伴有疼痛。诊断为：带状疱疹。治疗给予更昔洛韦静滴及阿昔洛韦外用抗病毒治疗。炉甘石洗剂外用、口服复合维生素 B 和板蓝根颗粒。治疗后肝功能各项指标改善。

思维提示

通过问诊可明确，患者起病隐匿。主要表现为肝功能异常。肝功能异常特点为转氨酶升高为主。患者为肝移植术后 4 年，有他克莫司药量调整史。结合化验，肝功酶学指标异常，考虑急性排异反应可能。且长期服用免疫抑制剂，不除外他克莫司导致药物性肝损害。结合患者术前有乙型肝炎病史，且近期停用拉米夫定，故不排除乙型病毒性肝炎可能。但经过保肝、更换抗排异药物后肝功能持续升高，且左侧腰背部出现水疱，伴疼痛，经抗病毒治疗后肝功能明显好转，考虑可能为疱疹病毒所致肝功能异常。应在体格检查时注意有无皮肤、巩膜黄染，皮疹，疱疹，肝掌，蜘蛛痣，肝脾大等。

三、体格检查

暂不明确患者肝功能异常原因，在对患者进行系统、全面体检的同时，应重点注意是否存在慢性肝病的体征以及体现肝损害严重程度的体征，包括神志、肝掌、蜘蛛痣、瘀斑、腹壁静脉曲张、脾大、腹腔积液征、下肢水肿、扑翼样震颤等。

体格检查结果及思维提示

神志清楚，定向力、理解力、计算力正常，扑翼样震颤阴性（–）。皮肤、巩膜无黄染，左侧腰背部红斑、水疱，压痛明显，无破溃及分泌物，未见淤点、瘀斑，浅表淋巴结未扪及肿大。心肺未见异常，腹部平坦，无胃肠型和蠕动波，无腹壁静脉曲张，腹软，全腹无压痛，无反跳痛和肌紧张，未触及包块，肝脾未触及。叩诊无移动性浊音，肠鸣音不亢进，无气过水声。

思维提示

体格检查除皮肤散在水疱，无急、慢性肝病表现，进一步需要进行实验室检查和影像学检查来明确诊断，并评价病情的严重程度，为制订治疗方案提供依据。

四、实验室和影像学检查

（一）初步检查内容及目的

1. 血常规　明确是否存在贫血、血小板减少，是否伴有白细胞总数变化。有助于评估是否存在血液系统异常。

2. 便常规及隐血　了解大便性状，隐血有无阳性。

3. 肝肾功能　有助于疾病的诊断，评价肝功能异常的严重程度。

4. 凝血功能　有助于肝脏凝血因子合成功能的评估。

5. 血清蛋白电泳　评价是否存在 A/G 倒置，γ 球蛋白是否升高，有助于鉴别自身免疫性肝炎。

6. III 型前胶原氨基末端肽、IV 型胶原、透明质酸、层粘连蛋白　有条件时，评价肝纤维化的存在及其程度。

7. 嗜肝病毒及非嗜肝病毒血清学标志物的检测　包括 HAV、HEV 的 IgM，HBVM、HCV Ab，EBV IgM、HSV IgM、CMV IgM，必要时查 HBV DNA、HCV RNA、EBV DNA、CMV DNA 定量，目的是排除病毒感染引起的肝损害。

8. 免疫球蛋白及自身抗体检测　包括 ANA、抗 ENA、ANCA、AMA、SMA、SLA，IgG、IgA、IgM 定量等，排除自身免疫性肝病。

9. AFP 和 CA199　根据基础值及动态变化情况，协助确诊或除外肿瘤性病变。

10. 腹部超声和（或）腹部 MRI　协助诊断肝硬化，排除合并原发性肝癌的情况。

11. 肝组织穿刺活检　必要时，用于早期诊断和鉴别诊断。

（二）检查结果及思维提示

1. 血常规　WBC 4.71×10^9/L，PLT 115×10^9/L，HGB 139 g/L。

2. 便常规和隐血　未见红细胞、白细胞，隐血阴性（–）。

3. 肝肾功能　ALT 334 U/L、AST 124 U/L、γ-GT 366 U/L、ALP 126 U/L、TBIL 13.0 μmol/L、DBIL 8.1 μmol/L、ALB 41.7 g/L，血氨、肾功能正常。

4. 凝血功能　正常。

5. 肝炎病毒及嗜肝病毒血清学标志物的检测　HAV、HEV 的 IgM 阴性，HBVM、HCV Ab 阴性，EBV IgM、HSV IgM、CMV IgM、HCV RNA、CMV DNA 均阴性。

6. 免疫球蛋白及自身抗体检测　无明显异常。

7. AFP 和 CA199　结果阴性。

8. 腹部超声和（或）腹部 MRI　肝移植术后改变。

9. 肝组织穿刺活检　病理结果提示：肝细胞中度脂肪变性；未见肯定的急、慢性排异反应。

> **思维提示**
>
> 综合上述检查可得出以下结论：①患者以肝酶升高为主；②无病毒性肝炎及自身免疫性肝炎证据；③无慢性肝病及肝脏恶性肿瘤证据；④无肝内外胆道梗阻证据；⑤患者虽有抗排异药物减量史，但病理未提示急性排异反应的典型表现；⑥病理检查提示肝细胞脂肪变，未见急、慢性排异反应，考虑有可能药物性肝损害，但更换抗排异方案后肝功能无明显改善；⑦根据病史、体征考虑疱疹病毒感染所致肝功能异常。
>
> 最后诊断：肝移植术后、疱疹病毒感染。

五、治疗方案及理由

（一）治疗方案

1. 一般治疗　休息、避免劳累。

2. 饮食　高热量、适量蛋白、维生素及易消化饮食；戒酒，避免服用肝损害药物。

3. 抗排异药物　减少抗排异药物。

4.抗病毒治疗　口服更昔洛韦、外用伐昔洛韦。

5.保肝、降酶治疗　静脉滴注还原性谷胱甘肽（1.2 g/d）和复方甘草酸苷注射液（60 ml/d）。

（二）理由

肝移植受者若出现疱疹病毒感染性肝炎，应减少免疫抑制剂用量。由于非嗜肝病毒感染可形成潜伏感染或慢性活动性感染，当确定由其引起肝损伤时，应积极给予抗病毒药物，有助于控制病情进展，缩短疾病病程。同时加以保肝、降酶等辅助治疗。

六、治疗效果及思维提示

经 1 个月治疗，患者肝功能除 GGT 外，各项指标下降至正常范围，ALT 37 U/L、AST 26 U/L、γ-GT 156 U/L、ALP 72 U/L、TBIL 11.2 μmol/L、DBIL 6.8 μmol/L。目前定期复查肝功能基本正常。

思维提示

本病例是通过诊断性抗病毒治疗才使肝功能降至正常的。患者先出现肝功异常，经过积极保肝治疗无效，且逐一排除了其他原因所致的肝功能异常，直至 3 周后出现带状疱疹，才考虑到肝功能异常可能与疱疹病毒感染有关，虽然相关的病毒检查均阴性。于是尝试抗病毒治疗，肝功能随之很快好转，反证了疱疹病毒导致肝功能异常的推测。

七、对本病例的思考

肝移植术后患者长期服用免疫制剂，T 细胞介导的免疫功能下降，导致疱疹病毒再活化的风险增加。普通人群带状疱疹的发病率为 4.82/1000 人年，而在实体器官移植受者中的发病率高达 17/1000 人年。可见移植受者带状疱疹发生率显著升高，并发症的发生率也明显增加。比较严重的并发症包括皮肤播散、肺炎、肝炎或脑炎和快速进展综合征等。带状疱疹病毒感染引起的肝功能异常，可伴或不伴皮疹，较为严重的肝功能损害可导致急性肝功能衰竭，临床上需迅速诊断，及时给予经验性抗病毒治疗，同时做好防护隔离措施。抗病毒药物包括阿昔洛韦、伐昔洛韦和泛昔洛韦。这些核苷衍生物的代谢产物可以抑制病毒 DNA 多聚酶，从而干扰病毒 DNA 合成。在患疱疹病毒的人群中，阿昔洛韦对 HSV-1 和 HSV-2 的体外活性最大。泛昔洛韦和伐昔洛韦的口服生物利用度高于阿昔洛韦。

对于年龄超过 50 岁的等待 SOT 移植的患者建议接种带状疱疹疫苗。在器官衰竭的情况下以及移植术后疫苗免疫原性通常会降低，因此移植等待者应尽可能在病程早期进行免疫接种以确保提高免疫应答。在移植后 6 个月也可针对单纯疱疹病毒和水痘 - 带状疱疹病毒进行预防治疗，如重组糖蛋白 E 疫苗 - 重组带状疱疹疫苗（灭活）（recombinant zoster vaccine, RZV）。

回顾本例患者病史，其早期临床症状缺乏特异性，前期仅表现为肝功能损害，未出现皮疹。临床医生应及时、充分完善相关检查，结合患者的前驱感染史、临床表现及各种检查，正确地加以综合分析，针对病原体及早采用抗病毒药物才能防止疾病进一步进展。

（解放军总医院第三医学中心　邱　爽；北京清华长庚医院　陈　虹）

参考文献

［1］高原，陈煜 . 常被忽视的疱疹病毒相关急性肝功能衰竭 [J]. 肝脏 , 2019, 24（4）: 360-361.

［2］黄云帆，陈虹，王旭，等 . 肝移植后巨细胞病毒感染：对排异反应与移植物的影响 [J]. 中国组织工程研究，2014,27:4423-4428

［3］江宇泳，孟培培，薛亚春 . 成人非嗜肝病毒性肝炎 [J]. 中国医刊，2014，49（3）:1-3.

［4］Little L, Rule J, Peng L, et al. Herpes simplex virus-acute liver failure often goes unrecognized[J]. Hepatology, 2019, 69: 917-919.

［5］刘敏，孙丽莹 . 肝移植术后人类疱疹病毒 6 型感染的研究进展 [J]. 器官移植，2020，11（4）:502-507,515.

［6］Somasekar S, Lee D, Rule J, et al. Viral surveillance in serum samples from patients with acute liver failure by metagenomic next-generation sequencing[J]. Clin Infect Dis, 2017, 65: 1477-1485.

肝移植术后 8 个月，
颈淋巴结肿大伴重度贫血 2 个月

患儿女性，1 岁 5 个月，于 2019 年 6 月 16 日入院。

一、主诉

肝移植术后 8 个月，颈淋巴结肿大伴重度贫血 2 个月。

二、病史询问

（一）初步诊断思路及问诊目的

患儿亲体肝移植术后 8 个月，2 个月前因"发热伴呕吐、腹泻 5 天"住院，血检提示 EBV 病毒感染、电解质紊乱酸碱失衡、肠道菌群失调，超声及 PET-CT 提示"双侧颈部及腋窝、腹腔内肠系膜区及双侧腹股沟区多发肿大淋巴结，代谢增高，考虑可能为"PTLD"，予免疫抑制剂他克莫司减量、纠正内环境紊乱、对症支持等治疗，但患儿家长因经济原因放弃肿大淋巴结病理活检，携患儿出院。本次再入院，问诊时需注意 PTLD 相关临床表现，并除外膳食摄入不足、急性或慢性失血、特殊药物或化学物接触史、溶血等可导致贫血的常见病因。

（二）问诊主要内容及目的

（1）关于 PTLD 的问诊内容，主要包括发热、乏力不适等非特异性症状，咽峡炎，肝脾大，咳嗽、咳痰、喘憋等肺炎症状以及呕吐腹泻等胃肠炎症状。

（2）关于颈淋巴结肿大的问诊内容，主要包括有无细菌、病毒等生物学因素引起急慢性淋巴结感染，药物、化学物、环境毒素等化学因素以及变态反应性刺激等引起淋巴结反应性增生，肿大淋巴结外观大小、有无红肿、水疱、破溃、溢液等。

（3）贫血相关问诊需要询问患儿饮食情况，有无厌食、偏食，有无恶心、呕吐、腹痛、腹泻、二便频次、量及性状，协助判断患儿是否存在膳食摄入不足、急性或慢性失血等原因导致的贫血。此外，还需详细询问是否存在特殊药物或化学物接触史、溶血等可导致贫血的常见病因。

（4）移植术前原发疾病，特别是有无血液系统疾病、免疫系统疾病以及遗传代谢性疾病。

（5）移植手术情况，了解手术方式、供肝质量、术中出血与输血量，移植肝血管及胆道重建相关情况。

（6）术后应用免疫抑制剂的药物种类、浓度监测及剂量调整方案。

（7）既往合并症，个人史及家族史有无特殊，生长发育情况，疫苗接种史，食物药物过敏史，生活居住环境有无化学物、环境毒素等。

（三）问诊结果及思维提示

患儿出生后 1 周发现皮肤、巩膜黄染，未予重视，此后黄疸进行性加重伴大便色浅，出生后 2 月余接受腹腔镜探查术，术中诊断为"胆管闭锁"并接受葛西手术。术后因"胆管炎"反复发热，患儿肝功能进行性受损，腹部超声及 CT 提示"肝硬化"，遂于出生后 8 月余（2018 年 9 月）接受亲体肝移植术，捐肝者为患儿母亲，术中接受输血，手术过程顺利。术后常规接受他克莫司 + 甲泼尼龙抗排异治疗，患儿肝功能逐渐恢复正常，术后 20 天出院，病程中血 EBV DNA < 400 copies/ml。此后患儿规律复查，无异常。术后半年，患儿因"发热伴呕吐、腹泻 5 天"住院，血检提示 EB 病毒感染、电解质紊乱酸碱失衡、肠道菌群失调，超声及 PET-CT 提示"双侧颈部及腋窝、腹腔内肠系膜区及双侧腹股沟区多发肿大淋巴结，代谢增高，考虑 PTLD 可能"，予免疫抑制剂他克莫司减量、纠正内环境紊乱、对症支持等治疗，但患儿家长因经济原因放弃肿大淋巴结病理活检，携患儿出院。患儿本次因"颈淋巴结进行性肿大伴重度贫血 2 个月"再入院，偶有低热、体温未超过 38.0℃，无寒战、喘憋、咳嗽、咳痰、呕吐、腹泻等，进食可，二便正常。目前用药：他克莫司胶囊 0.5 mg，q12h、熊去氧胆酸胶囊 125 mg，qd。患儿无伤寒、结核、麻疹、水痘、猩红热、百日咳等传染病史，无药物及食物过敏史，否认其他药物、化学物、环境毒素等接触史。

思维提示

通过问诊可明确，患儿前次出院后颈部肿大淋巴结持续增大伴重度贫血，偶有低热，无寒战、喘憋、咳嗽、咳痰、呕吐、腹泻等表现。综合家长所述病史，不支持急慢性淋巴结感染，化学因素以及变态反应性刺激引起淋巴结反应性增生，暂不考虑膳食摄入不足、急性或慢性失血以及溶血等原因导致的贫血。结合前次住院血检及 PET-CT 结果，高度怀疑 PTLD 可能，需尽快行肿大淋巴结活检明确病理诊断。体格检查尤其应注意全身浅表淋巴结状态，有无肝脾大及腹部肿块。

三、体格检查

（一）重点检查内容及目的

患儿颈部肿大淋巴结进行性增大，2 个月前 PET-CT 提示：双侧颈 I、II 区、双侧腋窝、腹腔内肠系膜区及双侧腹股沟区多发肿大淋巴结，代谢增高，考虑 PTLD 可能。在对患者进行系统、全面体检同时，应重点注意触诊全身表浅淋巴结，以及有无肝脾大、腹部肿块等，还需注意有无腹腔积液、下肢水肿等。

（二）体格检查结果及思维提示

T 36.5℃，P 110 次 / 分，R 22 次 / 分，BP 85/55 mmHg。精神反应可，自动体位，查体哭闹、欠合作。贫血貌，皮肤、巩膜无黄染，未见瘀点、瘀斑，未见蜘蛛痣。双侧颈部可触及多个肿大淋巴结，最大直径约 3 cm，质稍韧、活动度可，双侧腋窝及腹股沟可触及多个淋巴结，最大直径约 1.5 cm，质软、活动度可。双肺呼吸音粗，未闻及明显干湿性啰音。心音有力、律齐，各瓣膜听诊区未闻及病理性杂音。腹部稍胀，上腹可见长约 12 cm 弧形陈旧性手术瘢痕，未见腹壁静脉曲张，全腹软，无压痛、反跳痛，肝脏剑突下 3 cm 可触及、质软，脾于左肋下 3 cm 可触及、质软，移动性浊音阴性，肠鸣音 2 次 / 分。双下肢无水肿。生理反射存在，病理征未引出。

🧠 思维提示

患儿体格检查全身浅表淋巴结多发肿大、颈部为著，肝脾稍大，腹部未触及异常肿块。需进一步完善相关实验室检查，尽快行肿大淋巴结活检明确病理诊断，据此评价病情严重程度并相应制订治疗方案。

四、实验室和影像学检查

（一）初步检查内容及目的

1. 血常规、尿常规、便常规　了解全血细胞计数及白细胞分类百分比，有无尿、便常规改变，排除出血导致的贫血。

2. 肝肾功能、凝血功能　了解肝肾功能、电解质水平以及肝脏凝血因子合成功能是否正常。

3. 排查相关病毒感染状态　HBVM、HCV 抗体、抗 -EBV 抗体、EBV DNA、抗CMV 抗体、CMV DNA、细小病毒 B19 抗体等病毒学指标。

4. 他克莫司血药浓度　了解免疫抑制剂血药浓度。

5. 网织红细胞计数、叶酸、维生素 B12、库姆实验　协助诊断贫血病因。

6. CRP、降钙素原、G 实验、GM 实验　了解相关感染指标。

7. 腹部超声　了解移植肝形态及血流，脾、胰腺等其他脏器形态，有无腹部肿块及腹腔积液。

（二）检查结果及思维提示

1. 血常规　白细胞 8.47×10^9/L、N 16.6%、L 45%、M 13.6%、嗜酸细胞百分比 24.4%、RBC 2.87×10^{12}/L、HGB 59 g/L、PLT 23×10^9/L。尿常规及便常规未见异常，便隐血阴性。

2. 肝肾功能、凝血功能　ALT 25 U/L、AST 38 U/L、ALP 220 U/L、γ-GT 30 U/L、TBIL 12.6 μmol/L，DBIL 5.3 μmol/L，LDH 286 U/L，Cr 17 μmol/L、GLU 3.4 mmol/L、钠 136 mmol/L、钾 4.1 mmol/L、氯 109 mmol/L。PTA 92%，纤维蛋白原 2.1 g/L。

3. 其他检查　①血 EBV DNA 3.63×10^4 copies/ml，细小病毒 B19-IgM 阳性，风疹病毒 IgM 阳性，CMV DNA < 400 copies/ml，抗 CMV IgG 阳性，抗 CMV IgM 阴性。②血清他克莫司谷浓度 2.7 ng/ml。③网织红细胞 3.13%，叶酸 19.85 ng/ml，维生素B12 1324 pg/ml，库姆试验阴性。④ CRP 0.1 mg/L，PCT 0.42 ng/ml，G 实验 8 pg/ml，GM 实验 0.1 pg/ml。

4. 腹部超声　肝移植术后，肝移植形态及血流未见明显异常，肝门及脾门处淋巴结肿大。

思维提示

综合病史、实验室及影像学检查，目前初步诊断：EBV 感染，PTLD？重度贫血，血小板减少，肝移植状态。移植术后 2 年内是 PTLD 的高发时段，儿童患者大多与 EBV 感染相关，典型症状包括持续发热、淋巴结肿大等。PTLD 病灶可表现为浅表或胸、腹腔淋巴结肿大，胸、腹腔肿块，肝、脾浸润，皮肤结节等，部分患者可伴有发热、乏力不适、血液系统异常或血清乳酸脱氢酶异常升高。临床疑似 PTLD 的患者应尽早行 PET-CT 或局部强化 CT 等影像学检查，其确诊需进行病灶活检，病理诊断是其诊断、分类及治疗依据。

五、治疗方案及理由

（一）方案

1. 颈部淋巴结切除活检　征得患儿家长同意后，患儿接受颈部淋巴结切除活检，病理报告：（颈部）淋巴结移植后淋巴组织增生性疾病（考虑多形性），免疫组化：CD3/CD20 阳性细胞未见明显优势增生，CD138 散在阳性，CD38 散在阳性，CD10 阴性，Bcl-2 散在阳性，Bcl-6 生发中心阳性，Cycling D1 阴性，EBER 阳性，Ki-67 阳性细胞密集处约 55%。

2. 调整免疫抑制剂治疗方案　他克莫司胶囊减量至 0.25 mg，q12h。

3. 利妥昔单抗治疗　利妥昔单抗 375 mg/m^2 体表面积，每周 1 次。

4. 对症治疗　输注人免疫球蛋白（IVIG），间断输注红细胞纠正贫血等对症支持治疗。

5. 抗生素治疗　注射用哌拉西林 / 他唑巴坦 + 利奈唑胺口服 + 阿昔洛韦注射液 + 复方磺胺甲噁唑。

（二）理由

患儿肝移植术后 8 个月，反复 EBV 感染，颈淋巴结肿大伴重度贫血 2 个月，PET-CT 提示"双侧颈部及腋窝、腹腔内肠系膜区及双侧腹股沟区多发肿大淋巴结，代谢增高，考虑 PTLD 可能"，颈部淋巴结活检病理确诊为多形性 PTLD。给予患儿减少免疫抑制剂他克莫司剂量，利妥昔单抗、阿昔洛韦联合 IVIG 治疗，并预防性应用抗菌素、复方磺胺甲噁唑预防卡氏肺孢子菌等机会性感染。利妥昔单抗治疗过程中患儿全血细胞减少，间断输红细胞、血小板并注射粒细胞集落刺激因子，相应调整抗生素治疗方案减少血液系统不良反应。

六、治疗效果及思维提示

患儿接受第二剂利妥昔单抗治疗 2 天后持续发热，每日最高体温均超过 38.5℃，无咳嗽咳痰、喘憋、呕吐腹泻等不适，CRP 及 PCT 持续升高，筛查血培养、G 实验、GM 实验及呼吸道病原体抗体均无阳性发现，因经济原因未接受 NGS 筛检，胸部 CT 提示右下肺局限性肺不张，腹部超声较前无明显变化。骨髓穿刺涂片结果提示：有核细胞少，粒系比例明显减低，未见有核红细胞，巨核细胞少见，骨髓及外周血淋巴细胞比例相对增高。

给予患儿暂停利妥昔单抗治疗，并加用抗真菌药卡泊芬净。10 天后患儿经鼻腔流出脓性分泌物，头颅 + 鼻窦重建 CT 提示全组副鼻窦炎；此后 2 天右眼睑明显红肿、不能睁开，头颅 + 眼眶 CT 提示右眼软组织肿胀（图 16-1）。眼科会诊考虑右眼眶软组织蜂窝织炎，尚未局限，未予特殊干预，继续抗感染治疗，抗生素调整为美罗培南 + 利奈唑胺 + 伏立康唑，同时停用他克莫司，期间多次送检鼻拭子及右眼内眦分泌物培养均无阳性发现。

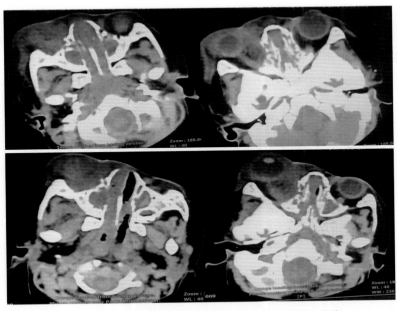

图 16-1　患儿头颅 + 眼眶 CT 影像，右眼软组织肿胀

患儿右眼肿胀进行性加重，1 周后内眦泪囊处皮肤变黑，行鼻内镜检查留取鼻分泌物培养回报为"小孢根霉"，抗真菌药更换为两性霉素 B。患儿每日最高体温逐渐下降，右眼内眦处皮肤逐渐溃烂、伴黑色焦痂形成，右眼睑闭合不全，经烧伤整形科、眼科

联合会诊，考虑：患儿右眼眶及内容物感染，视力严重受损，建议彻底清创；但患儿全血细胞减少、存在手术禁忌，暂予外用滴眼液 + 油纱覆盖保护角膜；待病情稳定后拟予清创，后期植皮。患儿全血细胞减少，血小板最低达 2×10^9/L，间断输注血小板并注射重组人血小板生成素。

2 周后患儿出现鼻出血不止，予输注血小板及止血药物，当天下午患儿出现左手肌力下降，不能抓握，急查头颅 CT 提示右侧基底节区出血，神经外科会诊考虑暂无外科手术指征，予吸氧、监护、止血对症治疗。隔天患儿出现右侧肢体不能活动伴肌张力升高、不能吞咽，复查 CT 提示颅内出血合并大面积脑梗死；1 天后头 MRI 平扫提示右侧额顶颞岛叶、右侧半卵圆中心、双侧基底节区多发急性梗死伴局部血肿形成，MRA 提示右侧颈内动脉颅内段、右侧大脑中动脉、双侧大脑前动脉闭塞，右侧额顶颞岛叶、右侧半卵圆中心、双侧基底节区、双侧大脑考虑梗死（图 16-2）；神经外科及神经内科会诊，考虑患儿存在手术禁忌证，且脑水肿不明显，无需手术治疗，建议加用甘露醇降颅压，密切观察神志及瞳孔变化等，停用止血药，积极静脉补液、输血对症支持治疗。经治疗，患儿精神反应可，经口进食可，肢体活动较前略有好转，左上肢肌力 1 ～ 2 级，左下肢肌力 2 ～ 3 级，左侧肢体腱反射 3+ 至 4+，复查头部 CT 提示右侧基底节区出血较前吸收，右侧额顶颞岛叶、双侧基底节区低密度影较前范围减小（图 16-3）。

1 周后患儿右侧基底节区再次出血，伴蛛网膜下腔出血，嗜睡、精神萎靡，心率 145 ～ 155 次 / 分，呼吸 45 ～ 55 次 / 分，呼吸衰竭，转入 ICU 接受无创通气治疗。此后，患儿家长放弃治疗，最终患儿死亡。

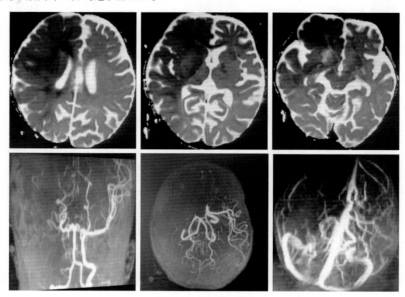

图 16-2　患儿 MRA 结果

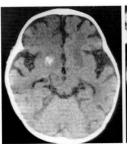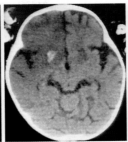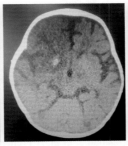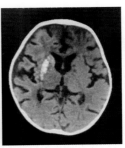

图 16-3　患儿头颅 CT、MRI 及 MRA 影像

思维提示

　　本例患儿确诊为 PTLD，接受两剂利妥昔单抗治疗后全血细胞减少进行性加重，继发鼻窦眼眶小孢根霉菌感染，此后出现颅内出血及多发梗死，考虑与侵袭性真菌感染相关。

　　最后诊断：PTLD，侵袭性真菌感染（眼眶感染、鼻窦炎），颅内出血，多发脑梗死，EB 病毒感染，全血细胞减少，肝移植状态。

七、对本病例的思考

　　儿童肝移植术后 2 年内是 PTLD 的高发时段，临床疑似 PTLD 的患者应尽早行 PET-CT 或局部强化 CT 等影像学检查，确诊需进行病灶活检，病理诊断是 PTLD 诊断、分类及治疗的依据。本例患儿因经济原因，未能及时进行肿大淋巴结活检明确诊断，经验性减少免疫抑制剂剂量后，患儿病情持续进展。本次住院，经活检病理明确诊断为多形性 PTLD，但利妥昔单抗治疗期间，患儿全血细胞减少进行性加重，继发侵袭性真菌感染和颅内出血及梗死，因血小板过低，无法接受手术干预，最终患儿家长放弃治疗。

　　对于接受利妥昔单抗治疗的患者，应警惕包括细菌、真菌、病毒等在内的感染风险。此外，包括抗生素在内的多种药物对血液系统的影响也不容忽视。密切监测高危患者症状、体征、实验室及影像学检查，及早发现感染灶并进行病原筛查，合理抢先治疗并相应调整免疫抑制剂治疗方案，有助于改善患者预后、挽救生命。

（天津市第一中心医院　郑卫萍）

参考文献

［1］Allen UD, Preiksaitis JK, AST Infectious Diseases Community of Practice. Epstein-Barr virus and posttransplant lymphoproliferative disorder in solid organ transplantation[J]. Am J Transplant, 2013, 13（Suppl 4）：107-120.

［2］Caillard S, Cellot E, Dantal J, et al. A French cohort study of kidney retransplantation after post-transplant lymphoproliferative disorders[J]. Clin J Am Soc Nephrol, 2017, 12（10）：1663-1670.

［3］Dierickx D, Habermann TM. Post-transplantation lymphoproliferative disorders in adults[J]. N Engl J Med, 2018, 378（6）：549-562.

［4］Green M, Michaels MG. Epstein-Barr virus infection and posttransplant lymphoproliferative disorder[J]. Am J Transplant, 2013, 13（Suppl 3）：41-54.

［5］Kinch A, Baecklund E, Backlin C, et al. A population-based study of 135 lymphomas after solid organ transplantation: The role of Epstein-Barr virus, hepatitis C and diffuse large B-cell lymphoma subtype in clinical presentation and survival[J]. Acta Oncol, 2014, 53（5）：669-679.

［6］Luskin MR, Heil DS, Tan KS, et al. The impact of EBV status on characteristics and outcomes of posttransplantation lymphoproliferative disorder[J]. Am J Transplant, 2015, 15（10）：2665-2673.

［7］San-Juan R, Manuel O, Hirsch HH, et al. Current preventive strategies and management of Epstein-Barr virus-related post-transplant lymphoproliferative disease in solid organ transplantation in Europe. Results of the ESGICH questionnaire-based Cross-sectional Survey[J]. Clin Microbiol Infect, 2015, 21（6）：604.e1-604.e9.

［8］Swerdlow SH, Campo E, Pileri SA, et al. The 2016 revision of the World Health Organization classification of lymphoid neoplasms[J]. Blood, 2016, 127（20）：2375 - 2390.

［9］Trappe RU, Choquet S, Dierickx D, et al. International prognostic index, type of transplant and response to rituximab are key parameters to tailor treatment in adults with CD20-positive B cell PTLD: clues from the PTLD-1 trial[J]. Am J Transplant, 2015, 15（4）：1091-1100.

［10］石炳毅，张永清，孙丽莹. 器官移植受者 EB 病毒感染和移植后淋巴组织增生性疾病临床诊疗规范（2019 版）[J]. 器官移植，2019，10（2）：149-157.

病例 17

肝移植术后 3 个月，
间断发热 1 月余，腹泻 1 天

患者男性，41 岁。于 2009 年 8 月 8 日入院。

一、主诉

肝移植术后 3 个月，间断发热 1 月余，腹泻 1 天。

二、病史询问

（一）初步诊断思路及问诊目的

患者肝移植术后 3 个月，间断发热 1 月余，腹泻 1 天。体温波动在 37.3 ～ 38.4℃。肝移植术后发热原因可分为感染性和非感染性两大类，感染性发热可由病毒、细菌、支原体、立克次体、螺旋体、真菌、寄生虫等引起，非感染性发热包括急性排异反应、血液病、结缔组织病、物理及化学性损害、药物、肿瘤等引起。肝移植术后腹泻可由肠道感染性疾病（肠结核，急、慢性肠炎，急、慢细菌性痢疾，慢性阿米巴痢疾，巨细胞病毒，轮状病毒等）、肠道非感染性疾病（肠道菌群紊乱、结肠激惹综合征、嗜酸性粒细胞肠炎、克罗恩病、溃疡性结肠炎等）、肠道肿瘤、免疫抑制剂及胆管吻合方式等引起。患者发热伴腹泻，还应考虑移植物抗宿主病（graft versus host disease，GVHD）和移植后淋巴增殖性疾病（post transplant lymphoproliferative disease，PTLD）。

（二）问诊主要内容及目的

1. 关于发热的问诊内容及目的　主要涉及发热的伴随症状，如畏寒、寒战；询问热型、发热时间及持续时间；移植术后常见感染部位的相关症状，包括有无咳嗽、咳痰、胸闷、憋气等呼吸道症状；有无尿频、尿急、尿痛等泌尿系统症状；有无皮疹；有无盗汗。

2. 关于腹泻的问诊内容及目的　大便的次数、颜色及性状，排便与进食或禁食的关系，腹泻的伴随症状，如腹痛、里急后重、皮疹等。

3. 还需了解肝移植手术情况　包括术中有无输血、胆道、动静脉吻合情况。了解供肝质量，有无基础病变。

4. 免疫抑制剂　了解术后免疫抑制剂的使用种类及具体用量。

（三）问诊结果及思维提示

患者男性，41 岁，肝移植术后 3 个月。因"原发性肝癌、乙型病毒性肝炎后肝硬化（失代偿）"于 2009 年 5 月行原位肝移植术，手术过程顺利。术后病理：肝细胞癌，肝硬化。术后常规给予抗排异、抗凝、预防乙肝复发等治疗，用药方案为：他克莫司 2.5 mg，q12h；西罗莫司 2 mg，qd。FK506 浓度波动于 7 ～ 14 ng/ml，西罗莫司浓度波动在 6 ～ 8 ng/ml。

2009 年 7 月 10 日起出现发热，体温最高达 37.5℃，无畏寒、寒战，无明显盗汗。无咳嗽、咳痰，无尿频、尿急、尿痛，无腹痛、腹泻，无皮疹。给予开放 T 管引流，静脉滴注拉氧头孢，体温可降至正常。2009 年 7 月 29 日再次出现发热，午后为主，最高达 38.5℃。胆汁培养为肺炎克雷伯菌，根据药敏结果先后给予左氧氟沙星、头孢哌酮钠舒巴坦钠治疗、利奈唑胺，体温逐渐降至 36.6 ～ 37.8 ℃。2009 年 8 月 20 日排果酱样血便 1 次，量约 150 ml，无明显腹痛，无里急后重。体温再次升高，波动在 37.3 ～ 38.5℃，多为午后发热，无明显盗汗。

🧑‍⚕️ 思维提示

通过问诊可明确，患者在术后早期肝功能恢复良好，于术后 2 月余出现间断发热，因患者 T 管开放引流及拉氧头孢抗感染治疗后体温可下降至正常，故初步考虑胆系感染。但随后仍有间断发热并于术后 3 个月出现轻度腹泻及解果酱样大便 1 次。根据以上特点，应重点鉴别肠道相关疾病：肠道感染性疾病（肠结核、慢性阿米巴痢疾）、肠道非感染性疾病（嗜酸性粒细胞肠炎、克罗恩病、溃疡性结肠炎）、肠道肿瘤等，还应考虑与移植相关的 GVHD 和 PTLD，需要进一步查体、实验室及肠镜检查。

三、体格检查

（一）重点检查内容及目的

患者以间断发热伴腹泻为主要表现，因此在对患者进行系统、全面检查的同时，体格检查时还应注意，皮肤有无皮疹，肺部有无干湿性啰音，腹部有无压痛、反跳痛及肝区有无叩痛，移动性浊音是否阳性。

（二）体格检查结果及思维提示

T 37.2 ℃，R 18 次 / 分，P 74 次 / 分，BP 110/78 mmHg。神志清楚，全身皮肤、巩膜无黄染，未见皮疹。心肺查体未见异常。腹部平坦，腹部可见"人"字形手术瘢痕，愈合良好。腹平软，全腹无揉面感，未扪及包块，无压痛、反跳痛，肝脾肋下未触及，移动性浊音阴性，肠鸣音正常，双下肢无水肿。

> 💭 **思维提示**
>
> 体格检查中除体温为低度发热外，肺部听诊未闻及干湿性啰音，腹部查体未发现特殊阳性体征，皮肤未见皮疹，基本可排除 GVHD。需通过实验室和影像学检查进一步鉴别肠道感染性疾病（肠结核、慢性阿米巴痢疾）、肠道非感染性疾病（克罗恩病、溃疡性结肠炎）、肠道肿瘤等。

四、实验室和影像学检查

（一）初步检查内容及目的

1.血常规、尿常规、便常规　　了解血白细胞总数及中性粒细胞、淋巴细胞、单核细胞、嗜酸性粒细胞百分比，二便有无红细胞、白细胞及隐血阳性。

2.生化全项　　了解目前肝肾功能、电解质、血糖、血脂、代谢等情况。

3.CRP、PCT、ESR　　了解感染相关指标。

4.结核相关检查（结核抗体、结核菌素试验）　　了解有无结核感染。

5.病毒全项、CMV PP65、CMV DNA、EBV DNA　　了解有无病毒感染。

6.大便球杆比、大便培养　　了解有无肠道菌群失调及致病菌。

7.胸部 X 线片和胸部 CT　了解是否有肺部感染等。

8.腹部超声、增强 CT 和（或）MRI　了解肝脏形态及结构，了解肝脏血供情况，有无血栓等血管并发症。有助于肝坏死、脂肪肝、血管并发症的形态学诊断。

9.电子肠镜检查　了解是否有肠道病变、病变部位及性质。

（二）检查结果及思维提示

1.血常规　WBC 4.94 ×10^9/L，N 63.2%，HGB 85 g/L，PLT 253 ×10^9/L，嗜酸性粒细胞及淋巴细胞比例正常。

2.二便常规和便隐血　尿常规正常，便常规：白细胞 0 ~ 1 个 / HP、无红细胞，大便隐血试验阳性。

3.生化全项　肝肾功能、血糖及电解质均正常。

4.其他检查　ESR 32 mm/h，CRP 7.14 mg/L，PCT 0.53 ng/ml。

5.结核相关检查　腺苷酸脱氢酶（ADA）：7.3 U/L，结核抗体阳性；结核菌素试验阴性；结明三项：结明试验弱阳性、进口免疫色谱层析抗结核菌抗体测试卡（ICT-TB卡）试验阴性、快速结核杆菌抗体测试卡（TB 卡）试验阳性。

6.病毒全项、CMV PP 65、CMV DNA、EBV DNA　均为阴性。

7.胸部 CT　未见异常。

8.腹部超声和肝脏血管彩超　未见异常。

9.电子肠镜检查　提示回盲部黏膜包块，表面凹凸不平，溃烂，覆污苔，病变质地较脆，触之易出血（图 17-1）。活检 4 块。

10.病理检查结果　提示肠黏膜慢性炎症，伴淋巴组织增生，肉芽组织形成（图 17-2）

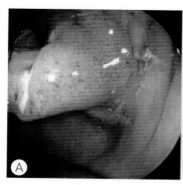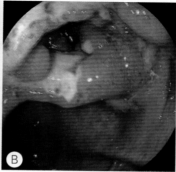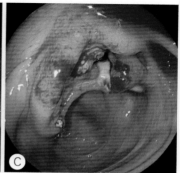

图 17-1　治疗前电子肠镜检查结果

A. 回盲部黏膜包块表面凹凸不平；B. 回盲部黏膜包块表面溃烂，覆污苔；C. 回盲部黏膜包块表面散在充血点及充血斑

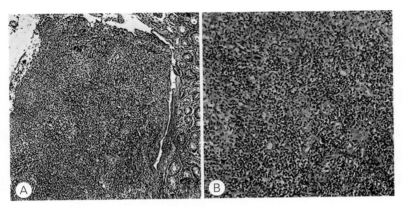

图 17-2　治疗前病理检查结果

A. 肠黏膜下大量急、慢性炎症细胞浸润 HE×40；B. 炎症细胞浸润，固有腺体被破坏伴淋巴组织增生，肉芽组织形成 ×100

思维提示

通过上述检查可以得出以下结论：①患者间断发热、腹泻；②各项病毒学检查均阴性；③结核抗体阳性，结明试验弱阳性，快速结核杆菌抗体测试卡（TB 卡）试验阳性；④电子肠镜检查示回盲部黏膜包块，表面凹凸不平，溃烂，覆污苔，病变质地较脆，触之易出血；⑤病理检查结果示肠黏膜慢性炎症，伴淋巴组织增生，肉芽组织形成。

肠结核的诊断标准：①内镜活组织检查结果示，标本抗酸染色阳性或结核杆菌培养阳性；②病理检查结果发现有干酪样坏死性肉芽肿；③临床表现、内镜及病理检查结果高度怀疑肠结核，且抗结核治疗有效。

本例患者虽无典型的干酪样坏死性肉芽肿及抗酸染色阳性，但有肉芽组织形成，结合临床症状、实验室检查结果及肠镜下特征，考虑原发性肠结核可能性大。可以通过试验性抗结核治疗来明确肠结核的诊断，如有效则可诊断肠结核。同时根据病理结果可以排除肠癌、淋巴瘤、溃疡性结肠炎，但仍不能排除克罗恩病。

五、治疗方案及理由

（一）方案

1. 一般治疗　休息，避免劳累，清淡饮食。

2. 抗排异、预防乙肝复发治疗　他克莫司 2.5 mg，q12h；西罗莫司 2 mg，q12h；

恩替卡韦 0.5 mg，qd。

3.诊断性抗结核治疗　对氨基水杨酸异烟肼（0.3 g，tid）＋利福喷汀（0.45 g，biw）＋乙胺丁醇（0.75 g，qn）＋莫西沙星（0.4 g，qd）四联抗结核方案。

（二）理由

通过以上临床表现、实验室检查、肠镜下特征及病理表现，综合考虑肝移植术后原发性肠结核可能性大，故予以诊断性抗结核治疗。

肝移植术后原发性肠结核应行规范的内科抗结核治疗，即早期、联合、适量、规律、全程抗结核药物治疗 9 ～ 12 个月，治疗过程中密切监测肝肾功能。

六、治疗效果及思维提示

抗结核治疗 3 天后，患者体温降至正常，未再发热。治疗 9 个月后复查电子肠镜，见回盲部黏膜光滑，无包块、溃烂等（图 17-3）。继续抗结核治疗 3 个月后停药，患者一般状况好，血、大便常规及肝肾功能均正常，他克莫司药物浓度在治疗窗范围内。

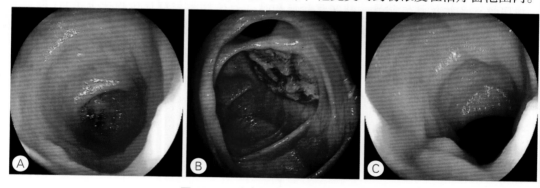

图 17-3　治疗后电子肠镜检查结果

A.回盲部黏膜光滑；B.回盲部黏膜无包块及溃烂；C.回盲部黏膜无充血、水肿

思维提示

虽然患者病理学上未见到抗酸染色阳性的结核杆菌及干酪样坏死性肉芽肿，但综合患者临床表现、实验室检查、肠镜下特征及病理表现，仍考虑肠结核可能性大，给予诊断性抗结核治疗 3 天后体温恢复正常，由此，肠结核诊断得以明确。本例患者经过 1 年规范的抗结核治疗后治愈，治疗过程中肝肾功能无异常。

最后诊断：肝移植后原发性肠结核。

七、对本病例的思考

针对本病例的诊治，其重点和难点在于患者间断发热的诊断及鉴别诊断。肝移植术后患者发生原发性肠结核极为罕见。本例患者既往无肺结核病史，术后也无明确结核患者接触史，其发病原因可能与接触结核杆菌携带者或饮用了被结核杆菌污染的牛奶有关。肠结核的临床表现多样，缺乏特异性，以反复右下腹疼痛、大便性状改变（腹泻或便秘）为主，可伴有低热或高热、纳差、消瘦、便血等。本例患者表现为间断发热、腹泻、便血，但无腹泻与便秘交替出现，无腹痛及腹部包块。本例患者病灶肠黏膜活检虽无典型的干酪样坏死性肉芽肿，也未查见抗酸染色阳性的结核杆菌，但临床表现、内镜及病理检查结果高度怀疑肠结核，且抗结核治疗有效。出现这种情况的原因可能为：①活组织检查时所取组织标本深度不够，导致结果仅为非特异性炎症；②患者早期服用免疫抑制剂剂量较大，使其免疫功能明显低下，导致病理上无反应，甚至无结核结节形成，被称为"无反应性结核病"，从而使临床表现更复杂、更严重，病死率极高。对于不伴有严重并发症的肠结核患者应积极采用规范的内科抗结核治疗，即早期、联合、适量、规律、全程抗结核药物治疗 9 ～ 12 个月。本例患者在抗结核治疗过程中，肝肾功能无异常，治疗 12 个月后痊愈，是一例成功依赖综合手段诊断并治愈的肝移植术后原发性肠结核的典型病例。

（北京友谊医院　单　姗；北京清华长庚医院　陈　虹）

参考文献

[1] 陈虹燕, 杨丽. 克罗恩病、肠结核及原发性肠道淋巴瘤的鉴别诊断研究进展[J]. 现代医药卫生, 2021, 37（3）: 432-435.

[2] Leong LY, Lin PC, Chi CY, et al. Risk factors of tuberculosis after liver transplant in a tertiary care hospital[J]. J Microbiol Immunol Infect. 2021, 54（2）: 312-318.

[3] Liu Y, Sun LY, Zhu ZJ, et al. Post-transplant lymphoproliferative disorder after paediatric liver transplantation[J]. Int J Clin Pract, 2021, 75（4）: e13843.

[4] Murali AR, Chandra S, Stewart Z, et al. Graft Versus Host Disease After Liver Transplantation in Adults: A Case series, Review of Literature, and an Approach to Management[J]. Transplantation, 2016, 100（12）: 2661-2670.

病例 18

肝移植术后 5 周，上腹痛 3 天

患者男性，63 岁，于 2021 年 10 月 2 日入院。

一、主诉

肝移植术后 5 周，上腹痛 3 天。

二、病史询问

（一）初步诊断思路及问诊目的

患者肝移植术后 5 周，近 3 天出现上腹部疼痛不适，呈阵发性，伴食欲下降，但体温正常，大小便无异常。问诊时需要考虑术后相关并发症，如胃及十二指肠溃疡，胆囊切除相关消化道不适，药物不良反应等。患者血型不合肝移植手术后，免疫抑制剂使用量大，需鉴别机会性感染。同时需注意有无合并黄疸、胸闷、胸痛、活动受限等症状。

（二）问诊主要内容及目的

（1）关于上腹痛的问诊内容，主要涉及腹痛程度、评分；疼痛类型，隐痛还是绞痛；阵发性还是持续性；休息或者进食后有无缓解；食量和体重变化；有无不洁进食史和大便性状等。

（2）腹痛之外，还需询问有无发热、肤黄、尿黄，胸闷、气急，活动受限等合并症状。

（3）肝移植术前相关疾病，特别需要询问既往有无腹痛病史，如胃肠炎、上消化道溃疡、胃手术史、胆管炎、胆管结石等。

（4）肝移植手术情况，了解手术过程中有无胆肠吻合，有无胆管结石，手术中胆道、动静脉吻合情况，术后有无胆漏，胃肠漏或肠梗阻等并发症。

（5）肝移植手术后免疫抑制剂的使用种类及具体用量，以及其他合并用药等。

（6）既往史、个人史及家族史有无特殊。

（三）问诊结果及思维提示

患者男性，主因"酒精性肝硬化；慢加急性肝功能衰竭；食管胃底静脉破裂出血（TIPS 术后）"。术前评估肝移植手术指征明确，排除相关禁忌，于 2021 年 09 月 24 日接受血型不合肝移植手术，术后予丙种免疫球蛋白、激素、他克莫司，以及麦考酚钠肠溶片联合抗排异治疗。10 天后撤除免疫球蛋白，4 周后撤除激素，保留他克莫司及麦考酚钠肠溶片口服抗排异，维持他克莫司浓度 7 ~ 10 ng/ml，肝肾功能指标良好，一般情况恢复顺利。患者于肝移植术后 5 周时出现上腹部疼痛不适，呈阵发性，伴食欲下阵，但无明显反酸、烧心、恶心、大小便异常。

发病时用药情况：泮托拉唑胶囊 40 mg，qd；熊去氧胆酸胶囊 500 mg，bid；百令胶囊 1 g，tid。

思维提示

通过问诊可明确，患者以上腹痛，纳差为主要表现，无发热、腹泻，无胸闷、胸痛，皮肤、巩膜无黄染，无尿黄。腹部超声检查提示移植肝血流通畅，肝周少量积液。患者肝周积液考虑与手术相关，术后早期尚未完全吸收。血常规、肝功能、大小便常规等项目尚未检测。患者上腹痛原因不明确，需进一步完善检查。鉴别诊断应包括：胃肠炎、消化性溃疡、胆漏引起腹膜炎，以及其他少见的心肌缺血、肺栓塞等。

三、体格检查

（一）重点检查内容及目的

患者移植早期出现腹痛，纳差，需注意检查手术相关并发症，以及胃肠道疾病，应重点注意腹部的体征，包括有无腹部膨隆，腹部压痛、反跳痛，有无肌紧张，肠鸣音是否正常，还需注意呼吸是否急促，有无三凹征，心脏听诊有无异常，下肢有无水肿等情况。

（二）体格检查结果及思维提示

T 36.7℃，P 82 次 / 分，R 17 次 / 分，BP 128/76 mmHg。查体合作。神志清楚，精神可，

面色正常，略消瘦，皮肤、巩膜无黄染。心肺检查未见异常。腹部平，上腹可见"人"字形手术瘢痕，愈合良好，已拆线，全腹平软，上腹部剑突下触诊轻压痛，无反跳痛，肝右肋下未及，胆囊已摘除，脾左肋下未触及，移动性浊音阴性，肠鸣音 3 次 / 分，不亢进。双下肢无水肿，病理征未引出。

思维提示

体格检查没有发现心脏以及肺异常，除上腹部剑突下轻压痛外，无其他阳性表现。需要进一步实验室检查明确诊断，并评价病情严重程度，为制订治疗方案提供依据。

四、实验室和影像学检查

（一）初步检查内容及目的

1. 血常规、粪便常规＋隐血试验　了解白细胞以及血红蛋白水平，有无存在大便隐血情况。

2. 肝肾功能、凝血时间　了解肝肾功能，肝脏凝血因子合成情况。

3. CRP、降钙素原　了解感染相关指标。

4. HBVM、CMV 抗原、抗体、甲型肝炎抗体、戊型肝炎抗体等病毒学指标以及结核感染 T 细胞检测（TB-SPOT）　注意有无术后机会性感染发生。

5. FK506 浓度、血型抗体效价　了解免疫抑制剂水平。

6. 胃镜、肠镜检查　直接明确有无存在胃炎、胃和（或）十二指肠溃疡，同时评估食道胃底曲张静脉情况，以及门脉高压性胃肠病情况。评估直结肠情况。

7. 肺部 CT、心电图　观察心脏和肺部情况。

（二）检查结果及思维提示

1. 血常规　WBC $4.3 \times 10^9/L$、HGB 84 g/L、PLT $82 \times 10^9/L$。尿常规正常，大便常规正常，隐血阴性。

2. 肝功能、肾功能等生化　ALT 24 U/L、AST 13U/L、ALP 61U/L、γ-GT 129 U/L、TBIL 20 μmol/L、Cr 48 μmol/L、UA 294 μmol/L。

3. 其他检查　CRP 8.3 mg/L，PCT 0.11 ng/ml。

4. 病毒学检查　乙肝表面抗原阴性；TB-SPOT 阴性；CMV IgG 阳性，CMV IgM 阴性，CMV 抗原（IE+E）+8，（PP65）+6，进一步查 CMV DNA 1.66×10^5/L。

5. 他克莫司浓度及其他检查　FK 506 浓度 8.1 ng/ml。血型抗体效价抗 A IgM 低于 1∶2，抗 B IgM 低于 1∶2。

6. 胃镜检查　胃多发溃疡，食管溃疡，胃潴留，慢性非萎缩性胃炎伴糜烂。肠镜检查未见异常。胃窦、食管组织活检病理报告：（胃窦）黏膜慢性炎伴溃疡形成及 CMV 感染，（食管）黏膜慢性炎。免疫组化进一步证实 CMV 阳性（＋）。

7. 心电图正常。肺部 CT 两肺炎性纤维灶，两肺支气管病变，肺气肿，主动脉及冠状动脉硬化。

思维提示

　　检查过程中患者上腹部疼痛无好转，综合上述检查和检验结果可得出以下结论：① CMV 胃肠病，引起消化道溃疡；②给予加强抑酸，以及药物保护胃黏膜治疗，同时给予更昔洛韦抗病毒治疗；③无心肌缺血、肺栓塞及肝肾功能损伤依据；④无感染依据；⑤其他无术后新发乙肝、结核等感染依据。

　　消化道溃疡是一种常见消化道疾病，可发生在食管、胃和十二指肠。既往认为消化道溃疡是由于胃酸和胃蛋白酶对消化道黏膜自身消化所导致，实际上胃酸和胃蛋白酶只是溃疡形成的原因之一，还有其他原因可以导致消化道溃疡，如 Hp 感染，CMV 胃肠病等。对于长期接受免疫抑制药物治疗的器官移植受者，如果 Hp 感染或 CMV 感染胃肠病，需同时给予抗感染或抗病毒治疗，以免久治不愈。

　　最后诊断：肝移植术后，CMV 相关胃肠病。

五、治疗方案及理由

（一）方案

1. 一般治疗　温软易消化饮食，避免粗糙刺激性食物。保持大便通畅。密切观察生命体征和大便性状，注意腹部体征，注意血红蛋白变化，大便颜色等。

2. 抗排异、抑酸等治疗　继续他克莫司胶囊、麦考酚钠肠溶片、熊去氧胆酸胶囊、百令胶囊、泮托拉唑胶囊口服，并加用康复新液 10 ml，tid；瑞巴派特片 0.1g，tid，口服，修复溃疡创面，促进愈合。

3. 病因治疗　根据体重，给予更昔洛韦注射液 300 mg，静滴，q12h，抗病毒治疗，2 周后改为 300 mg，静滴，qd，维持治疗。

4. 其他　给予必要的对症支持治疗。

（二）理由

患者血型不合肝移植术后 5 周，长期服用免疫抑制剂，低免疫状态，存在机会性感染风险。出现消化道溃疡，既往无类似病史，胃镜检查提示食管及胃多发溃疡，病理结果明确 CMV 感染所致。治疗上以 PPI 抑酸，修复胃黏膜，以及抗病毒治疗为主。

六、治疗效果及思维提示

本例患者入院时临床表现为腹痛纳差，胃镜检查见食管和胃多发溃疡，病理见 CMV 包涵体，明确 CMV 感染导致的消化道溃疡。给予抗病毒以及 PPI 等药物治疗，腹痛很快得到缓解，纳差好转，改为口服更昔洛韦片维持治疗。

思维提示

本例患者经过抗病毒及抑酸，保护胃黏膜等综合治疗后，取得良好的效果，提示对于肝移植患者，当出现腹痛需常规进行胃肠镜检查的同时，还应进行 CMV 的相关检测，以了解是否存在 CMV 相关性胃肠病。如果能证实为 CMV 所致，则除了抑酸剂及胃黏膜保护剂外，更重要的是抗 CMV 病毒感染治疗，才能收到满意效果。

七、对本病例的思考

实体器官移植术后患者合并 CMV 感染比较常见，是影响移植物功能甚至受者预后的重要危险因素。其临床表现多样，常见的感染类型有 CMV 相关肺炎、肝炎、视网膜炎、胃肠炎等。感染多为隐匿性起病，实验室检测是确诊的主要手段，包括 CMV IgM 或 IgG、CMV DNA、PP65 等。CMV 感染引起的胃肠病还可通过胃镜下病理结果活检来明确，同时需与 HP 感染所致胃溃疡鉴别。

肝移植受者 CMV 感染治疗的一线抗病毒药物是静脉滴注更昔洛韦，初始剂量 5 mg/kg，bid。治疗 2 ~ 3 周或 DNA 转阴、临床症状缓解后可剂量减半或序贯为口服缬更昔洛韦。中重度患者可酌情减少免疫抑制剂用量。

在抗病毒治疗过程中，需密切监测血常规中白细胞，中性粒细胞以及血肌酐水平变化，如出现粒细胞减少或肾功能损害，需及时减少药物剂量甚至停药。对于严重感染性疾病，丙种球蛋白可起到积极辅助治疗作用。器官移植医师需对 CMV 存在高度警惕，定期监测，一旦明确感染，及时治疗，可以显著提高患者生存率。

[树兰（杭州）医院　刘相艳，庄　莉]

参考文献

［1］Bunchorntavakul C, Reddy KR. Epstein-barr virus and cytomegalovirus infections of the liver[J]. Gastroenterol Clin North Am, 2020, 49（2）: 331-346.

［2］Indolfi G, Heaton N, Smith M, et al. Effect of early EBV and/or CMV viremia on graft function and acute cellular rejection in pediatric liver transplantation[J]. Clin Transplant, 2012, 26（1）: E55-61.

［3］Jothimani D, Venugopal R, Vij M, et al. Post liver transplant recurrent and de novo viral infections[J]. Best Pract Res Clin Gastroenterol, 2020, 46-47: 101689.

［4］Razonable RR. Cytomegalovirus infection after liver transplantation: current concepts and challenges[J]. World J Gastroenterol, 2008, 14（31）: 4849-4860.

［5］Weigand K, Schnitzler P, Schmidt J, et al. Cytomegalovirus infection after liver transplantation incidence, risks, and benefits of prophylaxis[J]. Transplant Proc, 2010, 42（7）: 2634-2641.

病例 19

肝移植术后 1 年余，间断性发热伴咳嗽、咳痰 8 天

患者男性，31 岁，于 2020 年 3 月 13 日入院。

一、主诉

肝移植术后 1 年余，间断性发热伴咳嗽、咳痰 8 天。

二、病史询问

（一）初步诊断思路及问诊目的

患者因"乙肝肝硬化合并肝细胞性肝癌"，1 年前接受改良背驮式肝移植术，术后病理提示乙肝肝硬化，低分化肝细胞性肝癌，术后予护肝抗排异等治疗后好转出院，术后定期复查。术后 2 个月开始：FOLFOX 化疗 8 次（首次减剂量），接受他克莫司联合西罗莫司抗排异治疗，恩替卡韦联合乙肝免疫球蛋白针预防性抗乙肝复发治疗，口服仑伐替尼（8 mg，qd）预防性抗肿瘤复发治疗，随访过程未见肿瘤复发或转移。

患者 8 天前无明显诱因下出现发热，最高 38.9 ℃，伴咳嗽伴咳痰，当地医院完善胸部 X 线片未见明显异常，体温可自行恢复正常，但 5 天前再度出现高热，最高 38.8℃，咳嗽加重，咳白色稀痰，易咳出。无畏寒、寒战，无腹痛、腹胀，无恶心、呕吐等不适，无特殊环境接触史。当前医院肺部 CT 提示两肺散在炎性病变考虑，两肺上叶胸膜下肺大疱形成，予口服头孢类抗生素（具体不详）后发热无明显好转，咳嗽、咳痰较前加重，偶有胸闷、气促，转入我院进一步诊治。入院生命体征：血氧饱和度 97%（未吸氧），R 19 ~ 21 次 / 分，P 75 ~ 85 次 / 分，T 36.5℃，其余无特殊。

（二）问诊主要内容及目的

患者肝移植术后，移植肝功能稳定，发热伴咳嗽、咳痰，首先考虑肺部感染，问诊主要明确发热过程，地方医院检查内容、诊疗方案，以及治疗效果。

肝移植术后患者免疫缺陷，该例患者同时接受仑伐替尼抗肿瘤治疗，已出院回到社区，肺部机会性感染首先需要排除社区获得性肺炎等常见病原菌。实体器官移植的患者同时需仔细询问有无特殊接触史（如鸟类、宠物类、腐败落叶等），明确有无隐球菌，曲霉菌等机会性真菌感染可能。

患者发热时期，正值新冠病毒流行期，必须首先排除新冠病毒等病毒性感染。

（三）问诊结果及思维提示

患者肝移植术后，移植肝功能与肿瘤稳定期，突发肺部感染症状与体征，伴胸闷气促，同时氧合略有下降。当地医院检查排除新冠感染后，转入我院。仔细询问无明显鸟类、宠物或腐败环境等接触史，但因患者移植术后他克莫司联合西罗莫司抗排异治疗，且合并仑伐替尼抗肿瘤，免疫力低下，仍无法排除机会性感染可能。热型虽有高热，无明显畏寒、寒战，与严重细菌感染导致大叶性肺炎等临床表现不符，实体器官移植术后机会性感染可能性仍要首先考虑。

> **思维提示**
>
> 肝移植术后，长期抗排异以及抗肿瘤治疗，虽临床通过随访调整免疫抑制剂剂量，避免免疫抑制过度，但仍存在明显免疫缺陷，出现发热合并肺部感染病灶，除常见社区感染外，真菌、病毒等机会性感染仍需高度关注并及时通过检验排除，避免延误诊治。

三、体格检查

（一）重点检查内容及目的

患者肝移植术后长期随访状态，近期突发高热伴咳嗽、咳痰，当地医院检查提示肺部炎性病变可能，应重点关注肺部体征，包括有无干湿性啰音，呼吸频率，叩诊有无浊音，心率及心脏有无杂音等。

（二）体格检查结果及思维提示

入院后 T 36.5 ℃，P 118 次 / 分，R 21 次 / 分，BP 117/79 mmHg，血氧饱和度 97%，未吸氧。神志清，皮肤、巩膜无明显黄染，未见瘀点瘀斑，未见蜘蛛痣。全身浅表淋巴结未扪及肿大，双肺呼吸音粗，偶及细湿啰音，活动后感胸闷气促，心脏听诊无殊，腹部平，上腹可见"人"字形陈旧手术瘢痕，腹壁软，无压痛或反跳痛，动性浊音阴性，双下肢无明显水肿，生理反射存在，病理征未引出，扑翼样震颤阴性。

思维提示

体格检查发现肺部症状体征明显，活动后感胸闷气促明显，无心悸不适，结合病史，考虑肺部感染，机会性肺真菌病，肺结核待排除。进一步完善气管镜等检查，送检痰与气道灌洗液等各项检验，G 和 GM 实验，隐球菌检测，以及气道灌洗液二代基因测序等，明确诊断。严密监测生命体征变化，氧合变化情况，评价病情严重程度，为制订治疗方案提供依据。调整免疫抑制剂使用，停用西罗莫司，减少免疫抑制力度。

四、实验室和影像学检查

（一）初步检查内容及目的

1. 血常规　了解外周血中白细胞总数及中性粒细胞百分比。

2. 肝肾脂糖电解质　了解肝肾功能，移植肝功能恢复情况。

3. 监测血气分析　了解有无呼吸衰竭以及分型。

4. CRP、降钙素原　评估细菌感染严重程度。

5. 痰涂片、痰培养　查找病原体。

6. 巨细胞病毒，EB 病毒　监测病毒机会性感染情况。

7. FK506 浓度　了解免疫抑制水平。

8. 肺部 CT　监测肺部变化。

9. PPD 试验　排查结核感染可能。

10. 支气管镜检查　完善气道灌洗液二代测序，排查感染源。

（二）检查结果及思维提示

1. 血常规　WBC 4.4×10^9/L，N 85.6%。

2. 肝肾脂糖电解质　结果基本无异常。

3. 监测血气分析　乳酸 2.0 mmol/L，pH 7.43，PCO_2 38.4 mmHg，PO_2 98 mmHg。

4. CRP、PCT　CRP 67.29 mg/L，PCT 0.09 ng/L。

5. 痰涂片，痰培养　培养结果阴性。

6. CMV 病毒、EB 病毒　病毒学血检阴性。

7. FK506 浓度　4.17 ng/ml。

8. 肺部 CT　两肺胸膜下多发间质性炎症并胸膜增厚。

9. PPD 试验　阴性。

10. 支气管镜检查　气道灌洗液结果提示：淋巴细胞百分比 45.3%，中性粒细胞百分比 3.2%，组织细胞百分比 51.5%，见肺孢子菌。二代基因测序提示：卡氏肺孢子菌感染。

思维提示

　　卡氏肺孢子菌肺炎是一种多发于免疫功能缺陷或长期接受免疫抑制剂患者的机会性感染，该病起病隐匿，进展迅速，临床症状无特异性，可有发热、干咳、气促、心动过速等，体检肺部阳性体征较少，偶尔可闻及少量散在的干湿啰音，外周血白细胞多在正常范围或稍高，因此对免疫功能低下或缺陷，长期接受免疫抑制药物治疗的患者，出现原发疾病无法解释的发热，进行性呼吸困难而肺部检查符合间质性肺炎改变时，应高度怀疑本病。

　　最后诊断：肝移植术后卡氏肺孢子菌肺炎，不排除 CMV 感染。

五、治疗方案及理由

（一）方案

1. 一般治疗　一级护理，监测血氧饱和度及体温变化。

2. 经验抗感染方案　等待二代基因测序结果期间经验用药：甲泼尼龙 40 mg，q12h（D1-11），卡泊芬净 50 mg，静滴，qd。联合抗感染治疗，氨溴索化痰加强雾化等。

3. 抗感染方案调整　二代测序结果明确后予复方磺胺甲噁唑片 2 片，口服，tid；更昔洛韦 2 片，tid。激素每 3 天递减（30 mg，q12h，第 12 ~ 14 天；40 mg，qd，第

15～17天；20 mg，qd，第18～20天），继续给予卡泊芬净50 mg，静滴，qd，至出院。

4.后续治疗　出院后予方磺胺甲噁唑片2片，口服，qd，继续治疗。

（二）理由

患者肝移植术后，长期使用免疫抑制剂，临床症状为发热、呼吸困难，影像学提示双肺弥漫性间质浸润改变，支气管灌洗液结果及二代基因测序均提示：卡氏肺孢子菌感染。虽然CMV相关检查均阴性，但仍不能完全排除CMV感染。

六、治疗效果及思维提示

患者入院接受治疗后体温稳定，无高热，咳嗽、咳痰较前明显好转，用药10天后肺部CT：两肺胸膜下多发间质性炎症并胸膜增厚，较前炎症吸收好转，CRP 6.9 mg/L。用药20天后肺部CT：两肺胸膜下多发间质性炎症并胸膜增厚，对照2020年3月13日肺部CT图像炎症明显吸收好转，胸膜增厚较前好转，CRP < 5 mg/L。出院后6周肺部CT：左肺上叶舌段纤维条索，其余无特殊。

思维提示

本例患者长期服用免疫抑制剂，临床上有发热及呼吸道症状，肺部影像示间质性肺炎，支气管灌洗液结果及二代基因测序均提示：卡氏肺孢子菌感染。虽然CMV相关检查均阴性，但仍不能完全除外CMV感染。故给予磺胺治疗效果满意，同时给予更昔洛韦治疗或预防CMV感染。

七、对本病例的思考

本例患者是肝移植术后，出现间断性发热伴咳嗽咳痰，影像及检验结果高度提示卡氏肺孢子菌肺炎可能大，入院后经气道灌洗液、二代基因测序等多种常规技术分析，明确诊断：卡氏肺孢子菌肺炎，但不排除CMV感染，查明病因后立即针对性治疗，临床症状减轻，肺部病变吸收后好转出院。

卡氏肺孢子菌肺炎患者早期主要表现为咳嗽，干咳为主，可伴有少量黏痰，随病情进展呼吸困难且进行性加重。一般表现为中低度发热，也有高热或超高热，双肺听诊呼吸音低，少有干湿性啰音，并有心动过速等并发症，病情危重者迅速出现低氧血症，甚至出现急性呼吸窘迫综合征，早期影像并无显著表现，后期随着病情逐渐恶化，表现为肺门弥漫间质性浸润，主要表现由肺门向外扩展的弥漫性磨玻璃样改变，同时也会呈现斑片状阴影，约 50% 患者可见支气管充气征。

CMV 肺炎早期感染，影像学及体征多不典型，临床症状较轻，进展相对较慢，因此多通过病原学检查来确诊，以支气管肺泡灌洗液明确诊断。

在大多数研究中，巨细胞病毒肺炎多发生在术后 3 ~ 6 个月，且临床症状较轻，进展相对缓慢，卡氏肺孢子菌肺炎的发病时间在 6 ~ 12 个月，而 CMV 感染和同种异体移植排异是移植后卡氏肺孢子菌肺炎可能的危险因素，显著增加移植后卡氏肺孢子菌肺炎的风险。因此一旦出现肺部感染迹象，完善检查提示卡氏肺孢子菌肺炎，应高度警惕是否 CMV 感染可能，通过多学科协作，争取早期诊断，及时给予标准的联合治疗，在治疗卡氏肺孢子菌肺炎的同时兼顾 CMV 肺炎：停用或减量免疫抑制剂，加用磺胺类药物抗菌治疗，同时使用小剂量的糖皮质激素，缓解缺氧和肺纤维化，并予更昔洛韦抗病毒、卡泊芬净抗感染等综合治疗，对于严重感染的患者，丙种球蛋白可能会起到积极辅助的作用，并且密切监测病情变化，可以显著提高患者生存率。

［树兰（杭州）医院 钟思逸，庄 莉］

参考文献

［1］Egli A, Bergamin O, Müllhaupt B, et al. Cytomegalovirus-associated chorioretinitis after liver transplantation: case report and review of the literature[J]. Transpl Infect Dis, 2008, 10（1）: 27-43.

［2］Kamei H, Ito Y, Onishi Y, et al. Cytomegalovirus（CMV）monitoring after liver transplantation: comparison of CMV PP65 antigenemia assay with real-time PCR calibrated to WHO international standard[J]. Ann Transplant, 2016, 21: 131-136.

［3］Lautenschlager I. CMV infection, diagnosis and antiviral strategies after liver transplantation[J]. Transpl Int, 2009, 22（11）: 1031-1040.

［4］Milan A, Sampaio AM, Guardia AC, et al. Identification of bacterial infections and clinical manifestation associated with cytomegalovirus in liver transplantation patients[J]. Transplant Proc, 2013, 45（3）:1130-1132.

［5］Shin KH, Lee HJ, Chang CL, et al. CMV specific T cell immunity predicts early viremia after liver transplantation[J]. Transpl Immunol. 2018, 51: 62-65.

［6］Weigand K, Schnitzler P, Schmidt J, et al. Cytomegalovirus infection after liver transplantation incidence, risks, and benefits of prophylaxis[J]. Transplant Proc, 2010, 42（7）: 2634-2641.

肝移植术后 12 天，腹痛、腹胀 4 天

患者男性，59 岁，于 2011 年 1 月 26 日由急诊收入院。

一、主诉

肝移植术后 12 天，腹痛、腹胀 4 天。

二、病史询问

（一）初步诊断思路及问诊目的

患者在肝移植术后围术期，出现急性腹痛、腹胀明显。问诊需要明确腹痛的部位、疼痛的分级、诱因，腹胀有无合并移动性浊音等。详细询问患者的基础病，手术过程、术后恢复、引流管引流情况等。要高度怀疑手术相关并发症的可能性，比如肠瘘、胆漏等。

要注意患者是否有发热，是否合并继发的腹腔、肺部感染。

（二）问诊主要内容及目的

（1）肝移植术前原发肝脏疾病、基础疾病的问诊内容，主要涉及原发病的发病过程、诊疗情况、病理诊断。有无合并消化道基础疾病，以及术后出现基础疾病的进展导致腹痛、腹胀。

（2）肝移植手术的术中情况、术后引流管引流情况、术后患者的康复情况，可协助判断有无手术并发症，哪一种并发症的可能性大。

（3）详细了解术后血常规、生化、血药浓度、腹部超声等情况，明确患者有哪些合并症需要一并诊疗。

（三）问诊结果及思维提示

患者既往有脾切除病史，否认肝脏疾病以外的其他慢性疾病病史。因"乙型肝炎

后肝硬化失代偿期"于 2011 年 1 月 14 日在外院行原位经典式肝移植手术。肝移植术后第 8 天开始出现右下腹刀割样痛，腹胀明显，右侧腹腔引流管引流液增多，多为食物残渣。

思维提示

通过问诊，患者既往无其他明确慢性疾病病史。术后早期出现引流管引流物均为食物残渣，胃肠穿孔诊断相对明确，需要进一步检查明确病灶部位。

三、体格检查

（一）重点检查内容及目的

检查患者生命体征，营养状况，腹部查体情况，引流管引流情况。确认患者是否需要紧急手术。

（二）体格检查结果及思维提示

患者血压、心率、呼吸、体温等生命体征平稳。痛苦面容、贫血貌、无力坐起、营养不良；全身皮肤及巩膜重度黄染；右下腹引流管见食物残渣引出；腹部存在压痛、反跳痛，肌紧张不明显。

思维提示

需详细评估患者是否可能耐受手术；移植肝脏恢复情况，需要完善哪些检查以支持临床诊断，并为下一步手术做充分准备。

四、实验室和影像学检查

（一）初步检查内容及目的

（1）检查血常规及血型、肝肾功能、凝血指标、FK506 浓度、术前免疫八项，为手术做准备。

（2）检查腹部 CT，初步了解腹部情况。

（二）检查结果及思维提示

（1）经详细检查和评估，可排除手术禁忌证。

（2）腹部 CT 示右下腹包裹性积液，考虑胃肠穿孔。

思维提示

患者"肝移植术后胃肠穿孔"诊断明确，有紧急手术指征，可以排除明确的手术禁忌证。准备急诊手术。

五、治疗方案及理由

（一）方案

（1）2011 年 1 月 26 日急诊行剖腹探查术，于右侧空肠中段肠管见瘘口，于瘘口处置蘑菇头引流，瘘口周围置双套管引流冲洗，左下腹及右下腹留置腹腔引流管。

（2）术后给予常规抗感染、肠外营养支持及抗排异（他克莫司 2 mg，q12h）治疗。

（二）理由

患者诊断明确，手术指征明确，但考虑患者为肝移植术后且免疫力低下，术后康复受多种因素影响，术后诊疗更为棘手。

六、治疗效果及思维提示

2011 年 1 月 28 日患者突然高热，体温最高 39℃，腹腔引流管引流物浑浊，查体：双肺呼吸音稍粗，未闻及干湿性啰音，全腹轻压痛，无反跳痛及肌紧张。血常规：WBC 31.9×10^9/L，N 91.9%，HGB 74 g/L，PLT 424×10^9/L；生化：ALT 26 U/L，AST 25 U/L，γ-GT 20U/L，ALP 72 U/L，TBIL 255.0 μmol/L，DBIL 186.9 μmol/L，Cr 32 μmol/L，BUN 4.06 mmol/L，腹腔积液常规：WBC 满视野，腹腔积液培养：鲍曼不动杆菌、金黄色葡萄球菌。床旁胸片未见明显异常。相继给予头孢吡肟、美罗培南、奥硝唑、替考拉宁抗感染治疗。治疗 15 天（2 月 13 日）后，体温恢复正常，腹腔积液逐渐清亮，引流量渐少至消失，腹部压痛缓解，血常规、肝功能逐渐恢复正常，腹腔积液培养阴性，拔除腹腔引流管。但患者胸闷、憋气、咳白色泡沫痰，平卧加重，双下肢、阴囊水肿；

BNP 2063 pg/ml。遂给予控制入量、加强利尿，咳痰缓解，抗感染等综合治疗。

2011 年 3 月 9 日患者出现胸闷、憋气，再次发热，体温 38.5℃，肺部 CT 提示肺部感染。加用伏立康唑抗真菌治疗。测 G 试验、GM 试验、血培养、PCT 等结果阴性。蘑菇头引流管及周围见黏稠黄色粪便。3 月 12 日蘑菇头管周围突然涌出大量暗红色血凝块，血压持续下降至 90/60 mmHg，HB 64 g/L。予以止血、扩容、输血、头孢哌酮钠舒巴坦钠抗感染。经小肠造瘘口行探查术：距造瘘口约 20 cm 处小肠黏膜糜烂，见陈旧性血凝块、未见活动性出血，放置油砂压迫止血。血培养后回报：白色念珠菌，Cr 205 μmol/L，BUN 33.08 mmol/L。

2011 年 4 月 13 日转入原北京武警总医院移植内科。接管患者后，归纳患者存在以下 9 个方面的问题：①肠瘘及右下腹皮肤溃烂；②心功能不全；③肺部真菌感染；④肾功能不全；⑤口腔真菌感染；⑥重度营养不良；⑦贫血（HB 66g/L）；⑧瘀胆；⑨所谓的"消化道问题"，实则为心功能不全所致的无法进食。患者诊疗及效果如表 20-1 所示。

表 20-1 移植肝脏功能和肾功能异常指标及 HGB 在治疗过程中的变化情况

时间 项目	2021-4-13	2021-4-20	2021-4-30
γ-GT（U/L）	151	104	48
ALP（U/L）	321	135	113
Cr（μmol/L）	205	108	79
BUN（mmol/L）	33.08	25.67	9.67
HB	66	114	121

疾病演变过程及治疗效果如下。

1）肠瘘：康复新液湿敷 + 负压吸引。效果：右下腹创面明显缩小。

2）心功能不全：利尿 + 限水，负平衡。效果：能平卧，黏液痰消失，BNP 由 2063 pg/ml 降至 170 pg/ml。

3）肺部真菌感染：停用伏立康唑，换用卡泊芬净。效果：病灶逐渐吸收。

4）肾功能不全：停用伏立康唑。效果：肾功能改善，Cr 降至正常。

5）口腔真菌感染：制霉菌素 + 碳酸氢钠漱口。效果：口腔白苔明显减少至消失。

6）重度营养不良：重置 PICC+ 静脉营养。效果：营养状况明显改善，体重增加。

7）贫血（HB 66g/L）：输血 + 改善营养状况。效果：HB 114g/L。

8）瘀胆：熊去氧胆酸胶囊加量（500 mg，bid）。效果：γ-GT、ALP 降至正常。

9）"消化道问题"："话疗" + 改善心功能。效果：从进流食过渡到正常饮食。

患者出院时的状态：2011 年 5 月 18 日患者步行走出病房。移植内科住院期间共换药 107 次。每天以"话疗"形式鼓励患者。患者出院时肠瘘伤口如绿豆大小，已更换细管引流，肠瘘引流管见稀糊状黄色液体流出，引流量每天 50 ~ 80 ml，排便成形（图 20-1、图 20-2）。

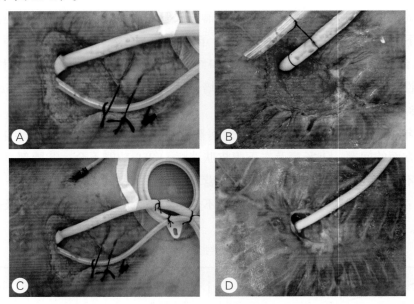

图 20-1　肠瘘引流

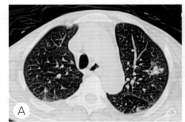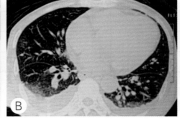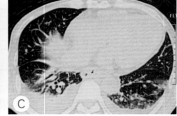

图 20-2　腹部 CT 结果

🧠 思维提示

　　对于重症而复杂的临床病例，要理清思路，抓住重点，兼顾全身状况，采取一一对应的措施进行救治；在唑类抗念珠菌感染治疗过程中，如出现肾功能不全，棘白素类抗真菌药是最为合适的治疗药物；康复新液对于常规切口或创面不愈合者是一种非常有效且无任何不良反应的药物。

　　最后诊断：肝移植术后肠漏合并感染（包括腹腔、肺部、口腔、血液感染）、心功能不全、肾功能不全、肝功能不全、营养不良、贫血。

七、对本病例的思考

肝移植术后肠瘘是外科并发症。结合患者发病的症状、体征及影像学检查，通常可以尽快做出诊断。患者若无手术禁忌证，需要尽快外科手术探查，并留置引流管局部引流及冲洗治疗，以免引起严重的腹腔感染，甚至脓毒血症而危及生命。术后待患者状况稳定、机体条件允许，择期行肠瘘修补手术。尤其是肝移植术后肠瘘，因合并一系列并发症，治疗过程尤为棘手。通常此类患者一般情况差、并发症多且复杂，外科手术后的内科系统检查、综合诊治是决定患者能否康复的重要决定因素。

对于重症肝移植术后的患者，往往临床影响因素较多，需要逐一作出诊断，并分别进行治疗。要注意服用的各种药物与免疫抑制剂药物的相互作用及影响。同时，在保证脏器功能正常的情况下，为避免感染进一步加重，需要酌情减少免疫抑制剂的剂量，既要兼顾移植肝脏功能，也要兼顾全身各种并发症的治疗。移植术后危重症患者用药较多，还要注意各种治疗药物的不良反应，治疗过程中注意密切监测。

对于肝移植术后危重症患者，患者的心理健康状态也需要高度重视，患者经过一系列并发症打击后，往往会出现消极情绪，不配合治疗，管理这类患者，应给予更多的耐心和心理疏导，只有做重视每一处细节，患者的病情方可逐渐过渡到平稳的状态。

（北京大学国际医院　王　旭；北京清华长庚医院　陈　虹）

参考文献

［1］Dehghani SM, Nikeghbalian S, Kazemi K, et al. Outcome of bowel perforation after pediatric liver transplantation[J]. Pediatr Transplant, 2008, 12（2）: 146-149.

［2］Lin J, Wang J, Yue P, et al. Treatment and outcome of intestinal perforation after liver transplant surgery in adults: a single-center experience[J]. Ther Clin Risk Manag, 2017, 13: 675-678.

［3］Meirelles Júnior RF, Salvalaggio P, et al. Liver transplantation: history, outcomes and perspectives[J]. Einstein (Sao Paulo), 2015, 13（1）: 149-152.

［4］Ponziani FR, Valenza V, Nure E, et al. Effect of liver transplantation on intestinal permeability and correlation with infection episodes[J]. PLoS One, 2020, 15（6）: e0235359. doi: 10.1371/journal.pone.0235359.

［5］Smith JM, Skeans MA, Horslen SP, et al. Intestine[J]. Am J Transplant, 2016, 16 Suppl 2: 99-114.

［6］Tian X, Yang Z, Luo F, et al. Gut microbial balance and liver transplantation: alteration, management, and prediction[J]. Front Med, 2018, 12（2）: 123-129.

病例 21

肝移植术后 5 个月，腰痛 1 个月

患者男性，45 岁，于 2021 年 5 月 4 日入院。

一、主诉

肝移植术后 5 个月，腰痛 1 个月。

二、病史询问

（一）初步诊断思路及问诊目的

患者肝移植术后 5 个月出现腰痛，以下腰为主，首先要考虑骨科疾病，如腰椎、椎间盘及周围软组织病变，询问既往有无相关疾病；因患者短期内接受肝移植术，术后口服免疫抑制剂治疗要询问是否合并有全身症状，排除系统性疾病导致的腰痛，如药物不良反应、感染等。

（二）问诊主要内容及目的

1. 患者腰痛前关联病史　因"乙肝重症肝功能衰竭"2020 年 12 月 21 日在我院行同血型"改良背驮式肝移植术"，手术顺利。

2. 术后治疗及病情　常规免疫抑制治疗（甲泼尼龙 500 mg，D0；巴利昔单抗 20 mg，D0，D4 免疫诱导；吗替麦考酚酯片 500 mg，q12h，D1 开始；他克莫司 0.5 mg，q12h，D4 开始随浓度调整剂量）；抗病毒、护肝、维持水、电解质平衡等支持对症治疗，术后肝功能恢复可，术后无尿，术前尿量佳，考虑急性肾损伤，早期行连续肾脏替代治疗（CRRT），但肾功能恢复不佳，后改定期血透治疗。术后患者肺部感染，行气管镜检查及 NGS 寻找病原菌，结果为阴性。术后送检血培养提示金黄色葡萄球菌、粪肠球菌，术后经验性哌拉西林钠他唑巴坦钠先后联合利奈唑胺、氟康唑及米卡芬净抗感染治疗，肺部病灶吸收好转后出院。2021 年 2 月 19 日因患者肾功能恢复不佳，改西罗

莫司抗排异治疗。

3. 患者主诉及查体　患者移植术后无明显诱因下腰部疼痛 1 个月，酸痛，NRS 评分 2 分，进行性加重伴行走困难，无下肢放射痛，无四肢疼痛，无胸背痛，无局部皮肤黏膜异常，无躯干及四肢感觉异常，间断发热，体温 38℃左右，无畏寒，无潮热、盗汗，无尿频、尿急、尿痛，无腹痛、腹胀，无咳嗽、咳痰，无心悸、胸闷、胸痛，无头晕、头痛，无四肢活动障碍，无脾气异常等。

4. 询问患者有关其他症状　询问患者腰痛前关联病史，药物使用情况，此次腰痛部位和范围、性质、诱因，有无放射痛，有无皮肤黏膜病变，有无感觉异常，有无四肢活动障碍，有无周身其他部位疼痛，有无呼吸、心脏血管、消化、内分泌等其他系统症状，有无发热、畏寒、盗汗，要考虑系统疾病导致的局部症状。该患者腰痛，间断发热，要警惕感染性疾病。

5. 询问患者已完成的检查　2021 年 04 月 10 日腰椎 MR 平扫：腰椎退行性变。L_4、L_5 椎体终板炎。2021 年 04 月 16 日腰椎 CT 平扫 + 三维重建：L_4、L_5 椎体骨质破坏，倾向炎性病变可能。2021 年 04 月 26 日腰椎 MRI 增强：腰椎退行性变。L_4 下缘 Schmorl 结节形成。L_4、L_5 椎体终板炎。L_1、L_2 椎体终板炎。$L_{4/5}$ 椎间盘膨出。以上对比 2021 年 04 月 10 日 MRI，有进展，L_1、L_2 椎体终板炎为新发。2021 年 4 月 24 日，头颅 MRI 提示脑小血管病，脑内多发斑点状白质高信号，右侧半卵圆中心，左侧额叶异常信号灶，亚急性或急性腔隙性脑梗死可能，请结合复查。

6. 相关科室就诊情况　患者已请骨科会诊，结合患者症状体征及影像学检查结果，首先考虑患者腰椎感染，感染菌性质不明，考虑择期手术诊疗，拟行脊柱感染清创融合内固定。

7. 询问既往史　无特殊。

（三）问诊结果及思维提示

结合患者肝移植术后腰痛，腰痛部位及疼痛性质及伴随症状，间断发热，结合影像学，考虑腰椎椎体感染，术后血培养曾有金黄色葡萄球菌、粪肠球菌，首先考虑椎体感染，要进一步明确病原体，需穿刺或手术方式明确。

👤 **思维提示**

脊柱感染时，可累及椎体和椎旁组织的任何部分，导致腰椎骨髓炎，腰椎间盘炎，硬膜外脓肿等，引起溶骨性病变和压缩性骨折，导致椎体终板的侵蚀、后凸畸形及脊髓压迫，甚至危及生命。感染椎间盘可能原因：①血源性感染，通过血液系统的细菌种植。当盆腔器官存在感染或败血症的情况下，细菌可能通过椎旁静脉丛感染椎体，之后经过局部蔓延的方式透过终板发展到椎间隙，从而破坏相邻的终板和椎体。②细菌也可通过直接侵入或接种到达椎间盘，包括从受感染的传染源直接延伸和医源性接种。该患者要考虑血源性感染。

三、体格检查

（一）重点检查内容及目的

一般情况，生命体征，皮肤黏膜，淋巴结，心、肺听诊，腹部体征，神经骨骼体征如椎体叩击痛，四肢肌力，肌张力，感觉，病理征等。

（二）体格检查结果及思维提示

患者生命体征平稳，T 37℃，P 92 次 / 分，R 18 次 / 分，BP 146/90 mmHg，神志清，精神可，皮肤巩膜无黄染，未见皮疹，全身浅表淋巴结未及明显肿大，心律齐，未闻及病理性杂音，双肺呼吸音清，未闻及干湿性啰音，腹软，无压痛、反跳痛，肝脾肋下未及，肠鸣音 4 次 / 分，移动性浊音阴性。脊柱叩痛阳性。会阴部感觉无减退，四肢外形正常，四肢肌力及肌张力正常。双下肢无水肿。病理征阴性。

思维提示

脊柱感染患者需注意其他脏器有无相关感染体征，尤其是肺、心脏、中枢神经以及脑部有无相应体征。

四、实验室和影像学检查

（一）初步检查内容及目的

患者腰椎 MRI 检查，提示椎体感染，血常规：HB 85 g/L，WBC 5×10^9/L；生化：肝功能指标基本正常，肾功能不全，行透析 3 次 / 周；西罗莫司浓度 5 ng/ml；HBVM 阴性；CRP 正常；G 试验阴性，GM 试验阴性，新型隐球菌荚膜抗原阴性；移植肝超声：血流通畅；肺 CT：感染灶较移植术后早期吸收好转；心电图正常；心脏彩超：左室舒张功能减退，左室壁稍增厚，二尖瓣、三尖瓣轻度反流，心包少量积液。

（二）检查结果及思维提示

患者 2021 年 4 月 10 日腰椎 MRI 平扫：腰椎退行性变。L_4、L_5 椎体终板炎。2021 年 4 月 16 日腰椎 CT 平扫＋三维重建：L_4、L_5 椎体骨质破坏，倾向炎性病变可能。2021 年 04 月 26 日腰椎 MRI 增强：腰椎退行性变。L_4 下缘 Schmorl 结节形成。L_4、L_5 椎体终板炎。L_1、L_2 椎体终板炎。$L_{4/5}$ 椎间盘膨出。以上对比 2021 年 4 月 10 日 MRI，有进展，L_1、L_2 椎体终板炎为新发（图 21-1）。

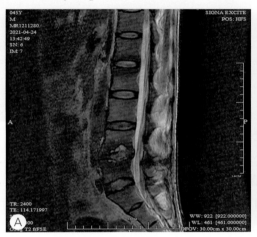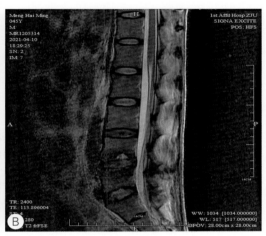

图 21-1　腰椎 MRI 平扫
A. 2021 年 4 月 10 日腰椎 MRI；B. 2021 年 4 月 24 日腰椎 MRI

拟脊柱感染清创融合内固定（取病理明确）。

2021 年 5 月 8 日凌晨行常规血透治疗返回病房后，患者诉心前区痛，左侧肩部放射痛，疼痛较剧烈，出冷汗。予床边心电图报告提示 Ⅱ、Ⅲ 导联，AVF 导联 ST 段有抬高，AVL 胸导联 ST 段有压低，考虑有心肌缺血表现（图 21-2）。急诊查心肌酶谱、钠尿肽，2021 年 5 月 8 日查肌钙蛋白 I 0.018 ng/ml；LDH 152 U/L；磷酸肌酸激酶 22 U/L；羟丁酸脱氢酶 129 U/L；肌酸激酶同工酶 9 U/L；AST 16 U/L。B 型脑钠肽（前体）定量 5938 pg/ml。请心内科会诊，建议 3 小时后复查心肌酶、B 型钠尿肽，3 小时后复查提示：肌钙蛋白 I 4.742 ng/ml。B 型尿钠肽（前体）定量 6035 pg/ml。心肌酶谱常规检查：LDH 306 U/L；磷酸肌酸激酶 632 U/L；羟丁酸脱氢酶 298 U/L；肌酸激酶同工酶 83 U/L；AST 59 U/L。复查常规心电图：窦性心动过速；ST 段改变（Ⅲ、aVF 抬高 0.1 ~ 0.15 mV 并且 QRS 电压较昨晚变低，结合临床）。再请心内科会诊，考虑急性心肌梗死，急诊行冠脉造影。2021 年 5 月 8 日急诊行冠状动脉造影：左主干正常，左前降支未见明显窄，左回旋支未见明显狭窄，右冠远段闭塞。行右冠远段经皮冠状动脉腔内血管成形术（PTCA）+ 血栓抽吸术后，TIMI 血流 3 级。抽吸出大量白色血栓，送病理，据患者栓子特征不考虑患者动脉粥样硬化斑块破裂导致的心肌梗死，建议暂不予以阿司匹林、氯吡格雷、低分子肝素药物治疗。入住重症监护室支持治疗。2021 年 5 月 8 日心超示左室腔内低回声团块伴左房内带状低回声提示：不排除赘生物。2021 年 5 月 10 日患者转我院普通病房。

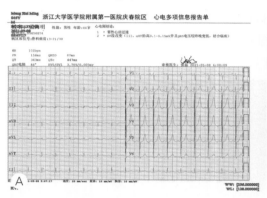 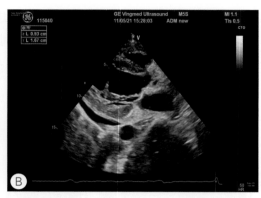

图 21-2　床边心电图报告

A. 2021 年 5 月 8 日心电图；B. 2021 年 5 月 11 日心脏彩超

患者血栓病理（右冠脉）：血栓内见真菌，形态学考虑曲霉菌。

患者诉左上肢无力感，2021 年 5 月 11 日头颅 MRI 检查提示：弥散见右侧半卵圆中心、右额叶皮层多发急性梗死灶（图 21-3）。

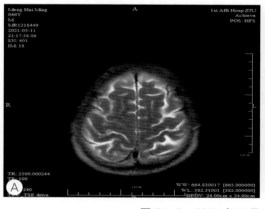 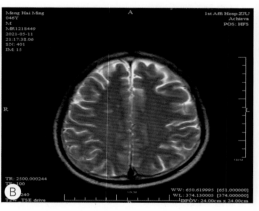

图 21-3　2021 年 5 月 11 日头颅 MRI（A、B）

思维提示

　　结合病史考虑患者肝移植术后，全身播散性曲霉感染，累及椎体，心脏，颅内。考虑血源性感染，病情危重。

最后诊断：肝移植术后，全身播散性曲霉菌感染，累及椎体，心脏，颅内，血透维持状态。

五、治疗方案及理由

（一）方案

患者入院后经验性予广谱抗生素覆盖阳性、阴性菌治疗（美罗培南联合利奈唑胺），曲霉感染明确后，加用伏立康唑抗感染。

患者曲霉菌累及多个系统，尤其是心脏，病情重，随时可能出现脏器栓塞等可能，提请全院专家 MDT 讨论最优治疗。

1. 感染病科专家　患者肝移植术后反复腰痛伴肾功能不全，心肌梗死，血栓抽吸物病理提示曲霉菌，术后早期血培养提示金黄色葡萄球菌、肠球菌等，患者有脑梗死。考虑脊柱真菌感染伴心内膜炎、脏器栓塞、脑梗死（真菌栓塞考虑），血透维持状态。建议反复血培养、G/GM 试验、痰免疫荧光检查等进一步明确。患者目前中度贫血，治疗方面建议改为伏立康唑口服抗真菌治疗、美罗培南联合利奈唑胺抗感染治疗，注意复查血常规。再次告知患者目前病情危重，多发真菌感染，目前手术风险大，临床抗真菌抗感染治疗效果不佳，住院期间随时可能导致重要脏器反复栓塞、恶性心律失常、大出血、多器官衰竭等情况，危及生命。

2. 神经内科专家　肝移植术后患者 2021 年 5 月 8 日心肌梗死，冠脉介入治疗右侧冠脉取栓后栓子培养考虑曲霉菌，近日左侧肢体肌力下降。2021 年 5 月 11 日头颅 MRI 弥散阅片见右侧半卵圆中心、右额叶皮层多发急性梗死灶。心脏彩超示左室腔内低回声团块伴左房内带状低回声提示：不排除赘生物。结合病史考虑感染性心内膜炎、继发性脑栓塞，建议：①积极治疗感染性心内膜炎；②完善头颅 MRA、颈部 CTA 检查评估颅内外动脉情况，警惕继发性脑动脉瘤、蛛网膜下腔出血发生风险；③完善头颅增强 MRI，定期头颅影像学复查，警惕颅内转移性脓肿、继发 JC 病毒等机会性感染（进行性多灶性白质脑病）发生风险。

3. 心血管外科专家　患者肝移植术后，基础情况差，合并症多。目前考虑真菌感染性心内膜炎，致脑梗死、心肌梗死。同时合并椎体感染。心脏彩超阅片可见左心室及左心房可疑赘生物，行心外科手术风险过大，且霉菌感染赘生物难以根治，目前急性脑梗期属于手术相对禁忌，围术期易发：心脏破裂猝死、心力衰竭、昏迷不醒、恶性心梗脑梗并发症、新发脏器梗死，术后感染仍无法控制等多种并发症，死亡率极高，预后极差。目前未合并瓣膜异常及严重心衰表现，如情况允许首先考虑进行抗感染控制。

4. 放射科专家　我院影像学检查提示腰椎间隙感染进展，L_4 椎体下缘骨质破坏加重，$L_{4/5}$ 椎体强化范围扩大，同时 $L_{1/2}$ 椎体边缘异常强化，骨髓水肿较强明显。右侧半卵圆中心类圆形结节，复查病灶范围相仿，右侧分水岭可见多发散在分布的 DWI 高信号，提示急性栓塞，菌栓可能性大。鉴于左心明确曲霉菌赘生物形成，感染性心内膜炎考虑，伴随脑内多发血行播散性曲霉菌性栓塞，建议增强扫描鉴别小脓肿或肉芽肿。病程中患者移植术后，肺部病变从右下肺局限性感染，其后病变进展，两肺弥漫性间质改变为主的感染病变，需考虑播散性肺曲霉菌病伴胸腔积液。抗真菌及广谱抗感染治疗后肺部病变吸收，其后出现腰痛。考虑肺部真菌病变入血。患者目前真菌感染性心内膜炎，考虑全身播散性曲霉菌病，预后不佳。

5. 心血管内科专家　患者心脏问题为感染性心内膜炎（SBE），需有效的抗生素治疗，不适合介入治疗，心功能及瓣膜功能宜多次复查心脏彩超检查，以指导治疗。

6. 骨科专家　若患者无明显禁忌，可行 L_4、L_5 感染病灶清除治疗。

讨论后治疗方案：予伏立康唑联合美罗培南，利奈唑胺抗感染。

（二）理由

曲霉播撒性感染，累及多个系统，尤其并发心脏、脑部病变，感染性心内膜炎，病情危重。

六、治疗效果及思维提示

患者治疗过程中病情逐渐加重、变化如下：

（1）2021 年 5 月 19 日患者下午胸闷气急加重，咳嗽、咳血性泡沫痰少量，氧袋面罩吸氧饱和 96%，心率在 130 次/分左右，双下肺湿啰音，颜面水肿，考虑急性心衰，转监护室行床边超滤及生命支持治疗。稳定后转普通病房。

（2）2021 年 6 月 1 日患者出现左上肢小抽搐，予左乙拉西坦片预防癫痫。2021 年 6 月 7 日下午患者去血透途中出现全身抽搐，快速返回病房予地西泮静推，患者抽搐中出现口唇发绀，心搏骤停予心脏复苏 2 min，置口咽管呼吸球囊通气，心率恢复，患者抽搐缓解，心律窦性，伴频发期前收缩，鼻导管吸氧饱和 95%，血压高，血压 170/125 mmHg，予丙泊酚镇静，气管插管球囊辅助通气，转监护室继续治疗。期间分别心包积液、胸腔积液、腹腔积液穿刺引流。

（3）病情稳定后再次转普通病房，加量左乙拉西坦片 1000 mg，q12h，口服预防癫痫。

（4）改予口服伏立康唑 200 mg，q12h，口服，联合两性霉素 B 25 mg，qd，抗真菌感染。

（5）因患者肌肉疼痛，伏立康唑联合两性霉素 B 治疗 2 个月后停用两性霉素 B。

（6）继续伏立康唑 200 mg，q12h，抗曲霉菌治疗。他克莫司 0.5 mg，1～2 次／日，抗排异，监测肝功能基本正常，血 FK506 浓度 3 ng/ml 左右，伏立康唑浓度 2 μg/ml，监测肝脏超声血流通畅。

由于家属对腰椎手术有顾虑，故暂时未行手术。经过上述综合治疗，患者腰痛逐渐缓解。复查心脏超声、头颅 CT 及 MRI 示原感染灶有所减小。患者可自行行走，生活质量可，至写稿时还在随访中。

感染 1 年后，伏立康唑改为 100mg，q12h；左乙拉西坦 500，bid。

思维提示

患者感染重、病情持续进展，尤其脑部病变控制不佳，考虑联合治疗。

七、对本病例的思考

播散性曲霉病可发生于任何年龄，常继发于急性白血病、骨髓移植、系统性红斑狼疮、实体器官移植，或长期使用糖皮质激素、细胞毒药物的患者。

侵袭性曲霉菌病（IA）常缺乏典型临床表现及有效的早期诊断方法，确诊和治疗较困难、病死率高、预后差。正确的诊断应建立在对患者的临床表现、实验室检查、影像学所见和基础疾病等多种因素综合考虑的判断上。关键在于从临床标本中发现和分离出曲霉菌并能证实其确实在组织中。自无菌标本中分离出曲霉菌及在病理组织中发现曲霉菌丝具有诊断意义。显微镜检查为真菌检查最经典的方法之一。通过直接镜检形态学特征可检测到念珠菌、曲霉菌、毛霉菌、隐球菌、毛孢子菌等，最大特点是速度快，1～2 h 可出结果。血清学试验有助于诊断。

《中国实体器官移植受者侵袭性真菌病临床诊治指南（2016 年版）》和美国移植学会（American Society of Transplantation，AST）发布的指南提到，肝移植术后早期发生曲霉病的危险因素包括：再次移植，肾功能衰竭（尤其是移植后血液透析），暴发性肝功能衰竭（MELD 评分＞30 分），手术复杂或再次手术，使用单克隆抗体制剂等。推荐用于 IA 治疗和预防的药物包括三唑类（伊曲康唑、伏立康唑、泊沙康唑、艾沙康唑）、两性霉素 B 及其脂质体和棘白菌素类（米卡芬净或卡泊芬净）。严重感染时推荐联合用药。

IDSA 2016 年版《曲霉菌感染临床诊疗指南》：对于 IA 的疗程为 6 ~ 12 周；对于有明确免疫异常的患者，疗程很大程度上取决于免疫抑制程度及持续时间、病灶部位和病情改善的证据。对于成功治疗且后续仍需维持免疫抑制状态者，应当进行二级预防治疗来防止复发。在可行的情况下，建议在抗曲霉菌感染治疗过程中减少免疫抑制剂用量或不用药。对于确诊或疑似 IA 的患者，出现中性粒细胞减少可予细胞集落刺激因子治疗。

该患者肝功能衰竭后行肝移植，免疫抑制状态，血透维持状态，腰痛为主要表现，腰椎 MRI 提示椎体感染，需警惕血行播散性（尤其真菌）累及多系统感染可能性，及时行心脏、头颅等相关检查。

曲霉菌感染临床表现及影像学表现多不典型，血液 GM 试验及血培养阳性率不高，诊治过程中不易识别，应尽早获取血液，尤其组织学培养及病理结果以明确诊断，及时治疗。严重感染推荐联合治疗，抗曲霉菌疗程需长，成功治疗且后续仍需维持免疫抑制状态者，需要二级预防预防复发。

（浙江大学附属第一医院　刘俊芳，张　微）

参考文献

［1］Alsobayeg S, Alshehri N, Mohammed S, et al. Aspergillus flavus native valve endocarditis following combined liver and renal transplantation: Case report and review of the literature[J]. Transpl Infect Dis, 2018, 20（4）:e12891.

［2］Gundlach JP, Günther R, Fickenscher H, et al. Lethal thrombosis of the iliac artery caused by Aspergillus fumigatus after liver transplantation: case report and review of the literature[J]. BMC Surg, 2019, 19（1）:200.

［3］Husain S, Camargo JF. Invasive Aspergillosis in solid-organ transplant recipients: Guidelines from the American Society of Transplantation Infectious Diseases Community of Practice[J]. Clin Transplant, 2019, 33（9）:e13544.

［4］Van Delden C, Stampf S, Hirsch HH, et al. Burden and timeline of infectious diseases in the first year after solid organ transplantation in the Swiss transplant cohort study[J]. Clin Infect Dis, 2020, 71（7）:e159-e169.

［5］Xia Y, Zhou H, Zhu F, et al.Diagnosis and treatment of pulmonary cavity after liver transplantation[J]. Ann Transl Med, 2017, 5（15）:301.

病例 22

肝移植术后 1 月余，
发现血红蛋白明显下降 1 天

患者男性，57 岁，于 2021 年 2 月 2 日入院。

一、主诉

肝移植术后 1 月余，发现血红蛋白明显下降 1 天。

二、病史询问

（一）初步诊断思路及问诊目的

患者中年男性，在肝移植术后早期发现血红蛋白明显下降，以贫血为主线索，对于贫血临床上需考虑红细胞破坏过多或生成减少两种可能。红细胞丢失分为急性和慢性，急性失血包括外科出血并发症、消化道大出血，慢性失血需考虑长期大便隐血阳性、血尿等可能。红细胞生成减少包括造血原料不足、病毒感染、骨髓抑制、溶血性贫血、骨髓增生异常综合征及其他血液系统疾病、风湿免疫性疾病、药物等。这些疾病通过询问病史和辅助检查能够加以鉴别排查。问诊的目的应围绕有无消化道、泌尿道或其他部位出血，有无腹胀、腹痛，有无血液系统疾病表现，有无感染性疾病症状，以及近期饮食情况、用药情况，有无头晕、心慌、气短、乏力等贫血相关的症状。

（二）问诊主要内容及目的

1. 现病史的询问　询问消化道症状，有无腹痛、腹胀、发热，有无黑便、血便、腹泻，目的在于了解外科术后出血、消化道出血的可能性。

询问有无口腔黏膜牙龈出血、血尿、咯血、皮肤瘀斑、关节痛、小便变黄，目的在于排查有无其他部位出血以及血液系统、风湿免疫系统疾病。

询问有无发热、流涕、鼻塞、咽痛等感染性症状，目的在于排查感染性疾病所致贫血可能。

询问近期的饮食情况，有无进食少、偏食、挑食，目的在于排查有无营养元素缺乏、造血原料不足所致贫血。

询问近期用药情况，排异药物方案，有无新增加特殊药物，目的在于排查有无特殊药物所致贫血。

询问有无头晕、心慌、乏力、气短等贫血症状，出现的时间，以及严重程度，以判断患者贫血开始的时间、有无休克征兆。

2. 既往史及个人史　询问既往有无消化道溃疡、肿瘤病史，有无血液系统疾病、风湿免疫性疾病病史以及家族史，有无传染病病史以及特殊用药史、不良嗜好。

（三）问诊结果及思维提示

患者中年男性，于 2020 年 12 月 11 日因"乙丙重叠型肝炎肝硬化、肝癌"行原位肝移植术，手术顺利，术后恢复可，常规抗排异、抗乙肝、抗丙肝等治疗。门诊定期复查，肝肾功能正常，HGB 波动于 87 ~ 107 g/L，肝脏血管超声及 CTA 未见异常。10 余天前复查，CRE 轻度升高，HGB 74 g/L，他克莫司减量，加用西罗莫司，抗排异方案为：西罗莫司 2 mg，qd；麦考酚钠 720 mg，q12h。1 周前出现口腔溃疡，伴有咽喉部疼痛，影响进食，无发热、腹胀、腹痛、黑便、血便，无血尿、皮肤黏膜出血瘀斑、关节痛，无小便颜色改变。1 天前常规复查时发现血色素明显下降，HGB 39 g/L，伴有头晕、乏力，轻微活动后感心慌、气短。既往有丙肝病史，已口服索磷布韦维帕他韦片（丙通沙）近 2 个月。

👨 **思维提示**

通过询问病史，没有提示术后外科性出血、消化道大出血可能，也没有线索指向风湿免疫性疾病或者血液系统疾病，可行进一步化验、影像学检查排除。有无大便隐血、隐性血尿、造血原料不足所致贫血，有无病毒感染，或者药物排异所致贫血，需要进一步检查进行鉴别诊断。

三、体格检查

（一）重点检查内容及目的

查体首先看生命体征是否平稳，心率有无增快，血压是否正常，眼睑、口唇苍白情况，肢端毛细血管充盈情况，了解贫血程度及有无低容量休克表现。全身浅表淋巴结有无肿大，全身皮肤有无出血点、瘀斑。口腔黏膜有无溃疡。心脏心音情况。腹部有无压痛，有无脾大。四肢关节有无肿大。

（二）体格检查结果及思维提示

T 36.2℃，P 80 次 / 分，R 18 次 / 分，BP 135/71 mmHg。重度贫血貌。全身皮肤未见瘀斑、出血点。全身浅表淋巴结无肿大。口腔黏膜及舌下可见散在多发溃疡。心肺未闻及异常。右上腹见陈旧性手术瘢痕，无压痛、反跳痛、肌紧张，肝脾未扪及长大，肠鸣音 4 次 / 分。双下肢不肿。

思维提示

患者生命体征平稳，肢端充盈可，说明患者无低血容量休克征象，贫血能耐受，急性失血可能性小。口腔溃疡影响患者进食、存在摄入不足可能。浅表淋巴结无异常及肝脾不大，提示血液系统疾病可能性小。腹部无异常体征，消化道出血可能性小。

四、实验室和影像学检查

（一）初步检查内容及目的

1. 血常规　了解各血液成分细胞计数及分类情况。

2. 生化　了解肝、肾功能有无异常，血糖、血脂等基础情况。

3. 凝血常规　了解有无凝血异常。

4. 铁三项　排查缺铁性贫血可能。

5. 叶酸、维生素 B12 测定　排查有无叶酸、维生素 B12 缺乏所致贫血。

6. 尿便常规　了解有无泌尿系、消化道出血。

7. 病毒检测　排查有无病毒感染所致贫血。

8. 淋巴亚群　了解淋巴细胞计数，反映机体免疫抑制情况。

9. ANA、ENA 抗体谱及 ANCA　排查有无风湿免疫性疾病所致贫血。

10. 人细小病毒（human parvovirus，HPV）B19 测定　排查有无 HPV B19 所致贫血。

11. 腹部超声及 CT　了解移植肝胆道系统及胰、脾情况，有无脾大、脾功能亢进可能。

12. 胸部 CT　了解有无肺部感染、占位等情况。

（二）检查结果及思维提示

1. 血常规　WBC 3.99×10^9/L，N 71.3%，M 13.10%，RBC 1.31×10^{12}/L，HGB 39.00 g/L，HCT 10.60%，MCV 80.90 fl，MCH 29.80 pg/cell，MCHC 368.0 g/L，PLT 101×10^9/L，网织红细胞百分比 0.27%。

2. 生化　ALT 20.3 U/L、AST 19.7 U/L、ALP 97.4 U/L、γ-GT 52.5 U/L、TBIL 9.78 μmol/L、DBIL 5.36 μmol/L、CHE 3862 U/L、ALB 41 g/L、Cr 103.6 μmol/L、UA 395 μmol/L、GLU 8.98 mmol/L、Na^+ 132.4 mmol/L、K^+ 4.02 mmol/L、TG 2.03 mmol/L、TC 4.96 mmol/L。

3. 凝血常规　PT、APTT 均正常。

4. 铁三项　血清铁 66 μg/dl、总铁结合力 243.9 μg/dl、血清铁饱和度 27.06%。

5. 血清叶酸、维生素 B12 测定　叶酸 11.0μg/L，维生素 B12 508.5 ng/L，均正常。

6. 尿便常规　尿常规：pH 5.0，PRO $\pm$，红细胞、白细胞阴性。粪便常规：黄色，软便，隐血阳性（+）。

7. 病毒检测　巨细胞病毒 IgM、DNA、PP65 均为阴性。EBV DNA 低于检测限。HBVM：HBsAg、HBeAg 阴性，抗 HBs > 1000.00 mU/ml，抗 HBe、抗 HBc 阳性。抗 HCV 阳性，HCV RNA < 1.00×10^3 U/ml。

8. 淋巴亚群　淋巴细胞 690 个 /μl，B 淋巴细胞 CD19 78 个 /μl，$CD4^+$T 细胞数量 121 个 /μl。

9. ANA、ENA 抗体谱及 ANCA　检查结果均为阴性。

10. HPV B19 测定　HPV B19 IgM 阳性，HPV B19 DNA > 1×10^8 copies/ml。

11. 腹部超声及 CT　腹部超声：肝移植术后，脾大，肝动脉、肝静脉及门静脉血流通畅。腹部 CT：肝移植术后改变，部分小肠、结肠积气积液，盆腔少量积液。

12. 胸部 CT　双肺少许条索影，左肺上叶钙化灶。

（三）进一步检查内容

骨髓细胞形态学：增生活跃，粒系 84%，红系 1.5%，粒：红为 56：1。粒系中性分叶核粒细胞比例稍高。红系少见，红细胞形态正常。

骨髓免疫分型：未见明显异常表型细胞。粒细胞比例增高，早幼粒细胞比例增高。

🧠 思维提示

通过上述一系列检查，排除了铁缺乏、叶酸、维生素 B12 缺乏因素，排除了风湿免疫系统疾病和血液系统肿瘤可能。粪便隐血阳性不能完全解释血红蛋白的明显下降。HPV B19 IgM 和 DNA 检测有阳性结果。

最后诊断：HPV B19 感染导致纯红细胞再生障碍性贫血。

五、治疗方案及理由

（一）方案

1. 一般治疗　高铁饮食，记出入量，心率、血压、体温监测，口腔护理等。
2. 输血治疗　分两次给予悬浮红细胞 4 U 输注。
3. 抗排异治疗　停用他克莫司、西罗莫司，换用环孢素，麦考酚钠继续使用，免疫抑制剂整体剂量较前减少。
4. 人免疫丙种球蛋白　给予 15 g 静滴，qd。
5. 其他　质子泵抑制剂抑酸，利伐沙班预防血栓，富马酸丙酚替诺福韦抗乙肝，继续服用索磷布韦维帕他韦片（丙通沙，疗程 3 个月）抗丙肝，纠正电解质紊乱，肠内营养制剂及补液等营养支持治疗。

（二）理由

患者重度贫血明确，尚无低血容量休克表现，首先应给予积极的输血、补液支持，同时积极寻找贫血原因。主要阳性结果为细小病毒 B19 感染，病毒载量高，HPV B19 感染主要是对症治疗。本例患者无皮肤红斑、关节痛等其他感染症状，主要表现为贫血，目前推荐的治疗为静脉用人免疫球蛋白，400 mg/（kg·d），使用 5~10 天。同时，对免疫抑制剂进行调整，不能排除他克莫司和西罗莫司的血液系统方面的不良反应，遂换为环孢素，同时在剂量上进行了减量。患者进食差，大便隐血阳性，相应地给予营养支持及抑酸治疗。抗乙肝、抗丙肝治疗根据患者肝移植术前疾病用药，利伐沙班为术后早期预防血栓形成。

六、治疗效果及思维提示

患者经过治疗 1 周后，口腔溃疡愈合，进食改善，复查 HGB 70 g/L，好转出院后门诊定期复查，血红蛋白呈逐步上升趋势，目前血色素稳定，复查 HGB 121 g/L，RBC 3.80×10^{12}/L，肝肾功能稳定。

思维提示

　　HPV B19 感染一般是对症治疗，对于器官移植术后发生慢性感染伴贫血的患者建议丙种球蛋白治疗，建议剂量 500 mg/（kg·d），并在保证肝功能正常的条件下尽量减少免疫抑制剂剂量。本例患者予丙种球蛋白输注治疗 HPV B19 感染安全有效。在免疫抑制剂方面，因患者口腔溃疡明显，且不能完全排除他克莫司、西罗莫司药物引起贫血不良反应的可能，遂同时停用西罗莫司、他克莫司，换用环孢素，整体用量稍有减少以提高患者自身的免疫力。在消化道隐血方面也给予了相应的药物治疗。

七、对本病例的思考

　　HPV B19 为一种单链 DNA 病毒，该病毒属细小病毒科。HPV B19 具有嗜红细胞特性，对宿主细胞有直接细胞毒作用。病毒复制可导致祖母红细胞裂解，最终导致骨髓红系增生受抑。实体器官移植术后 HPV B19 感染可能源自以下 3 种途径：①受者来源，受者处于亚临床感染状态，术后免疫功能降低，HPV B19 再燃；②供者来源，供体处于 HPV B19 活跃期；③血液和（或）血液制品来源。对于免疫功能正常者，HPV B19 感染多无表现或症状轻微且具有自限性，而对于免疫功能不全或免疫抑制的感染者，如器官移植受者，临床表现多为发热伴进行性贫血。研究表明 HPV B19 感染可导致移植受者术后纯红细胞再生障碍性贫血（pure red cell aplasia，PRCA）。患者可出现严重贫血所致的乏力，极度倦怠甚至呼吸困难等。HPV B19 病毒除导致纯红细胞再障贫血危象外，还与其他慢性溶血性贫血如遗传性球形红细胞增多症、β- 地中海贫血等危象有关。实验室检查可见骨髓中红细胞生成突然停止，网织红细胞下降，重度贫血。在 HPV B19 IgM 在感染初期即可出现，持续 2 ～ 3 个月，约 85% 的 PRCA 患者 HPV B19 IgM 阳性。HPV B19 DNA 可呈阳性。骨髓穿刺提示红系增生明显降低，粒系及巨核系比例正常。HPV B19 感染尚无特效抗病毒药物。近来发现，羟基脲、西多福韦、香豆素衍生物等药物可体外抑制 HPV B19 活性或阻碍其扩增，具有潜在治疗价值。目前主要治疗措施为大剂量丙种球蛋白冲击治疗，可能与丙种球蛋白中含有特异性 IgG 抗体可有效中和病毒有关。对于静脉滴注丙种球蛋白的剂量和疗程目前无统一方案，国外大多采用的静脉滴注丙种球蛋白剂量 400 mg/（kg·d），连续应用 5 ～ 10 天；同时根据患者免疫功能，调节免疫抑制剂用量；积极积极补充造血原料、给予吸氧、输血等对症支持治疗。研究显示，93% 的 PRCA 患者对丙种球蛋白治疗敏感，但约 1/3 的患者平均 4.3 个月后出现复发。对于复发患者，仍可采用丙种球蛋白治疗。但是 IVIG 最佳给药剂量和给药持续时间尚未确定。另有文献指出将术后 PRCA 患者的免疫抑制剂他克莫司调整为环孢素，可促进机体产生中和抗体，增强治疗效果。现有治疗方案仅根据小规模的回顾性病例分析和患者对治疗的反应。

移植术后 HPV B19 感染导致 PRCA 的病例较少，但一旦发生，患者症状较重，而早期、及时对症处理后患者一般预后良好。

（北京清华长庚医院　李　君，范铁艳）

参考文献

［1］Bonvicini F, Bua G, Conti I, et al. Hydroxyurea inhibits parvovirus B19 replication in erythroid progenitor cells［J］. Biochem Pharmacol, 2017, 136: 32-39.

［2］Bua G, Conti I, Manaresi E, et al. Antiviral activity of brincidofovir on parvovirus B19［J］. Antiviral Res, 2019, 162: 22-29.

［3］Cnc Garcia R, Leon LA. Human parvovirus B19: a review of clinical and epidemiological aspects in Brazil［J］. Future Microbiol, 2021, 16（1）: 37-50.

［4］Eid AJ, Ardura MI, AST Infectious Diseases Community of Practice. Human parvovirus B19 in solid organ transplantation: Guidelines from the American society of transplantation infectious diseases community of practice［J］. Clin Transplant, 2019, 33: e13535.

［5］Frickhofen N, Abkowitz JL, Safford M, et al. Persistent B19 parvovirus infection in patients infected with human immunodeficiency virus type 1（HIV-1）: a treatable cause of anemia in AIDS［J］. Ann Intern Med, 1990, 113: 926-933.

［6］Manaresi E, Gallinella G. Advances in the development of antiviral strategies against parvovirus B19［J］. Viruses, 2019, 11（7）: 659.

［7］Sun Y, Klose T, Liu Y, et al. Structure of Parvovirus B19 Decorated by Fabs from a Human Antibody［J］. J Virol, 2019, 93（9）: e01732-18.

［8］Kerr JR. A review of blood diseases and cytopenias associated with human parvovirus B19 infection［J］. Rev Med Virol, 2015, 25（4）: 224-240.

病例 23

肝移植术后 4 天，突发呕吐伴气促 1 小时

患者男性，66 岁，于 2018 年 7 月入院。

一、主诉

肝移植术后 4 天，突发呕吐伴气促 1 小时。

二、病史询问

（一）初步诊断思路及问诊目的

患者因乙肝肝硬化合并小肝癌，4 天前接受改良背驮式肝移植术，术后转入肝移植监护室进一步治疗。术后患者持续腹部膨隆，腹胀明显，无明显排气排便。经禁食，持续胃肠减压，加强康复活动及灌肠等治疗后，患者腹胀症状未见明显好转。患者神志清楚，生命体征平稳，移植肝功能恢复良好，无畏寒发热等不适，接受他克莫司联合霉酚酸酯抗排异治疗，恩替卡韦联合乙肝免疫球蛋白针抗乙肝，头孢哌酮钠舒巴坦钠联合氟康唑注射液预防性抗感染治疗以及营养支持等对症支持治疗。

1 h 前患者端坐位时突发呕吐，呕吐物为胃液样液体，约 50 ml，伴可疑呛咳，后诉胸闷明显加重，伴呼吸急促，呼吸频率 30 ~ 35 次 / 分，窦性心动过速，100 ~ 120 次 / 分，双鼻导管 4 L/min 吸氧下氧饱和度下降至 90% 左右。改吸氧方式为经鼻高流量 50% 吸氧后，氧饱和度仍进一步下降，伴血压下降。

（二）问诊主要内容及目的

（1）患者肝移植术后腹胀症状顽固，治疗后改善不明显，第 4 天突发出现呕吐伴呛咳，重点关注患者呼吸频率、血氧饱和度、循环等生命体征是否明显变化，评估呼吸循环变化情况。

（2）还需注意上述症状有无合并发热、畏寒、寒战、高热等，以及有无合并腹腔

出血等移植术后外科手术相关并发症发生等。

（3）移植术中特殊手术情况，了解手术过程中有无累及肠道，手术中胆道、动静脉吻合情况。

（4）既往有无腹部手术史，心血管疾病史，有无哮喘等呼吸道疾病史，有无癫痫等神经系统疾病史，有无吸烟史等。

（三）问诊结果及思维提示

患者男性，肝移植术后早期，虽移植肝功能恢复顺利，神志清楚，开始康复活动，但仍自觉腹胀明显，胃肠道功能恢复缓慢，经积极胃肠减压，药物以及康复治疗无明显改善。4 天后端坐位突发呕吐胃液等胃内容物，伴可疑呛咳。虽神志清醒，坐位呕吐，但伴急性氧合下降，呼吸频率升高，心率加快，血压下降，更改吸氧方式未见好转，考虑误吸导致急性呼吸衰竭伴休克表现。急诊血气分析检验提示严重低氧血症，紧急建立人工气道，血管活性药物维持循环，急诊纤维支气管镜下吸引，俯卧位通气，完善床旁胸片提示：右肺炎症渗出影，两肺少量积液。

> **思维提示**
>
> 患者术后早期通过问诊了解到腹胀情况，密切关注有无排气排便，予禁食，加强胃肠减压，辅助排气排便等，警惕因胃肠道胀气诱发呕吐，导致误吸。肝移植术后早期，一旦发生体征异常，需密切关注患者呼吸循环是否稳定，排查外科手术相关并发症情况，动态监测患者动脉血气、血常规、生化、凝血功能等。

三、体格检查

（一）重点检查内容及目的

肝移植术后突发恶心呕吐，伴氧合急剧下降，应重点关注肺部体征，包括有无干湿啰音、呼吸频率、叩诊有无浊音、心率、有无杂音。外科术后密切关注腹部有无压痛、反跳痛、腹腔积液，引流液性状，引流量等。

（二）体格检查结果及思维提示

T 38.5℃，P 125 次 / 分，R 30 次 / 分，BP 110/65 mmHg。气管插管呼吸机辅助通气，予 PC-AC 模式，小剂量去甲肾上腺素维持血压，查体不合作。神志模糊，皮肤、巩膜轻度黄染，未见瘀点、瘀斑，肝掌可疑阳性，未见蜘蛛痣。全身浅表淋巴结未扪及肿大。双肺呼吸音粗，闻及明显湿啰音，心脏听诊无特殊，腹部平，上腹可见"人"字形手术瘢痕，切口无明显渗血渗液，腹腔引流管固定妥，引流少量淡血性液体，移动性浊音阴性，肠鸣音弱，未闻及，双下肢无明显水肿。生理反射存在，病理征未引出。扑翼样震颤阴性。

思维提示

　　体格检查发现肺部症状体征明显，未见明显腹部异常体征，结合病史，吸入性肺炎，考虑急性呼吸衰竭伴休克，进一步需要实验室检查以明确诊断，并评价病情严重程度，为制订治疗方案提供依据。

四、实验室和影像学检查

（一）初步检查内容及目的

1. 血常规　了解外周血白细胞总数及中性粒细胞百分比。

2. 肝肾功能、血脂、血糖、电解质，凝血功能　了解肝肾功能，肝脏凝血因子合成情况，移植肝功能恢复情况。

3. 监测血气分析　了解有无呼吸衰竭以及分型。

4. CRP、降钙素原　评估感染严重程度。

5. 痰涂片、痰培养、血培养　查找病原体。

6. CMV，EBV　监测病毒机会性感染情况。

7. FK506浓度　了解免疫抑制水平。

8. 监测肺部和腹部情况　床旁胸片，肺部CT，超声动态监测肺部变化与腹部情况。

（二）检查结果及思维提示

1. 血常规　WBC 2.5×10^9/L，N 72.8%。

2. 肝肾脂糖电解质，凝血功能　基本无特殊。

3. 监测血气分析　乳酸3.1，pH 7.23，PCO_2 34.3 mmHg，PO_2 67 mmHg。

4. CRP、降钙素原　CRP 5.9 mg/L，PCT 1.1 ng/ml。

5. 痰涂片、痰培养、血培养　培养结果均为阴性。

6. CMV、EBV　病毒学检测结果阴性。

7. FK506　未开始使用。

8. 床旁胸片，肺部 CT　床边胸片提示右肺炎症渗出影，两肺少量积液 4 h 后复查：右肺渗出进行性加重，左肺纹理增粗。

9. 超声　移植肝血流通畅，腹腔未见明显出血渗液等异常。

思维提示

　　患者肝移植后早期，呕吐后误吸，导致急性呼吸衰竭，病情进展迅速，气管插管，呼吸机辅助通气，急诊气管镜吸出少量胃液样液体，虽经积极治疗，但胸片仍提示患者双肺渗出进展快速。动态监测患者血气，血常规，血生化等指标变化，完善微生物病原体培养，指导抗感染药物调整。定期复查肺部影像，密切关注患者病情变化。另外因患者行肝移植术，术后使用免疫抑制剂，需监测患者免疫抑制剂浓度，并根据患者病情变化及相关实验室指标，及时调整药物剂量。

　　最后诊断：①肺部感染致呼吸功能衰竭；②肝移植状态；③慢性乙型肝炎。

五、治疗方案及理由

（一）方案

1. 一般治疗　特级护理，心电监护，血氧饱和度监测，胃肠道持续减压，密切观察生命体征和肺部症状，呼吸机 PC-AC 模式，间断俯卧位通气，小剂量血管活性剂药物维持血压，甲泼尼龙（40 mg，q12h）改善肺部渗出。

2. VV-ECMO 模式支持　经上述治疗，氧合仍维持不佳，12 h 后给予 VV-ECMO 模式支持，ECMO 抗凝方案：选择普通肝素，持续监测活化凝血时间，严密观察患者血流动力学。

3. 抗感染方案调整　ECMO 支持治疗 4 天后患者出现发热，痰培养与血培养提示耐药肺炎克雷伯菌（CRKP），更改抗生素为头孢他啶阿维巴坦联合美罗培南，卡泊芬净预防性抗真菌治疗，免疫球蛋白针（20 mg/d）加强抗感染治疗。

4. CRRT 支持　持续 CRRT 支持治疗。

5. 免疫抑制剂方案　巴利昔单抗（20 mg，第 1 天、第 4 天）联合吗替麦考酚酯（360 mg，q12h），他克莫司（早期暂停他克莫司）。

6. 预防乙肝复发　恩替卡韦联合乙肝免疫球蛋白针。

7. 营养支持　肠外营养支持联合早期肠内营养支持。

（二）理由

患者肝移植术后，误吸，出现急性呼吸衰竭，继发循环不稳定，病情进展快速。肝移植外科大手术后危重症患者，呼吸衰竭快速进展，具备急诊 ECMO 联合持续 CRRT 治疗指征，但 ECMO 治疗期间需密切关注移植肝功能以及肝脏血流，有无腹腔出血等并发症情况。ECMO 术后第 4 天患者出现发热，痰培养和血培养均提示耐药肺炎克雷伯菌，及时更改抗生素为头孢他啶阿维巴坦加强抗感染治疗。患者后续肠道功能改善，及时开通肠内营养，加强肠道营养支持。并适当减少免疫抑制剂使用，降低免疫抑制强度。

六、治疗效果及思维提示

ECMO 联合 CRRT 治疗 6 天后，氧合状态明显改善，循环稳定，床旁胸片提示肺部病灶稳定并有所消退，充分评估后给予 ECMO 下机。移植术后 2 周气管切开接呼吸机辅助通气，间断 CRRT 支持治疗。2 周后复查肺部 CT 较前明显好转。移植肝功能恢复稳定，肾功能明显好转。1 个半月后复查 CT 示：两肺感染灶及胸腔积液基本消失。3 个月后患者康复出院。

思维提示

本例是因误吸导致的 ARDS，不合并严重心力衰竭或肺动脉高压，故采用单纯 VV-ECMO 支持。根据患者身高、体重以及超声选择穿刺定位，测量血管直径选择置管粗细，在超声引导直视下置管，在置入 ECMO 导管前肝素以冲击剂量给药（50 ~ 100 U/kg），此后在 ECMO 运行过程中持续低剂量肝素静脉泵入。APTT：50 ~ 60 s，维持 ACT：140 ~ 160 s。结合血栓弹力图（thrombelastogram，TEG）调节肝素用量。ECMO 的撤离：该患者为 VV-ECMO 模式尝试性脱机方法较为简单，仅需要测试气体交换功能，断开氧气供氧，监测患者 SaO_2 和 $PaCO_2$，如患者的肺功能足以维持 1 ~ 3 h，则有考虑去除 ECMO 指征。

七、对本病例的思考

本例是肝移植围术期误吸后所致重症肺部感染，呼吸衰竭，常规机械通气无法改善，在 ECMO 支持下成功救治康复出院。近年来 ECMO 在急性呼吸窘迫综合征中应用的成功率越来越高。ECMO 是以体外循环系统为基础，采用体外循环技术进行支持的一种辅助治疗手段，ECMO 即将血液从血管中引出，在体外通过机械泵和氧合器完成 O_2 和 CO_2 的交换，最终回到患者体内，从而代替部分肺部功能，纠正肺的弥散和通气功能障碍。现主要分为 VV-ECMO 和 VA-ECMO。ECMO 适应证：①患者心肺功能损害可逆，预期在 2 ~ 3 周恢复；②急性呼吸衰竭患者经高浓度吸氧，机械通气和呼吸末正压通气（PEEP）治疗，仍有肺内右向左分流级低氧血症；③循环衰竭，特别是心脏手术后的严重低心排综合征；④心肺损害为不可逆性，需要进行心、肺移植，用 ECMO 维持生命等待供体器官。

　　VV-ECMO 是治疗重症急性呼吸衰竭的潜在有效治疗手段，随着临床经验的不断积累，操作的规范化培训以及技术水平的不断提高，肝移植这类重大腹部外科术后ARDS，ECMO 支持治疗同样有效安全，成为挽救患者生命的重要保障。

［树兰（杭州）医院　朱丹，庄莉］

参考文献

［1］McCaughan GW, Crawford M, Sandroussi C, et al. Assessment of adult patients with chronic liver failure for liver transplantation in 2015: who and when?[J]. Intern Med J, 2016, 46（4）: 404-412.

［2］Olivo R, Guarrera JV, Pyrsopoulos NT. Liver transplantation for acute liver failure[J]. Clin Liver Dis, 2018, 22（2）: 409-417.

［3］Rifaie N, Saner FH. Critical care management in patients with acute liver failure[J]. Best Pract Res Clin Anaesthesiol, 2020, 34（1）: 89-99.

［4］Rutter K, Horvatits T, Drolz A, et al. Acute liver failure[J]. Med Klin Intensivmed Notfmed, 2018, 113（3）: 174-183.

［5］Serenari M, Cescon M, Cucchetti A, et al. Liver function impairment in liver transplantation and after extended hepatectomy[J]. World J Gastroenterol, 2013, 19（44）: 7922-7929.

［6］Tomescu D, Popescu M, Biancofiore G. Liver transplantation for acute-on- chronic liver failure[J]. Best Pract Res Clin Anaesthesiol, 2020, 34（1）: 25-33.

病例 24

肝移植术后 2 个月，喘憋伴乏力 1 周

患者男性，57 岁，于 2020 年 12 月 10 日入院。

一、主诉

肝移植术后 2 个月，喘憋伴乏力 1 周。

二、病史询问

（一）初步诊断思路及问诊目的

患者为中年男性，在肝移植术后早期发现喘憋伴乏力，首先考虑呼吸道感染。肺部感染是肝移植术后常见的并发症之一，可分为细菌感染、真菌感染、病毒感染等。肝移植术后肺部感染早期表现不典型，病原体不明确，临床上常给予联合降阶梯方案，待病原体明确后及时调整方案。然而患者接受免疫抑制治疗，常并发罕见病原体感染或多种病原体感染，检出率并不高。问诊的目的应围绕有免疫抑制方案，有无发热、咳嗽、咳痰，加重或缓解因素，若有痰液还应询问痰液颜色、性质等，以及有无头晕、心慌、气短、乏力等呼吸衰竭相关的症状。

（二）问诊主要内容及目的

1. 现病史的询问　　询问病程长短和可能的诱因（受凉、劳累、病毒等），有无发热、咳嗽、胸痛、咳痰及咯血。

询问近期用药情况，排异药物方案，有无新增加特殊药物，目的在于排查有无增强免疫抑制强度。

询问有无气短、呼吸不畅、呼吸费力及窒息等呼吸困难症状，出现的时间，以及严重程度，有无呼吸衰竭征兆。

2. 既往史及个人史　　询问既往有无 COPD、哮喘、支气管扩张等呼吸系统疾病病

史以及家族史，有无传染病病史以及特殊用药史、不良嗜好。

（三）问诊结果及思维提示

患者中年男性，于 2020 年 10 月 1 日，因"不明原因肝硬化失代偿期"行原位肝移植术，手术顺利，术后恢复顺利，常规抗排异治疗。门诊定期复查，肝肾功基本正常，腹部超声未见异常。入院时抗排异方案为：他克莫司 0.5 mg，q12h；吗替麦考酚酯 750 mg，q12h。1 周前无明显诱因出现喘憋伴乏力，病程中未发热，偶咳白痰，较稀薄，呼吸急促，呼吸频率 20 次 / 分，面色苍白，饮食睡眠差。

> **思维提示**
>
> 通过询问病史，提示患者起病骤急，病程进展迅速，呼吸系统症状明显，需行进一步化验、影像学检查。明确病原体后调整抗感染治疗方案，了解患者免疫抑制状态，可适当降低免疫抑制剂强度。

三、体格检查

（一）重点检查内容及目的

查体首先看生命体征是否平稳，如血氧饱和度、血压、心率等，注意患者有无胸廓前后径增大等慢性肺病表现，同时关注肋间隙宽度、肺部语音震颤强度，有无胸膜摩擦音或异常呼吸音等。

（二）体格检查结果及思维提示

T 36.5℃，P 102 次 / 分，R 20 次 / 分，BP 102/61 mmHg。患者面色苍白，口唇干燥。胸廓前后径未见异常，双肺可闻及湿啰音，右肺下叶重，双肺呼吸音减弱，右上腹见陈旧性手术瘢痕，无压痛、反跳痛、肌紧张，脾脏未触及，肠鸣音 4 次 / 分。双下肢无水肿。

> **思维提示**
>
> 患者一般状态较差，可能伴有呼吸衰竭，低血容量，需适当补液，注意适当补充胶体，防止肺水肿，患者面色苍白，可适当输血改善。

四、实验室和影像学检查

（一）初步检查内容及目的

1. 血常规　了解各血液成分细胞计数及分类情况。

2. 生化　了解肝、肾功能有无异常，血糖、离子等基础情况。

3. 凝血常规　了解有无凝血异常。

4. 尿便常规　了解有无泌尿系、消化道感染。

5. 淋巴亚群　了解淋巴细胞计数，反映机体免疫抑制情况。

6. 超敏 C 反应蛋白、降钙素原　了解有无细菌感染及严重程度。

7. 真菌 D、GM 试验　了解有无真菌感染及侵袭性曲霉菌感染。

8. 痰涂片、痰培养、血培养　了解病原体类型。

9. CMV 病毒定量及 EBV 病毒定量　了解有无常见病毒感染。

10. 呼吸道病原体抗体检测　筛选病原体。

11. 动脉血气分析　了解患者氧合状态有无呼吸衰竭。

12. 胸部 CT　了解肺部感染情况，提示病原体类型。

（二）检查结果及思维提示

1. 血常规　WBC 3.76×10^9/L，N 34%，M 12%，RBC 2.86×10^{12}/L，HGB 90.0 g/L，HCT 23.7%，MCV 82.9 fl，MCHC 380.0 g/L，PLT 78×10^9/L。

2. 生化　ALT 127.8 U/L、AST 136.2 U/L、ALP 69.2 U/L、γ-GT 76.3 U/L、TBIL 7.4 μmol/L、DBIL 1.7 μmol/L、CHE 4790 U/L、ALB 29.5 g/L、Cr 97.6μmol/L、GLU 7.63 mmol/L、Na^+ 123.1 mmol/L、K^+ 2.57 mmol/L。

3. 凝血常规　PT、APTT 均正常。

4. 尿便常规　尿常规：pH 5.0，红细胞、白细胞均阴性。粪便常规：黄色，软便，白细胞 阴性。

5. 淋巴亚群　B 淋巴细胞 CD19 106 个 /μl，$CD4^+$T 细胞数量 708 个 /μl。

6. 其他检查　CRP 19.46 mg/L，PCT 0.49 ng/ml。

7. 真菌 D、GM 试验　真菌 D 159 pg/ml，GM 试验 0.56 μg/L。

8. 痰涂片、痰培养、血培养　均阴性。

9. CMV 定量及 EB 病毒定量　均阴性。

10. 呼吸道病原体抗体检测　均阴性。

11. 动脉血气分析　pH7.3，PO_2 48 mmHg，PCO_2 52 mmHg，SpO_2 90%。

12. 胸部 CT　双肺急性弥漫性间质性病变，考虑病毒感染所致，右肺下叶并由细菌感染可能性大（图 24-1）。

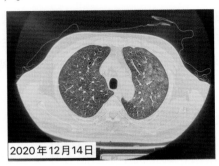

2020 年 12 月 14 日

图 24-1　胸部 CT

（三）进一步检查内容

痰、血 NGS：支气管鲍特菌（19871），衣氏放线菌（176），神户肠杆菌（51），白色念珠菌（4433），CMV 病毒（350），细环病毒（6）。

🧑 **思维提示**

通过上述一系列检查，患者反复留取痰培养结果均为阴性，特异性聚合酶链反应和免疫学的抗原抗体检测结果均呈阴性，影像学表现特异性差。通过痰液 NGS，明确了病原体为支气管鲍特菌。

最后诊断：支气管鲍特菌导致肺炎，II 型呼吸衰竭。

五、治疗方案及理由

（一）方案

1. 一般治疗　吸氧，给予静脉营养等。

2. 输血治疗　分 3 次给予悬浮红细胞 2 U 输注。

3. 抗排异治疗　停用他克莫司，免疫抑制剂整体剂量较前减少。

4. 抗感染治疗　将抗生素调整至亚胺培南 0.5 g，q6h；更昔洛韦 0.25 g，q12h；卡泊芬净 50 mg，qd。

（二）理由

患者传统病原体检测均为阴性，通过痰液 NGS 发现主要病原体为支气管鲍特菌，同痰培养相比，NGS 有更高的检出率，敏感度更高，但无法提供药敏结果，通过阅读文献发现，支气管鲍特菌普遍对亚胺培南敏感。因此将抗生素调整至亚胺培南，调整抗生素后患者呼吸系统症状明显，1 周后复查痰液 NGS，鲍特菌序列数明显减少。

六、治疗效果及思维提示

将抗生素调整至亚胺培南，调整抗生素后患者呼吸系统症状明显好转，11 天后复查胸部 CT，炎症有所吸收（图 24-2）。1 周后复查痰液 NGS，神户肠杆菌（308199），支气管鲍特菌（6274），肠膜样明串珠菌（3407），乳明串珠菌（297），白色念珠菌（1666），CMV 病毒（71），细环病毒（16）。随访 1 个月后，复查胸部 CT 炎症完全吸收（图 24-3）。

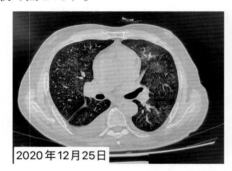
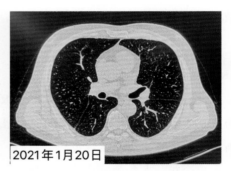

2020 年 12 月 25 日 · 2021 年 1 月 20 日

图 24-2　11 天后复查胸部 CT　　　　图 24-3　1 个月后复查胸部 CT

思维提示

支气管鲍特菌是人类呼吸系统感染的罕见病因，但由于该患者行免疫抑制治疗，对于此类感染并不意外。治疗过程中，首先予以患者支持治疗，维持内环境稳定，患者食欲差，进食量少，给予足量静脉营养，保持能量供应。输血改善患者氧合。其次，患者感染重，病情进展迅速，停用他克莫司，减弱免疫抑制强度，增强免疫功能。最后，根据 NGS 结果调整抗感染治疗方案，由于 NGS 不可提供药敏结果，若抗感染治疗未见好转，可继续调整抗生素类型。

七、对本病例的思考

鲍特菌是一类专性需氧的革兰阴性球杆菌，在目前已发现的 9 种鲍特菌中，其中百日咳鲍特菌、副百日咳鲍特菌常与人类感染相关。而支气管鲍特菌主要是啮齿类动物、猪和家庭宠物的致病菌，与百日咳鲍特菌及副百日咳鲍特菌常黏附于带有纤毛的人类呼吸道上皮不同，支气管鲍特菌优先黏附在动物呼吸道上皮，尽管人类经常暴露于这种机会性致病菌，但人类感染支气管鲍特菌极为罕见，仅见于少量个案报道，这些病例多为感染动物接触免疫功能低下的宿主，包括艾滋病患者、骨髓移植患者及恶性肿瘤患者等，多数为呼吸道感染，少数引起腹膜炎及脑膜炎等。

这种菌被证明可以由动物传给人类，包括猫、狗、马等，并有在医院人传人的报道。虽然本病例没有动物接触史，但肝移植患者接受高剂量的免疫抑制治疗，对于支气管鲍特菌的易感性并不意外。值得重视的是，肝移植患者容易并发感染，并且部分重症感染的患者起病急，发展迅速，病原体复杂，病死率极高，故快速并准确地明确病原体在临床治疗中极为重要。该患者病原体培养、特异性聚合酶链反应和免疫学的抗原抗体检测结果均呈阴性，影像学表现特异性差，因此确定病原体类型成为诊疗过程的重点与难点。目前为止，病原体培养被认为是诊断感染的"金标准"，但并非全部病原体均适合培养，此外培养耗时长，阳性率低，常延误临床诊疗。特异性聚合酶链反应和酶联免疫吸附试验仅可针对特定病原体进行检测，但临床表现及影像学表现常难以预先假定特定病原体。

NGS 是一种新兴的病原体诊断手段，可检测多种临床样本如血液、痰液、肺泡灌洗液、腹腔积液等，不依赖传统的病原体培养技术。免疫抑制或免疫缺陷患者，常并发多病原体感染，并且部分病原体难以培养，NGS 可直接并非特异地检测临床样本中所有类型的病原体（细菌、真菌、病毒及寄生虫）的核酸片段，因此同传统检测技术相比，NGS 的应用可最大程度避免漏诊。同时，一些研究表明，同传统方法相比，NGS 敏感度更高。其结果常是一个病原体微生物列表，有多个阳性结果，存在假阳性，无法区分污染菌，定植菌及致病菌，需结合临床分析，找出最有可能的致病菌。

本病例患者痰培养及各种抗体检测均呈阴性，经验性用药后对患者效果不佳，采用 NGS 解决了明确病原体这一难题，使治疗更有针对性。

（吉林大学第一医院　黄鹤宇，吕国悦）

参考文献

［1］Ducours M, Rispal P, Danjean MP, et al. Bordetella bronchiseptica infection[J]. Médecine et Maladies Infectieuses, 2017, 47（7）: 453-458.

［2］Ito Y, Uemura K. Successful treatment of Bordetella bronchiseptica pneumonia by minocycline in anti-neutrophil cytoplasmic antibodies- associated vasculitis patient[J]. J Infect Chemother, 2016, 22（12）: 808-810.

［3］陆瀚澜，隋明星，赵闻雨，等.高通量二代基因测序技术在器官移植术后肺部感染病原诊断的应用观察 [J]. 中华器官移植杂志，2020，41（7）: 388-392.

［4］Monti M, Diano D, Allegrini F, et al. Bordetella bronchiseptica pneumonia in a patient with lung cancer: a case report of a rare infection[J].BMC Infect Dis, 2017, 17（1）: 644.

［5］Mcnulty M C, Shibib D R, Steinbeck J L, et al. Misdiagnosis of Bordetella bronchiseptica respiratory infection as bordetella pertussis by multiplex molecular assay[J]. Clin Infect Dis, 2018, 67（12）: 1919-1921.

［6］Powers HR, Shah K. Bordetella bronchiseptica bloodstream infection in a renal transplant patient[J]. Transpl Infect Dis, 2017, 19（6）.

［7］Radcliffe C, Lier A, Doilicho N, et al. Bordetella bronchiseptica: a rare cause of meningitis[J]. BMC Infect Dis, 2020, 20（1）: 922.

［8］Rampelotto RF, Hörner A, Hörner C, et al. Pneumonia caused by Bordetella bronchiseptica in two HIV- positive patients[J]. Sao Paulo Medi J, 2016, 134（3）: 268-272.

［9］Sameed M, Sullivan S, Marciniak ET, et al. Chronic cough and cystic lung disease caused by Bordetella bronchiseptica in a patient with AIDS[J]. BMJ Case Rep, 2019, 12（4）: e228741.

［10］王鑫，栗光明，林栋栋，等 . 肺泡灌洗液的高通量测序在肝移植后肺部感染的病原学诊断中的应用 [J]. 中华器官移植杂志，2020，41（8）: 492-495.

病例 25

肝移植术后 1 个月，腹泻 2 天

患者男性，43 岁，于 2020 年 10 月 21 日入院。

一、主诉

肝移植术后 1 个月，腹泻 2 天。

二、病史询问

（一）初步诊断思路及问诊目的

腹泻是肝移植术后较为常见的胃肠道并发症，往往与手术方式，服用免疫抑制剂，抗生素的应用以及感染性因素有关。常规肝移植手术不保留供肝的胆囊，胆汁缺少浓缩与储存直接流入肠道，刺激肠蠕动增加引起腹泻，肝移植术中行胆肠吻合的患者术后发生腹泻的可能性更大；免疫抑制剂的不良反应可导致腹泻，尤其是霉酚酸酯类，腹泻的发生往往与剂量相关；长期应用广谱抗生素会引起肠道菌群紊乱从而导致腹泻，甚至艰难梭菌感染；另外，CMV 病毒、EBV、细菌、真菌感染也会导致反复腹泻。除以上原因外，腹泻也见于移植物抗宿主病、移植后淋巴组织增殖疾病等并发症，尽管临床上发病率较低，但病死率高且症状不典型。问诊过程中应详细向患者了解起病过程，腹泻的频次，粪便的性质、量，再从病因剖析角度入手询问手术方式、目前应用免疫抑制剂情况及有无发热、皮疹、淋巴结肿大等伴随症状，结合查体及实验室检查及早做出正确诊断。

（二）问诊主要内容及目的

1. 关于腹泻的问诊内容及目的　有无不洁饮食或服用特殊药物，腹泻起病的时间，腹泻的频次，粪便的性质、量，有无恶心呕吐、腹痛、发热、皮疹、淋巴结肿大等伴随症状。通过了解患者腹泻频次、粪便的量、病程中饮食情况，初步判断患者腹泻症

状的严重程度，是否存在水电解质、酸碱紊乱可能；了解起病诱因、粪便性质、伴随症状，目的在于排查感染性因素、药物性因素所致腹泻可能。

2. 用药情况　询问患者近期用药情况，免疫抑制方案，有无擅自停药、不遵医嘱服药情况，有无新增加特殊药物。

3. 既往史　询问患者既往有无消化道溃疡、结核病、肿瘤病史，有无血液系统疾病、风湿免疫性疾病病史及家族史，有无传染病病史以及特殊用药史、不良嗜好。

（三）问诊结果及思维提示

患者青年男性，于 2020 年 10 月 21 日因"乙型肝炎后肝硬化、原发性肝癌"行原位肝移植术，术中供受体胆道端–端吻合，手术时间 7 h，出血不多，术程顺利，术后恢复可，2020 年 11 月 7 日（术后 2 周）出院，出院时肝功基本恢复至正常水平，移植肝血流、胆道未见异常。出院后口服他克莫司（3.5 mg，q12h）+ 麦考酚钠（540 mg，q12h）+ 甲泼尼龙片（16 mg，逐渐递减）抗排异治疗，FK506 浓度在治疗窗内（10.6 ng/ml），随访期间未调整药物剂量、恩替卡韦（0.5 mg，qd）抗病毒治疗、熊去氧胆酸片利胆治疗，患者因术前存在门脉血栓，术中取栓，术后下肢静脉血栓原因，出院后继续服用利伐沙班抗凝治疗，遵医嘱服药规律，病程中未应用余特殊药物。门诊随访 2 次，总胆红素波动于 50 μmol/L 左右，余肝功能、肾功能、生化、血常规等指标未见异常，肝脏血管超声及 MRCP 未见异常。既往无消化道溃疡、结核病、血液系统疾病、风湿免疫性疾病病史。

患者 2 天前无明显诱因出现腹泻症状，每日排便 10 余次，呈黄色水样便，含少许粪质，每次 50 ~ 100 ml，同时颈部开始出现红色皮疹，逐渐发展至胸背部，口腔黏膜出现溃疡，病程中无发热，无恶心呕吐，无明显腹痛。自行应用止泻药物效果欠佳，遂就诊于我院急诊，急诊医师完善相关检查后做出"腹泻、代谢性酸中毒合并呼吸性碱中毒、低钠血症、急性肾功能不全、白细胞减少"等诊断，视患者为肝移植术后，病情危重，遂收治入院。

💬 思维提示

通过询问病史，得出重要线索，患者肝移植术后腹泻同时伴有皮疹、口腔黏膜溃疡和白细胞减少，首先要警惕移植物抗宿主病的出现，但尚不能完全除外药物浓度过高引起的不良反应（药疹、腹泻、骨髓抑制），CMV、EBV 感染，口服抗凝药物过量引起皮下出血，血液系统疾病，风湿免疫系统疾病，需结合查体及实验室检查进一步鉴别。

三、体格检查

（一）重点检查内容及目的

首先关注患者生命体征及一般状态，有无低血压，心率有无增快或减慢，意识是否清楚，有无神志淡漠、嗜睡、昏迷等，深浅反射是否正常，体温是否正常，有无皮肤干燥、口渴，尿量是否减少。重点查看患者皮疹分布、颜色，是否高出皮肤表面，压之是否褪色，有无触痛，有无融合成片，有无表皮松解剥脱等。全身查体重点关注腹形、肠鸣音、有无腹部压痛、反跳痛，肝区有无疼痛，肝脾及淋巴结有无肿大，有无骨骼关节疼痛等。

（二）体格检查结果及思维提示

T 36.2℃，P 120 次 / 分，R 30 次 / 分，BP 98/49 mmHg。神志清楚，可正常交流，无口渴，尿量减少。全身大面积躯干、四肢散在皮疹，略高出皮肤，压之不褪色，触痛不明显，可见融合成片，未见表皮松解剥脱，无瘙痒。全身浅表淋巴结无肿大。口腔黏膜散在多发溃疡。腹部见陈旧性手术瘢痕，无压痛、反跳痛、肌紧张，无肝区疼痛，脾脏肋下触及，肋下 2 cm，肠鸣音 6 次 / 分。深浅反射正常。双下肢皮肤干燥皱褶。关节活动正常，无压痛，肌力较弱 4 级。

> **思维提示**
>
> 患者心率快，血压低，皮肤干燥，尿量减少，结合患者 2 天内腹泻数十次，大量碱性消化液从消化道流失，同时饮食欠佳摄入不足，符合低渗性缺水体征，应给予补液及纠正内环境的治疗，同时尿量减少肌酐升高，考虑肾前性肾功能不全，为患者留置导尿、补液的同时监测尿量、肌酐变化。患者皮疹形态更符合斑丘疹或荨麻疹，但近期未服用特殊药物，无食物药物过敏史，药疹、变态反应所致皮疹等可能相对较小。浅表淋巴结无肿大，脾中度肿大，患者既往肝硬化失代偿期，尚需借助影像学与既往脾形态进一步比较。患者病程中未见发热，常见感染性腹泻及发疹性疾病无法解释，尚需进一步完善感染指标留取相关标本培养，警惕非典型病原体感染。综合问诊及查体，患者肝移植术后 1 个月后同时出现腹泻、皮疹、白细胞减少、口腔黏膜溃疡，常见原因不能完全解释所有症状，应高度警惕 GVHD，完善相关检查，及早做出正确诊断。

四、实验室和影像学检查

（一）初步检查内容及目的

1. 血常规、尿常规　了解各血液成分细胞计数及分类情况，尿有无红、白细胞、尿蛋白及尿比重。

2. 生化及血气分析　了解肝、肾功能有无异常，氧分压，离子、酸碱、血糖、血脂等基础情况。

3. 凝血常规　了解有无凝血异常，可同时判断移植肝脏的合成功能。

4. CRP、PCT、真菌 D 试验及血尿痰液培养　了解感染相关指标，及有无感染病原学证据，指导应用敏感抗生素。

5. EB 病毒、CMV 病毒核酸检测　排查有无病毒感染所致腹泻、白细胞减少、皮疹。

6. 粪便常规、粪便培养、粪便真菌涂片　了解便隐血是否阳性，是否有消化道出血，粪便有无细菌及真菌感染。

7. 艰难梭菌 DNA 检测　了解患者有无感染艰难梭菌导致腹泻可能。

8. ANA、ENA 抗体谱及 ANCA　排查有无风湿免疫性疾病、血液系统疾病。

9. 淋巴细胞亚群、细胞因子测定　了解淋巴细胞计数，IL-2、IL-6 等细胞因子情况反映机体免疫系统情况。

10. FK506 血药浓度测定　了解他克莫司血药浓度，有无他克莫司血药浓度过高引起不良反应可能。

11. 皮肤组织活检　了解皮疹部位显微镜下表现有无 GVHD 相关特点：真皮表皮间淋巴细胞浸润、棘细胞、"木乃伊"细胞等。

12. 骨髓活检　了解骨髓的增殖状态和骨髓中细胞来源情况。

13. 嵌合体检测（HLA 配型检测、PCR-STR，荧光原位杂交等检测方法）　了解受累器官或外周血中有无供体淋巴细胞存在的 HLA 或 DNA 方面的证据。

14. 影像学检查　腹部超声和肝脏血管彩超，必要时增强 CT 和（或）MRI，肠镜等。

（二）检查结果及思维提示

1. 血常规、尿常规　WBC 0.22×10^9/L，N 36%，RBC 2.44×10^{12}/L，HGB 77 g/L，PLT 15×10^9/L，LY 0.12×10^9/L，LY% 55%。尿蛋白 +，余正常。

2. 生化及血气分析　ALT 19.5 U/L、AST 23.9 U/L、ALP 58.3 U/L、γ-GT 41.0 U/L、TBIL 68.2 μmol/L、DBIL 48.0 μmol/L、CHE 1862 U/L、ALB 20 g/L、Cr 393.0 μmol/L、

BUN 44.24 mmol/L，Na$^+$119.4 mmol/L，Cl$^-$ 95.1mmol/L，Ca^{2+} 1.53 mmol/L，pH 7.30，HCO$_3^-$ 6.1 mmol/L。

3. 凝血常规　PT 15.1 s，APTT 43.1 s，INR 1.29。

4. CRP、PCT、真菌 D 葡聚糖及血尿痰液培养　PCT 70.58 ng/ml，CRP 172.48 mg/L，真菌 D 葡聚糖 91.12 pg/ml，血尿痰液培养阴性。

5. EB 病毒、CMV 病毒核酸检测　结果阴性。

6. 粪便常规　黄色稀便，隐血阳性，无红细胞，无白细胞，无真菌孢子及菌丝未见虫卵。

7. 便涂片及培养　未分离出沙门、志贺菌，未培养出真菌。

8. 艰难梭菌 DNA 检测　阳性。

9. ANA、ENA 抗体谱及 ANCA　阴性。

10. 淋巴细胞亚群、细胞因子测定　CD3$^+$T 细胞数量 74 个 /μl，CD4$^+$T 细胞数量 7 个 /μl，CD8$^+$T 细胞数量 66 个 /μl，CD19$^+$B 细胞数量 60 个 /μl，NK 细胞数量 2 个 /μl。

11. FK506　血药浓度 ＞ 30 ng/ml。

12. 皮肤组织活检　角化过度伴灶状角化不全，表皮内见淋巴细胞外渗，真皮浅层血管扩张充血，血管周围少量单一核细胞浸润，并见少许红细胞漏出（图 25-1）。

13. 骨髓活检　骨髓有核细胞增生减低，部分小粒造血面积减少，巨核细胞成熟不良。粒细胞系比例减低占 20.5%，红细胞系比例减低占 7%，淋巴细胞比例增高 54%，形态正常，全片巨核细胞＞ 100 个，分类 50 个，幼稚巨核 1 个，颗粒巨核 49 个，血小板少见。

14. 嵌合体检测　移植后标本 CD3$^+$T 细胞中患者自身来源的细胞成分所占比例为 30.07%，非患者自身来源的细胞成分所占比例为 69.93%（图 25-2）。

15. 腹部超声和肝脏血管彩超　肝动脉峰值流速 104 cm/s，平均血流 75 cm/s，形态正常。门静脉平均血流速度 25 cm/s。肝内外胆管未见明显扩张。腹腔积液 8.6 cm。脾大。

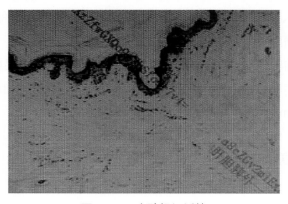

图 25-1　皮肤组织活检

检测结果及结论:

检测结果:

1. 患者移植前标本/移植后标本等位基因有效信息位点分析:
   患者移植后标本中各微卫星位点可检测到患者移植前特异性的等位基因峰。
2. 供者细胞嵌合率分析:
   移植后标本中可检测到与患者移植前标本来源相同的细胞成分,患者细胞所占比例为30.07%。

结论:

移植后标本CD^{3+}细胞中患者自身来源的细胞成分所占比例为30.07%,非患者自身来源细胞成分所占比例为69.93%,请结合临床情况分析,建议随访。

图 25-2　嵌合体检测(1)

> **思维提示**
>
> 患者有靶器官受累的特征性表现:皮疹、腹泻、口腔溃疡、白细胞减少;皮肤组织活检可见表皮及血管周围淋巴细胞浸润,骨髓有核细胞减低;最重要的是,嵌合体检测移植后标本中检出供体来源的细胞成分。综上,肝移植术后GVHD诊断成立。同时,患者合并艰难梭菌感染,感染指标明显升高,重复留取培养,警惕有无其他病原体感染,他克莫司浓度过高也需引起注意。
>
> 最后诊断:肝移植术后GVHD合并肠道艰难梭菌感染。

五、治疗方案及理由

(一)方案

1. 一般对症支持治疗　生命体征、出入量监测,吸氧,禁食水,行肠外营养,补液,纠正内环境,输注人血白蛋白,应用止泻及调节肠道菌群药物,保持皮肤干爽,同时患者搬入隔离病房预防感染。

2. 其他治疗　输辐照红细胞、血小板、应用集落刺激因子、促血小板生成素。

3. 抗感染治疗　亚胺培南西司他汀钠 0.25 g,静滴,q6h;替加环素 50 mg,静滴,q12h;卡泊芬净 50 mg,静滴,qd;万古霉素 125 mg,qd,口服。

4. 免疫抑制剂　停用。

5. 糖皮质激素联合人免疫球蛋白　甲泼尼龙 110 mg,静滴,qd;人免疫球蛋白 22.5 mg,静滴,qd。

（二）理由

患者腹泻为临床表现，短期内大量体液丢失，入院时血压低、心率快等低血容量表现，入院时诊治的重点是纠正内环境及明确病因。通过完善检查，患者主要诊断移植物抗宿主病、急性肾功能不全、艰难梭菌感染。对于移植物抗宿主病，患者他克莫司浓度过高，存在过度免疫抑制的情况，所以为患者制订了停用免疫抑制剂的治疗方案，联合糖皮质激素和人免疫球蛋白，减轻全身炎症反应。骨髓抑制及激素的使用大大增加了患者感染概率，除广谱抗生素外，加用抗真菌药物及口服万古霉素治疗艰难梭菌感染。除艰难梭菌外，入院体液标本培养，未见阳性结果，但患者感染指标明显升高，应持续监测感染指标变化，反复留取体液标本培养，必要时进行体液标本病原基因测序，依患者病情变化及时调整抗感染方案。患者同时合并急性肾功能不全，考虑肾前性可能，补液治疗的同时，监测肌酐及尿量变化，慎用肾毒性药物，依照肌酐清除率调整药物剂量。移植物抗宿主病为多靶器官受累，治疗过程中应同时注意监测循环系统、呼吸系统及神经系统等功能。

六、治疗效果及思维提示

患者移植物抗宿主病治疗经过曲折，病程中又相继出现癫痫及耐药菌感染，在保留原治疗方案的同时，加用抗癫痫药物及调整抗生素。治疗 2 周后，患者皮疹消退，腹泻症状缓解，白细胞及血小板稳定在正常范围，癫痫症状缓解，感染初步控制，肌酐降至正常，艰难梭菌核酸检测阴性，嵌合体检测移植后标本中未检出供体来源的细胞成分（图 25-3），移植物抗宿主病治愈，重启免疫抑制剂，应用西罗莫司，初始剂量 0.5 mg/d。但随后患者转氨酶、胆红素持续增高，行移植肝组织穿刺病理活检，诊断为中度急性 T 细胞介导排异反应。随即加强免疫抑制，应用糖皮质激素冲击治疗，但治疗过程中再次出现肺部耐药菌感染及小肠黏膜多发溃疡导致消化道出血，多次调整优化抗生素方案后，感染控制不佳，患者最终因呼吸衰竭去世。

检测结果及结论：

检测结果：
1. 患者移植前标本/移植后标本等位基因有效信息位点分析：
   患者移植后标本中各微卫星位点可检测到患者移植前特异性的等位基因峰。
2. 供者细胞嵌合率分析：
   移植后标本中可检测到与患者移植前标本来源相同的细胞成分，未检测到和患者来源细胞等位基因分型不同的细胞成分。

结论：
   移植后标本CD3+ 细胞为完全患者自身来源的细胞成分，未检测到其他个体细胞成分，请结合临床情况分析，建议随访。

图 25-3　嵌合体检测（2）

思维提示

移植后的免疫系统更像是供受体淋巴细胞间的博弈，供体淋巴细胞占据主导地位会引发移植物抗宿主病的产生，受体免疫系统过强就会攻击移植物引起排异反应，如何达到两者之间的平衡实现免疫耐受是当前移植领域研究的热点。对于应用减量或停用免疫抑制剂方案治疗的 GVHD 患者，过早重启免疫抑制可能会引发 GVHD 复发，而免疫抑制重启不及时则会引起排异反应，何时重启免疫抑制，目前缺乏准确的监测指标，还有待于相关病例的积累及临床研究。

七、对本病例的思考

GVHD 是肝移植术后罕见但极为危重的并发症，通常发生于肝移植术后 2 ~ 6 周，发生率为 1% ~ 2%，病死率高达 75%。GVHD 往往指细胞免疫反应通路介导的受体靶器官的损伤，即供体来源的 T 淋巴细胞激活分泌 IL-2、IFN-γ，引起细胞因子风暴，刺激单核吞噬细胞系统的炎症效应细胞通过相关损伤机制，对受体免疫系统、骨髓、皮肤、消化道等靶器官造成损伤。广义上 GVHD 也包括体液免疫通路介导的以 ABO 血型不合器官移植相关的免疫性溶血，称为过客淋巴细胞综合征（passenger lymphocyte syndrome，PLS）。HLA 配合率高、供受者年龄差大、受者免疫状态低下等是导致 GVHD 发生的危险因素。临床上常表现为不明原因的发热、皮疹、腹泻及严重的骨髓抑制，早期移植肝功能多正常。

如 GVHD 病情继续进展，感染概率将会大大增加，还将会出现包括呼吸系统、神经系统在内的多器官功能不全，继发肝功能改变。至终末期多数患者死于严重感染或多器官功能衰竭。肝移植术后 GVHD 的诊断标准：靶器官受累而引起的特征性的临床症状和体征；受累器官的组织学检查；受累器官或外周血中供体淋巴细胞存在的 HLA 或 DNA 方面的证据。但特别是 GVHD 发生的早期，患者往往仅表现部分症状，且发热、腹泻、皮疹、白细胞减少等为肝移植术后常见症状，症状不典型缺少特异性，往往与感染、药物因素难以鉴别，早期诊断困难。对于肝移植术后早期有疑似症状的患者，应引起高度警惕，借助组织活检、HLA 配型等方法，找到受累器官或外周血中供体淋巴细胞存在的 HLA 或 DNA 方面的证据，及时做出正确诊断。

GVHD 尚缺乏统一明确的治疗方案，肝移植术后 GVHD 的治疗经验主要来源于干细胞移植：①糖皮质激素能抑制炎症介质释放，抑制淋巴细胞生成，从而控制免疫炎症反应。可采用小剂量，甲泼尼龙 2 mg/（kg·d），减少感染风险。联合人免疫球蛋白，0.4 g/（kg·d），降低感染风险，帮助恢复受体的免疫状态。②对于减少或是增加免疫抑制剂剂量，目前尚有争议，我中心采用减少或停用免疫抑制剂方案，重建受体的免疫系统，对抗供体来源的淋巴细胞。③ IL-2 受体单克隆抗体能与 T 淋巴细胞表面的 CD25 抗原相结合，阻止 T 细胞活化，达到治疗目的。④抗感染和支持治疗 GVHD 患者应转入隔离病房或层流病房进行隔离保护，早期联合应用广谱抗生素、抗真菌和抗 CMV 病毒的药物，应用粒细胞集落刺激因子、血小板生成素促进造血，必要时输注辐照红细胞、血小板，早期血液净化治疗也有助于清除炎症介质有利于缓解病情。

GVHD 病死率高，早期正确诊断至关重要，靶器官病理学检查、供受者进行 HLA 配型及嵌合体检测不仅能帮助诊断，而且可以协助判断治疗效果，治疗过程中应根据患者免疫状态的变化及时重启或调整免疫抑制剂。抗感染治疗也是治疗过程中的重点，直接影响患者预后。

（吉林大学第一医院　黄鹤宇　吕国悦）

参考文献

［1］Chan EY, Larson AM, Gernsheimer TB, et al. Recipient and donor factors influence the incidence of graft-vs.-host disease in liver transplant patients[J]. Liver Transpl, 2007, 13（4）: 516-522.

［2］Elfeki MA, Pungpapong S, Genco PV, et al. Graft-versus-host disease after orthotopic liver transplantation: multivariate analysis of risk factors[J]. Clin Transplant, 2015, 29（12）: 1063-1066.

［3］蒋超, 刘雪岩, 孙晓东, 等. 肝移植受者急性移植物抗宿主病治愈后临床免疫耐受一例报道[J]. 中华器官移植杂志, 2016（12）: 731-735.

［4］Kitajima T, Henry M, Ivanics T, et al. Incidence and risk factors for fatal graft-versus-host disease after liver transplantation[J]. Transplantation, 2021, 105（12）: 2571-2578.

［5］Newell LF, Dunlap J, Gatter K, et al. Graft-versus-host disease after liver transplantation is associated with bone marrow failure, hemophagocytosis, and DNMT3A mutations[J]. Am J Transplant, 2021, 21（12）: 3894-3906.

［6］Ofosu A, Zabolotsky A, Rufail M, et al. Graft-versus-host disease, a rare complication after orthotopic liver transplantation[J]. Clin Case Rep, 2017, 6（1）: 238-239.

［7］朱晓璐, 郑树森. 肝移植术后移植物抗宿主病的诊治进展[J]. 中华移植杂志（电子版）, 2019（1）: 12-14.

肝移植术后 1 年 10 个月，发现右肺结节 2 周

患者男性，61 岁，于 2022 年 2 月 23 日入院。

一、主诉

肝移植术后 1 年 10 个月，发现右肺结节 2 周。

二、病史询问

（一）初步诊断思路及问诊目的

患者中老年男性，肝移植术后 1 年余出现肺部结节，需要明确肺部结节性质，主要考虑炎性病变，肿瘤不除外。炎性结节需甄别是细菌性、真菌性感染还是结核球等。肿瘤需鉴别是肺部原发肿瘤或者肺部转移瘤。问诊时需要询问肺部感染的相关症状以及消化道肿瘤的相关症状。另外需要询问既往有无结核病史、肿瘤病史，有无肿瘤家族史以及传染病接触史，有无特殊病原菌环境接触史。

（二）问诊主要内容及目的

1. 现病史的询问

询问全身感染症状，有无发热、乏力、纳差、盗汗、消瘦。若有发热，了解最高体温及热型等，精神状态、睡眠如何，以排查感染尤其是结核的可能性。

询问呼吸道症状，有无咳嗽、咳痰、胸闷、气促，有无咯血、胸痛，若有咳痰需询问痰液的颜色、性质等，目的在于了解呼吸道感染的可能性，有无呼吸道特殊病原菌倾向性，以及有无患肺癌的可能。

询问有无腹胀、腹痛、腹泻与便秘交替，有无黑便、血便，有无肝区疼痛，了解

有无消化道肿瘤可能，以排查肺部转移瘤。

询问其他系统症状，有无尿痛、血尿、肾区疼痛，有无皮肤瘀点、瘀斑、淋巴结肿大，目的在于排查有无泌尿系统肿瘤、血液系统肿瘤可能。

询问近期用药情况，排异药物方案，有无服用免疫抑制剂过度所致感染，或者长期免疫力低下肿瘤发生概率增加。

2. 既往史及个人史

询问既往有无结核病史、肿瘤病史，有无肿瘤家族史以及传染病接触史，有无霉菌、放线菌等特殊病原菌环境接触史。

（三）问诊结果及思维提示

患者 1 年 10 个月前因"乙肝肝硬化、肝占位"行同种异体肝移植术，术后病理提示海绵状血管瘤，长期抗排异、抗病毒等治疗，术后 1 个月出现急性排异反应，予以激素冲击治疗及提高 FK506 药物浓度后，急性排异反应得以纠正。1 年半前因肝功异常行相关实验室检查及肝穿刺活检，诊断"（移植肝）新发自身免疫性肝炎"，给予糖皮质激素及利妥昔单抗治疗后好转，此后长期服用甲泼尼龙片及硫唑嘌呤。3 个月前患者再次出现肝功异常，行肝穿活检考虑自身免疫性肝炎活动所致，再次给予利妥昔单抗输注，肝功好转。1 个月前患者出现发热，最高 38.4℃，伴畏寒，无咳嗽、咳痰、胸闷、气短，胸部 CT 提示右肺下叶炎症，结合相关实验室检查，考虑真菌感染可能性大，给予伏立康唑抗真菌治疗，症状缓解。半月前复查胸部 CT 发现右肺下叶病灶较前好转、右肺中叶新出现结节（图 26-1），1 天前复查 CT 发现右肺中叶结节较前增大，无发热、咳嗽、咳痰、胸痛不适，无乏力、纳差、消瘦，无腹痛、腹泻、血便，无肾区疼痛、血尿，无皮肤出血、瘀斑及淋巴结肿大等，体重无明显下降。长期复查淋巴细胞亚群 $CD4^+T$ 细胞数量均有明显降低。

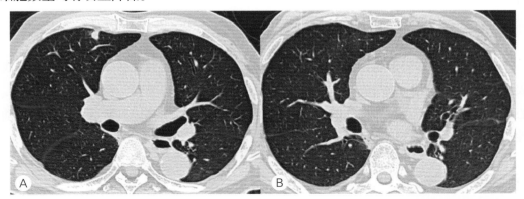

图 26-1　右肺中叶胸膜下新出现一结节影，大小约 7 mm × 10 mm

既往乙肝病史 40 余年，移植术后转阴，长期口服丙酚替诺福韦片预防复发。有高血压病史，口服降压药物，血压控制可。1 年半前诊断继发性糖尿病，现使用胰岛素及达格列净片控制血糖。5 个月前因甲状腺滤泡状癌行手术治疗，术后长期服用左甲状腺素片。有输血史。无特殊环境接触史。吸烟 30 余年，平均每天 10 支。有饮酒史，饮酒 3 年，一周 3 次，每次 5 两，已戒。

思维提示

通过询问病史了解到患者肝脏移植术前基础疾病不是恶性肿瘤，术后除了长期服用免疫抑制剂外，还出现过急性排异反应及新发自身免疫性肝炎、糖尿病，$CD4^+T$ 细胞数量低，且近期使用过利妥昔单抗，既往肺部真菌感染，5 个月前因甲状腺癌行手术治疗，长期吸烟，这些都是发生机会性感染的高危因素，同时也有肺癌发生的基础。患者术后多次出现不良事件，且多为感染及肿瘤的易感因素，故诊断困难，需要借助进一步的查体和辅助检查。

三、体格检查

（一）重点检查内容及目的

查体首先看生命体征，体温如何，有无呼吸急促、心率增快，血压是否正常，氧饱和度如何。全身营养状况、精神状况如何。全身浅表淋巴结有无肿大，皮肤有无出血点、瘀斑。有无杵状指。胸廓是否对称，双肺有无闻及异常干湿啰音，有无胸膜摩擦音。腹部有无压痛，肝区、肾区有无叩痛，有无移动性浊音。双下肢有无凹陷性水肿。

（二）体格检查结果及思维提示

查体：生命体征平稳。营养中等，慢性病容。皮肤、巩膜无黄染、瘀斑。全身浅表淋巴结未扪及。无杵状指。右肺呼吸音粗，未闻及明显干湿啰音，未闻及胸膜摩擦音。心界不大，心律齐。腹部见陈旧性手术疤痕，无压痛、反跳痛，肝肾区无叩痛，移动性浊音阴性（－）。双下肢无水肿。

思维提示

通过查体了解到患者入院时生命体征平稳，全身情况可，没有明显的双肺异常体征，腹部检查未见异常体征。诊断有待入院后的实验室和影像学检查。

四、实验室和影像学检查

（一）初步检查内容及目的

1. 血常规　了解各血液成分细胞计数及分类情况。

2. 炎症因子 CRP、PCT、ESR　了解炎症因子情况，印证感染是否存在及严重程度。

3. 生化及糖化血红蛋白　了解肝、肾功能有无异常，血糖、血脂等基础情况。

4. 真菌 G 试验、GM 试验　了解有无真菌感染、血清学证据。

5. 肿瘤标志物　从血清学标志物角度了解有无肿瘤可能。

6. 结核相关检查　排查结核感染可能性。

7. 伏立康唑药物浓度　了解抗真菌药物浓度是否在治疗窗内。

8. 凝血四项、术前感染八项　了解有无凝血及感染指标异常，为后续有创性检查做准备。

9. 淋巴细胞亚群　了解机体免疫抑制情况。

10. 血培养　寻找感染微生物学证据。

11. 腹部超声　了解移植肝及腹部脏器情况，排除腹部肿瘤转移至肺部可能。

12. 胸部 CT　动态了解肺部结节变化。

13. CT 引导下病灶穿刺活检　为明确肺部结节性质获取病原学及病理学证据。

14. 头颅 MRI　排查有无颅内炎症或肿瘤病变。

（二）检查结果及思维提示

1. 血常规　WBC 5.15×10^9/L，N 73.8%，HB 151.00 g/L，PLT 197×10^9/L。

2. 炎症因子 CRP、PCT、ESR　入院时 CRP 14.34 mg/L，PCT 0.0718 ng/ml，ESR 2 mm/h；入院第 6 天 CRP 104.91 mg/L，PCT 0.428 ng/ml。

3. 生化及糖化血红蛋白　ALT 30.4 U/L、AST 26.8 U/L、ALP 64.2 U/L、GGT 91.7 U/L、TBIL 13.98 μmol/L、DBIL 7.61 μmol/L、CHE 4707 U/L、ALB 43.6 g/L、Cr 66.3 μmol/L、UA 287 μmol/L、GLU 8.01 mmol/L、Na^+ 141.8 mmol/L、K^+ 4.52 mmol/L、TG 2.23 mmol/L、TC 4.54 mmol/L。HbA1c 7.3%。

4. 真菌 G 试验、GM 试验　G 试验、GM 试验均为阴性（－）。

5. 肿瘤标志物　AFP < 2 ng/mL，CEA 3.71 ng/mL，SCC 0.9 ng/mL，CYFRA21-1 1.46

ng/mL。

6. 结核相关检查　结核抗体 IgG、IgM 阴性（－）。结核杆菌 γ 干扰素释放试验阴性（－）。

7. 他克莫司、伏立康唑药物浓度　FK506 3.98 ng/mL，伏立康唑药物浓度 5.04 μg/ml。

8. 凝血四项、术前感染八项　凝血四项正常。术前感染八项未见异常。

9. 淋巴细胞亚群　淋巴细胞 290 个 /μl，NK 细胞数量 23 个 /μl，CD4+T 细胞数量 113 个 /μl，CD8+T 细胞数量 148 个 /μl。

10. 血培养　提示皮诺卡菌中量（血液标本为肺组织穿刺后抽取）。

11. 腹部超声　提示移植肝及肝动脉、肝静脉、门静脉血流未见异常。

12. 胸部 CT　入院后第 6 天复查胸部 CT 提示右肺中叶胸膜下结节较前增大（30 mm×22 mm），周围见斑片磨玻璃影，双肺下叶片状模糊影、高密度影，较前进展（图 26-2）。

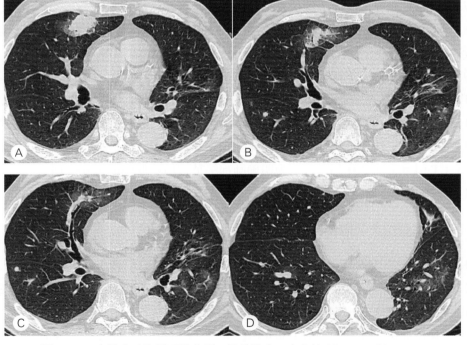

图 26-2　右肺中叶胸膜下结节影，较前增大，大小约 30 mm×22 mm，周围见斑片磨玻璃影，双肺下叶见斑片模糊影及高密度影（A ~ D）

13. CT 引导下病灶穿刺活检　活检组织微生物培养提示皮诺卡菌中量，真菌培养未生长；肺组织送检超广谱病原微生物 mNGS 检测提示皮诺卡菌 3.6×10⁴ copies/ml，检测到肽类、利福霉素耐药基因。病理：（肺穿组织）穿刺少许肺组织，肺泡上皮轻度增生，肺泡腔内可见纤维素性渗出，并可见多灶炎性坏死，伴大量核碎，请结合临床。免疫组化：CD3$^+$T 淋巴细胞阳性、CD20 阴性、CD38（个别浆细胞阳性）、CD138（个别浆细胞阳性）、Ki67 未见异常增殖、CMV 阴性。原位杂交：EBER 阴性。

14. 头颅 MRI 提示慢性期腔梗灶，脑白质脱髓鞘变性改变。

思维提示

患者 CRP、PCT 升高，且有逐渐增高趋势，但 ESR、结核抗体及结核杆菌 γ 干扰素释放试验正常，故结核可能性不大。患者真菌 G 试验、GM 试验阴性，伏立康唑药物浓度在目标范围内，且是在抗真菌治疗有效的过程中出现的新病灶，故真菌感染可能性不大。虽然肿瘤标志物阴性，但仍不能完全除外肿瘤，其他一些特殊感染亦有可能。由于早期检查没有特殊发现，且患者一直无咳痰，无法获取痰液标本送检微生物学培养，诊断困难，故采用了有创性的检查——CT 引导下肺病变穿刺活检，穿刺组织送抗酸染色、细菌真菌涂片＋培养、NGS 以及病理检查。在穿刺的同一天，患者出现高热症状，留取了血培养。送检 3 ~ 4 天后组织培养、NGS 以及血培养陆续出现阳性结果，均为皮诺卡菌，为临床诊断和下一步的治疗方案调整提供了有力证据。

最后诊断：肺皮诺卡菌病。

五、治疗方案及理由

（一）方案

1. 复方磺胺甲噁唑 是诺卡菌感染的首选药物。推荐起始剂量为 10 ~ 20 mg/kg TMP、50 ~ 100 mg/kg SMX，bid。本例患者按照体重计算初始给予 1.92 g，q12h 的剂量，患者不能耐受，后给予 0.96 g，q8h。住院期间及门诊足疗程使用。

2. 亚胺培南 / 西司他汀 作为与磺胺类药物联用的一线治疗药物。给予 0.5 g 静滴，q8h，住院期间使用。

3. 米诺环素 是常用的一线治疗药物，推荐 100 ~ 200 mg，bid。出院后门诊使用，本例患者给予了 100 mg，bid 的用量。

4. 其他治疗 免疫抑制剂适当减量，调整胰岛素剂量加强血糖控制，碳酸氢钠片口服，降压等对症治疗。

（二）理由

本例患者免疫力低下，为中重度肺部皮诺卡菌感染，无肺外组织器官受累，首选复方磺胺甲噁唑联合亚胺培南抗感染，出院后改用复方磺胺甲噁唑与米诺环素两种口服药物治疗。而服用磺胺的患者需预防尿结晶，遂给予碳酸氢钠预防。对于移植术后出现感染的患者要及时根据淋巴细胞亚群情况适当减少免疫抑制剂剂量，本例患者他克莫司的剂量较感染前有一定减少。患者同时患有糖尿病，对血糖加强监测，调整胰岛素剂量，严格控制血糖达标。

六、治疗效果及思维提示

本例患者治疗1周后复查胸部CT即有好转，右肺中叶结节有一定缩小，治疗两周后无主诉不适，门诊随访继续治疗。规律治疗2个月后复查胸部CT（图26-3），结节较治疗前明显缩小，周围斑片磨玻璃影明显减少，双下肺炎变消失。

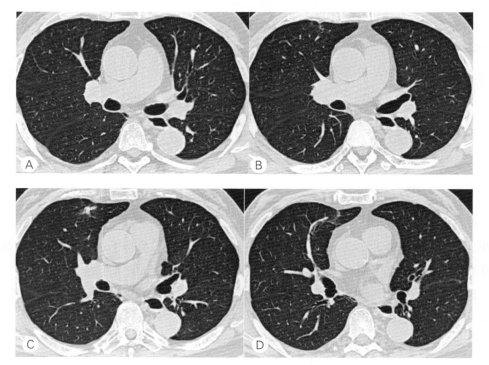

图26-3　右肺中叶胸膜下结节影明显缩小，大小约9 mm×15 mm，
周围斑片磨玻璃密度影较前减轻，原双肺下叶片状模糊影及高密度影消失

> **思维提示**
>
>   皮诺卡菌感染的治疗首选复方磺胺甲噁唑，可联合使用氨基糖苷类、碳青霉烯类、第三代头孢菌素、米诺环素、氟喹诺酮类或利奈唑胺，对于磺胺过敏的移植受者可以选用亚胺培南、头孢曲松或利奈唑胺作为一线治疗。对重度感染患者需经验性使用 2 种或 3 种抗菌药物。疗程建议治疗至少 1 年。

七、对本病例的思考

皮诺卡菌是一种少见的需氧放线菌，也是一种条件致病菌，多在机体抵抗力下降时发病，常见于糖皮质激素治疗、恶性肿瘤、实体器官移植、造血干细胞移植、HIV感染以及糖尿病、肝硬化、慢性阻塞性肺疾病等高危患者人群。常见的致病皮诺卡菌有星形皮诺卡菌、皮疽皮诺卡菌（鼻疽诺卡菌）、巴西皮诺卡菌、豚鼠耳炎皮诺卡菌等。文献报道我国以星形皮诺卡菌和巴西皮诺卡菌最常见，皮疽皮诺卡菌较罕见，但皮疽皮诺卡菌是所有皮诺卡菌中最具有致病性的一种，可以在免疫功能缺陷患者中导致侵袭性和致命的播散性感染。

肺部感染是皮诺卡菌病最常见的表现，约 1/3 患者出现播散性感染，多同时累及中枢神经系统、皮肤和软组织感染。临床表现可以有发热、咳嗽、咳痰、呼吸困难、胸痛等呼吸系统症状，也可仅有乏力、体重减轻等非特异症状。其影像学表现缺乏特异性，影像学上可表现肺结节、肺叶浸润、空洞、脓肿或胸腔积液等。皮诺卡菌病的诊断主要依据细菌培养及鉴定。

治疗方面，对重度感染患者经验性使用 2 种或 3 种抗菌药物，单纯的轻 - 中度肺皮诺卡菌病或皮肤感染者可使用单药治疗。皮诺卡菌感染的治疗首选复方磺胺甲噁唑，可联合使用氨基糖苷类、碳青霉烯类、第三代头孢菌素、米诺环素、氟喹诺酮类或利奈唑胺等。由于诺卡菌感染容易复发，治疗疗程较长。对于器官移植受者建议治疗至少 1 年，治疗结束后也应继续监测 1 年。

本例患者肝移植术后长期服用免疫抑制剂和糖皮质激素，免疫力低下，长期血糖控制不佳，同时发病前有单克隆抗体使用史，是机会性感染的高危人群。患者早期感染症状不明显，因合并肺部真菌感染复查 CT 时发现新出现结节病灶。通过 CT 引导下病灶穿刺活检以及二代基因测序获取到病原学证据，及时明确诊断。治疗上根据经验选用复方磺胺甲噁唑联用亚胺培南治疗，同时减少免疫抑制剂剂量，出院后复方磺胺甲噁唑联用米诺环素口服治疗，治疗 2 个月后复查病灶吸收明显。后续仍需进一步巩固治疗，定期复查胸部 CT，警惕耐药复发或新出现其他部位感染。

（北京清华长庚医院　李　君，范铁艳）

参考文献

［1］刘旭，蔡芸，梁蓓蓓，等. 利奈唑胺对奴卡菌属感染中的应用文献计量分析 [J]. 中国新药杂志，2014, 23（5）: 569-576.

［2］Beaman BL, Beaman L. Nocardia species: host-parasite relationships[J]. Clin Microbiol Rev,1994, 7: 213.

［3］Kumar R, Ison MG. Opportunistic Infections in Transplant Patients[J]. Infect Dis Clin North Am. 2019, 33（4）: 1143-1157.

［4］Uhde KB, Pathak S, McCullum I Jr, et al. Antimicrobial-resistant nocardia isolates, United States, 1995-2004[J]. Clin Infect Dis 2010, 51: 1445.

［5］Valdezate S, Garrido N, Carrasco G, et al. Epidemiology and susceptibility to antimicrobial agents of the main Nocardia species in Spain[J]. J Antimicrob Chemother 2017, 72: 754.

［6］宋秀杰，路聪哲，顾珏，等. 84 例肺奴卡菌病文献回顾性分析 1979—2011[J]. 临床肺科杂志，2013, 18（12）: 2280-2282.

［7］MEHRIAN P, ESFANDIARI E, KARIMI M A, et al. Computed tomography features of pulmonary nocardiosis in immunocompromised and immunocompetent patients[J]. Pol J Radiol, 2015, 80: 13-17.

［8］Restrepo A, Clark NM. Infectious Diseases Community of Practice of the American Society of Transplantation. Nocardia infections in solid organ transplantation:Guidelines from the Infectious Diseases Community of Practice of the American Society of Transplantation[J]. Clin Transplant. 2019, 33（9）: e13509.

［9］Lerner PI. Nocardiosis[J]. Clin Infect Dis, 1996, 22: 891.

病例 27

肝移植术后 12 天，腹泻 2 天，发热 1 天

患者男性，36 岁，于 2022 年 4 月 13 日入院。

一、主诉

肝移植术后 12 天，腹泻 2 天，发热 1 天。

二、询问病史

（一）初步诊断思路及问诊

患者 12 天前因"乙肝肝硬化失代偿"行肝移植手术，肝移植术后围手术期即出现腹泻，随后出现高热，腹泻症状逐渐加重，经验性给予美罗培南＋替考拉宁治疗效果不佳，炎症指标逐步升高。移植术后腹泻或发热常见，二者同时出现并不常见。患者移植术后免疫功能低下，针对患者病情需结合病史，进行有针对性的检查。临床问诊及体格检查对诊断方向尤为重要。

（二）问诊主要内容及目的

1. 症状　腹泻前是否存在不洁饮食史，症状持续时间、排便次数和粪便特征，以及伴随症状。不同的排便频率及性质有助于判断腹泻的部位和病原体。水样泻常起源于小肠，排泄量较大，伴有腹部绞痛、腹胀和排气，粪便常规少见隐血及炎性细胞。大肠的腹泻常排便规律且量少，血便和黏液便常见，粪便常规可查见红细胞和白细胞。小肠腹泻常见病原体包括沙门氏菌、轮状病毒、隐孢子虫等，大肠腹泻常见病原体包括志贺氏菌、巨细胞病毒和阿米巴等。除感染性腹泻外，腹泻的原因还包括肠道菌群紊乱、肠易激综合征及药物所致等。但这些因素所导致的腹泻通常不会伴随发热。

2. 是否存在其他系统感染可能　如呼吸道、泌尿系统、神经系统、胆道感染及腹腔感染等。如存在咳嗽、咳痰、胸闷、憋气等症状需考虑呼吸系统感染；如存在尿频、

尿急、尿痛等症状需考虑泌尿系统感染；如存在颈强直、头痛、精神状态改变等症状需考虑神经系统感染；若出现黄疸、梗阻酶升高需考虑胆道感染；若出现腹痛或引流液浑浊要考虑是否存在腹腔感染。

3.检查检验结果的情况　了解入院前患者检查、检验情况有助于病情判断。粪便常规是否有隐血及炎性细胞。血常规中是否存在白细胞、中性粒细胞、淋巴细胞比例变化。发热伴有白细胞、中性粒细胞比例增高提示细菌感染性疾病。发热、伴有白细胞降低、淋巴细胞比例增高考虑病毒感染可能性大。头、胸、腹部 CT 检查有助于判断感染灶来源。

4.了解治疗方案　了解目前治疗方案一方面有助于确定诊断，另一方面有助于明确进一步的治疗方案。目前是否给予止泻药物以及何种止泻药物，效果如何；是否给予抗生素治疗及使用何种抗生素种类，效果如何，免疫抑制剂方案效果如何。

（三）问诊结果及思维提示

患者移植术后第 12 天出现腹泻，逐渐加重，由黄稀便逐渐变为水样便，排便次数逐渐增多，从 4 次 / 天增加为 7～8 次 / 天，伴有腹部绞痛、腹胀。腹泻 1 天后出现发热、体温最高 40℃，伴明显畏寒、头晕、血压降低，无咳嗽、咳痰、胸闷、憋气、咯血，无尿频、尿急、尿痛、尿道口不适。急查血常规：WBC 5.04×10^9/L，NE% 81.2%，CRP 21.87 mg/L，PCT 0.45 ng/ml。胸部平扫 CT 提示右下肺不张及右侧少量胸腔积液。腹部 CT 未见明显异常。给予美罗培南＋替考拉宁抗感染治疗后体温无明显下降。自发病以来，食欲、精神差。尿量偏少。

🧑 思维提示

通过问诊可推测患者腹泻伴高热，血常规提示白细胞、中性粒细胞比例升高，CRP 和 PCT 感染指标升高，提示细菌感染可能性大。但具体是何种细菌，有待进一步行血、便培养。

三、体格检查

（一）重点检查内容和目的

根据患者有腹泻伴发热的症状，考虑患者为消化道感染可能性大，因此对患者进行系统、全面地检查，体格检查重点在于评估容量状态和识别并发症。黏膜干燥、皮肤弹性下降、体位性血压降低或明确的血压降低以及神志改变均提示容量不足。腹部检查时应评估患者是否有提示肠梗阻或腹膜炎的表现，包括腹部膨隆、轻叩诊时疼痛、腹肌紧张或反跳痛。除了低血容量休克外，还需警惕感染性休克的发生。

（二）体格检查结果及思维提示

T 39.5℃、P 105 次 / 分、R 20 次 / 分、BP 88/59 mmHg。神志清、精神差，皮肤干燥。浅表淋巴结未触及，心、肺查体未见异常，胸腹壁静脉无显露，腹软，脐周轻压痛，无反跳痛及肌紧张，肝脾肋下未触及，移动性浊音阴性。双下肢无凹陷性水肿。肠鸣音活跃。

思维提示

体格检查患者存在容量不足的可能，可能与感染和腹泻有关。需要增加补液量，维持水、电解质及酸碱平衡。同时进一步进行实验室、影像学等检查以明确诊断。

四、实验室和影像学检查

（一）初步检查内容及目的

1. 血常规　了解是否存在白细胞、中性粒细胞比例升高。

2. 便常规和便潜血　了解大便性状，镜检是否有红细胞、白细胞，隐血有无阳性等，以明确消化系统感染。

3. 肝肾功能、电解质　了解肝脏及肾脏疾病、电解质紊乱有助于评估并发症及病情严重程度。

4. 血沉、降钙素原　动态观察以了解感染的严重程度及转归情况。

5. 血培养、大便培养　有助于细菌感染的诊断及鉴别诊断。

6. 胸部 CT　有助于排除呼吸系统疾病。

7. 腹部 CT 检查　有助于腹腔内感染情况以及移植肝脏情况。

（二）检查结果

1. 血常规　WBC 6.49×10^9/L，HGB 83.00 g/L，PLT 87.00×10^9/L，NE% 94.9%。

2. 便常规和便隐血　水样便，白细胞及隐血阴性（-）。

3. 难辨梭菌培养　未生长。

4.肝、肾功能　ALT 75 U/L，AST 90 U/L，TBIL 58.6 μmol/L，DBIL 48.4 μmol/L，ALP 71 U/L，γ-GT 94 U/L，ALB 38.4 g/L，TP 57.2 g/L，BUN 7.6 mmol/L，Cr 128 μmol/L。

5.PCT　12.4 ng/ml，CRP 89.9mg/L。

6.血培养　外周血及导管血的需氧和厌氧培养均为沙门菌都柏林血清型。

7.大便培养　沙门菌都柏林血清型。

8.胸部平扫 CT　右侧胸腔积液，右下肺不张，双侧男性乳腺发育。

9.腹部 CT　肝 S4 段可见斑片低密投影，约 5 cm×4 cm（图 27-1）。

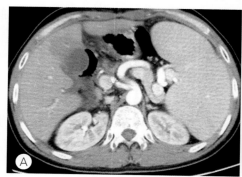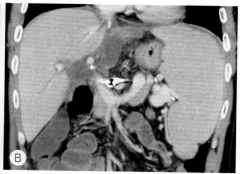

图 27-1　腹部 CT

思维提示

　　根据以上检查结果，结合患者具有：①腹泻、发热临床症状；②血常规提示中性粒细胞比例升高；③ CRP、降钙素原升高；④血培养及粪便培养为沙门菌都柏林血清型，故可以确诊为沙门菌所致的伤寒菌血症；⑤肝脏新发脓肿，不排除沙门氏菌所致，有待脓肿穿刺引流后，将引流液进行培养后明确。

五、治疗方案及理由

（一）方案

（1）一般治疗包括休息、补充营养、补液、对症支持治疗，维持水、电解质及酸碱平衡。

（2）暂时停用所有免疫抑制药物。

（3）根据药敏结果给予环丙沙星抗感染治疗 0.4 g，静滴，q12h。

（4）退热、止泻等对症处理。

（5）超声引导下肝脓肿穿刺引流，引流出棕灰色浑浊液体约 30 ml，引流液送细菌培养，提示为沙门氏菌（图 27-2）。

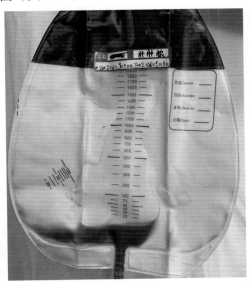

图 27-2　肝脓肿引流

（二）理由

沙门氏菌所致腹泻具有自限性，对于普通人群轻型患者，可暂时不用抗生素治疗，仅观察及对症治疗即可。但对于移植术后患者，免疫力低下，发生并发症风险高，必须给予抗菌治疗，尤其是发生菌血症且症状持续的患者，应积极给予抗菌治疗。无禁忌证的成人最合适的药物常是喹诺酮类，儿童可考虑选用三代头孢治疗。在选择经验性治疗时必须考虑到抗菌药的耐药性，因此对血液和大便培养十分必要，可根据药敏情况选择有效的抗感染药物。

六、治疗效果

经积极的环丙沙星抗炎以及对症、支持治疗，患者体温逐渐恢复正常，腹泻明显好转直至停止腹泻；肝脓肿明显缩小。

七、对本病例的思考

腹泻是肝移植术后常见并发症。肝移植术后腹泻的发生概率为 10%，多在移植术后早期发生。感染是肝移植术后腹泻的最常见原因，常见于难辨梭状芽孢杆菌感染和巨细胞病毒感染，偶见非典型肠道感染。免疫抑制剂是导致肝移植术后腹泻的另一常见原因。少数情况下，移植物抗宿主病、淋巴组织异常增殖和炎性肠病也可以导致腹泻。非典型肠道感染主要是由于沙门氏菌、轮状病毒等病原体引起，其在免疫抑制人群中发病率明显升高。

　　沙门氏菌感染所致腹泻通常具有自限性，在普通人群的轻症患者，一般不推荐使用抗生素治疗。腹泻性疾病最重要治疗是补液、维持水电解质平衡。但对于严重腹泻、高热的患者以及免疫功能低下及幼老年患者应当进行积极治疗。尤其对于肝移植术后免疫力低下出现血液感染的患者，应当积极进行抗生素治疗，以改善和预防并发症发生的可能并缩短临床恢复时间。临床上，沙门氏菌引起的肝脓肿十分少见，首选治疗方式为外科穿刺引流，并针对引流液培养采用抗生素治疗。对于沙门氏菌感染最适合的药物一般是喹诺酮类。因为此类药物对大部分革兰阴性菌病原体具有活性，可以达到较高组织细胞浓度，且不良反应小。由于儿童通常不用喹诺酮类药物，对于儿童或者喹诺酮类禁忌的患者，可以选择磺胺甲噁唑、三代头孢或阿奇霉素治疗。免疫功能低下的感染患者需接受长时间（2周到数月）治疗以防止感染持续或复发，对于此类患者应仔细评估患者是否存在菌血症和肠外感染，个体化决定疗程。

（北京清华长庚医院　吴广东　陈　虹）

参考文献

［1］Hsu RB, Lin FY. Nontyphoid Salmonella infection in heart transplant recipients[J]. Am J Med Sci，2008,336（5）：393.

［2］Krueger A L，Greene S A，Barzilay E J，et al. Clinical outcomes of nalidixic acid, ceftriaxone, and multidrug-resistant nontyphoidal salmonella infections compared with pansusceptible infections in FoodNet sites, 2006-2008.[J]. Foodborne Pathog Dis, 2014, 11（5）：335-341.

［3］Onwuezobe I A，Oshun P O，Odigwe C C. Antimicrobials for treating symptomatic non-typhoidal Salmonella infection[J]. Cochrane database of Syst Rev (Online), 2012, 11（11）：CD001167.

［4］Wong NA, Bathgate AJ, Bellamy CO. Colorectal disease in liver allograft recipients—a clinicopathological study with follow-up[J]. Eur J Gastroenterol Hepatol, 2002,14（3）：231-236.

第二章

肝移植术后肝功能异常

病例 28

肝移植术后 4 年余，间断肝功能异常 2 年

患者女性，68 岁，于 2015 年 1 月 4 日入院。

一、主诉

肝移植术后 4 年余，间断肝功能异常 2 年。

二、病史询问

（一）初步诊断思路及问诊

肝功能异常按病因可以分为感染性（主要为嗜肝病毒感染）、酒精性、药物性、中毒性、自身免疫性、淤血性、代谢性、血管性等；患者为肝移植术后患者，术后 2 年左右常规随访时发现肝功能异常，无明确伴随症状。与非移植人群相比较，肝移植术后患者出现肝功能异常通常有其自身的特殊性，例如排异反应、胆道并发症、血管并发症、原发病复发、免疫抑制方案药物导致肝损害等，均是肝移植术后患者特有的病因。故问诊时应重点关注上述可能因素，同时详细询问肝功能异常的特点以及随治疗的演变过程。

（二）问诊主要内容及目的

1. 起病时肝功能异常有何特点　有助于对肝功能异常病因的判断、疾病发展趋势的判断和治疗效果的评估。需要了解肝功能异常持续时间及变化规律。目前已知患者系因"肝炎肝硬化，乙丙重叠感染，终末期肝病"行肝移植手术，需特别注意有无乙型肝炎及丙型肝炎病毒感染问题。

2. 起病前是否有酒精、药物、中毒、饮食等诱因　肝脏是人体重要的代谢器官，酒精、药物等因素均有可能造成肝功能损害。

3. 是否做过包括肝脏影像学检查，结果如何　影像学检查可对肝脏形态进行检查，

了解有无胆道梗阻、血管病变、占位性病变等问题。

4. 曾接受何种治疗，结果如何　患者间断肝功能异常已达 2 年之久，了解既往治疗方案及疗效十分必要，亦可帮助判断肝功能异常的特点。

（三）问诊结果及思维提示

患者 44 个月前因 "肝炎肝硬化，乙肝、丙肝重叠感染，肝脏失代偿期，原发性肝癌" 行肝移植术，术程顺利。术后常规应用他克莫司、吗替麦考酚酯等抗排异药物，口服恩替卡韦（0.5 mg/d）预防乙肝复发，定期肌注 HBIG。移植术后第 17 个月化验肝功能异常，ALT 64 U/L，AST 54 U/L，HCV RNA 阳性，HBV DNA 阴性，肝组织穿刺组织病理学检查结果提示：HCV 感染复发，病变程度相当于 G1S1。确诊为肝移植后丙型肝炎复发。给予聚乙二醇干扰素 α-2a 注射液（135 ～ 180 μg/ 周）联合利巴韦林抗病毒治疗 4 个月，化验肝功正常，取得 RVR 及 ETVR，但因合并感染于移植术后 21 个月停药。移植术后 25 个月检测 HCV RNA 阳性，化验肝功能异常，ALT 85 U/L，AST 67 U/L，再度给予聚乙二醇干扰素联合利巴韦林抗病毒治疗 17 个月，期间移植术后第 32 个月 HCV RNA 阴转，肝功正常，于移植术后 42 个月停药。移植术后第 43 个月再次检测 HCV RNA 阳性，肝功能异常。

思维提示

患者因 "肝炎肝硬化，乙肝、丙肝重叠感染，肝脏失代偿期，原发性肝癌" 行肝移植治疗，术后出现肝功能异常，临床首先需考虑的病因主要包括排异反应、丙型肝炎复发、乙型肝炎复发、肝癌复发等。通过病毒学检测、影像学检查可能有阳性提示，结合肝脏病理学检查有助于明确诊断。本病例既往确诊有丙型肝炎复发，经过两次干扰素抗病毒治疗，均取得 ETVR，肝功能曾恢复正常；但最终均未能获得 SVR，肝功能随之出现波动。因此，本次肝功能异常考虑丙型肝炎病毒感染导致可能性大。

三、体格检查

（一）重点检查内容及目的

患者以肝功能异常为主要表现，初步考虑 HCV 慢性感染导致肝脏炎症可能性大，且病情反复波动迁延，多次使用长效干扰素联合利巴韦林治疗，病毒转阴后复发。因此在对患者进行系统、全面检查的同时，注意有无皮肤、巩膜黄染，皮疹，肝脾大，腹部有无压痛、反跳痛、腹腔积液征，有无肝掌、蜘蛛痣等慢性肝病体征。

（二）体格检查结果及思维提示

T 36.8℃，R 19 次 / 分，P 76 次 / 分，BP 130/75 mmHg。神志清楚，全身皮肤、巩膜无黄染，未见皮疹，肝掌、蜘蛛痣阴性。心肺查体未见异常。腹部平坦，腹部可见"人"字形手术瘢痕，愈合良好。腹部软，全腹无包块，无压痛、反跳痛，肝脾肋下未触及，移动性浊音阴性，肠鸣音正常，双下肢无水肿。

🧑 思维提示

体格检查心脏、肺部、腹部未发现特殊异常。未发现慢性肝病体征，需进一步进行实验室检查明确诊断。

四、实验室和影像学检查

（一）初步检查内容及目的

1. 血常规　了解患者是否存在红细胞、白细胞、血小板等改变。

2. 生化全项　全面了解目前肝肾功能、电解质、血糖、血脂代谢等情况。

3. 凝血功能　可判断肝脏的凝血因子合成功能，从而判断肝储备功能。

4. 病毒性肝炎及嗜肝病毒标志物检测　重点对 HCV 及 HBV 相关指标进行检测，同时需筛查有无 HAV、HEV、EBV、CMV 等感染。

5. 自身抗体　患者长期 HCV 和 HBV 重叠感染，需排查是否合并自身免疫性肝病。指标包括 ANA、SMA、AMA、LKM1、SLA/LP 等。

6. 腹部超声和肝脏血管彩超，必要时增强 CT/MRI　常规了解肝脏形态及结构，有助于肝硬化的形态学诊断，了解有无胆道并发症、血管并发症、肝癌复发等情况。

（二）检查结果及思维提示

1. 血常规　WBC 7.25×10^9/L，N 52%，HGB 115 g/L，PLT 218 $\times 10^9$/L。

2. 生化全项　ALT 53 U/L，AST 48 U/L，ALP 90 U/L，γ-GT 142 U/L，ALB 43 g/L，TBIL 6.6 μmol/L。其余指标正常。

3. 凝血功能　PT 11.5 s，PTA 85%，INR 0.89。

4.病毒性肝炎及嗜肝病毒标志物检测　抗 HCV 阳性、HCV RNA 6.90×10^4 U/L，基因型为 1b 型。HBVM：抗 -HBs 阳性，其余阴性。HBV DNA 阴性。抗 HAV、抗 HEV、EBV IgM、CMV IgM 等均阴性。

5.自身抗体系列　ANA、SMA、AMA、LKM1、SLA/LP 均阴性。

6.腹部超声和肝脏血管彩超　均无异常发现。

思维提示

　　通过上述检查结果可以得出以下结论：①肝功能异常，ALT、AST 轻度升高；② HCV RNA 阳性；③乙肝相关病原学检查阴性；④自身抗体系列检查阴性，不支持自身免疫性肝病诊断。综上考虑诊断为肝移植后丙型肝炎复发。对于 HCV 感染相关肝移植患者来说，移植术后丙型肝炎复发十分普遍。丙型肝炎复发诊断并不复杂，结合肝功能、HCV RNA 检查、肝组织穿刺活检等通常即可确诊，需注意排除合并排异反应、新发自身免疫性肝炎等情况。患者一旦出现 HCV 感染，其肝损伤的进展较非移植患者人群明显增快，5 年内肝硬化的发生率为 30%，有效的抗病毒治疗可阻止或延缓疾病进展。因此进行有效抗病毒治疗十分重要。

五、治疗方案及理由

（一）方案

1.一般治疗　休息，清淡饮食，避免过度劳累，避免应用致肝损害药物。

2.抗病毒治疗　索磷布韦 / 雷迪帕韦（Sofosbuvir /Ledipasvir，商品名：HARVONI，剂型为复方片剂，其中包括索磷布韦 400 mg 及雷迪帕韦 90 mg），1 片，qd。患者没有肝硬化，计划疗程 12 周。

（二）理由

　　目前研究结果表明，干扰素为主的抗 HCV 治疗方案以及第一代蛋白酶抑制剂因不良反应多见、药物相互作用复杂、疗效有限等，均不是理想的移植术后 HCV 药物。本例患者先后进行 2 次以干扰素为主的抗病毒治疗，均在取得 ETVR 后出现复发，效果欠佳。故本次抗病毒治疗选择全口服的直接抗病毒药物（direct -active antivirus agents，DAAs）方案，其优点为不良反应少、患者耐受性好、疗效佳。索磷布韦 / 雷迪帕韦被批准用于基因 1 型的丙型肝炎患者，结合当时 AASLD 及 IDSA 的治疗推荐意见，建议该患者应用。

六、治疗效果及思维提示

经口服索磷布韦/雷迪帕韦 4 周后，复查 HCV RNA < 15 U/L，肝功能：ALT 16 U/L，AST 23 U/L，ALB 40 g/L，TBIL 9.8 μmol/L。治疗第 12 周及 24 周化验 HCV RNA < 15 U/L，肝功能正常。停药后随访至今，HCV RNA 持续阴性，已获得 SVR。医嘱定期门诊随访。

思维提示

针对肝移植术后慢性 HCV 感染患者来说，理想的抗病毒药物应包括如下特点：耐药性低，有效率高，不良反应少，患者的耐受性好，无药物间相互作用。在前 DAA 时代，针对肝移植术后丙型肝炎复发的治疗仍是以干扰素为主的方案，其主要缺点为不良反应大，存在排斥风险，并且疗效有限。DAA 药物的研发为丙型肝炎治疗带来革命性改变，大大改善了丙型肝炎患者抗病毒疗效，为丙型肝炎相关肝移植患者的抗病毒治疗提供了更好的选择。

七、对本病例的思考

本病例为明确的肝移植术后丙型肝炎复发，诊断并无难度，其主要难点在于抗丙型肝炎病毒治疗。在前 DAAs 时代，应用干扰素为主的抗病毒治疗方案不良反应多，有效率低。在 DAAs 药物广泛应用之后，绝大部分患者都可获得满意疗效。本病例有一特殊之处值得注意：当时是 2015 年初，距索磷布韦/雷迪帕韦批准上市仅过去 3 个月，当时的诊疗指南并无针对肝移植人群的专门推荐意见，故当时采用的是 AASLD 及 IDSA 的治疗推荐意见，非肝硬化患者疗程为 12 周。目前药物的可及性已大大增强，并且相关指南已完善针对肝移植术后丙型肝炎复发特殊人群的治疗建议，不同的病毒基因分型和肝脏基础（有无肝硬化以及肝硬化不同阶段）都有不同的推荐方案和疗程，因此，医师需时刻关注有关指南的更新进展。此外，DAAs 药物与免疫抑制剂之间的相互作用也需要重视，以保障患者治疗期间用药安全。

（解放军总医院第五医学中心　周双男，刘鸿凌）

参考文献

［1］Atsukawa M, Tsubota A, Kondo C, et al. Time-course changes in liver functional reserve after successful sofosbuvir/velpatasvir treatment in patients with decompensated cirrhosis[J]. Hepatol Res, 2022, 52（3）: 235-246.

［2］Bittermann T, Reddy KR. In the era of direct-acting antivirals, liver transplant delisting due to clinical improvement for hepatitis C remains infrequent[J]. Clin Gastroenterol Hepatol, 2021, 19（11）: 2389-2397.e2.

［3］刘鸿凌，张敏，臧红，等. 直接抗病毒药物治疗肝移植术后丙型肝炎复发患者的临床分析 [J]. 临床肝胆病杂志,2015, 31（12）: 2039-2041.

［4］Su H, Liu Z, Sun Y, et al. Efficacy and safety of low accelerating dose regimen of interferon/ribavirin antiviral therapy in patients with hepatitis C virus recurrence after liver transplantation[J]. Ann Transplant, 2015, 20: 263-268.

［5］汤汝佳，张宁，周霞，等. 直接抗病毒药物治疗肝移植术后丙型肝炎病毒感染者的临床研究 [J]. 中华肝胆外科杂志，2021，27（5）: 339-343.

［6］周双男，张宁，刘振文，等. 受体 IL-28B 基因多态性对肝移植术后丙型肝炎复发抗病毒治疗及预后的影响 [J]. 胃肠病学和肝病学杂志，2017，26（1）: 74-77.

［7］张达利，刘鸿凌. 2017年国际肝移植学会肝移植候选者丙型肝炎管理共识[J]. 临床肝胆病杂志，2017，9: 1658-1662.

［8］Wahid NA, Lee J, Kaplan A. Medicaid expansion association with end-stage liver disease mortality depends on leniency of medicaid hepatitis C virus coverage[J]. Liver Transpl, 2021, 27（12）: 1723-1732.

肝移植术后1年3个月，肝功能异常9个月

患者男性，55岁，于2011年1月10日入院。

一、主诉

肝移植术后1年3个月，肝功能异常9个月。

二、病史询问

（一）初步诊断思路及问诊

患者为中年男性，肝移植术后半年，常规随访时发现肝功能异常，经反复调整抗排斥治疗方案，肝功能仍然异常，ALT和AST反复波动，目前已达9个月。通常，肝功能异常按病因可以分为感染性（主要为嗜肝病毒感染）、酒精性、药物性、中毒性、自身免疫性、淤血性、遗传代谢性、非酒精性脂肪性肝病、梗阻性、肿瘤性等；按肝功能异常的实验室指标可分为转氨酶升高为主型、梗阻酶升高为主型及胆红素升高为主型。目前已知信息包括患者系因丙型肝炎相关终末期肝病行肝移植治疗。问诊时应主要围绕肝功能异常的上述病因进行，同时应详细询问肝功能检查的特点以及随治疗演变的过程。此外应紧密结合肝移植术后患者的特点进行针对性分析。

（二）问诊主要内容及目的

1. 起病时肝功能异常有何特点 有助于对肝病病因的判断、疾病发展趋势的判断和治疗效果的评估。以转氨酶升高为主时常提示肝细胞性损害，多见于病毒感染、药物性肝病、酒精性肝病等，其他肝病亦会有不同程度的升高；以梗阻酶升高为主时，常提示胆管损伤或胆汁淤积性肝病。

2. 起病前是否有酒精、药物、感染、中毒、饮食等诱因 有助于肝功能异常原因判断。本病例为丙型肝炎相关终末期肝病行肝移植治疗患者，必须排查有无HCV感染导致肝

功能异常。此外既往饮酒史、应用损肝药物史有助于酒精性肝病以及药物性肝损害的诊断。

3.是否存在其他症状　肝病患者常伴有非特异性全身症状，如乏力、纳差等。如出现发热，需警惕感染、肿瘤等因素。

4.是否做过包括肝脏影像学检查，结果如何　影像学检查可对肝脏形态进行初步判断，可了解肝脏有无形态、大小及比例异常，另应注意有无占位性病变、肝内外胆管扩张等。

5.曾接受何种治疗，结果如何　接受治疗药物种类及对治疗的反应有助于病因学诊断。除一般保肝药物外，应着重问诊包括激素、免疫抑制剂、干扰素等药物的应用史及疗效。

6.是否有遗传家族病史　阳性遗传性肝病家族病史可能对患者诊断具有提示意义。

（三）问诊结果及思维提示

患者 2009 年 11 月之前因"丙型肝炎肝硬化失代偿期"行肝移植手术，术程顺利。9 个月前化验肝功能异常，ALT 374 U/L，AST 164 U/L，ALB 30 g/L。HCV RNA 为 6.04×10^7 U/L，HCV RNA 基因型为 1b 型。肝组织穿刺组织病理学检查结果提示 HCV 感染复发，病变程度相当于 G_3S_1，未见明显排异反应。确诊为肝移植后丙型肝炎复发。给予聚乙二醇干扰素 α-2a 注射液（135 μg/ 周）联合利巴韦林（200 mg，tid）抗病毒治疗，2 个月后复查 HCV RNA，结果为阴性。间断复查肝功能，ALT 波动在 60 ~ 70U/L。3 个月前复查肝功能，ALT 74 U/L，AST 71 U/L，ALB 27 g/L，IgG 43.7 g/L，HCV RNA 阴性。再次行肝组织穿刺活检，结果提示为自身免疫性肝炎，HCV 感染复发，病变程度相当于 G_3S_2，未见明显排异反应。停用聚乙二醇干扰素及利巴韦林，调整免疫抑制剂，他克莫司用量由 0.75 mg，q12h 调整为 1 mg，q12h，将吗替麦考酚酯（0.25 g，q12h）替换为麦考酚钠（540 mg，q12h）。

思维提示

患者因丙型肝炎相关终末期肝病行肝移植手术，术后出现肝功能异常，临床最常见病因为丙型肝炎复发以及排异反应。通过化验肝功能及病毒学指标多可发现阳性结果，再结合肝脏病理学检查有助于诊断。本病例经干扰素抗病毒治疗后 HCV RNA 持续阴性，已获得 SVR。前后两次肝组织穿刺均未提示有排异反应，且经过调整他克莫司、霉酚酸酯类药物后患者肝功仍反复波动无好转，不支持丙型肝炎病毒感染及排异反应，故需考虑有无其他因素导致肝功能异常。

三、体格检查

（一）重点检查内容及目的

患者以肝功能异常为主要表现，初步考虑肝脏本身病变可能性大。因此在对患者进行系统、全面检查的同时，注意有无皮肤、巩膜黄染，皮疹，肝脾大，肝掌，蜘蛛痣等慢性肝病体征。

（二）体格检查结果及思维提示

T 36.5℃，R 18 次 / 分，P 70 次 / 分，BP 125/80 mmHg。神志清楚，全身皮肤、巩膜无黄染，未见皮疹，肝掌、蜘蛛痣阴性。心肺查体未见异常。腹部平坦，腹部可见手术瘢痕，愈合良好。腹部软，全腹无包块，无压痛、反跳痛，肝脾肋下未触及，移动性浊音阴性，肠鸣音正常，双下肢无水肿。

👩‍ 思维提示

体格检查中心脏、肺部检查和腹部查体未发现特殊阳性体征。需进一步进行实验室检查明确诊断。

四、实验室和影像学检查

（一）初步检查内容及目的

1. 血常规　了解患者是否存在血常规中红细胞系统、粒细胞系统、巨核细胞系统，（简称红系、粒系、巨核系）变化，如有改变，可评估其严重程度。

2. 生化全项　了解目前肝功能、肾功能、电解质、血糖、血脂、代谢等情况，包含 ALT、AST、ALP、γ-GT、TBIL、DBIL、ALB、K^+ 等指标，有助于了解肝损害的特点，从而有助于鉴别诊断。

3. 凝血功能　可判断肝脏的合成功能，从而判断肝储备功能。

4. 嗜肝病毒及非嗜肝病毒标志物检测　包括 HAV、HBV、HCV、HEV、EBV、CMV 等抗体及（或）抗原检测。进行 HCV RNA 定量检查，了解有无活动性丙型肝炎病毒感染。确定或排除引起肝功能损害的病毒性因素。

5. 甲胎蛋白　根据基础值及动态变化情况，进行肝脏肿瘤学筛查。

6. 自身抗体　包括 ANA、抗 ENA、ANCA、SMA、AMA、AMA-M$_2$、LKM$_1$、SLA/LP 等，有助于自身免疫性肝病及其他自身免疫性疾病的诊断。

7. 免疫球蛋白定量　有助于自身免疫性肝病的诊断和鉴别诊断。

8. 腹部超声和肝脏血管彩超，必要时增强 CT/MRI　了解肝脏形态及结构，了解肝脏血供情况，有无血栓等血管并发症。有助于脂肪肝、占位性疾病、肿瘤性疾病的诊断，有助于肝硬化的形态学诊断。

9. 肝组织穿刺活检　必要时，在上述检查后仍无法明确诊断时进行此检查。有助于诊断和鉴别诊断。

（二）检查结果及思维提示

1. 血常规　WBC 4.32×10^9/L，N 56%，RBC 3.32×10^6/L，HGB 120 g/L，PLT 160×10^9/L。

2. 生化全项　ALT 263 U/L，AST 199 U/L，ALP 109 U/L，γ-GT 217 U/L，ALB 22 g/L，TBIL 16.4 μmol/L。其余正常。

3. 凝血功能　PT 12.9 s，PTA 60%。

4. 病毒性肝炎及嗜肝病毒标志物检测　HAV、HEV、EBV、CMV 抗体、乙肝五项均阴性。HCV 抗体阳性、HCV RNA 阴性。

5. AFP　14 ng/ml。

6. 自身抗体　ANA、AMA、SMA、LKM$_1$、SLA/LP 等均阴性。

7. 免疫球蛋白定量　IgG 92.2 g/L，IgA 及 IgM 正常。

8. 腹部超声和肝脏血管彩超　均无异常发现。

9. 肝组织穿刺活检（3 个月前）　病理描述：可见中度界面炎，大量浆细胞浸润，考虑诊断自身免疫性肝炎，病变程度相当于 G$_3$S$_2$，未见明显排异反应。

思维提示

通过上述检查可以得出以下结论：①患者肝功异常，以 ALT、AST 为主；②各项病毒学检查均阴性；③自身抗体系列检查阴性，但 IgG 水平明显升高；④ 3 个月前的肝脏穿刺活检有重要发现，可见界面炎、浆细胞浸润等自身免疫性肝炎的病理学特征，未发现有排异反应。自身免疫性肝炎评分高，综上考虑诊断为新发的自身抗体阴性的自身免疫性肝炎（AIH）。

针对肝移植术后新发 AIH，目前仍借鉴非移植者 AIH 的诊疗方案。诊断上采用国际 AIH 小组 1993 年提出、1999 年修订的 AIH 描述性诊断和评分系统以及

2008 年提出的 AIH 简化诊断积分系统。本病例描述性诊断和评分系统评分为 16 分，简化诊断积分标准评分为 6 分，结合 2 种评分系统结果，可确诊为 AIH。

五、治疗方案及理由

（一）方案

1. 一般治疗　休息，避免过度劳累，清淡饮食，避免应用有肝损害的药物。

2. 主要治疗药物

（1）他克莫司 2 mg，1 次。

（2）吗替麦考酚酯分散片 360 mg，q12h。

（3）醋酸泼尼松 30 mg，qd，使用 1 周；20 mg，qd，使用 1 周；15 mg，qd，使用 2 周；之后以 10 mg，qd 维持。

（4）硫唑嘌呤 50 mg，qd，口服。

（二）理由

本病例曾明确有慢性丙型肝炎复发，经抗病毒治疗后已获得 SVR。既往肝组织穿刺均未提示有排异反应，且经过调整他克莫司、霉酚酸脂类药物后患者肝功能仍反复波动无好转，不支持排异反应诊断。针对肝移植术后新发自身免疫性肝炎，单独使用激素或联合硫唑嘌呤治疗是其首先治疗方案，其中联合硫唑嘌呤的方案可减少激素用量以减少其不良反应。治疗期间需注意监测应用激素后可能出现的不良反应，包括感染、胃溃疡、骨质疏松、水电解质平衡紊乱、血脂血糖代谢紊乱等。

六、治疗效果及思维提示

经上述治疗后，肝功能逐渐好转，IgG 水平逐步下降，治疗后 3 个月复查肝功能，ALT 83 U/L，AST 48 U/L，ALP 82 U/L，γ-GT 213 U/L，ALB 31g/L，TBIL 14.2 μmol/L，IgG 41.4 g/L，HCV RNA 阴性。至治疗后 11 个月复查肝功能正常，ALT 37 U/L，AST 34 U/L，ALP 52 U/L，GGT 49 U/L，ALB 41 g/L，TBIL 11.5 μmol/L，IgG 16.6 g/L，HCV RNA 阴性。医嘱定期门诊随访。

思维提示

肝移植术后新发 AIH 的重要特征之一是对标准抗排异方案不敏感，而对 AIH 标准治疗方案有效。本病例治疗应答良好，亦未见激素相关不良反应。下一步将使用激素较长时间小剂量维持应用。期间仍需密切监测肝功能以及可能出现的激素相关不良反应。定期随诊复查肝功能、免疫球蛋白（尤其是 IgG 水平）、HCV RNA 定量是十分必要的。

七、对本病例的思考

针对本病例的治疗，其重点和难点在于肝功能异常的诊断及鉴别诊断。只有诊断正确才能选择有针对性的治疗方案。病程初期患者合并慢性丙型肝炎复发，应用干扰素为主的治疗方案可能增加排异反应的风险（当时 DAAs 抗病毒方案尚未普及），而排异反应又是肝移植术后最常见的并发症之一，各种可能的因素混杂在一起，增加了诊断治疗的难度。肝移植术后新发自身免疫性肝炎发病率较低，特别是自身抗体阴性的 AIH 诊断更加困难。文献报道总体发病率为 2% ~ 6%，而自身抗体阴性的 AIH 所占比例高，肝组织穿刺病理活检对其诊断有重要参考价值，因为其富含浆细胞的病理学特征，目前 Banff 工作组将其命名为富浆细胞性排异反应，但临床上仍以激素为其主要治疗药物。随着肝移植病例以及诊治经验逐渐积累，肝移植术后新发自身免疫性肝炎愈来愈受到重视，诊断过程中要重视肝组织病理学检查，注意高免疫球蛋白血症，根据指南规范地进行诊治。

（解放军总医院第五医学中心　周双男，高银杰，刘鸿凌）

参考文献

［1］Liberal R, Vergani D, Mieli-Vergani G, et al. Recurrence of autoimmune liver disease and inflammatory bowel disease after pediatric liver transplantation[J]. Liver Transpl, 2016, 22（9）:1275-1283.

［2］Alswat K, Soliman E, Salih I. Long term outcomes of liver transplantation for patients with autoimmune hepatitis[J].Transplant Proc, 2021, 53（7）:2339-2345.

［3］Beal EW, Black SM, Michaels A. Autoimmune hepatitis in the liver transplant graft[J]. Clin Liver Dis, 2017, 21（2）:381-401.

［4］Choudhary NS, Saigal S, Gautam D, et al. De novo autoimmune hepatitis after living donor liver transplantation: A series of 4 cases[J]. J Clin Exp Hepatol, 2018, 8（3）: 314-317.

［5］Heinemann M, Adam R, Berenguer M, et al. Longterm survival after liver transplantation for autoimmune hepatitis: results from the European Liver Transplant Registry[J]. Liver Transpl, 2020, 26（7）: 866-877.

肝移植术后 14 年，上腹部不适伴 HBV DNA 阳性 1 个月

患者男性，61 岁，于 2018 年 11 月 12 日入院。

一、主诉

肝移植术后 14 年，上腹部不适伴 HBV DNA 阳性 1 个月。

二、病史询问

（一）初步诊断思路及问诊

患者 2004 年 8 月因"乙肝肝硬化失代偿期合并上消化道出血"行肝移植术，手术顺利。最近 1 个月发现 HBV DNA 阳性，肝功能结果不详，自觉上腹部轻度不适。问诊时应主要围绕上腹部不适，HBV DNA 阳性，有无肝功能异常、乙肝相关症状进行。由于入院前化验已明确乙肝复发，应详细询问是否重叠其他原因所致肝功能异常以及随治疗的演变过程。

（二）问诊主要内容及目的

1. 起病时上腹部不适有何特点，肝功能情况　患者肝移植术后 14 年，病情一直平稳，但未能定时随诊。本次出现上腹部不适，需注意有无尿黄、恶心、呕吐等肝功能损伤的症状。另外，患者移植后出现 HBV DNA 阳性，病毒高度复制，需密切关注肝功能情况，如果肝功能短期恶化，INR 延长，注意肝功能衰竭的发生。

2. 起病前是否有酒精、药物、感染、中毒、饮食等诱因　患者术前有饮酒史，肝移植术后戒酒。近 5 年再次应酬性饮酒，此次入院前曾大量饮酒，50 度白酒约 500 ml，折合酒精量 200 g，刚停止饮酒 1 个月。

3.是否存在其他腹部和全身症状　轻度乏力，食欲下降，尿色正常，食量无明显变化，间断肝区不适，无恶心、呕吐、腹痛、腹泻、腹胀等消化道症状。

4.是否做过相关检查，结果如何　2018 年 10 月 11 日于外院化验 HBVM：HBsAg 32.53 U/ml、HBsAb 17.65 mU/ml、HBcAb 7.65 S/CO，余阴性。HBV DNA 1.71×10^6 U/ml，肝功能正常。11 月 5 日复查 HBVM：HBsAg 21057.09 U/ml、HBsAb 33.3 mU/ml、HBeAb 及 HBcAb 阳性，HBV DNA 2.54×10^7 U/ml。

5.曾接受何种治疗，结果如何　肝移植术后曾使用拉米夫定联合 HBIg 预防乙肝，术后 1 个月停用拉米夫定，长期单用 HBIg 至今。抗排异方案为他克莫司胶囊 0.5 mg/12h，单药抗排异。

6.是否有遗传家族病史　无明显疾病家族史。

（三）问诊结果及思维提示

患者有轻度乏力、食欲下降，肝区不适。近几年再次饮酒，近日有大量饮酒史，入院前 1 个月发现 HBsAg 及 HBV DNA 阳性。

思维提示

中老年男性患者，肝移植术后再次饮酒，近日有短时间内大量饮酒史，可能造成酒精性肝损伤。同时外院实验室化验结果可明确肝移植术后乙肝复发，可导致肝功能损伤急剧加重，需提高警惕。

三、体格检查

（一）重点检查内容及目的

酒精性肝炎患者可进展为肝纤维化、肝硬化，肝移植术后患者酒精性肝病自然病程尚未明确，但仍可能进展为肝硬化。同时，酒精可能造成其他器官不同程度损害，例如酒精性心肌病、慢性胰腺炎、营养不良、巨幼细胞贫血等，也需要同时评估。肝移植术后乙肝复发也可能造成急性肝炎，需警惕重症化趋势。

（二）体格检查结果及思维提示

查体：T 36.5℃，P 69 次 / 分，R 18 次 / 分，BP 125/73 mmHg，身高 178 cm，体质量 85 kg，BMI 26.82 kg/m²。营养良好，体形稍胖，步入病房，自动体位，查体合作。

神志清楚，精神尚可，应答切题，定向力、记忆力、计算力正常。面色正常，皮肤、巩膜无黄染，未见瘀点、瘀斑，肝掌阳性，未见蜘蛛痣。全身浅表淋巴结未扪及肿大。心肺未见异常。腹部饱满，上腹可见"人"字形手术瘢痕，未见腹壁静脉曲张，全腹软，无压痛、反跳痛，肝右肋下未触及，剑突下未触及，胆囊已摘除，脾左肋下未及，肝上界位于右锁骨中线第 5 肋间，肝、脾、双肾区无叩痛，移动性浊音阴性，肠鸣音 5 次 / 分，不亢进。双下肢无水肿。生理反射存在，病理征未引出。扑翼样震颤阴性。

🐼 思维提示

　　此例患者为肝移植术后患者，发病前发现 HBV DNA 阳性，上腹部不适，查体发现肝掌阳性，初步可诊断为肝移植后乙肝复发，伴酒精性肝病。虽然肝功能结果不详，但在乙肝复发基础上合并酒精性损害，可使肝功能损伤明显加剧，需密切观察症状及肝功能变化，注意其所致并发症。

四、实验室和影像学检查

（一）初步检查内容及目的

　　1.血常规　了解患者是否存在红细胞、白细胞、血小板等改变，及其变化严重程度，白细胞升高对感染有提示作用。

　　2. 生化全项　了解目前肝肾功能、电解质、血糖血脂代谢等情况，包含 ALT、AST、ALP、GGT、TBIL、DBIL、ALB 在内的肝脏功能全项，有助于了解肝损害的特点，从而有助于鉴别诊断。

　　3. CRP　炎症指标的升高，有助于评估病情活动程度。

　　4. 凝血功能　可判断肝脏的合成功能，从而判断肝储备功能。

　　5. 嗜肝病毒及非嗜肝病毒标志物检测　包括 HAV、HBV、HCV、HEV、EBV、CMV 等抗体和（或）抗原检测。确定或除外引起肝功能损害的病毒性因素。

　　6. 甲胎蛋白　根据基础值及动态变化情况，进行肝脏肿瘤学筛查。

　　7. 自身抗体　包括 ANA、抗 ENA、ANCA、SMA、AMA、AMA-M$_2$、LKM$_1$、SLA/LP 等，有助于自身免疫性肝病及其他自身免疫性疾病的诊断。

　　8. 免疫球蛋白定量　有助于自身免疫性肝病的诊断和鉴别诊断。

　　9. 腹部超声和增强 CT　了解肝脏形态及结构，有助于脂肪肝、占位性疾病、肿瘤性疾病的诊断，有助于肝硬化的形态学诊断。

10. 肝脏血管彩超　了解肝脏血供情况，有无血栓等血管并发症。

（二）检查结果及思维提示

1. 血常规　WBC 6.17×10^9/L、N 69.50%、RBC 4.56×10^{12}/L、HGB 149.00 g/L、PLT 140.00×10^9/L。

2. 生化全项　ALB 37 g/L、TBIL 35.5 μmol/L、DBIL 20.9 μmol/L、ALT 1746 U/L、AST 1211 U/L、ALP 194 U/L、γ-GT 113 U/L、Cr 56 μmol/L。

3. CRP　4.7 mg/L。

4. 凝血功能　PT 12.5 s、INR 1.09、D-二聚体 0.90 mg/L。

5. 病毒性肝炎及嗜肝病毒标志物检测　HAV IgM、HEV IgM 、HEV IgG、EBV IgM 抗体、CMV IgM 和 IgG 均阴性。血浆 EBV DNA < 100 U/ml、CMV DNA < 100 U/ml。HBVM：HBsAg 1332 COI、HBsAb 74.83 U/L、HBeAg 0.26 COI、HBeAb 0.368 COI、HBcAb 0.007 COI、HBV DNA 1.40×10^8 U/ml。DNA 测序未检出耐药。抗 HCV 阴性，HCV RNA < 100 U/ml。

6. AFP、肿瘤标志物　AFP 12.44 ng/ml、CEA 7.74 ng/ml、CA 199 161.3 U/ml、CA 125 101.40 U/ml、游离前列腺抗原 0.083 ng/ml。

7. 自身抗体　自身抗体检查结果均阴性。

8. 免疫球蛋白定量　IgG 14.21 g/L、IgM 0.38 g/L。

9. 腹部超声和增强 CT　腹部彩超：肝移植术后、胆囊切除术后，符合肝移植术后声像图表现，脾稍大。腹部 CT 平扫 + 增强示：肝移植术后，肝左叶钙化灶。胆囊切除术后改变。双肾囊肿。

10. 肝脏血管超声　肝动脉，门静脉，肝左、中、右静脉血流未见异常。

思维提示

化验结果可见肝功能中 ALT 和 AST 显著升高，提示肝细胞炎症明显，虽然 INR 值正常，仍需注意肝细胞急剧坏死，警惕重症化。肝移植术后有酒精性肝损伤基础，合并乙肝复发，HBV DNA 复制高载量，需高度警惕短时间内病毒暴发所致肝功能急剧恶化。

五、治疗方案及理由

（一）方案

1. 一般治疗　休息，避免过度劳累，清淡饮食，避免应用有肝损害作用的药物。与患者与家属交流病情和治疗方案，加强其对病情认识，争取配合治疗。

2. 主要治疗药物　他克莫司胶囊 0.5 mg/12h。

3. 抗病毒治疗　恩替卡韦分散片 0.5 mg，qn。

4. 辅助药物　复方甘草酸苷注射液 80 ml/d；注射用还原性谷胱甘肽 1.2 g/d；双环醇片 25 mg，tid。

（二）理由

从酶学指标上看，肝功能异常以 ALT 和 AST 异常升高为主，γ-GT 和 ALP 等梗阻酶升高不明显，近期无调整抗排异治疗史，从病史上看暂无明确排异反应依据，可酌情完善肝组织穿刺病理明确诊断。但近期 HBV DNA 复制高载量，随后出现肝功能急性损伤，近期以尽快抑制病毒复制、警惕继发免疫损伤为主，因此亦不建议过度抑制免疫，此阶段暂不调整抗排异方案，积极抗乙肝病毒，辅以护肝降酶等支持治疗。

六、治疗效果及思维提示

经上述保肝、降酶、抗乙肝病毒治疗后，效果不佳，出现恶心、呕吐、纳差、尿黄、眼黄、全身黄染，治疗 1 周时肝功能中 TBIL 139 μmol/L，DBIL 108.2 μmol/L，ALT 650 U/L，PT 19.8 s，INR 1.75，病情明显恶化。2 周时出现 2 期以上肝性脑病，PT 56 s，INR 5.11，TBIL 409 μmol/L，DBIL 256 μmol/L，总胆汁酸（TBA）305 μmol/L，明确"急性肝功能衰竭"诊断，在内科积极治疗的基础上，先后多次行血浆置换等治疗，同时经肝移植评估符合 King 急性肝功能衰竭肝移植标准，入院第 16 天行二次肝移植术。

💬 思维提示

此次肝功能损伤为 HBV 合并酒精因素致病，入院后虽然积极抗病毒、降酶、退黄等治疗，但肝功能恶化迅速，短时间内出现 2 期以上肝性脑病，黄疸急剧升高、凝血功能恶化，进展到急性肝功能衰竭阶段，内科治疗预后不良，短期内非肝移植治疗死亡率高，因此及时行肝移植评估，把握手术时期从而提高生存可能。

七、对本病例的思考

肝移植术后需长期规范使用抗乙肝病毒药物预防乙肝复发及新发。移植术前低风险患者可停 HBIg，而非核苷类（似）物。移植后乙肝复发可造成严重结局，包括急性肝功能衰竭。合并多因素所致肝损害，可加剧病情进展。本例患者为慢性 HBV 感染，终末期肝病，接受移植 14 年，自行停用拉米夫定，单用 HBIg 预防乙肝复发，发病前大量饮酒，发现 HBV DNA 阳性情况下，仍然未进行抗 HBV 治疗，最终导致在酒精性肝病基础上出现 HBV 感染，最终病情急剧恶化，导致肝功能衰竭的发生。因此，临床工作中需准确判断移植术后乙肝感染状态，对移植肝状态做出准确评估及诊治策略。

（解放军总医院第五医学中心　贺　希，王洪波，刘鸿凌）

参考文献

［1］Anugwom CM, Parekh JR, Hwang C, et al. Comparison of clinical outcomes of induction regimens in patients undergoing liver transplantation for acute liver failure[J]. Liver Transpl, 2021, 27（1）: 27-33.

［2］Lemmer P, Pospiech JC, Canbay A. Liver failure-future challenges and remaining questions[J]. Ann Transl Med, 2021, 9（8）: 734.

［3］Kuramitsu K, Yano Y, Komatsu S, et al. Indication of liver transplantation in the treatment of newly categorized acute-on-chronic liver failure in Japan[J]. Transplant Proc, 2021, 53（5）: 1611-1615.

［4］Kim JE, Chun S, Sinn DH, et al. Initial experience with high-volume plasma exchange in patients with acute liver failure[J]. J Clin Apher, 2021, 36（3）: 379-389.

［5］MacDonald AJ, Speiser JL, Ganger DR, et al. Clinical and neurologic outcomes in acetaminophen-induced acute liver failure: A 21-year multicenter cohort study[J]. Clin Gastroenterol Hepatol, 2021, 9（12）: 2615-2625.

［6］Nephew LD, Zia Z, Ghabril M, et al. Sex disparities in waitlisting and liver transplant for acute liver failure[J]. JHEP Rep, 2020, 3（1）: 100-200.

［7］Rodgers SK, Horrow MM. Acute（fulminant）liver failure: a clinical and imaging review[J]. Abdom Radiol（NY）, 2021, 46（7）: 3117-3127.

［8］Wong NZ, Schaubel DE, Reddy KR, et al. Transplant center experience influences spontaneous survival and waitlist mortality in acute liver failure: An analysis of the UNOS database[J]. Am J Transplant, 2021, 21（3）: 1092-1099.

病例 31

肝移植术后 50 天，
腹胀进行性加重近 1 个月

患者男性，41 岁，于 2019 年 2 月 10 日收入移植内科。

一、主诉

肝移植术后 50 天，腹胀进行性加重近 1 个月。

二、病史询问

（一）初步诊断思路及问诊目的

患者为肝移植术后早期患者，因"腹胀进行性加重"入院。

常见引起腹胀原因如下：①消化道器官病变（包括胃肠、肝、胆、胰等）引起的胃肠道胀气，常见于胃肠道梗阻、消化吸收不良等；②腹腔内液体积聚过多；③腹腔内肿块或脏器包膜迁张；④食物或药物代谢过程中产生过多气体等。问诊时主要围绕是否伴有腹围、体重的增加；是否伴有恶心、呕吐或停止排气、排便；是否与进食行为相关；是否伴有腹痛、腹泻、发热等症状，若有上述症状，需询问程度及性质；是否伴有慢性肾病、心脏疾病及肝脏疾病；是否伴有水肿及尿量减少等。

该患者以进行性腹胀为主要临床表现，需注意尿量。且为肝移植术后早期患者，既往无慢性肾病及心血管疾病病史，近期无发热、腹痛、腹泻，停止排气、排便等病史，且体重及腹围较前增加，应重点考虑腹腔积液问题。

（二）问诊主要内容及目的

1. 腹胀的特点　全腹进行性加重的腹胀，伴腹围及体重的增加，未停止排气、排便，且腹胀症状不随排气、排便而缓解，提示腹腔积液；腹腔局部膨隆且位置固定不变，常提示腹腔内肿物；腹胀伴位置相对固定且可见胃肠型，在进食后加重，排气、排便后缓解，常提示胃潴留或肠梗阻；腹胀与进食的性质有关，如进食乳制品、油腻食物或豆制品等食物后加重，则提示可能存在消化吸收不良。

2. 有无水肿，水肿特点如何？尿量？ 腹胀时有无伴发水肿。若伴发水肿，水肿性质如何。从眼睑、颜面开始进而延及全身的水肿常为肾源性；从足部开始向上延及全身的水肿常为心源性；以腹胀、腹围增加起病，严重时伴下肢水肿，但不累及头面部和上肢的水肿常为肝源性。黏液性水肿的特点为非凹陷性，而其他病因几乎均为凹陷性。在观察上述症状同时，还需了解每天的尿量、颜色等变化。

3. 近期有无除抗排异药物外其他药物服药病史 患者为移植术后，目前抗排斥药物剂量较大，需询问有无服用可疑毒副作用药物及食物，需警惕药物性肝损伤可能。

4. 既往有何种疾病 应重点问诊既往是否有慢性心、肺、肾疾病及系统性疾病病史。

（三）问诊结果及思维提示

患者因"原发性肝癌、肝豆状核变性"于 2018 年 12 月 23 日行肝移植术，手术过程顺利，术后康复出院。目前抗排异方案为：他克莫司为 4 mg，q12h；吗替麦考酚酯 0.75 g，q12h。术后 14 天化验肝功能结果及凝血功能正常，FK506 浓度 3.1 ng/ml，腹部超声提示：下腹部腹腔积液深度约 40 mm。移植肝血管超声检查未见明确异常。考虑肝功能稳定，FK506 浓度水平可，考虑腹腔积液为术后早期反应性腹腔积液，未予进一步处理。1 月 28 日化验肝功能：ALT 30 U/L、AST 19 U/L、TBIL 14.1 μmol/L、ALB 36 g/L。FK506 浓度 6.1 ng/ml。腹部超声提示腹腔积液，深度约 79 mm。移植肝血管超声检查未见明确异常，抗排异治疗无调整，加用利尿剂消退腹腔积液治疗。后利尿剂治疗无效，肝移植术后 50 天自觉腹胀进行性加重于我院住院治疗。既往无慢性心肺病史和心肾疾病史。无家族性遗传病史。

思维提示

通过问诊可明确，患者以腹胀为主要症状，辅助检查提示腹腔积液，结合病史考虑利尿治疗效果欠佳，病程中无发热、腹痛等伴随症状，目前症状考虑腹胀症状与腹腔积液量增多相关。根据病理机制的不同，腹腔积液形成的原因主要分为门脉高压性及非门脉高压性，门脉高压性腹腔积液常见原因包括肝淤血、肝脏疾病、门脉血栓等。非门脉高压性腹腔积液的常见原因包括腹膜转移性癌、肾病综合征、营养不良性水肿、乳糜性腹腔积液、结核性腹膜炎、细菌性腹膜炎、真菌性腹膜炎等。就本病例而言，近期无发热、腹泻、腹痛等症状，考虑感染性腹水可能性小，患者肝移植术后无基础肝病，无慢性肾病及心脏疾病病史，诊断需主要考虑门静脉血栓形成及肝脏淤血的可能。

三、体格检查

（一）重点检查内容和目的

患者肝移植术后短期出现大量腹腔积液，患者自觉腹胀明显，肝硬化失代偿期导致的腹腔积液可能性小，考虑患者血管源性疾病的可能性大，为了更好地诊断和鉴别诊断，应进行系统、全面检查，包括皮肤黏膜变化，心脏查体，肺部听诊，腹部体征以及血管相差检查等。重点是肝脾大小，腹腔积液量，腹部有无压痛和反跳痛，肾脏有无叩击痛等。

（二）体格检查结果及思维提示

T 36.5℃，R 15 次 / 分，P 71 次 / 分，BP 112/85 mmHg。发育正常，营养良好，皮肤、巩膜无黄染，浅表淋巴结未触及肿大，未见肝掌及蜘蛛痣，眼睑结膜无苍白及水肿。无颈静脉怒张。双肺呼吸音清，未闻及干湿啰音，心界不大，心前区未闻及杂音。腹部膨隆，未见腹壁静脉曲张，全腹软，无压痛及反跳痛，移动性浊音阳性，肝肋下 2 cm，脾脏未触及。双肾区无叩痛，双下肢无水肿，扑翼样震颤阴性，神经系统正常。

🧑‍⚕️ 思维提示

体格检查发现肝脏肿大，腹部膨隆，移动性浊音阳性，但无压痛和反跳痛，提示腹腔感染可能性小，肝脏淤血可能性大，提示血管并发症不能排除。必须完善血管系统的影像学检查，以明确有无下腔静脉阻塞，需行肝组织穿刺了解有无肝小静脉变化。此外，移植术后患者需警惕门静脉血栓形成导致的门脉高压性腹腔积液。

四、实验室和影像学检查

（一）初步检查内容及目的

1.血常规　了解是否存在贫血，白细胞、血小板减少等脾功能亢进表现。

2. 便常规和便隐血　了解大便性状、有无寄生虫感染，隐血有无阳性。

3. 肝肾功能、电解质　评价肝脏合成，储备、炎症等情况，初步判断有无急性排异反应，是否合并肾功能不全、电解质紊乱。

4. 凝血功能　评价肝脏合成凝血因子功能障碍。

5. 肝炎病毒和自身抗体筛查　评价移植术后新发肝病存在可能性。

6. 腹腔积液检查　包括常规、SAAG、细菌培养、真菌培养、结核分枝杆菌培养、找肿瘤细胞等，评价腹腔积液性质。

7. 肺部 CT　明确是否合并肺部感染、肺动脉高压、胸腔积液等。

8. 心脏彩超及心电图　评价心脏结构及功能。

9. 腹部超声及腹部增强影像学检查　评价肝脏的形态、腹腔血管情况及其他腹腔实质脏器疾病。

10. 肝组织穿刺活检　了解移植肝细胞情况，明确有无排异反应、病毒感染、自身免疫性肝病及肝小静脉闭塞等情况。

11. 胃镜　评价是否存在食管胃底静脉曲张及其程度。

（二）检查结果及思维提示

1. 血常规　WBC 7.55×10^9/L，HGB 138 g/L，PLT 299×10^9/L。

2. 便常规及便隐血　黄色软便，大便隐血阴性。

3. 肝肾功能、电解质　ALT 128 U/L、AST 53 U/L、ALP 85 U/L、γ-GT 28 U/L、TBIL 10.6 μmol/L、DBIL 6 μmol/L、ALB 34 g/L。肾功能正常，电解质正常。

4. 凝血功能　PT 13.6 s，INR 1.19。

5. 肝炎病毒和自身抗体筛查　甲、乙、丙、戊病毒标志物均阴性。巨细胞病毒、EB 病毒均阴性。自身抗体系列均阴性。

6. 腹腔积液检查　腹腔积液常规中细胞计数 1267×10^6/L，白细胞计数 267×10^6/L，分类中性粒细胞 0.07，腹腔积液白蛋白 35 g/L，SAAG 22 g/L，细菌培养、真菌培养、结核分枝杆菌及找肿瘤细胞均为阴性。

7. 肺部 CT　肺部检查未见明显异常。

8. 心脏彩超及心电图　心脏结构及功能未见异常。ECG 正常。

9. 腹部超声及增强影像学检查　超声提示肝大，门静脉直径 11 mm，胆总管内径 5 mm，脾脏肋间 43 mm，长径 158 mm，大量腹腔积液，肝前 31 mm，下腹 113 mm，脾前 33 mm。肝脏血管超声：门脉，肝动脉，左、中右肝静脉均可显示，未见异常。腹部 CT 提示肝脏形态规整，肝表面光滑，各叶比例正常，肝实质内不均质强化影，呈"地图样"改变；食管及胃底静脉、胃冠静脉曲张，肝静脉未见明确充盈。

10.肝组织穿刺术　病情稳定，腹腔积液消退后行肝脏活检。肝组织穿刺病理提示肝脏血管病变，结合临床考虑肝小静脉闭塞症（HVOD）。

思维提示

　　根据上述检查结果考虑该患者为肝移植术后肝小静脉闭塞综合征导致的顽固性腹腔积液。HVOD是肝移植术后罕见的并发症，发病机制复杂，预后差。HVOD病理生理学与细胞毒性化疗引发的内皮细胞损伤有关。HVOD的临床特征是肝大，大量腹腔积液，体重增加。HVOD的病理特征是结缔组织和小叶中心区的小叶中心坏死，肝小静脉进行性静脉血栓形成。HVOD的发生与常规中药的使用有关，经详细追问病史，该患者并无应用可疑损肝药物史。硫唑嘌呤和他克莫司被认为是影响HVOD的因素。本例患者肝移植术后，应用他克莫司抗排异治疗，因此考虑该例患者由于应用他克莫司导致肝小静脉闭塞征。

五、治疗方案及理由

（一）方案

1.一般治疗　休息，加强能量支持，注意水、电解质平衡，限制水钠摄入，间断放腹腔积液缓解腹腔及肾脏压力，记24 h出入量。加强与患者及家属交流，了解病情及制订下一步诊疗计划。

2.抗凝治疗　应用低分子肝素钠2500 U/d抗凝治疗，应用前列地尔10 U/d改善肝脏微循环治疗。

3.病因治疗　调整抗排异药物治疗方案，暂停他克莫司治疗，应用环孢素替代治疗，同时密切监测肝功能及血药浓度情况。

（二）理由

　　患者目前肝移植术后早期大量腹腔积液，完善相关检验检查，诊断为HVOD，该类型腹腔积液利尿剂治疗无效，间断放腹腔积液缓解腹腔压力减轻腹胀症状，改善肾脏血流灌注，维持肾功能稳定。基于在患者肝小静脉微血栓和纤维蛋白沉积的组织学存在，早期应用抗凝药物可溶解肝小静脉内血栓，改善肝脏淤血情况。前列腺素是一种具有内皮保护作用的血管扩张剂，具有抗血栓形成活性。此外去纤维蛋白多核苷酸针对肝小静脉闭塞有明确疗效，这是一种衍生自猪和牛黏膜的多脱氧核糖核酸，具有促纤维蛋白溶解和抗血栓形成的特性；它还可以减少白细胞的移动和黏附内皮细胞，以及降低凝血酶的产生和降低 PAI-1 的循环水平。在此病例中因前期治疗效果理想及费用问题未应用。患者移植术后，无应用可疑损肝药物及中草药物病史，移植术后应用他克莫司抗排异治疗，曾有因他克莫司导致 HVOD 报道，排除其他原因后考虑与之相关，予以调整抗排异治疗方案。

六、治疗效果及思维提示

综合上述治疗后，患者腹腔积液逐步减少直至消退，腹胀缓解，治疗第 10 天中成功进行肝脏活检，病理证实了 HVOD。2019 年 3 月 27 日肝脏 CT 提示：肝移植术后改变，肝实质多发缺血性病变，与 2019 年 2 月 11 日比较，考虑缺血性改变，腹腔积液较前明显减少，食管及胃底静脉、胃冠静脉曲张较前好转。复查肝功能恢复正常，血药浓度水平稳定。2019 年 6 月 10 日复查腹部 MRI 提示肝移植术后，肝内未见明确病变，脾大，未见静脉曲张。肝功能完全正常。肝脏病理检查：HVOD 基本修复。

思维提示

> 患者肝移植术后早期发病，移植术后出现大量顽固性腹腔积液，经完善检查，考虑为他克莫司引起的 HVOD，经去除病因，积极治疗恢复良好。定期监测患者肝功能、肾功能、体重、腹围等指标。并定期复查腹部血管彩超、增强影像学检查及肝组织穿刺病理检查，了解肝小静脉闭塞的恢复情况。

七、对本病例的思考

药物性肝损伤（DILI）近年来发病率明显上升，具体药物以抗结核药、抗生素、抗肿瘤药物，以及中药、膳食添加剂等为主。器官移植患者长期使用免疫抑制剂，后者引起的肝损伤报道不少，但关于 HVOD 报道甚少。HVOD 多发生于口服土三七的患者。本病例入院以高度腹胀为主要表现，经完善腹部 CT，肝脏活检等相关检查，最终诊断为 HVOD。结合用药病史，考虑他克莫司引起的 DILI，血管损伤型。经去除病因，改换排斥药物，好转出院。4 个月后复查肝脏病理和腹部 MRI，结果提示 HVOD 基本恢复。故临床上以他克莫司为基础免疫的肝移植术后患者，若出现顽固性腹腔积液，在考虑常见血管并发症的基础上，需警惕 HVOD 可能性。该疾病特点为早期干预恢复理想，晚期干预预后差的特点，在以后的患者中应密切监测相关指标，若有可疑病例需及时明确诊断，在应用免疫抑制剂治疗过程中需严密监测药物相关不良反应。

（解放军总医院第五医学中心　冯丹妮，刘鸿凌）

参考文献

［1］European Association for the Study of the Liver. EASL clinical practice guidelines: vascular diseases of the liver[J]. J Hepatol, 2016, 64: 179-202.

［2］Hou Y, Tam NL, Xue Z et al. Management of hepatic vein occlusive disease after liver transplantation: A case report with literature review[J]. Medicine（Baltimore）, 2018, 97: e11076.

［3］Shen T, Feng XW, Geng L et al. Reversible sinusoidal obstruction syndrome associated with tacrolimus following liver transplantation[J]. World J Gastroenterol, 2015, 21: 6422.

［4］Sebagh M, Azoulay D, Roche B, et al. Signifificance of isolated hepatic veno- occlusive disease/ sinusoidal obstruction syndrome after liver transplantation[J]. Liver Transpl, 2011, 17: 798-808.

［5］Srivastava A, Poonkuzhali B, Shaji RV et al. Glutathione S-transferase M1 polymorphism: a risk factor for hepatic venoocclusive disease in bone marrow transplantation[J]. Blood, 2004, 104: 1574-1577.

［6］Wang SE, Shyr YM, Lee RC. Hepatic veno-occlusive disease related to tacrolimus after pancreas transplantation[J]. J Chin Med Assoc, 2013, 76: 358-360.

［7］Zhuge Y, Liu Y, Xie W, et al. Expert consensus on the clinical management of pyrrolizidine alkaloid-induced hepatic sinusoidal obstruction syndrome[J]. J Gastroenterol Hepatol, 2019, 34: 634-642.

［8］Zhou SN, Feng D, Zhang N, et al. Hepatic sinusoidal obstruction syndrome due to tacrolimus in a liver transplantation recipient[J]. Gastroenterol Rep, 2021, 9（5）: 485-487.

病例 32

肝移植术后 3 年 6 个月，
间断肝功能异常 7 个月

患者男性，68 岁，于 2012 年 6 月 2 日入院。

一、主诉

肝移植术后 3 年 6 个月，间断肝功能异常 7 个月。

二、病史询问

（一）初步诊断思路及问诊目的

肝移植术后肝功能异常按病因分类大致可以分为外科性（血管及胆管问题）和内科性。内科性问题又包括排异反应、感染性（嗜肝病毒及非嗜肝病毒）、酒精性、药物性、中毒性、梗阻性、自身免疫性、肿瘤性、淤血性、遗传代谢性、非酒精性脂肪肝病等；按肝功能异常的实验室指标分类可分为转氨酶升高为主型、梗阻酶伴/不伴胆红素升高为主型。问诊时应主要围绕肝功能异常的上述病因进行，同时应详细询问起病时肝功能检查的特点及随治疗的演变过程。此外还应紧密结合肝移植术后患者的用药特点进行针对性分析。

（二）问诊主要内容及目的

1. 起病时肝功能异常有何特点　有助于对肝病病因的判断、疾病发展趋势的判断和治疗效果的评估。以转氨酶升高为主时常提示肝细胞性损害，多见于排异反应、病毒感染、药物性肝病、酒精性肝病、新发自身免疫性肝炎或原发病复发等，其他肝病亦会有不同程度的升高；当 AST 显著高于 ALT 时，在排除肌源性损害的情况下，高度提示酒精性肝病；以胆管酶升高为主时常提示胆汁淤积性肝病；以结合胆红素升高为主时常提示肝内胆汁淤积或肝外胆道梗阻；以非结合胆红素升高为主时常提示溶血或部分先天性胆红素代谢异常性疾病；胆红素双向升高多见于肝细胞损害性疾病，如病毒性肝炎、药物性肝病等。

2. 起病前是否有酒精、药物、感染、中毒等诱因　有助于对肝功能异常原因的判断。本病例为乙型肝炎肝硬化、原发性肝癌行肝移植的患者，首先需排查是否病毒感染引起的肝功能异常。

既往饮酒时间和饮酒量有助于酒精性肝病的诊断。酒精性肝病的定义为：饮酒超过 5 年，折合乙醇量男性 > 40 g/d、女性 > 20 g/d，或者 2 周内有大量饮酒史（> 80 g/d），导致肝功能异常及出现相关临床症状者。

怀疑药物性肝病史，对起病前 3 个月内使用过的药物，包括剂量、用药途径、持续时间及同时使用的其他药物等均应详细询问。成分不明的中药偏方、抗结核药物、解热镇痛药及抗生素等应列为重点问诊对象。

了解患者的职业接触史有助于中毒性肝病的诊断。起病前大量饮酒或暴饮暴食的患者，尤其伴有发热、右上腹痛者支持肝外梗阻的诊断。

3. 是否存在其他腹部和全身症状　肝病患者常伴有非特异性全身症状，如乏力、纳差等。如伴皮疹、关节肿痛常提示自身免疫性疾病，伴发热、右上腹痛常提示胆管梗阻合并感染，伴进行性消瘦常提示恶性肿瘤性疾病。

4. 是否做过包括肝脏 CT 在内的影像学检查，结果如何　根据影像学检查特点可对病变进行初步定性和定位。应注意有无局灶性占位性病变，有无肝内外胆管的扩张，有无肝内外胆管系统内结石，有无肝脏形态、大小、比例异常，有无肝脏密度变化，有无血管狭窄或血栓、有无胰腺占位性病变等。

5. 既往有何种疾病，曾接受何种治疗，疗效如何　接受治疗药物的种类以及对治疗的反应有助于病因学诊断。除一般的保肝、降黄药物外，应着重问诊干扰素、激素、免疫抑制剂等特殊药物的应用史及疗效。

6. 是否有遗传病家族史　遗传性肝病包括家族性高胆红素血症、肝豆状核变性、血色病、肝糖原贮积症、α_1- 抗胰蛋白酶缺乏症、卟啉病等。阳性家族史对患者的诊断有提示意义。

（三）问诊结果及思维提示

患者因"原发性肝癌、乙型肝炎后肝硬化"于 2008 年 11 月 20 日行原位肝移植术，术前丙型肝炎抗体阴性，术后采用他克莫司＋吗替麦考酚酯＋激素预防排异反应，恢复顺利。2011 年 11 月 28 日化验肝功能，ALT 223 U/L、AST 146 U/L、GGT 1481 U/L、ALP 347 U/L、TBIL 81.6 μmol/L、DBIL 56.7 μmol/L，当时患者无发热、腹痛、心悸、恶心、呕吐、皮疹、关节肿痛，进一步查病毒全项、免疫球蛋白、自身抗体谱指标均正常；抗 HCV 阳性；HCV RNA 2.68×10^7 U/ml；丙型肝炎病毒基因分型 1b 型；肝组织穿刺活检提示，慢性丙型肝炎。采用聚乙二醇干扰素 α-2a（90 μg, qw）联合利巴韦林（0.2 g, tid）行抗丙肝病毒治疗，4 周后复查 HCV RNA 定量 < 10^3 U/ml，ALT、AST 逐渐恢复正常。2012 年 06 月 02 日（抗丙肝病毒治疗 5 个月后）复查肝功发现明显异常：ALT 226 U/L、AST 186 U/L、γ-GT 1642 U/L、ALP 405 U/L、TBIL 90.4 μmol/L、DBIL 63.5 μmol/L。再次复查 HCV RNA 定量仍在检测线以下。病程中无发热、恶心、呕吐、腹痛、腹泻、头晕、皮疹、关节肿痛等伴随症状。既往肝移植术后，长期口服免疫抑制剂抗排异反应，丙型病毒性肝炎感染，应用聚乙二醇干扰素 α-2a 联合利巴韦林抗丙肝治疗。无结核等传染病史，无食物、药物过敏史。不嗜烟酒，无家族性遗传病史。

💭 思维提示

　　通过问诊可明确，患者老年男性，以肝功能异常就诊，特点为转氨酶、转肽酶、胆红素均有升高。肝移植术后长期口服免疫抑制剂抗排异治疗。术后出现丙肝，导致肝功能异常，经聚乙二醇干扰素 α-2a 联合利巴韦林抗丙肝治疗后复查 HCV RNA < 10^3 U/ml，ALT、AST 降至正常。当抗病毒治疗 5 个月后，再次出现肝功能异常，查 HCV RNA 仍阴性。该患者本次起病出现肝功能异常前无减药史，药物浓度在目标范围内。既往无大量饮酒史，故"酒精性肝损伤"可排除。是否存在因使用干扰素导致自身免疫性肝炎或导致急性排异反应或干扰素导致的药物性肝损，需进一步各项检查才能明确。此外，一些嗜肝及非嗜肝病毒感染、血管性、胆管性因素也有待进一步检查。

三、体格检查

（一）重点检查内容和目的

　　对于肝移植术后肝功能异常者，在对患者进行系统、全面检查的同时，应重点注意是否存在以下体征：皮肤、巩膜黄染，肝掌、蜘蛛痣，颈静脉怒张，胸腹壁静脉曲张，肝脾大，移动性浊音，下肢水肿等。考虑到自身免疫性肝病可能合并其他免疫性疾病，还应注意是否存在皮疹、牙齿片状脱落、关节肿痛、甲状腺肿大等。

（二）体格检查结果及思维提示

T 36.5℃，R 18 次 / 分，P 68 次 / 分，BP 128/80 mmHg。全身皮肤、巩膜中度黄染，未见皮疹，无肝掌、蜘蛛痣，颈静脉无怒张，齿列整齐，甲状腺不大，心、肺查体正常，胸腹壁未见静脉曲张，腹部平软，可见手术瘢痕，愈合良好。全腹无压痛、包块，肝肋下未触及，脾于左侧肋缘下 2 cm 处可扪及，质地中等，移动性浊音阴性，肠鸣音正常，双下肢无水肿。全身关节无红肿及压痛。

思维提示

体格检查可见全身皮肤、巩膜中度黄染，脾大，进一步需要进行实验室和影像学检查来明确诊断，必要时肝组织穿刺活检行病理学检查。

四、实验室和影像学检查

（一）初步检查内容及目的

1. 血常规　了解患者是否存在红系、粒系、巨核系三系改变，是否有病毒感染的迹象。

2. 血生化　了解肝肾功能情况，包含 ALT、AST、ALP、GGT、TBIL、DBIL 在内的肝脏功能全项有利于了解肝损害的特点，从而有助于鉴别诊断。

3. ESR 和 CRP　炎症指标的升高，有助于评估病情活动程度。

4. 凝血功能　可判断肝脏的合成功能，从而判断肝脏储备功能。

5. 嗜肝及非嗜肝病毒标志物检测　包括 HAV、HBV、HCV、HEV、CMV、EBV、疱疹病毒等抗体和（或）抗原检测以及 HBV DNA、HCV RNA 定量检测，确定或排除引起肝功能损害的病毒性因素。

6. 甲胎蛋白　根据基础值及动态变化情况，除外肿瘤性因素。

7. 自免肝抗体谱　包括 ANA、抗 ENA、ANCA、SMA、AMA、AMA-M$_2$、LKM$_1$、SLA/LP 等，有助于自身免疫性肝病及其他自身免疫性疾病的诊断。

8. 免疫球蛋白定量　有助于自身免疫性肝病的鉴别诊断。

9. 免疫抑制剂药物浓度　判断免疫抑制剂药物剂量是否合理，有助于急性、慢性排异反应的诊断。

10. 淋巴细胞亚群　了解患者免疫状态。

11. 腹部超声、肝脏血管超声和增强 CT/MRI　有助于了解肝脏形态及结构、肝脏血供情况、有无血栓等血管并发症，有助于脂肪肝、占位性疾病、肿瘤性疾病的诊断，有助于肝硬化的形态学诊断。

12. 甲状腺功能及甲状腺超声　明确是否合并自身免疫性甲状腺疾病。

13. 肝组织穿刺活检　为有创性检查，但是肝脏疾病诊断的金标准。

（二）检查结果及思维提示

1. 血常规　WBC 5.1×10^9/L，N 0.65 %，HGB 130 g/L，PLT 168×10^9/L。

2. 血生化　ALT 226 U/L、AST 186 U/L、γ-GT 1642 U/L、ALP 405 U/L、TBIL 90.4 μmol/L、DBIL 63.5 μmol/L，余指标正常。

3. ESR 和 CRP　ESR 32 mm/h，CRP 正常。

4. 凝血功能　正常。

5. 嗜肝及非嗜肝病毒标志物检测　HBVM 检测结果均阴性；HBV DNA、HCV RNA 阴性（−）；抗 -HCV 18.4 U/L；HAV、HEV、EBV、CMV、疱疹病毒 IgM 均阴性。

6. 甲胎蛋白　正常。

7. 自身抗体　ANA 1：640，抗 ENA、ANCA、SMA、AMA、Anti-LKM1 阴性。

8. 血清蛋白电泳和免疫球蛋白定量　IgG 16.5g/L，γ 球蛋白 22.7%。

9. 免疫抑制剂药物浓度　西罗莫司 5.2 ng/ml。

10. 腹部超声和增强 CT　肝移植术后，未见明显异常。

11. 甲状腺功能及甲状腺超声　正常。

12. 肝组织穿刺活检病理　汇管区炎症、界面性肝炎及较多浆细胞浸润；肝内慢性淤胆，炎症及胆管损伤持续，慢性胆汁淤积伴胆汁淤积型肝炎。

思维提示

以上检查结果显示：自身抗体 ANA 阳性（＋），血免疫球蛋白 IgG 升高，γ 球蛋白升高，肝组织穿刺病理的典型表现为以浆细胞浸润为主的界面性炎，无胆管炎及血管炎。无病毒性、肿瘤性、血管性、脂肪浸润性肝病的证据，结合患者的病史及上述检查结果，根据简易自身免疫性肝炎评分标准，评分为 6 分，拟诊为：肝移植术后新发自身免疫性肝炎（dnAIH），患者无其他系统自身免疫性疾病的表现，SMA、AMA、SSA、SSB 均阴性，IgM 正常，肝组织穿刺病理未提示非化脓性损伤性胆管炎或肉芽肿性胆管炎、无胆道系统纤维化表现、未见 IgG_4 阳性浆细胞，不支持原发性胆汁性肝硬化、原发性硬化性胆管炎、IgG_4 相关性胆管炎或干燥综合征等疾病的重叠综合征。进一步的处理应注意休息、饮食和营养，给予对症保肝治疗，调整免疫抑制剂药物剂量，酌情加用激素及免疫抑制剂。最后诊断：肝移植后抗丙型肝炎治疗诱发新发自身免疫性肝炎。

五、治疗方案及理由

（一）方案

1. 一般治疗　休息，避免饮酒、药物等加重肝损害的因素。
2. 免疫抑制剂调整　将西罗莫司 0.75 mg，qd，调整为 1.5 mg，qd。
3. 继续进行干扰素联合利巴韦林治疗　聚乙二醇干扰素 α-2a 90 μg，qw；利巴韦林 0.2 g，tid。
4. 针对新发自身免疫性肝炎治疗　甲泼尼龙 24 mg，qd，硫唑嘌呤 50 mg，qd。
5. 静脉使用保肝及退黄等治疗　多烯磷脂酰胆碱注射液 465 mg，qd；复方甘草酸苷注射液 60 ml，qd；注射液丁二磺酸腺苷蛋氨酸 1000 mg，qd。

（二）理由

针对肝移植术后新发自身免疫性肝炎，单用激素或联合硫唑嘌呤是其首选治疗方案，其中联合硫唑嘌呤的方案可减少激素用量以减少其不良反应。治疗期间除了需要注意监测应用激素及硫唑嘌呤后可能出现的不良反应，包括水电解质平衡紊乱、血糖、血压、感染、胃溃疡、骨质疏松、血脂代谢紊乱、白细胞减少、溶血所致的胆红素升高等外，还要注意激素本身可导致丙肝病毒的再激活，从而导致丙肝复发。

事实上，在使用激素治疗本例患者新发自身免疫性肝炎过程中，多次出现 HCV RNA 复阳，再次减用激素后，HCV RNA 又转阴。但当激素减量后，自身免疫性肝炎复发，只好再将激素加量，整个治疗过程极其艰难。终于在患者的积极配合及医护人员的共同努力下，不仅治愈了其丙型肝炎，而且还治愈了其新发自身免疫性肝炎。

六、治疗效果及思维提示

患者抗丙肝治疗 48 周后复查肝功能 ALT 22 U/L、AST 42 U/L、γ-GT 504 U/L、ALP 266 U/L、TBIL 18 μmol/L，停用硫唑嘌呤，甲泼尼龙减至 8 mg，qd。2015 年 2 月 26 日肝功能复查指标稳定，停用甲泼尼龙。激素使用总疗程为 32 个月。随访患者目前健康生存，肝功能持续稳定。

思维提示

对于肝移植术后丙肝复发的治疗,在直接作用病毒药物(DAA)问世之前的时代,公认标准方案是干扰素＋利巴韦林,除了此两种药物本身的不良反应外,最重要的一点是干扰素可能会导致排异反应,也可能会诱导 dnAIH,而后者的治疗必须加用激素,激素又可能导致丙型肝炎的复发。因此,在整个治疗过程中,一方面要密切监测各种药物的不良反应,另一方面要密切监测是否有排异反应或 dnAIH 的发生。在使用激素的全程中,还要密切观察是否有丙肝的复发。总之,整个治疗过程充满了矛盾和风险,需要医生格外细心和耐心,同时要取得患者的高度信任和配合,方能达到满意的治疗效果。

七、对本病例的思考

随着肝移植术后受者生存期的延长，dnAIH 的发病率逐渐升高。肝移植术后 dnAIH 发病机制尚不明确。有学者报道肝移植术后 dnAIH 与病毒感染有关，也有报道提示，dnAIH 与免疫抑制剂药物使用及免疫功能紊乱等有关。患者在应用聚乙二醇干扰素联合利巴韦林抗丙型肝炎的治疗过程中出现 dnAIH，推测可能与以下因素有关：肝移植后受者长时间服用抗排异药物导致免疫功能紊乱；肝移植后受者自身免疫力较正常人低，病毒感染的发生率高；聚乙二醇干扰素 α-2a 除具有抗病毒作用外，还具有广泛的生物学活性，如生长调控、调节细胞分化、增强组织相容性复合体的表达等一系列免疫调节功能，增强免疫力同时，引起自身免疫紊乱，诱发患者自身免疫性疾病发生。所以使用干扰素治疗丙型病毒性肝炎过程中容易诱发 dnAIH，采用激素治疗自身免疫性肝炎时可能导致丙型肝炎病毒被激活，随后再次使用干扰素治疗丙型肝炎，如此反复，丙型肝炎与 dnAIH 易出现此消彼长的"跷跷板现象"。本例患者是抗丙型肝炎及 dnAIH 同时治疗成功的典型案例，但整个治疗过程非常艰难、曲折，除了多次干扰素诱发 AIH、激素诱发丙型肝炎复发外，干扰素、利巴韦林、激素、硫唑嘌呤本身的不良反应也频频出现，使得治疗更加棘手。病程中，患者多次有想放弃的念头，但最终治疗成功，这得益于医务人员强烈的责任心、细心、耐心及担当，同时也得益于患者的坚持和积极配合。

（北京大学第三医院北方院区　梁芙萌；北京清华长庚医院　陈　虹）

参考文献

［1］Amin K, Rasool AH, Hattem A, et al. Autoantibody profiles in autoimmune hepatitis and chronic hepatitis C identifies similarities in patients with severe disease[J]. World J Gastroenterol, 2017, 23（8）: 1345-1352.

［2］Benedetta TB, Claudia DB, Gaia D. Autoimmune liver serology before and after successful treatment of chronic hepatitis C by direct acting antiviral agents[J]. Autoimmunity, 2019, 102: 89-95.

［3］Kazuki T, Ken S, Takeo T, et al. De novo autoimmune hepatitis subsequent to switching from type 2b to type 2a alpha-pegylated interferon treatment for recurrent hepatitis C after liver transplantation: report of a case[J]. Surg Today, 2011, 41（7）: 1016-1019.

［4］Laura LC, Elena GD, Raquel MG, et al. Healing of autoimmune hepatitis associated with hepatitis C virus infection treated with direct-acting antivirals[J]. Rev Esp Enferm Dig, 2019, 111（2）: 159-161.

［5］Maria P, Ngoc AHH, Frank S. Autoimmune hepatitis and membranous glomerulonephritis under immune therapy in chronic hepatitis C[J]. Dtsch Med Wochenschr, 2016, 141（10）: 709-711.

［6］M.Isabel F, Kaushik A, Carmen S, et al. Posttransplant plasma cell hepatitis（de novo autoimmune hepatitis）is a variant of rejection and may lead to a negative outcome in patients with hepatitis C virus[J]. Liver Transpl, 2008, 14（6）: 861-871.

［7］Valentina C, Edoardo C, Giorgia B, et al. Eradication of hepatitis C virus infection disclosing a previously hidden, underlying autoimmune hepatitis: autoimmune hepatitis and HCV[J]. Ann Hepatol, 2020,19（2）: 222-225.

病例 33

肝移植术后4年，间断乏力2年

患者男性，56岁，于2006年10月14日入院。

一、主诉

肝移植术后4年，间断乏力2年。

二、病史询问

（一）初步诊断思路及问诊目的

患者为中年男性，慢性病程，隐匿起病，以乏力为主要症状。乏力为非特异性症状，可见于各个系统疾病，因此，详细询问相关伴随症状及辅助检查对于诊断至关重要。

（二）问诊主要内容及目的

1. 乏力有何伴随症状　乏力为非特异性症状，分为病理性乏力和生理性乏力。病理性乏力常见于多种疾病，如肺部感染、心功能不全、肾功能不全、贫血等疾病，明确伴随症有助于确定诊治方向。

2. 问诊要点　由于乏力症状缺乏特异性，应详细询问病史、查体，参考患者此次就诊前的辅助检查结果，以指导进一步诊治。

（三）问诊结果及思维提示

2004年5月患者因间断乏力，于当地医院检查发现肝功能异常（具体指标不详），HBsAg、HBV DNA、HCV RNA 均阳性，诊断为"肝移植术后乙肝复发、丙型活动性肝炎"。将抗排异药物调整为他克莫司（0.25 mg，q12h），给予抗乙肝病毒（阿德福韦酯，10 mg，qd）及保肝降酶治疗，患者肝功能逐渐恢复正常后出院。2006年8月患者于当地医院再次发现肝功能明显异常，继续使用阿德福韦酯抗病毒治疗，加用保肝降酶药物（复方甘草酸苷，80 mg，静滴，qd）治疗，2个月后患者肝功能无明显改善。

　　既往史：患者因"乙型肝炎后肝硬化失代偿期"于 2002 年 7 月在外院行经典原位肝移植术。术前丙肝血清学标志物 HCV RNA、抗 HCV 及病毒全项均阴性，术中有输血史。手术顺利，术后早期抗排异方案：他克莫司 + 吗替麦考酚酯 + 激素，后期单用他克莫司。术后采用拉米夫定联合人乙肝免疫球蛋白（HBIG）预防乙肝复发。早期患者恢复良好，定期复查肝功能正常。出院后口服拉米夫定（100 mg，qd）及 HBIg 半年后自行停药。

思维提示

　　通过问诊可明确，患者中年男性，肝移植术后 4 年，以乏力为主要症状，辅助检查发现肝功能异常，术后查出乙型病毒性肝炎复发，予以抗乙肝病毒（阿德福韦酯，10 mg，qd）及保肝降酶治疗，患者肝功能逐渐恢复正常后出院。2 年后再次发现肝功能明显异常，继续抗乙肝病毒及保肝治疗，效果欠佳。引起肝功能异常常见病因包括：病毒性、酒精性、药物性、肿瘤性、脂肪肝、自身免疫性肝病、血管性、遗传代谢性、接触工业毒物。该患者无大量饮酒史，无毒物接触史，故酒精性、工业毒物引起肝功能异常依据不足，暂排除。

三、体格检查

（一）重点检查内容和目的

　　患者乏力与肝功能异常有关，病毒性、肿瘤性、自身免疫性、药物性、肝脏血管等病因均应考虑，在对患者进行系统、全面检查的同时，应重点注意是否存在以下体征：皮肤、巩膜黄染，肝掌、蜘蛛痣、肝脾大，移动性浊音等。

（二）体格检查结果及思维提示

　　查体：一般情况差，皮肤、巩膜无黄染，心肺查体阴性。腹平软，肝肋下未触及，脾肋下约 3 cm，质地中等，缘钝，移动性浊音阴性，双下肢轻度凹陷性水肿。

思维提示

患者体格检查提示脾大、下肢水肿，临床方面比较常见，原因很多，但对诊断无特异性，需进一步进行实验室及影像学检查明确诊断。

四、实验室及影像学检查

（一）初步检查内容及目的

1. 血常规　了解血常规是否存在异常。

2. 肝功能、肾功能、电解质　了解肝肾功能情况，有助于分析肝功能异常特点，从而有助于鉴别诊断。

3. 凝血功能　判断肝脏合成功能。

4. 病毒性肝炎及嗜肝病毒标志物检测　HAV、HBV、HCV、HEV、EBV、CMV 的抗体和（或）抗原检测。

5. 肿瘤标志物　排除肿瘤性因素。

6. 自身抗体　自身抗体谱全套，有助于自身免疫性肝病的诊断。

7. 免疫球蛋白　有助于自身免疫性肝病的诊断。

8. 免疫抑制剂浓度　明确免疫抑制剂浓度。

9. 甲状腺功能　明确有无甲状腺疾病引起肝功能异常。

10. 腹部超声和增强 CT　有助于脂肪肝、肿瘤性疾病的鉴别诊断。

11. 甲状腺超声　明确有无甲状腺疾病。

12. 肝组织穿刺活检　为有创性检查，肝脏疾病诊断的金标准。

（二）检查结果及思维提示

1. 血常规　WBC 4.54×10^9/L、N 42.5 %、PLT 48×10^9/L、HGB 135 g/L。

2. 肝功能　ALT 158 U/L、AST 141 U/L、γ-GT 63 U/L、ALP 341 U/L、TBIL 24.3 μmol/L、DBIL 15.8 μmol/L；肾功能、电解质正常。

3. 凝血四项　INR 1.29、PT 15.8 s、PT% 66.4%。

4. 病毒性肝炎及嗜肝病毒标志物检测　HBVM：HBsAg 45.08 U/ml，抗 HBs 0 mU/ml、HBeAg 0.291 U/L、抗 HBe 0.67 S/CO、抗 HBc 9.16 S/CO、抗 HCV 13.31 S/CO；HBV DNA 阴性；HBV YMDD 无变异；HCV RNA 3.80×10^5 U/ml；丙肝基因分型：1b 型；HAV、HEV、EBV、CMV 的抗体阴性。

5. 肿瘤标志物　正常。

6. 自身抗体　自身抗体谱全套阴性。

7. 免疫球蛋白　正常。

8. FK506　3.9 ng/ml。

9. 甲状腺功能　未见异常。

10. 腹部 CT　肝硬化，脾大。

11. 甲状腺超声　正常。

12. 肝组织穿刺活检　汇管区见少量淋巴细胞浸润，伴纤维组织增生，考虑病毒感染所致。

🧠 思维提示

　　自身抗体谱全套、免疫球蛋白正常，自身免疫性肝病依据不足；化验 HBsAg 阳性、抗 HCV 13.31；HCV RNA 3.80×10^5 U/ml；肝组织穿刺病理：汇管区见少量淋巴细胞浸润，伴纤维组织增生，考虑病毒感染所致。结合患者病史及检查结果，可确定诊断为肝移植术后乙肝复发合并丙型肝病毒感染。

五、治疗方案

1. 一般治疗　休息，避免药物等加重肝损害的因素。
2. 药物治疗　停阿德福韦酯，改用恩替卡韦（1 mg，qd）抗病毒。
3. 辅助治疗　辅以保肝降酶药物治疗。

六、治疗过程、效果

复查血常规：WBC 2.89×10^9/L、PLT 29×10^9/L、HGB 114 g/L；肝功能：ALT 21 U/L、AST 32 U/L、γ-GT 36 U/L、ALP 194 U/L、TBIL 26.8 μmol/L、DBIL 12.4 μmol/L；HCV RNA 6.2×10^5 U/ml。因患者白细胞、血小板低、肝硬化失代偿，建议患者行再次肝移植，但未被患者及家属采纳。

2007 年 9 月 5 日再次我院复查肝功能：ALT 175 U/L、AST 186 U/L、γ-GT 61 U/L、ALP 65 U/L、TBIL 23.1 μmol/L、DBIL 8.6 μmol/L；我院及解放军 302 医院病毒全项检查示甲肝抗体阳性；立即转入传染病专科医院继续治疗后好转出院。2009 年 5 月复查血常规：WBC 3.37×10^9/L、PLT 42×10^9/L、HGB 112 g/L；肝功能：ALT 56 U/L、

AST 57 U/L、γ-GT 224 U/L、ALP 69 U/L、TBIL 20.0 μmol/L、DBIL 9.3 μmol/L；HCV RNA 1.29×10^5 U/ml。在患者的强烈要求下，于 5 月 20 日开始试行聚乙二醇干扰素 α-2a，90 U 皮下注射 1 次 / 周，联合利巴韦林 0.2 g，口服，tid，抗丙肝治疗，并监测血常规、肝肾功能、HCV RNA，2 周后复查 HCV RNA 转为阴性；继续治疗过程中患者出现白细胞、血小板明显降低，给予对症升高白细胞、血小板治疗血小板仍偏低（PLT 47×10^9/L），于 2009 年 7 月 10 日停用聚乙二醇干扰素 α-2a（共使用 4 支）及利巴韦林，并给予升血小板药物及输血治疗。此后 HCV RNA 持续阴性，2010 年 9 月 7 日复查 HCV RNA 1.26×10^5 U/ml。2010 年 1 月 25 日开始患者反复出现上消化道出血、肝性脑病等症状，给予对症止血、降低门脉压力、降血氨、保肝降酶等治疗。2010 年 8 月患者出现发热，体温最高 39.8℃，胸部 X 线片提示两肺渗出性改变，考虑肺部感染，给予抗感染及退热治疗。于 2010 年 9 月 7 日患者突然出现血压、心率下降，经积极抢救后无效死亡。

七、对本例的思考

甲、乙、丙型肝炎病毒之间无交叉免疫性，多种肝炎病毒可重叠感染。本例患者术后半年自行停用拉米夫定及 HBIg，导致乙肝复发，同时发现感染了丙型肝炎病毒，经抗乙型肝炎病毒治疗后，HBV DNA 转阴，由于长期服用免疫抑制剂，加上丙型肝病毒感染，患者肝脏很快进展为肝纤维化、肝硬化失代偿，出现门静脉高压及肝功能不全的表现。患者在 HBV 重叠 HCV 感染基础上同时又感染甲型肝炎病毒，经积极治疗后甲型肝炎好转。本例患者 HBV、HCV、HAV 三重感染，可能存在协同作用加速了肝炎肝硬化的进程。对于重叠感染的治疗，建议参照单一治疗的指南。多种病毒同时感染，尽早诊断、早治疗，可以减少肝脏损害，改善患者预后。

（上海市松江区中心医院　章拔翠；北京清华长庚医院　陈　虹）

参考文献

［1］陈苏艾 . 对 20 例 HBV 与 HCV 重叠感染患者生化及免疫检查结果的分析 [J]. 当代医药论丛，2020，18（7）：179-180.

［2］刘义庆，杨帆，李丽，等 . 山东地区人群乙型肝炎和丙型肝炎重叠感染情况研究 [J]. 重庆医学，2018，47（10）：1389-1391.

［3］何丽，胡萍，申焕君，等 . HBV/HCV 重叠感染的研究进展 [J]. 临床肝胆病杂志，2014，6：

569-572.

［4］Sedhom D, DSouza M, John E，et al.Viral hepatitis and acute liver failure: still a problem[J]. Clin Liver Dis, 2018, 22（2）: 289-300.

［5］Zhang S, Chen C, Peng J, et al. Investigation of underlying comorbidities as risk factors for symptomatic human hepatitis E virus infection[J].Aliment Pharmacol Ther, 2017, 45（5）: 701-713.

病例 34

肝移植术后 4 年余，肝功能异常 3 个月

患者男性，35 岁，巴基斯坦人，于 2012 年 4 月 13 日入院。

一、主诉

肝移植术后 4 年余，肝功能异常 3 个月。

二、病史询问

（一）初步诊断思路及问诊目的

肝移植术后肝功能异常最为常见，各阶段均可发生，与普通人群不同，由于长期服用免疫抑制剂的特殊性，肝功能异常的原因更加复杂。常见原因主要包括：排异反应、嗜肝病毒及非嗜肝病毒感染、原发病复发、胆道并发症、新发自身免疫性肝病、药物性肝损害等。此患者青年男性，肝移植术后 4 年余，定期复查肝功能基本正常。3 个月前发现肝功能异常。问诊时应重点关注上述可能的因素，同时详细询问肝功能异常的特点以及治疗的演变过程。

（二）问诊的主要内容及目的

1. 起病时肝功能异常有何特点　有助于对肝功能异常病因的判断、疾病发展趋势的判断和治疗效果的评估。此患者青年男性，肝移植术后 4 年余，定期复查肝功能基本正常。3 个月前发现肝功能异常。目前已知患者因"丙型肝炎后肝硬化失代偿期"行肝移植手术，需特别注意有无排异反应、丙型肝炎病毒复发或其他嗜肝病毒感染及非嗜肝病毒感染、新发自身免疫性肝病问题。

2. 起病前是否有药物、感染、酒精、中毒、饮食等诱因　肝脏是人体重要的代谢器官，药物、酒精、饮食等因素均有可能造成肝功能损害，如免疫抑制剂减量或停药、近期上呼吸道感染史、肝毒性药物使用史、外出旅游就餐、搬新居等。

3.是否存在其他腹部和全身症状　如有无恶心、呕吐、厌油、呕血，有无发热、黄疸，有无腹胀、腹痛、乏力、消瘦、皮疹以及大小便颜色变化等。

4.是否做过包括肝脏影像学检查，结果如何　影像学检查可对肝脏形态进行检查，了解有无胆道梗阻、血管病变、占位性病变等问题。

5.曾接受何种治疗，疗效如何　患者肝移植术后未进行抗丙肝病毒治疗（当时为干扰素时代，患者术后恢复良好）。患者肝功能异常3个月，了解3个月前治疗方案有无调整，肝功能异常后的治疗方案、目前用药及疗效如何，亦可帮助判断肝功能异常的原因和特点。

6.是否有遗传病家族史　有无其他病毒性肝炎病史及遗传病家族史。

（三）问诊结果及思维提示

问诊结果：患者因"丙型肝炎后肝硬化失代偿期"于2008年1月15日行亲体部分肝移植术，供者为患者表弟。手术方式为右半肝移植，不带肝中静脉。术前HCV RNA阴性、抗HCV阳性，术中及术后未输血及血浆制品。术后服用他克莫司、吗替麦考酚酯和激素三联抗排异，早期患者恢复顺利。2008年02月13日肝功能化验：ALT 76 U/L、AST 39 U/L、GGT 145 U/L、ALP 92 U/L、TBIL17.9 µmol/L、DBIL 8.6 µmol/L，HBVM：HBsAg 0 U/ml、HBsAb 34.84 U/ml、HBeAg 0.238 U/ml、HBeAb 1.9 U/ml、HBcAb 14.66 U/ml；HCV RNA阴性。行T管对比剂MRI提示肝内胆管狭窄，轻微胆漏，对症处理后顺利出院。此后定期复查肝功能。2008年03月24日查肝功能：ALT 77 U/L、AST 44 U/L、GGT 161 U/L、ALP 101 U/L、TBIL 7.1 µmol/L、DBIL 4.3 µmol/L，HBsAg 0.01 U/ml，HCV RNA 6500 U/ml。他克莫司药物浓度9.2 ng/ml，无明显不适症状，给予保肝降酶（具体用药及剂量不详）等对症治疗后好转，自述此后定期复查肝功能基本正常，药物浓度及方案调整情况不详。3个月前（2012年01月06日）常规复查发现肝功能异常（具体指标不详），HBV DNA阳性，未行超声检查，偶有恶心，无明显厌油，无呕吐，无发热，无黄疸，无腹胀、腹痛，无呕血、黑便，无明显乏力及消瘦，给予他克莫司3 mg，q12h、复方甘草酸苷片75 mg，tid、熊去氧胆酸胶囊0.5 g，bid治疗，效果欠佳，为行进一步诊治来院就诊。饮食、睡眠尚可，大小便基本正常，近期体重未见明显变化。既往否认其他病毒性肝炎疾病史，否认上呼吸道感染史，否认明显肝毒性药物服用及接触史，否认高脂血症及脂肪肝病史，否认输血史，否认大量饮酒史，不吃生鱼片，否认疫区久居史。

思维提示

通过详细询问病史，总结患者病例特点，患者 4 年前因"丙型肝炎后肝硬化失代偿期"行亲体部分肝移植术，术前 HCV RNA 阴性、抗 HCV 阳性，术中及术后未输血及血浆制品。患者术后 2 月余即出现丙型肝炎复发，但仅进行了保肝治疗，未进行抗病毒治疗。既往无乙型病毒性肝炎病史，3 个月前常规复查发现肝功能异常，无明显不适症状，查 HBV DNA 阳性，考虑患者肝功能异常可能与乙型肝炎病毒复制有关。但不可排除丙型肝炎复发、慢性排异反应、胆道并发症等，可进一步完善乙肝五项、HBV DNA、HCV RNA、血常规、肝肾功能、凝血功能、淋巴细胞亚群组合及腹部超声，必要时行肝组织穿刺活检明确。

三、体格检查及思维提示

（一）体格检查内容及目的

患者以肝功能异常为主要表现，初步考虑乙型肝炎病毒感染，亦不排除丙型肝炎复发。因此在对患者进行系统、全面体格检查的同时，注意有无皮肤、巩膜黄染，皮疹，肝掌、蜘蛛痣，腹壁静脉曲张，腹部有无压痛、反跳痛，有无肝脾大、腹腔积液征等慢性肝病体征。

（二）体格检查结果及思维提示

T 36.5℃，P 72 次/分，R 20 次/分，BP 120/80 mmHg。神志清楚，精神可，对答切题，自动体位，查体合作。全身皮肤黏膜及巩膜无明显黄染，浅表淋巴结不大，未见明显肝掌及蜘蛛痣，颈静脉无怒张，甲状腺未及肿大，心肺查体正常，腹平软，右上腹可见一长约 15 cm 的手术瘢痕，全腹无压痛、反跳痛及肌紧张，未扪及包块，Murphy 征阴性，肝肋下未触及，脾肋下 2 cm。肝脾肾区无叩痛，移动性浊音阴性，肠鸣音正常，双下肢无水肿。

思维提示

患者没有明显的、有意义的阳性体征，阴性体征有助于我们排除急性胆道感染、肝硬化失代偿期，仍然不可排除丙型肝炎复发、病毒感染、排异反应等，可进一步完善相关化验检查，明确诊断，尽早治疗。

四、辅助检查及思维提示

（一）初步检查内容及目的

1. 血、尿常规及大便常规 + 隐血　血常规了解有无细菌或病毒感染，有无溶血性贫血；尿常规可了解尿胆原、尿胆红素情况；大便常规 + 隐血了解大便颜色，粪胆原及有无出血情况。

2. 肝功能　不同原因引起的肝功能异常在酶学指标上的表现不尽相同，如肝炎复发患者肝功能中 ALT 和 AST 升高明显，而慢性排异反应、胆道并发症患者肝功能以 γ-GT、ALP、胆红素等梗阻酶升高为著。血管并发症可表现为 ALT、AST、γ-GT、ALP、TBIL、DBIL 均升高。因此，可以通过肝功能酶学指标变化来初步判断肝功能异常的原因。了解目前肝功能、肾功能、电解质、血糖、血脂、代谢等情况。包含 ALT、AST、ALP、γ-GT、TBIL、DBIL、ALB、K^+ 等指标，有助于了解肝损害的特点，从而有助于鉴别诊断。

3. 嗜肝病毒性肝炎及非嗜肝病毒标志物检测　包括 HAV、HBV、HCV、HEV、CMV、EBV、疱疹病毒等抗体和（或）抗原检测，以及 HBV DNA、HCV RNA 定量检测，确定或除外引起肝功能损害的病毒性因素。对于本病例可以有助于判断有无丙型肝炎复发、乙型肝炎病毒的感染。

4. 自身抗体谱　包括 ANA、抗 ENA、ANCA、SMA、AMA、AMA-M_2、LKM_1、SLA/LP 等。有助于自身免疫性肝病及其他自身免疫性疾病的诊断。

5. 淋巴细胞亚群组合及药物浓度　可以查看患者自身的免疫状态。

6. 腹部超声检查　超声检查是常用的检测方法，可观察肝动脉血流，查看肝脏大小，有无硬化、结节、占位性病变等。

7. 其他检查　腹部 CT 平扫 + 增强、腹部 MRI、肝组织穿刺病理活检等，有助于明确及鉴别诊断。

（二）初步检查结果及思维提示

1. 血常规　WBC 12.21×10^9/L，N 60.7%，RBC 4.74×10^{12}/L，HGB 129 g/L，PLT 333×10^9/L。

2. 生化全项　肝功能：ALT 87 U/L、AST 66 U/L、γ-GT 75 U/L、ALP 121 U/L、TBIL 11.4 μmol/L、DBIL 2.7μmol/L，肾功能：Urea 7.0 μmol/L、Cr 77 μmol/L、UA 485 μmol/L，电解质：K^+ 4.24 mmol/L、Na^+ 139 mmol/L、Cl^- 107 mmol/L。

3. 病毒性肝炎及嗜肝病毒标志物检测　HBVM：HBsAg > 250 U/ml、HBsAb 0.46 mU/ml、HBeAg 1013.659 COI、HBeAb 25.87 COI、HBcAb 8.27 COI，HBV DNA 1.6×10^7 U/ml，HCV RNA 阴性，丙型肝炎基因分型未检出，抗 HCV 阳性，自身抗体系列检查阴性。

4. 淋巴细胞亚群组合　CD3$^+$T 细胞数量 1744 个 /μl、CD4$^+$T 细胞数量 942 个 /μl、CD4/CD8 1.45、CD8$^+$T 细胞数量 645 个 /μl、B 细胞数量 550 个 /μl

5. FK506 浓度　5.5 ng/ml。

6. 腹部超声　移植肝声像图及血流未见明显异常。

（三）进一步检查的内容及目的

肝脏组织穿刺病理活检术，有助于明确诊断。

（四）进一步检查结果及思维提示

患者拒绝行肝脏组织穿刺病理活检术，据患者病史及化验结果分析，患者肝功能异常考虑与乙型肝炎病毒复制有关。

> **思维提示**
>
> 通过上述检查结果可以得出以下结论：①肝功能异常，ALT、AST 轻度升高；② HBV DNA 阳性；③ HCV RNA 手术后 2 月余复查为 6500，但住院复查为阴性，丙型肝炎基因分型未检出；④自身抗体系列检查阴性，不支持自身免疫性肝病诊断。综上考虑肝功能异常与乙型肝炎病毒感染有关。对于丙型肝炎肝移植术后患者，丙型肝炎复发常见，诊断并不复杂，结合肝功能、HCV RNA 检查、肝组织穿刺活检等通常即可确诊。但需注意排除合并其他病毒感染、排异反应、新发自身免疫性肝炎等情况。患者合并乙型肝炎病毒感染，HBV DNA 复制高载量，需高度警惕短时间内病毒暴发，导致纤维淤胆型肝炎。

五、治疗方案及理由

（一）方案

1. 一般治疗　注意休息，加强营养，保证足够热量。

2. 抗排异治疗　他克莫司 3 mg，q12h。

3. 抗病毒治疗　恩替卡韦 0.5 mg，qd。

4. 保肝降酶治疗　甘草酸二铵肠溶胶囊 150 mg，tid，注意动态监测肝功能及肝炎指标变化。

（二）理由

一旦明确肝功能异常的原因，应立即积极针对病因进行治疗，对因治疗是基础，同时酌情使用保肝药物有助于加快肝功能的恢复。

六、治疗效果及思维提示

给予恩替卡韦抗乙型肝炎病毒治疗 2 周后复查肝功能：ALT 57 U/L、AST 40 U/L、γ-GT 63 U/L、ALP 75 U/L、TBIL 14.4 μmol/L、DBIL 4.0 μmol/L，HBV DNA 137.5 U/ml；4 个月后复查肝功能各项指标完全恢复正常，HBV DNA < 1.0 U/ml，HBeAg 转为 HBeAb 阳性，HCV RNA 阴性。

🗨 思维提示

丙肝肝移植术后患者，若不进行抗丙肝病毒治疗，几乎 100% 会导致丙肝复发，本例术后未行抗丙肝病毒治疗，术后丙肝复发。又因患者因长期服用免疫抑制剂，抵抗力差，易新感染其他嗜肝或非嗜肝病毒。本例患者感染了乙型肝炎病毒，导致肝功能异常，却又因感染的乙肝病毒抑制了丙肝病毒的复制，使得丙肝不治而愈。抗乙肝病毒药物是最重要的对因治疗，同时辅以保肝药物治疗，效果立竿见影。治疗期间需密切监测两种病毒的活动性，以防打破平衡，丙型肝炎病毒被激活。

七、对本病例的思考

肝移植术后肝功能异常虽然常见，但原因各异。本病例因"丙型肝炎后肝硬化失代偿期"行肝移植手术，术后丙型肝炎复发，HCV RNA 高达 6500 U/ml。后又新感染乙型肝炎病毒，查乙肝为"大三阳"，HBV DNA 1.6×10^7 U/ml。在未抗丙肝病毒治疗情况下，HCV RNA 转阴。分析其原因，考虑是由于新感染的 HBV DNA 抑制了 HCV RNA，导致 HCV RNA 转阴，此种情况罕见。因 HCV RNA 是优势病毒，通常都是 HCV RNA 抑制 HBV DNA，而本病例却正好相反。在干扰素治疗丙型肝炎的时代，这种情况可谓因祸得福，即不需要用干扰素治疗丙型肝炎，仅用恩替卡韦抗乙型肝炎病毒治疗即可。值得注意的是，在整个抗乙型肝炎病毒治疗期间，除了需要检测乙型肝炎病毒及生化外，还应监测 HCV RNA，谨防在 HBV DNA 转阴后失去了对 HCV RNA 的抑制作用，从而导致 HCV RNA 的复制。总之，HBV/HCV 共感染时，决定治疗方案的最重要因素是两种病毒的活动性。与 HBV 或 HCV 单独感染不同，治疗时应更加谨慎，以防止未针对治疗的病毒被激活。因此，初始治疗前、治疗期间及治疗后都要进行详细的生化学、血清学及病毒学检测，以明确何种病毒占优势，适时地调整治疗方案，达到个体化最优。

（山东省日照市中心医院　赵青春；北京清华长庚医院　陈　虹）

参考文献

［1］Calvaruso V, Ferraro D, Licata A, et al. HBV reactivation in patients with HCV/HBV cirrhosis on treatment with direct-acting antivirals[J]. J Viral Hepat, 2018，25（1）：72-79.

［2］Jaroszewicz J, Pawłowska M, Simon K, et al. Low risk of HBV reactivation in a large European cohort of HCV/HBV coinfected patients treated with DAA[J]. Expert Rev Anti Infect Ther, 2020，18（10）：1045-1054.

［3］Potthoff A, Manns MP, Wedemeyer H. Treatment of HBV/HCV coinfection[J]. Expert Opin Pharmacother, 2010，11（6）：919-928.

［4］Pol S, Haour G, Fontaine H, et al. The negative impact of HBV/HCV coinfection on cirrhosis and its consequences[J]. Aliment Pharmacol Ther, 2017, 46（11-12）：1054-1060.

［5］Senturk H, Tahan V, Canbakan B, et al. Chronic hepatitis C responds poorly to combination thecapy in chronic hepatis B carriers[J]. Neth J Med, 2008, 66: 191-195.

［6］王隽，郭新文，马文颖. 乙型合并丙型肝炎病毒感染患者的临床特征及抗病毒治疗研究 [J]. 临床医药文献电子杂志，2019, 6（21）：2.

病例 35

肝移植术后 1 年余，腹胀 3 个月

患者男性，42 岁，于 2015 年 2 月 9 日入院。

一、主诉

肝移植术后 1 年余，腹胀 3 个月。

二、病史询问

（一）初步诊断思路及问诊目的

患者为中年男性，慢性病程，以腹胀为主要症状。

腹胀，主要见于以下原因：①消化道内积有大量气体或液体，最常见于胃肠道梗阻、消化吸收不良；②腹腔内积有过多气体或液体，如消化道穿孔、大量腹腔积液等；③腹腔内有较大囊性或实性肿物；④腹肌无力；⑤功能性胃病，如功能性消化不良、慢性便秘等。

问诊时主要围绕是否腹围增加，是否伴恶心、呕吐或排气排便停止，是否与进食行为有关，是否伴有腹痛、腹鸣、腹泻及其程度，是否伴有慢性心、肾或肝脏疾病，是否伴有水肿及尿量减少，是否伴有急慢性消耗症状，以及病程特点等来进行。

（二）问诊主要内容及目的

1. 腹胀的特点如何　全腹进行性加重的腹胀，伴腹围增加，不随排便、排气而缓解，尤其是合并双下肢水肿时，提示腹腔积液；腹腔局部膨隆且位置固定不变，常提示腹腔内肿物；腹腔伴位置固定或不固定性"鼓包"现象（即胃肠型），在进食后加重，排气、排便后缓解，常提示肠梗阻；腹胀与进食的性质有关，如进食乳制品、油腻食物或豆制品等食物加重，则提示可能存在消化吸收不良。

2. 有无饮酒史、用药史，有无既往病毒性肝炎病史　肝脏是人体内重要的代谢器官。

点，从而有助于鉴别诊断。

3. 凝血功能 可判断肝脏的合成功能。

4. 嗜肝病毒及非嗜肝病毒标志物检测 包括 HAV、HBV、HCV、HDV、HEV、CMV、EBV、疱疹病毒等抗体和（或）抗原检测以及 HBV DNA、HCV RNA 定量检测，确定或排除引起肝功能损害的病毒性因素。

5. 甲胎蛋白 根据基础值及动态变化情况，进行肝脏肿瘤学筛查。

6. 自身抗体 包括 ANA、抗 ENA、ANCA、SMA、AMA、AMA-M$_2$、LKM$_1$、SLA/LP 等，有助于自身免疫性肝病及其他自身免疫性疾病的诊断。

7. 免疫球蛋白定量 有助于自身免疫性肝病的诊断和鉴别诊断。

8. 血清铜、尿酮及铜蓝蛋白测定 了解是否仍有铜代谢异常。

9. 眼科会诊 裂隙灯下查看有无 K-F 环。

10. 腹部超声和肝脏血管彩超，必要时增强 CT/MRI 了解肝脏形态及结构，了解肝脏血供情况，有无血栓等血管并发症，有助于脂肪肝、占位性疾病、肿瘤性疾病的诊断，有助于肝硬化的形态学诊断。

11. 肝组织穿刺活检 对此患者而言，肝组织穿刺是必需的，对诊断及鉴别诊断具有非常重要的意义。

（二）检查结果及思维提示

1. 血常规 WBC 5.33×10^9/L，N 3.4%，RBC 4.97×10^{12}/L，HGB 157 g/L，PLT 126×10^9/L。

2. 生化全项 ALT 121 U/L，AST 55 U/L，TBIL 31.9 μmol/L。其余正常。

3. 凝血功能 正常。

4. 嗜肝病毒及非嗜肝病毒标志物检测 均为阴性。

5. 甲胎蛋白 正常。

6. 自身抗体 两次检查自免肝抗体谱包括 ANA、AMA、SMA、LKM$_1$、SLA/LP 等均阴性。

7. 免疫球蛋白定量 IgG 21.3 g/L，IgA 及 IgM 正常。

8. 蛋白电泳 γ-TP 28.2%，其余正常。

9. 铜蓝蛋白 0.0942 mg/L（正常值 0.2 ~ 0.6 mg/L），血清铜 0.251 mg/L（正常值 0.75 ~ 1.2 mg/L），尿铜 0.148 mg/L（正常值 0.04 ~ 0.1 mg/L）。

10. 肝脏血管彩超 左半肝移植术后，门静脉左支增宽，双向血流。

11. 肝组织穿刺活检 病理描述：间质内可见密集的淋巴细胞、浆细胞浸润，伴界面炎，其中时见成簇浆细胞；大部分小叶中央性融合坏死，多数沿 3 带连及邻近汇管区，坏死带内网状支架塌陷，周边带可见淋巴细胞、浆细胞浸润（图 37-1）。免疫组化：
IgG₄ 免疫染色于各汇管区可见数量不一的阳性浆细胞，多者大于 10 个 /HP。

12. **病理诊断**　移植术后新发 IgG₄ 相关自身免疫性肝炎（De novo IgG₄-AIH）伴小
叶中心带坏死。未见明显排异反应；未见肝豆状核变性。

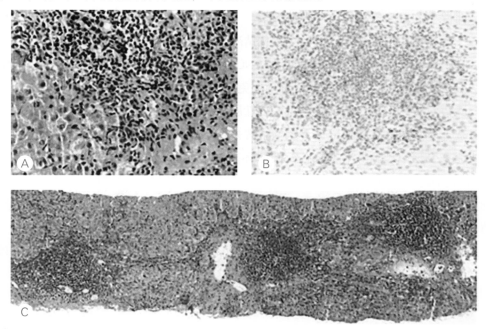

图 37-1　肝组织穿刺活检

A. 间质内可见密集的淋巴细胞、浆细胞浸润，伴界面炎，其中时见成簇浆细胞。B. IgG₄ 免疫染
色于各汇管区可见数量不一的阳性浆细胞，多者大于 10 个 /HP。C. 大部小叶中央性融合坏死，多数
沿 3 带连及邻近汇管区，坏死带内网状支架塌陷，周边带可见淋巴细胞、浆细胞浸润

🧑‍⚕️ 思维提示

　　通过上述检查可以得出以下结论：①患者肝功异常，以 ALT、AST 为主；
②各项病毒学检查均阴性；③自身抗体系列检查阴性；④IgG 及 γ-TP 水平明显升
高；⑤肝组织穿刺活检病理可见界面炎、浆细胞浸润，尤其是 IgG₄ 免疫染色的阳
性浆细胞等自身免疫性肝炎的病理学特征，未发现有排异反应及豆状核变性复发的
征象。按照简化自身免疫性肝炎评分，可达 6 分，即拟诊标准，综上考虑诊断新发
的自身抗体阴性的 IgG₄ 相关自免疫性肝炎（AIH）。

　　针对肝移植术后新发 AIH，目前仍借鉴非移植者 AIH 的诊疗方案。诊断上采用国
际 AIH 小组 1993 年提出、1999 年修订的 AIH 描述性诊断和评分系统以及 2008 年提出

的 AIH 简化诊断积分系统。本病例诊断根据描述性诊断和评分系统评分为 15 分，简化诊断积分标准评分为 6 分。结合 2 种评分系统结果以及肝组织中大量 IgG_4 免疫染色的阳性浆细胞，确诊为：肝移植术后新发 IgG_4 相关 AIH。

五、治疗方案及理由

（一）方案

1. 一般治疗　休息，避免过度劳累，清淡饮食，避免应用有肝损害作用的药物。

2. 治疗药物调整如下　他克莫司 1 mg，q12h，停用吗替麦考酚酯分散片。甲泼尼龙 20 mg，qd，使用 1 周；15 mg，qd，使用 1 周；10 mg，qd，使用 2 周；之后以 4 ~ 6 mg，qd 维持）。硫唑嘌呤 50 mg，qd，口服。

（二）理由

针对肝移植术后新发 IgG_4 相关自身免疫性肝炎，单用激素或联合硫唑嘌呤是其首选治疗方案，其中联合硫唑嘌呤的方案可减少激素用量以减少其不良反应。治疗期间需注意监测应用激素及硫唑嘌呤后可能出现的不良反应，包括水电解质平衡紊乱、血糖、血压、感染、胃溃疡、骨质疏松、血脂代谢紊乱、白细胞减少、溶血所致的胆红素升高等。

六、治疗效果及思维提示

经上述治疗 2 周后，肝功能各项指标基本降至正常，IgG 水平逐步下降。治疗后 3 个月复查肝功能，ALT 39 U/L，AST 19 U/L，ALP 62 U/L，γ-GT 29 U/L，ALB 47.1 g/L，TBIL 35.5 μmol/L，DBIL 9.2 μmol/L，IgG 13.5 g/L。定期门诊随访。

在随后 10 年余的随访中，由于患者出现明显激素不良反应，包括水钠潴留、满月脸、水牛背、下肢皮肤条纹症、多次膝关节骨折，多次给予激素减量，但每次减激素后均出现肝功反弹，加量后好转。于术后第 12 年（2020 年 7 月）给予静脉输注利妥昔单抗 500 mg，同时将甲泼尼龙 4 mg，qd 改为布地奈德 3 mg，qd，水钠潴留明显缓解。于 2021 年 2 月再次输注利妥昔单抗 500 mg。未再出现肝功能异常。

思维提示

对于肝移植术后自身免疫抗体阴性的新发 IgG$_4$ 相关 AIH 之诊断，最重要的检查手段就是肝组织穿刺活检病理；其次，是对 AIH 标准治疗方案反应是否良好。本病例治疗应答良好。虽然长时间小剂量激素维持应用，但仍有水钠潴留、明显皮肤条纹症等不良反应。每次在长时间肝功能稳定后略减激素，均导致转氨酶明显反弹，期间曾尝试换用布地奈德 9 mg/d，但疗效不佳。如何既能维持肝功能正常，又尽可能减少激素的不良反应，是重点需要探索的问题。后给予利妥昔单抗取得满意效果，此方法值得推荐。

七、对本病例的思考

针对本病例的治疗，其重点和难点首先在于肝功能异常的诊断及鉴别诊断，只有正确诊断才能选择有针对性的治疗方案；其次，是在长期激素及硫唑嘌呤治疗的过程中，如何能既维持肝功能的稳定，又最大限度地减少激素或硫唑嘌呤的不良反应。患者在术后近 1 年半的时间内，手术医院所给予的抗排异方案中包括激素，当激素从 4 mg/d 减至 2 mg/d 时，肝功能开始出现异常，以后虽然反复调整抗排异方案，均未能使肝功能保持正常。这或许提示患者有激素依赖的倾向。患者多次查自免肝抗体谱均为阴性，这在一定程度上给诊断带来困扰。文献报道在自身免疫性肝炎中约有 10% 的患者为抗体阴性，此时的肝组织穿刺活检尤为重要。本例患者也是肝组织穿刺活检病理才证实为 IgG$_4$ 相关的自身免疫性肝炎。在后续的治疗中，多次尝试减少激素用量，但都会导致转氨酶反跳，激素加量后恢复正常。由于患者即使是小剂量激素（甲泼尼龙 4 mg/d）也有明显不良反应，多次尝试减药后不成功，不得已尝试利妥昔单抗治疗 2 次，成功将甲泼尼龙更换为布地奈德 3 mg/d，满月脸及水牛背消失。随着针对肝移植术后新发 AIH 诊治经验的不断积累，各种不典型及难治性的病例将会得到更精准的治疗，极大地提高肝移植受者的生存期及生活质量。

（北京清华长庚医院　陈　虹）

参考文献

［1］Choudhary NS, Saigal S, Gautam D, et al. De novo autoimmune hepatitis after living donor liver transplantation: a series of 4 cases[J]. J Clin Exp Hepatol, 2018, 8（3）: 314-317.

［2］丁冬胜，涂丹娜，王丽，等.儿童IgG$_4$相关自身免疫性肝炎临床与病理特征分析[J].实用肝脏病杂志，2020, 23（1）: 34-37.

［3］胡占东，王政禄，郑卫平，等.肝移植术后新发抗核抗体阳性患者临床及病理特点分析[J].中华器官移植杂志, 2014, 35（7）: 408-412.

［4］Mieli-Vergani G, Vergani D, Czaja AJ, et al. Autoimmune hepatitis[J]. Nat Rev Dis Primers, 2018, 4:18017.

［5］杨永峰.免疫球蛋白G$_4$相关肝胆疾病的组织病理学特征和病理学诊断[J].中华肝脏病杂志，2018, 26（6）: 404-406.

［6］曾子露，李异玲.IgG$_4$相关性疾病肝损伤的研究进展[J].中国实用内科杂志, 2021, 41（4）: 291-295, 300.

［7］Zhong CP, Xi ZF, Xia Q. Clinical analysis of liver transplantation in autoimmune liver diseases[J]. Hepatobiliary Pancreat Dis Int, 2018, 17（1）: 27-31.

肝移植术后 40 天，皮肤、巩膜黄染 9 天

患者女性，41 岁，于 2017 年 1 月 17 日入院。

一、主诉

肝移植术后 40 天，皮肤、巩膜黄染 9 天。

二、病史询问

（一）初步诊断思路及问诊

通常，肝移植术后黄疸按部位分类可以分为肝前性、肝性及肝后性。肝前性包括溶血性黄疸及各类遗传代谢性黄疸，其中以 Gilbert 综合征最为常见；肝性黄疸包括各种肝脏本身疾病所致的黄疸，如缺血 – 再灌注损伤、移植物原发性无功、急性排异反应、中毒性、自身免疫性、淤血性、酒精性、非酒精性脂肪性肝病、小肝综合征、病毒性肝炎、药物性肝损害（淤胆型）、血管并发症（肝动脉、门静脉、肝静脉及下腔静脉狭窄、血栓、栓塞等）、静脉营养、感染等；肝后性黄疸主要以胆道并发症为主，包括胆管吻合口狭窄及弥漫性狭窄、结石、铸型、炎症、腹腔肿物外压所致胆管局部狭窄等。按胆红素异常的实验室指标分类可分为以间接胆红素升高为主型、双向升高及直接胆红素升高为主型。按肝移植术后时间划分为早期（术后 30 天内）、中期（术后 1 ~ 6 月）及远期（术后 6 个月以上），各阶段胆红素升高有其一定规律。

目前已知信息包括患者系因原发性胆汁性肝硬化失代偿期行肝移植术后，术后早期肝功能恢复良好，胆红素已恢复正常，于术后 40 天开始出现皮肤、巩膜黄染，复查肝功能胆红素明显升高。问诊时应主要围绕胆红素升高的上述病因进行，同时应详细询问胆红素检查的特点以及随着治疗进程的演变。此外应紧密结合肝移植术后患者的特点进行针对性分析。

（二）问诊主要内容及目的

1. 起病时肝功能异常有何特点　有助于对肝病病因的判断、疾病发展趋势的判断和治疗效果的评估。不伴有肝酶升高的单纯性胆红素升高，且以间接胆红素升高为主往往提示溶血或遗传代谢性家族性疾病，基本可以排除肝细胞性损害所致疾病，如缺血 – 再灌注损伤、移植物原发性无功、急性排异反应、中毒性、自身免疫性、淤血性、酒精性、非酒精性脂肪性肝病、小肝综合征、病毒性肝炎、药物性肝损害（淤胆型）、血管并发症（肝动脉、门静脉、肝静脉及下腔静脉狭窄、血栓、栓塞等）、静脉营养、感染等，如为这些疾病，其他肝酶亦会有不同程度的升高；患者梗阻酶不高，且以间接胆红素为主，也基本不考虑主要以胆道并发症为主的肝后性黄疸。

2. 是否存在其他症状　患者术后早期恢复良好，虽然 TBIL 高达 127 µmol/L，但患者并无明显一般肝病患者常伴有非特异性全身症状，如发热、乏力、纳差等。

3. 是否做过包括肝脏影像学检查，结果如何　影像学检查可对肝脏形态进行初步检查，可了解肝脏形态、大小及比例，有无血管及胆管异常。

4. 曾接受何种治疗，结果如何　接受治疗药物种类以及对治疗的反应有助于病因学诊断。除一般保肝药物外，应着重问诊包括激素、免疫抑制剂等药物的应用史及疗效。

5. 是否有遗传家族病史　阳性遗传性肝病家族病史可能对患者诊断具有提示意义。

（三）问诊结果及思维提示

患者于 2016 年 12 月 16 日因"原发性胆汁性胆管炎，肝硬化失代偿期"行肝移植手术，术后恢复良好，肝功能各项指标逐渐降至正常。患者于术后 40 天出现皮肤、巩膜黄染、尿液偏黄，化验肝功能异常，TBIL 最高达 127 µmol/L，IBIL 112 µmol/L，但其他肝酶均正常。手术医生曾予以腺苷蛋氨酸治疗，无明显疗效。后将他克莫司改为环孢素，胆红素仍未见改善，加之环孢素会产生多毛、牙龈增生等不良反应，患者不愿意使用，故又换回他克莫司。

思维提示

患者因"原发性胆汁性胆管炎，肝硬化失代偿期"行肝移植术，术后出现皮肤、巩膜黄染及尿黄，复查肝功能异常，但仅胆红素升高，且以间接为主，其他肝酶均正常。临床最常见病因为溶血及遗传代谢性疾病，其中以 Gilbert 综合征较常见。通过化验网织红细胞、酸溶血试验及尿含铁血黄素，可以进行甄别。如排除溶血所致的间接胆红素升高，可进行苯巴比妥试验以确定有无 Gilbert 综合征，必要时做基因检测。基本无需考虑其他因素导致肝功能异常。

三、体格检查

（一）重点检查内容及目的

患者以黄疸为主要表现，需注意皮肤、巩膜黄染的程度及伴随症状，如有无瘙痒、抓痕；有无肝脾大、肝掌、蜘蛛痣等慢性肝病体征。

（二）体格检查结果及思维提示

T 36.4℃，R 17 次 / 分，P 82 次 / 分，BP 118/76 mmHg。神志清楚，全身皮肤、巩膜重度黄染，可见抓痕，未见皮疹、肝掌、蜘蛛痣。心肺查体未见异常。腹部平坦，腹部可见手术瘢痕，愈合良好。腹部软，全腹无包块，无压痛、反跳痛，肝脾肋下未触及，移动性浊音阴性，肠鸣音正常，双下肢无水肿。

> **思维提示**
>
> 患者神志清楚，精神一般，体格检查中除皮肤、巩膜重度黄染和局部有抓痕外，心脏、肺部检查和腹部查体未发现特殊阳性体征。需进一步进行实验室检查明确诊断。

四、实验室和影像学检查

（一）初步检查内容及目的

1. 血常规　了解患者是否存在红细胞、血红蛋白网织红细胞异常，如有改变，可评估其严重程度。

2. 生化全项　了解目前肝功能、肾功能、电解质、血糖、血脂、代谢等情况。包含 ALT、AST、ALP、γ-GT、TBIL、DBIL、ALB、K^+ 等指标，有助于了解胆红素升高的特点，从而有助于鉴别诊断。

3. 凝血功能　可判断肝脏的合成功能，从而判断肝储备功能。

4. 病毒性肝炎及嗜肝病毒标志物检测　包括 HAV、HBV、HCV、HEV、EBV、CMV 等抗体和（或）抗原检测。进行 HBV DNA、HCV RNA 定量检查了解有无乙、丙型肝炎病毒感染。

5. 自身抗体　包括 ANA、抗 ENA、ANCA、SMA、AMA、AMA-M_2、LKM_1、

SLA/LP 等。有助于自身免疫性肝病及其他自身免疫性疾病的诊断。

6. 免疫球蛋白定量　有助于自身免疫性肝病的诊断和鉴别诊断。

7. 腹部超声、增强 CT、MRCP　了解肝脏形态及结构，了解肝脏血供情况，有无血栓等血管并发症，了解有无胆道并发症。

8. 基因检测　必要时，在上述检查后仍无法明确诊断时进行此检查。通常在启动子和（或）外显子处可检测到变异有助于诊断、鉴别诊断及医学研究。

（二）检查结果及思维提示

1. 血常规　WBC 3.60×10^9/L，RBC 4.30×10^{12}/L，HGB 125 g/L，PLT 124×10^9/L，网织红细胞正常。

2. 生化全项　ALT 28 U/L，AST 28 U/L，ALP 56 U/L，γ-GT 27 U/L，ALB 43.5 g/L，TBIL 126.4 μmol/L，IBIL 112 μmol/L。

3. 凝血功能　PT、PTA 等均正常。

4. 病毒性肝炎及嗜肝病毒标志物检测　HAV、HEV、EBV、CMV 抗体、乙肝五项均阴性。HBV DNA 及 HCV RNA 均阴性。

5. 自身抗体　自身抗体系列检查包括 ANA、AMA、SMA、LKM_1、SLA/LP 等均阴性。

6. 免疫球蛋白定量　均正常。

7. 腹部超声、肝脏 CT 及 MRCP　均无异常发现。

8. 基因测序　供体标本检测到 2 个具有临床意义的杂合突变位点（图 38-1），受体标本未检测到突变（图 38-2）。

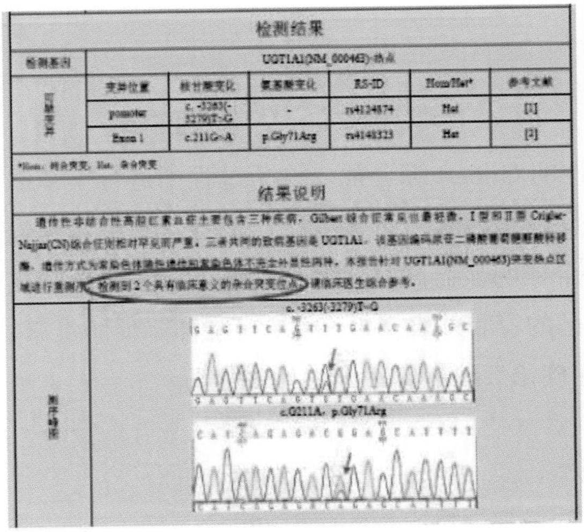

图 38-1　供肝基因检测结果

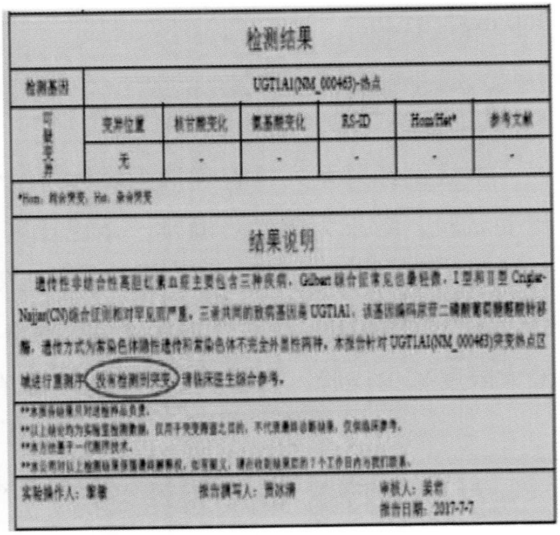

图 38-2　受体基因检测结果

思维提示

通过上述检查可以得出以下结论：①患者肝功异常，仅表现为 TBIL 及 IBIL 明显升高，其余肝功能指标均正常；②溶血相关检查，酸溶血试验阴性、尿含铁血黄素正常，网织红细胞轻度升高；③各项病毒学检查均阴性；④自免肝抗体谱均阴性，IgG 正常；⑤苯巴比妥试验阳性；⑥基因测序示供体标本检测到 2 个具有临床意义的杂合突变位点，受体标本未检测到突变。综上所述，诊断为 Gilbert 综合征。

针对肝移植术后出现 Gilbert 综合征，在排除溶血及其他肝胆疾病所致的胆红素升高外，通过苯巴比妥试验可以明确诊断。但要判断是受者本身就存在的（由于患者术前为 PBC，术前 TBIL 高达 635 μmol/L，有可能会掩盖 Gilbert 综合征所致的黄疸），还是供体过继得来的，还需要通过检测供、受体的基因才能明确。此患者供体标本检测到 2 个突变位点，而受体未检测到突变，因此，可以确定为过继性 Gilbert 综合征。

五、治疗方案及理由

（一）方案

1. 一般治疗　无特殊，按照肝移植术后常规治疗方案即可。

2. 主要治疗药物　苯巴比妥试验：苯巴比妥 60 mg，tid，连服 7 天；若胆红素明显下降或降至正常，则酌情减量或停用；他克莫司 2 mg，q12h；麦考酚钠肠溶片 360 mg，q12h。

（二）理由

本病例经过系列检查确诊为供体过继性的 Gilbert 综合征。诊断过程中进行了苯巴比妥试验，结果为阳性。通常，苯巴比妥只用作诊断，而非治疗，一旦确诊后无须进行治疗。但此患者胆红素较一般 Gilbert 综合征明显升高，最高达 127 μmol/L，全身皮肤、巩膜黄染明显，患者为中年女性，对自己的容貌外表格外在意，有强烈降低胆红素、最大限度减少皮肤、巩膜黄染的意愿，故在确诊后仍继续用苯巴比妥退黄。

六、治疗效果及思维提示

苯巴比妥（每天总量 180 mg）诊断性治疗 7 天后，TBIL 降至 37 μmol/L。应患者强烈要求，继续给与苯巴比妥 120 mg/d，治疗 2 个月，期间 TBIL 及 IBIL 均正常，后减量至苯巴比妥 90 mg～60 mg/d，治疗 4 个月，期间 TBIL 及 IBIL 仍均正常；继续减量至苯巴比妥 60 mg～30 mg/d 治疗（每隔 1～2 天，口服 60 mg），期间 TBIL 波动在 26.2～35.3 μmol/L，IBIL 波动在 15.8～24.0 μmol/L。患者未再出现明显皮肤、巩膜黄染。整个治疗期间，其他肝功能指标始终正常，亦无明显苯巴比妥相关不良反应出现。

思维提示

无论是原发性的 Gilbert 综合征还是供肝过继性的 Gilbert 综合征，均预后良好，通常在明确诊断之后无须治疗，但本例患者因皮肤巩膜黄染明显，TBIL 显著升高，有强烈的治疗意愿。在无明显不良反应情况下，亦可采用苯巴比妥以最小有效剂量维持治疗，保持患者始终不出现显性黄疸。由于苯巴比妥是 CYP3A4 的诱导剂，会导致 CNI 类药物浓度降低，故在整个治疗期间，除需密切观察苯巴比妥的不良反应外，还应定期监测他克莫司的药物浓度，酌情调整剂量以保持在目标浓度范围内。

七、对本病例的思考

就本病例而言，重点在于对其黄疸的鉴别诊断。对于不伴有肝酶异常的单纯性胆红素升高，需要了解是以直接胆红素升高为主还是以间接胆红素升高为主，若是后者，则应进一步除外溶血性黄疸。如能排除溶血性黄疸，剩下的就是有关家族遗传代谢性疾病了，在此类疾病中，以 Gilbert 较常见。通常，采用苯巴比妥试验即可确诊，但要明确是患者原发性还是供体过继性 Gilbert 综合征，只能通过基因检测，检测结果是供体标本有两个杂合突变位点，而受体标本未检测到突变，因此，可以确诊为供体过继性 Gilbert 综合征。按常规此症不需要治疗，但当患者皮肤、巩膜黄染明显，且患者有强烈治疗意愿时，亦可采用苯巴比妥治疗退黄，并在整个疗程中密切观察药物不良反应，同时因苯巴比妥影响 CNI 药物浓度，因此应定期检测药物浓度，酌情调整药物浓度在目标范围内。

（北京清华长庚医院　陈　虹）

参考文献

［1］Akyildiz M, Gungor G, Guler N, et al. Adult living donor liver transplantation from donors with Gilbert's syndrome: Is it safe? [J]. Clin Transplant, 2020, 34（9）: e14015.

［2］Bonavia A, Pachuski J, Bezinover D. Perioperative anesthetic management of patients having liver transplantation for uncommon conditions[J]. Semin Cardiothorac Vasc Anesth, 2018, 22（2）: 197-210.

［3］Fleming JN, Taber DJ, Pilch NA, et al. Association of pretransplantion opioid use with graft loss or death in liver transplantation patients with model of end-stage liver disease exceptions[J]. J Am Coll Surg, 2018, 226（4）: 651-659.

［4］Mitchell E, Gilbert M, Loomes KM. Alagille Syndrome[J]. Clin Liver Dis, 2018 , 22（4）: 625-641.

［5］Leong J, Serrano MS. A case of acquired gilbert's syndrome[J]. Clin Pediatr（Phila）, 2017, 56（12）: 1164-1166.

病例 39

肝移植术后 1 年余，肝功能异常 9 个月

患者男性，35 岁，于 2015 年 1 月 2 日入院。

一、主诉

肝移植术后 1 年余，肝功能异常 9 个月。

二、病史询问

（一）初步诊断思路及问诊

患者中年男性，2013 年 11 月 28 日因"丙型肝炎肝硬化失代偿期"行原位肝移植手术。患者术后 2 个月即开始出现肝功能波动，复查抗 HCV 15.50 U/L，HCV RNA 定量 7.2×10^8 U/ml，肝功异常考虑丙肝复发所致，给予小剂量干扰素联合利巴韦林抗丙肝治疗 6 个月，治疗过程中出现持续发热，并且出现全血细胞减少，患者无法耐受，遂停用抗丙肝治疗。停药后 3 月、6 个月复查 HCV RNA 均为阴性。但肝功能持续异常，首先应明确肝功异常的原因，按病因分类一般可以考虑以下几个方面：嗜肝、非嗜肝病毒感染；自身免疫性肝病；药物性肝损害；酒精性肝病；血管、胆管并发症；缺血再灌注损伤以及其他少见原因等。

问诊时应该围绕肝功异常进行，详细询问是否有肝功能失代偿的临床表现。

（二）问诊主要内容及目的

1. 是否检测过非嗜肝病毒　巨细胞病毒、EB 病毒、风疹病毒等感染能够导致肝细胞和胆管细胞的坏死，进而导致肝功能异常。

2. 是否有不洁食物史　需注意胃肠感染及甲、戊型肝炎的感染的可能。

3. 是否有长期使用药物史，有无饮酒史，既往有无肝炎病史　近期有用药或新增加的用药史，需考虑药物性肝损害。长期饮酒则可能导致酒精性脂肪肝、肝炎甚至肝

硬化。如既往有肝炎病史，可能出现肝炎复发。乙肝患者术后长期服用抗乙肝病毒药物和注射人乙肝免疫球蛋白预防乙肝复发，如停药可致肝炎复发。丙肝患者术前应给予直接抗病毒药物治疗丙型肝炎，部分患者由于免疫抑制剂和激素的应用可能导致丙肝复发。

4. 是否存在黄疸，尿色、大便颜色如何　需了解黄疸持续时间，大便及小便颜色。肝移植术后胆管吻合口狭窄、胆管铸型、结石等可能导致黄疸、大便颜色发白，尿色加深。

5. 是否做过腹部影像学检查，结果如何　已有的腹部影像学检查如腹部 CT 平扫＋增强＋血管重建，腹部磁共振增强及胰胆管成像，有助于更快速诊断肝动脉、肝静脉、门静脉及胆管是否存在狭窄以及排除其他疾病。

6. 其他症状　是否有呕血、黑便，是否有神志改变；是否有理解力、定向力下降；是否有牙龈出血、鼻腔出血倾向；是否有皮肤黏膜出血点及瘀斑。

（三）问诊结果及思维提示

患者肝移植术后 1 年余即出现肝功能波动，乏力、腹胀、食欲减退、厌油、体重减轻，皮肤、巩膜黄染，无腹痛、腹泻、呕血及黑便。既往无可疑药物的长期用药史。移植术后未饮酒。目前抗排异药物为他克莫司胶囊，药物浓度在目标浓度范围内。

三、体格检查

（一）重点检查内容及目的

注意观察患者神志、精神状态，理解力、计算力、定向力是否正常，皮肤、巩膜颜色，有无贫血，有无毛细血管扩张、肝掌及蜘蛛痣，腹壁是否有静脉曲张，有无淋巴结肿大，肝脏的大小、硬度、是否有移动性浊音，有无腹部包块，腹部是否有压痛、反跳痛及肌紧张。双下肢是否有水肿。

（二）体格检查结果及思维提示

T 37.2℃，P 91 次 / 分，R 18 次 / 分，BP 120/82 mmHg。营养中等，步入病房，自动体位，查体合作。神志清楚，精神可。理解力、定向力正常，面色暗黄，巩膜黄染，未见肝掌及蜘蛛痣。全身浅表淋巴结未扪及肿大。胸腹壁静脉无显露，腹软，无压痛及反跳痛，肝脾肋下未触及，移动性浊音阴性。双下肢无凹陷性水肿。肠鸣音正常，肛门指检无异常。

思维提示

  患者肝移植术后反复肝功能波动，需排除各种嗜肝、非嗜肝病毒感染，移植术后胆道并发症及血管并发症，同时由于干扰素的使用可诱发自身免疫性肝炎和急性排斥，需保持高度警惕。

四、实验室和影像学检查

（一）初步检查内容及目的

  1. 血常规 患者使用干扰素联合利巴韦林抗丙型肝炎病毒治疗，需了解是否存在三系改变及其变化严重程度，有助于评估肝损害的严重程度，是否存在脾功能亢进及可疑药物对血液系统的影响。

  2. 生化全项 通过肝肾功能、电解质、血糖血脂、胆碱酯酶等情况有助于评估有无肝脏疾病的损伤及损伤程度。

  3. 凝血功能 有助于肝功能的评估及为肝组织穿刺做好准备。

  4. 病毒性肝炎及嗜肝病毒标志物检测 包括 HAV、HBV、HCV、HEV、EBV、CMV、呼吸道合胞病毒等抗体和（或）抗原检测，排除引起肝功能损害的常见病毒性因素。

  5. 免疫球蛋白、蛋白电泳及自身抗体检测 排除自身免疫性肝病。

  6. 腹部增强 CT/MRI 及 MRCP 了解腹腔及肝脏形态及结构，了解肝脏血管及胆管的走行。

  7. 肝组织穿刺活检 有助于肝功能异常原因诊断和鉴别诊断。

（二）检查结果及思维提示

  1. 血常规 WBC 6.90×10^9/L、N 26.8%、RBC 2.90×10^{12}/L、HGB 96.00 g/L、PLT 107.00×10^9/L。

  2. 肝功能 ALT 130 U/L、AST 101 U/L、ALP 300 U/L、γ-GT 249 U/L、TBIL 127 μmol/L、DBIL 94 μmol/L、ALB 31.8 g/L、CHE 3363 U/L。

  3. 凝血功能 INR 1.67、PT 18.8 s、PTA 44.9%、APTT 44.8 s、TT 23.1 s。

  4. 病毒性肝炎及嗜肝病毒标志物检测 包括 HAV、HEV、EBV、CMV 病毒抗体均阴性，

  5. 自免肝相关指标 免疫球蛋白正常；蛋白电泳均正常；自身抗体抗核抗体、抗

线粒体抗体及 M_2、抗肝肾微粒体抗体均为阴性。

6. FK506 浓度和淋巴细胞亚群　FK506 浓度 3.36 ng/ml；$CD4^+T$ 细胞数量 380 个 /μl。

7. 腹部超声及 CT　移植肝声像图及血流未见异常；腹部 CT 示肝左叶钙化灶，肝动脉吻合口瘤样扩张。

8. 肝组织穿刺活检　病理提示早期肝硬化，活动期，肝细胞再生不明显，肝细胞轻度脂肪变，未见肯定急慢性排异反应。

🧑‍🏫 思维提示

　　患者肝移植术后肝功能反复波动，出现肝硬化表现，肝脏合成能力下降（胆碱酯酶明显下降、凝血功能接近肝衰指标），干扰素和利巴韦林治疗不能耐受，直接抗病毒药物（DAAs）尚未上市，只能对症处理处理，给予保肝、降酶治疗。另外经与患者及家属充分沟通，签字同意后给予脐血间充质干细胞移植。

五、治疗方案

1. 一般治疗　休息，营养支持，保证热卡摄入，适当补充维生素。

2. 主要退黄药物　腺苷蛋氨酸 1000mg，qd。

3. 保肝、降酶治疗　还原型谷胱甘肽 1.8 g，qd，复方甘草酸苷注射液 60 ml，qd。

4. 干细胞治疗　2015 年 1 月 10 日及 2015 年 4 月 25 日在 DSA 下进行动脉造影术和肝动脉造血干细胞输注联合外周静脉输注造血干细胞 2 次。输注过程顺利，无发热、过敏等情况发生。

六、治疗效果及思维提示

　　经上述治疗，患者肝功能较前明显好转。2 年后复查血常规：RBC 5.06×10^{12}/L、WBC 6.17×10^9/L、HB 154.00g/L、N 1.79×10^9/L、PLT 116.00×10^9/L。肝功能：ALT 34 U/L、AST 57 U/L、ALP 167 U/L、γ-GT 49 U/L、TBIL 62 μmol/L、DBIL 23 μmol/L、ALB 35.6 g/L、CHE 9267 U/L。凝血：INR 0.97、PT 11.2 s、PTA 84.5%、APTT 31.2 s、TT 21.9 s。随访至 2021 年 8 月患者一般情况好。HCV RNA 定量阴性。

思维提示

本例患者因长期肝功能异常导致移植肝再次硬化。通常来说只有再次肝脏移植才能从根本上解决患者硬化问题。脐带血间充质干细胞作为一种多向分化能力的干细胞，具有低免疫原性、易获得、伦理争议少等优点，可一定程度上改善肝脏功能。该患者通过静脉输注和肝动脉介入方法导入间充质干细胞，达到良好的治疗效果。从临床角度上看到间充质干细胞可能将成为治疗肝移植术后再次肝纤维化受者的全新的治疗手段。

七、对本病例的思考

间充质干细胞（mesenchymal stem cell，MSC）为有多向分化潜能的成体干细胞，能逃避细胞毒性 T 细胞和自然杀伤细胞的溶解。MSC 通过不同的调节机制分泌细胞生长因子、抑制炎症反应及肝细胞凋亡、阻止肝脏纤维化。因此兼有免疫调节、低免疫原性、炎症趋化、组织修复等生物特性。随着生物细胞学和再生医学的发展，人脐血间充质干细胞因其具有低免疫原性、易获得、成瘤率低、伦理争议少等优点逐渐被应用于临床。但目前应用于肝移植术后患者的研究较少。

研究认为 MSC 同种异体移植后无排异反应或反应较弱，有利于促进移植肝的再生，减轻供肝的缺血－再灌注损伤和各种免疫损伤，因此 MSC 可能成为治疗肝移植术后再次肝纤维化受者的全新手段。MSC 移植至肝脏的途径较多，包括经肝动脉系统移植、经肝内门静脉移植、经脾内移植、腹腔内移植、外周静脉移植等。经肝动脉系统移植操作简单，不良反应小，技术成熟。静脉输注脐血间充质干细胞在肝脏的再生过程作用较弱，但能为介入方法导入干细胞提供优化的环境。因此我们应用经肝动脉介入治疗联合静脉输注方法移植脐血间充质干细胞救治了肝移植术后慢性排斥和肝硬化患者各 1 例，目前 2 例患者肝功稳定，避免了行再次肝移植的手术风险和昂贵的医疗费用。

（北京清华长庚医院　范铁艳）

参考文献

［1］DeLeve LD. Liver sinusoidal endothelial cells in hepatic fibrosis[J]. Hepatology, 2015, 61（5）: 1740-1746.

［2］De la Garza RG, Sarobe P, Merino J, et al. Immune monitoring of immunosuppression withdrawal of liver transplant recipients[J].Transpl Immunol, 2015, 33（2）: 110-116.

［3］Fan Y, Herr F, Vernochet A, et al. Human fetal liver mesenchymal stem cell-derived exosomes impair natural killer cell function[J]. Stem Cells Dev, 2019, 28（1）: 44-55.

［4］Gao W, Zhang L, Zhang Y, et al. Adipose-derived mesenchymal stem cells promote liver regeneration and suppress rejection in small-for-size liver allograft[J]. Transpl Immunol, 2017, 45: 1-7.

［5］Jamil KM, Hydes TJ, Cheent KS, et al. STAT4-associated natural killer cell tolerance following liver transplantation[J]. Gut, 2017, 66（2）: 352-361.

［6］Khosravi M, Bidmeshkipour A, Moravej A, et al. Induction of $CD4^+$ $CD25^+$ Foxp3+ regulatory T cells by mesenchymal stem cells is associated with RUNX complex factors[J].Immunol Res, 2018, 66（1）: 207-218.

［7］Li Y, Qu YH, Wu YF, et al. Bone marrow mesenchymal stem cells suppressing activation of allogeneic cytokine-induced killer/natural killer cells either by direct or indirect interaction[J]. Cell Biol Int, 2015, 39（4）: 435-445.

［8］Kahmini RF, Shahgaldi S, Moazzeni SM. Mesenchymal stem cells alter the frequency and cytokine profile of natural killer cells in abortion-prone mice[J]. J Cell Physiol, 2020, 235（10）: 7214-7223.

［9］Wang Y, Wang JL, Ma HC, et al. Mesenchymal stem cells increase heme oxygenase 1-activated autophagy in treatment of acute liver failure[J]. Biochem Biophys Res Commun, 2019, 508（3）: 682-689.

肝移植术后 7 月余，肝功能异常 6 个月

患者女性，50 岁，于 2020 年 5 月 28 日入院。

一、主诉

肝移植术后 7 月余，肝功能异常 6 个月。

二、病史询问

（一）初步诊断思路及问诊

患者中年女性。因"肝内胆管多发结石，胆汁淤积性肝病"行肝移植手术。肝移植术后短期内出现肝功异常，分析其原因可能需考虑：嗜肝、非嗜肝病毒感染，自身免疫性肝病，移植术后血管并发症，胆道并发症等。嗜肝病毒：甲、乙、丙、戊型肝炎感染。非嗜肝病毒：CMV、EBV、风疹病毒等。自身免疫性肝病：原发性胆汁性肝硬化、原发性硬化性胆管炎、自身免疫性肝炎等。以及少见原因：慢性排异反应、抗体介异的排异反应等。问诊时应该围绕上述病因进行，详细询问临床症状以及随治疗的肝功能演变过程。

（二）问诊主要内容及目的

1. 起病初期是否有发热及发热的特点　了解患者早期是否有发热及发热的规律和特点。热程短，有乏力、寒战，多考虑感染性疾病，胆道感染可影响肝功能，因此需考虑胆道感染造成的发热和肝功能异常。

2. 是否存在黄疸，尿色、大便颜色如何　需了解黄疸持续时间，二便颜色。肝移植术后胆管吻合口狭窄可能导致黄疸、大便颜色发白，尿色加深。另外需了解肝移植术后肝功能变化趋势，如肝功能早期即未恢复至正常，则不排除缺血 – 再灌注损伤。

3. 是否有不洁食物史　需注意胃肠感染及甲、戊型肝炎的感染。

4. 是否有长期使用药物史，有无饮酒史，既往有无肝炎病史　近期有用药或新增加的用药史，需考虑药物性肝损害。长期饮酒可能导致酒精性脂肪肝、肝炎甚至肝硬化。如既往有肝炎病史，可能出现肝炎复发。乙肝患者术后长期服用抗乙肝病毒药物和注射人乙肝免疫球蛋白预防乙肝复发。丙肝患者术前应给予直接抗病毒药物治疗丙型肝炎，部分患者由于免疫抑制剂和激素的应用可能导致丙肝复发。

5. 是否检测过非嗜肝病毒　巨细胞病毒、EB 病毒、风疹病毒等感染能够导致肝细胞和胆管细胞的坏死，进而导致肝功能异常。

6. 是否做过腹部影像学检查，结果如何　已有的腹部影像学检查有助于更快地诊断肝动脉、门静脉及胆管是否存在狭窄以及排除其他疾病。

7. 药物浓度、免疫力如何　近期是否调整过免疫抑制药物。可根据检查结果判断是否存在排异反应风险。

（三）问诊结果及思维提示

患者因"胆汁淤积性肝硬化"2019 年 12 月 20 日于当地医院行肝移植手术，手术顺利，术后早期口服甲泼尼龙片、他克莫司等药物，肝功能逐渐恢复至正常。术后 1 个月出现全身皮肤瘙痒，巩膜及皮肤黄染，大便颜色变浅，尿色加深等情况伴胆红素波动，总胆红素最高可达 200 μmol/L，最低为 36 μmol/L，不伴腹痛、腹泻、厌食、恶心、呕吐、便秘、便血、腹胀等，体温正常。以上症状反复发作，时有好转或加重。于当地医院曾行肝组织穿刺、骨髓穿刺、自身免疫抗体等检查，自诉检查结果均无明显异常。2020 年 3 月，患者自诉出现腰背部疼痛，严重影响活动，激素减量后好转。患者为明确肝功能异常原因和进一步治疗，于 2020 年 5 月 28 日入我院。

> **思维提示**
>
> 患者反复皮肤、巩膜黄染，不伴发热、皮疹、腹痛。复查肝功能转氨酶、胆红素升高，肝功能异常原因应从以下几个方面考虑：①嗜肝和非嗜肝病毒感染；②自身免疫性肝病，包括原发性胆汁性肝硬化、原发性硬化性胆管炎、自身免疫性肝炎等；③胆道、肝动脉、肝静脉、门静脉等脉管系统有无异常；④其他少见原因等。

三、体格检查

（一）重点检查内容及目的

重点注意是否存在慢性肝病体征及肝损害严重程度的体征，包括神志、肝掌、蜘蛛痣、瘀斑、腹壁静脉曲张、脾大、腹腔积液、下肢水肿等。

（二）体格检查结果及思维提示

T 36.7℃，P 96 次 / 分，R 18 次 / 分，BP 108/70 mmHg。营养差，步入病房，自动体位，查体合作。神志清楚，精神可，应答切题，定向力、记忆力、计算力正常。面色晦暗，皮肤、巩膜重度黄染，肝掌阳性，未见蜘蛛痣。全身浅表淋巴结未扪及肿大。心律齐，双肺呼吸音清，未闻及啰音。腹部平坦，上腹可见"人"字形切口，愈合可。腹软，无压痛、反跳痛，全腹未触及包块。肝脾肋下未触及。移动性浊音阴性，无肝区叩击痛，无双侧肾区叩击痛。双下肢无水肿。扑翼样震颤阴性。

思维提示

体格检查除皮肤、巩膜重度黄染外，没有腹腔积液、肝性脑病等肝功能失代偿表现。需要进一步行实验室及影像学检查明确诊断，必要时行肝组织穿刺活检，并评估病情严重程度，为制订治疗方案提供依据。

四、实验室和影像学检查

（一）初步检查内容及目的

1. 血常规　了解患者是否存在血三系改变及其变化严重程度，有助于评估肝损害的严重程度及对血液系统的影响。

2. 生化全项　通过肝肾功能、电解质、血糖血脂代谢、胆碱酯酶等情况有助于评估有无肝脏疾病导致的损伤及损伤程度。

3. 凝血功能　有助于肝功能的评估及为肝组织穿刺做好准备。

4. 病毒性肝炎及嗜肝病毒标志物检测　包括 HAV、HBV、HCV、HEV、EBV、CMV、呼吸道合胞病毒等抗体和（或）抗原检测，排除引起肝功能损害的常见病毒性因素。

5. 免疫球蛋白、蛋白电泳及自身抗体检测　排除自身免疫性肝病。

6. 肝脏弹性硬度　了解肝脏损伤严重程度。

7. 腹部增强 CT/MRI 及 MRCP　了解腹腔及肝脏形态及结构，了解肝脏血管及胆管的走行。

8. 肝组织穿刺活检　有助于肝功能异常原因诊断和鉴别诊断。

（二）检查结果及思维提示

1. 血常规　WBC 2.78×10^9/L、N 64.60%、RBC 4.27×10^{12}/L、HGB 129.00 g/L、PLT 73.00×10^9/L。

2. 生化全项　ALT 15.5 U/L、AST 54.1 U/L、ALP 165 U/L、γ-GT 272 U/L、TBIL 145.5 μmol/L、DBIL 119.7 μmol/L、ALB 39.4 g/L、CHE 6363 U/L。

3. 凝血功能　INR，PTA 等结果正常。

4. 病毒性肝炎及嗜肝病毒标志物检测　包括 HAV、HCV、HEV、EBV、CMV 病毒抗体均阴性。

5. 免疫球蛋白　正常；蛋白电泳：均正常；自身抗体：抗核抗体、抗线粒体抗体及 M2、抗肝肾微粒体抗体均为阴性。

6. 肝脏弹性硬度　肝脏硬度 14.1 kPa，脂肪衰减 244 dB/m。

7. FK506 浓度和淋巴细胞亚群　FK506 浓度 1.33 ng/ml，$CD4^+T$ 细胞数量 340 个 / μl、B 淋巴细胞数量 11 个 /μl。

8. 腹部影像学　肝移植术后，移植肝脏形态大小正常，包膜光滑，边缘锐利，肝实质回声均匀，血管纹理清晰，肝内外胆管无扩张，肝内未见占位性病变。门脉高压、脾大、少量腹腔积液。肝动脉、肝静脉超声未见异常，门静脉超声未见异常。腹部 CT：肝移植术后，肝外胆管显示不清，门静脉主干及分支、脾静脉增粗，门静脉高压可能性大，脾大，右肾盂轻度增宽，少量盆腔积液。MRCP：肝外胆管显示不清，肝内胆管未见明显扩张、门脉高压、脾大、少量腹腔积液。

9. 肝组织穿刺活检病理报告描述　（病肝）肝小叶结构尚可，部分肝细胞水样变性，中央静脉内皮肿胀，周围纤维化并淋巴细胞及中性粒细胞浸润，肝窦扩张，窦内淋巴细胞及中性粒细胞浸润，肝细胞淤胆，以中央静脉周为著，中央静脉周围肝细胞桥接坏死（累及 < 50% 的中央静脉），大部分局限于腺泡 III 区，局部超过腺泡 II 区范围，汇管区少许淋巴细胞浸润，大部分汇管区小叶间胆管及小动脉消失，未见增生的细胆管。IHC：CK7（胆管 +）、CK19（胆管 +）、CD34（血管 +）、CD138（浆细胞 +）、C4d 阳性（+）。特殊染色：网染 /MASSON（纤维组织 +）。综上，急性排异反应，

中央静脉周围炎型（CP-AR），Ⅲ～Ⅳ级（中至重度），并 C4d 阳性（＋），请结合临床综合分析。

10. HLA 抗原检测　HLA Ⅰ、Ⅱ类抗原均为强阳性。

💭 思维提示

患者肝移植术后短时间出现肝功异常，综合以上检查结果：①肝功能异常；②排除嗜肝、非嗜肝病毒感染、自身免疫性肝病及药物性肝损害、移植术后血管及胆管并发症；③ HLA Ⅰ、Ⅱ类抗原均为强阳性；④ C4d 阳性（＋）。

最终诊断：肝移植术后抗体介导的排异反应

五、治疗方案及理由

（一）方案

1. 一般治疗　休息，营养支持，保证热卡摄入，适当补充维生素。

2. 其他治疗　血浆置换、丙种球蛋白、积极进行 HLA 配型，等待二次肝移植。

3. 主要治疗药物　肝移植术前 2 周给予利妥昔单抗，500 mg，同时给予头孢曲松钠 2 g，qd、更昔洛韦 200 mg，q12h、泊沙康唑 5 ml，q6h，预防感染。移植术中、术后第 4 天和第 6 天各给予巴利昔单抗 1 支，甲泼尼龙粉针 500 mg，连续 3 天，静滴，逐渐减量后改为口服；他克莫司 3 mg，q12h，联合麦考酚钠肠溶片 2 粒 / 天。辅以阿司匹林 100 mg，qd；熊去氧胆酸胶囊 0.25 g，tid、碳酸钙 D_3 600 mg/d 及骨三醇 0.25 µg/d。

（二）理由

抗体介导的排异反应最主要的治疗方式是间断血浆置换联合丙种球蛋白及利妥昔单抗降低抗体滴度。观察治疗效果，若肝功能改善不明显，必要时行二次肝移植。

六、治疗效果及思维提示

经过丙球和血浆置换及利妥昔单抗治疗后患者肝功能无明显好转，胆红素居高不下，HLA Ⅰ类、Ⅱ类抗原下降不明显。同时肝脏弹性硬度提示存在肝硬化趋势，只好行二次肝移植。二次肝移植术中给予 1 次巴利昔单抗及术后再次给予 2 次巴利昔单抗后，患者 HLA I 类、II 类抗原降为阴性，术后给予他克莫司联合麦考酚钠肠溶片抗排异治疗，患者肝功在正常范围。肝移植术后 6 个月复查 HLA I 类、II 类抗原仍为阴性。

思维提示

　　患者治疗反应良好，肝功在正常范围。治疗过程中仍监测 HLA I 类、II 类抗原。嘱患者监测肝功，他克莫司浓度维持在相对较高水平。

七、对本病例的思考

　　肝移植术后引起严重胆汁淤积的因素很多，不但要考虑手术相关并发症，如胆管狭窄、肝动脉狭窄及血栓形成，也要考虑内科方面因素，如缺血 – 再灌注损伤、嗜肝和非嗜肝病毒感染、自身免疫性肝病、药物性肝损伤、急性排异、慢性排异以及抗体介导的排异反应。肝移植术后抗体介导的排异反应是较为少见的肝功异常原因。该病发生的危险因素有：反复多次输血、多次妊娠、二次或三次移植、移植前患者存在抗 HLA 抗体、移植前患者存在抗 HLA 供者特异性抗体、移植前患者存在血管紧张素 II-1 型受体（AT1R）抗体等。诊断标准：①血清 DSA 阳性；②肝组织内 C4d 阳性；③出现 AMR 的病理表现；④出现急性排异反应病理学表现；⑤排除造成肝损伤的其他因素。如满足①～③可确诊；满足①～③的两项，合并④、⑤一项，高度可疑；满足①～③中一项，合并④、⑤，可疑。但是需注意的是弥漫性微血管 C4d 阳性，是诊断标准的一部分，但是肝活检 C4d 阴性不能排除 AMR。本例患者为肝移植术后短期内出现以胆汁淤积为主要的临床表现，结合各项检查提示为抗体介导的排异反应。虽经积极治疗，胆红素下降不明显，只能再次行肝移植手术。由于此类患者再次移植术后仍容易出现抗体介导的排异，我们在二次肝移植术前给予利妥昔单抗、术中及术后第 4 天和第 6 天各给予巴利昔单抗 1 支，同时间断给予丙球和血浆置换。目前患者肝功能正常。

（北京清华长庚医院　范铁艳）

参考文献

［1］Brian TL, M Isabel Fiel, Thomas DS. Antibody-mediated rejection of the liver allograft: An update and a clinico-pathological perspective[J]. J Hepatol, 2021, 75（5）: 1203-1216.

［2］Caroline CJ, Timucin Taner. Liver transplantation:current status and challenges[J]. World J

Gastroenterol, 2016, 22（18）: 4438-4445.

［3］Chedid MF, Rodrigo E. Bortezomib:a new promising therapy for early antibody - mediated rejection after liver transplantation? [J]. Transplant Direct, 2019, 5（10）: e492.

［4］Farsad E, Michael D, Klemens B, et al. Clazakizumab in late antibody-mediated rejection: study protocol of a randomized controlled pilot trial[J]. Trials, 2019, 20（1）: 37.

［5］Geir IN, Rafael VP, Marcio FC, et al. Immunosuppression in liver transplantation: state of the art and future[J]. Perspectives, 2020, 26（28）, 3389-3401.

病例 41

肝移植术后 6 年余，反复肝功能异常 2 年余

患者男性，71 岁，于 2021 年 8 月 17 日入院。

一、主诉

肝移植术后 6 年余，反复肝功能异常 2 年余。

二、病史询问

（一）初步诊断思路及问诊

肝移植术后肝功能异常多见，与普通人群不同，由于长期服用免疫抑制剂的特殊性，肝功能异常的原因更加复杂。常见原因主要包括：排异反应、嗜肝病毒及非嗜肝病毒感染、原发病复发、胆道并发症、药物性肝损害等；较少见的原因有血管并发症、新发自身免疫性肝炎、Gilbert 综合征等。问诊时应重点关注上述可能发生的因素，同时详细询问肝功能异常的特点以及治疗的演变过程。

对于伴胆红素升高的肝功能异常还要特别注意黄疸的类型。通常，肝移植术后黄疸按部位分类可以分为肝前性、肝性及肝后性。肝前性黄疸包括溶血性黄疸及各类遗传代谢性黄疸，其中以 Gilbert 综合征最为常见；肝性黄疸包括各种肝脏本身疾病所致的黄疸，如缺血 – 再灌注损伤、移植物原发性无功、急性排异反应、中毒性、自身免疫性、淤血性、酒精性、非酒精性脂肪性肝病、小肝综合征、病毒性肝炎、药物性肝损害（淤胆型）、血管并发症（肝动脉、门静脉、肝静脉及下腔静脉狭窄、血栓、栓塞等）、静脉营养、感染等；肝后性黄疸主要以胆道并发症为主，包括胆管吻合口狭窄及弥漫性狭窄、结石、铸型、炎症、腹腔肿物外压所致胆管局部狭窄等。按胆红素异常的实验室指标分类可分为以间接胆红素升高为主型、双向升高及直接胆红素升高为主型。按肝移植术后时间划分为早期（术后 30 天内）、中期（术后 1 ~ 6 个月）及远期（术后 6 个月以上），各阶段胆红素升高有其一定规律。问诊时应主要围绕胆红

素升高的上述病因进行，同时应详细询问胆红素检查的特点以及随着治疗进程的演变。此外应紧密结合肝移植术后患者的特点进行针对性分析。

（二）问诊主要内容及目的

1. 起病时肝功能异常有何特点　有助于对肝病病因的判断、疾病发展趋势的判断和治疗效果的评估。不伴有肝酶升高的单纯性胆红素升高，且以间接胆红素升高为主，往往提示溶血或遗传代谢性家族性疾病，基本可以除外肝细胞性损害所致疾病，如缺血－再灌注损伤，原发性移植物无功能，急性排异反应，中毒性、自身免疫性、淤血性、酒精性、非酒精性脂肪性肝病，小肝综合征，病毒性肝炎，药物性肝损害（淤胆型），血管并发症（肝动脉、门静脉、肝静脉及下腔静脉狭窄、血栓、栓塞等），静脉营养、感染等，如患有这些疾病，其他肝酶亦会有不同程度的升高；患者梗阻酶不高，且以间接胆红素为主，也基本不考虑主要以胆道并发症为主的肝后性黄疸。

2. 是否存在其他症状　除肝功能异常外，是否伴随其他一些非特异性全身症状，如发热、乏力、纳差等。

3. 是否做过包括肝脏影像学检查，结果如何　影像学检查可对肝脏形态进行初步检查，可了解肝脏形态、大小及比例，有无血管及胆管异常。

4. 曾接受何种治疗，结果如何　接受治疗药物种类以及对治疗的反应有助于病因学诊断。除一般保肝药物外，应着重问诊包括激素、免疫抑制剂等药物的应用史及疗效。

5. 是否有遗传家族病史　阳性遗传性肝病家族病史可能对患者诊断具有提示意义。

（三）问诊结果及思维提示

患者于 2014 年 12 月在解放军总医院第三医学中心（原北京武警总医院），因"原发性硬化性胆管炎失代偿期"行肝移植手术，术后恢复良好，肝功能各项指标逐渐降至正常。患者于术后 3 月余（2015 年 3 月）出现梗阻酶升高，经 T 管造影，提示：肝内胆管节段性狭窄及铸型堵塞。给予疏通、扩张治疗，于左右肝管深部留置双管支撑引流。治疗后肝功能基本稳定。

直至 2019 年 5 月 16 日复查肝功能各项指标均正常，当时他克莫司剂量为 1mg，q12h。FK506 浓度 7.4 ng/ml，给予停服五酯软胶囊，1 周后复查浓度为 2.6 ng/ml，先后两次早晚加服他克莫司 0.5 mg，即 2 mg，q12h。2019 年 7 月 17 日复查肝功异常，ALT 233.6 U/L，AST 129 U/L，TBIL 32.6 μmol/L。后自行到青岛医学院附属医院进一步诊治，予以他克莫司再次增加早晚 0.5 mg，即 2.5 mg，q12h。同时 MRCP 检查发现胆总管下端结石并肝内外胆管扩张。予以 ERCP 下取石，治疗后复查肝功 ALT 98 U/L，AST 54 U/L，ALP145 U/L，γ-GT158 U/L，TBIL 17.5 μmol/L，DBIL 8.6 μmol/L。遂于

2019 年 8 月 20 日入住北京清华长庚医院，复查肝功能异常，ALT 145.7 U/L，AST 75.9 U/L，ALP 194 U/L，γ-GT 231 U/L，TBIL 29.2 μmol/L，DBIL 13.0 μmol/L；FK506 浓度 6.11ng/ml，当时服药情况：他克莫司 2.5 mg，q12h；甲泼尼龙 4 mg，qd；熊去氧胆酸胶囊 0.5g，bid。予肝组织穿刺活检，病理提示：轻度中央静脉周围型急性排异反应，加服吗替麦考酚酯 0.5 g，q12h；同时予以保肝、利胆等综合治疗。于 2019 年 9 月 9 日复查肝功明显好转：ALT 49.6 U/L，AST 33.7 U/L，ALP 144 U/L，γ-GT 205 U/L，TBIL 20.8 μmol/L，DBIL 9.6 μmol/L；FK506 浓度 5.64 ng/ml。于次日出院，回当地医院定期复查。

于 2019 年 10 月 11 日在当地医院复查肝功，各项指标再次升高：ALT 78.1 U/L，AST 53.0 U/L，ALP 95 U/L，γ-GT 241 U/L，TBIL 35.4 μmol/L，DBIL 11.2 μmol/L；FK506 浓度 7.8 ng/ml。考虑到此次浓度不低，排异可能性不大，且胆红素升高是以 IBIL 为主，有 Gilbert 综合征存在的可能性。予以苯巴比妥 60mg，tid，连服 7 天，治疗后复查肝功能，转氨酶基本降至正常，ALT 53.0 U/L，AST 44.0 U/L，胆红素降至正常，TBIL 20.6 μmol/L，DBIL 6.6 μmol/L；仅梗阻酶仍高，ALP 113.0 U/L，γ-GT 368.0 U/L，遂停用苯巴比妥。2019 年 12 月 2 日复查肝功能，除梗阻酶外其余指标均正常。

思维提示

　　患者因"原发性硬化性胆管炎失代偿"行肝移植术，术后多次出现肝功能异常，但每次肝功能异常原因各异，依次分别是肝内胆管节段性狭窄及铸型堵塞、胆总管下段结石、急性排异反应，经过相应的治疗均使转氨酶降至正常，仅余 ALP 及 GGT 轻度升高。在急性排异反应治愈后 1 月余，再次出现肝功能异常，包括以 IBIL 为主的 TBIL 轻度升高，考虑有 Gilbert 综合征的可能性，故予以苯巴比妥试验，结果阳性，即胆红素降至正常，同时 ALT 及 AST 亦降至正常。推测胆红素升高的原因与他克莫司相关，而本次转氨酶升高可能与 Gilbert 综合征相关，但其发生机制仍不清楚。

三、体格检查

（一）重点检查内容及目的

　　患者以肝功能异常为主要表现，需注意皮肤、巩膜黄染的程度及伴随症状，如有无瘙痒、抓痕；有无肝区叩痛、肝脾大、肝掌、蜘蛛痣等慢性肝病体征。

（二）体格检查结果及思维提示

T 36.5℃，P 78 次 / 分，R 18 次 / 分，BP 135/78 mmHg。神志清楚，全身皮肤、巩膜未见黄染，未见皮疹，肝掌、蜘蛛痣。腹部软，全腹无包块，无压痛、反跳痛，肝脾肋下未触及，移动性浊音阴性，双下肢无水肿。

思维提示

患者体格检查中未发现特殊阳性体征。需进一步进行实验室检查明确诊断。

四、实验室和影像学检查

（一）初步检查内容及目的

1. 血常规　了解患者是否存在因溶血所致血红蛋白降低及网织红细胞升高，有无脾功能亢进所致白细胞及血小板降低。

2. 生化全项　了解目前生化指标基本情况，重点了解肝功能各项指标，尤其是胆红素升高的特点，从而有助于鉴别诊断。

3. 凝血功能　可判断肝脏的合成功能。

4. 酸溶血试验及尿含铁血黄素测定　了解有无溶血。

5. 嗜肝病毒及非嗜肝病毒标志物检测　包括 HAV、HBV、HCV、HEV、EBV、CMV、EBV 等抗体和（或）抗原检测。进行 HBV DNA、HCV RNA、CMV DNA 及 EBVDNA 定量检查了解有无相关病毒感染。

6. 自身免疫抗体　包括 ANA、抗 ENA、ANCA、SMA、AMA、AMA-M_2、LKM_1、SLA/LP 等。有助于自身免疫性肝病及其他自身免疫性疾病的诊断。

7. 免疫球蛋白定量　有助于自身免疫性肝病的诊断和鉴别诊断。

8. 他克莫司浓度测定　了解患者浓度是否合适。

9. 淋巴细胞亚群测定　了解患者免疫状态。

10. 肝组织穿刺活检　必要时行肝组织穿刺了解肝脏结构和细胞特点。

11. 基因检测　必要时，在上述检查后仍无法明确诊断时进行此检查。通常在启动子和（或）外显子处可检测到变异有助于诊断、鉴别诊断及医学研究。

12. 腹部超声、增强 CT、MRCP　了解肝脏形态及结构，了解肝脏血供情况，有无血栓等血管并发症，了解有无胆道并发症。

（二）检查结果及思维提示

1. 血常规　WBC 8.29×10^9/L，RBC 4.96×10^{12}/L，HGB 158 g/L，PLT 163×10^9/L，网织红细胞 218.4×10^9/L。

2. 生化全项　ALT 78.1 U/L，AST 53.0 U/L，ALP 95.3 U/L，γ-GT 241.2 U/L，ALB 45.9 g/L，TBIL 35.4 μmol/L，IBIL 11.2 μmol/L；肾功能、血糖及血脂均正常。

3. 凝血功能　均正常。

4. 酸溶血试验及尿含铁血黄素测定　均为阴性。

5. 嗜肝病毒及非嗜肝病毒标志物检测　HAV、HEV、CMV、EBV 抗体、乙肝五项均阴性。HBV DNA、HCV RNA、CMV DNA 及 EBVDNA 均结果均阴性。

6. 自身免疫抗体　自身抗体系列检查包括 ANA、AMA、SMA、LKM_1、SLA/LP 等均阴性。

7. 免疫球蛋白定量　均正常。

8. 他克莫司浓度测定　4.75 ng/ml。

9. 淋巴细胞亚群测定　$CD4^+T$ 细胞数量 614 个/μl，$CD8^+T$ 细胞数量 266 个/μl，CD4/CD8 2.3，B 数量细胞 531 个/μl。

10. 肝组织穿刺活检　因患者拒绝，未能检查。

11. 基因测序　暂时未做。

12. 腹部超声、肝脏 CT 及 MRCP　均无异常发现。

思维提示

通过上述检查可以得出以下结论：①患者肝功异常，表现为 ALT 及 AST 轻度升高，ALP 及 GGT 长期升高，TBIL 及 IBIL 轻度升高；②溶血相关检查：网织红细胞、酸溶血试验阴性、尿含铁血黄素均正常；③各项病毒学检查均阴性；④自免肝抗体谱均阴性，IgG 正常；⑤病史中有苯巴比妥试验阳性，停药或减量至 60 mg/d 时，ALT，AST，TBIL，IBIL 再次升高；⑥肝脏影像学未见血管及胆管异常。综上所述，考虑 Gilbert 综合征可能性大。

针对肝移植术后出现 Gilbert 综合征，在排除溶血及其他肝胆疾病所致的胆红素升高外，通过苯巴比妥试验可以明确诊断。

五、治疗方案及理由

（一）方案

1. 一般治疗　无特殊，按照肝移植术后常规治疗方案即可。

2. 主要治疗药物　①苯巴比妥试验：苯巴比妥 60 mg，tid，连服 7 天；若胆红素及转氨酶降至正常，则减量至 60 mg，bid。②他克莫司 1 mg，q12h。③吗替麦考酚酯 500 mg，q12h。④甲泼尼龙 4 mg，qd。

（二）理由

本病例经过系列检查，综合考虑为 Gilbert 综合征。诊断过程中进行了苯巴比妥试验，结果为阳性。通常，苯巴比妥只用作诊断，而非治疗，一旦确诊无须再用。一般而言，Gilbert 综合征仅表现为 TBIL 及 IBIL 轻度升高，极少有 ALT 及 AST 升高，但此患者每次停用苯巴比妥或减量至 60 mg/d 时，以上四项指标均再次升高，在 2020 年 2—10 月，长达 8 个月的期间内，反复尝试均如此。后从 2020 年 10 月至 2021 年 10 月期间，一直以 60 mg，bid 维持，转氨酶及胆红素均维持在正常范围内。期间多次将他克莫司减量，目前剂量为 1.0 mg，q12h，浓度在 4.06 ~ 8.9 ng/ml 波动，但大都在 5.0 ~ 7.8 ng/ml（表 41-1）。如果单纯的胆红素升高，不伴有转氨酶升高，可以不必再用苯巴比妥，但伴随转氨酶升高者，应尽可能使其降至正常，否则长期转氨酶反复升高，最终可导致肝纤维化甚至肝硬化。

六、治疗效果及思维提示

每次使用苯巴比妥（每天总量 180 mg）诊断性治疗 7 天后，TBIL、IBIL、ALT 及 AST 均可降至正常。但一旦停用苯巴比妥或减量至 60 mg/d 时，以上四项指标均再次升高，在长达 8 个月的时间内，经过 6 次反复尝试均如此。故从 2020 年 10 月至 2021 年 10 月期间，一直用苯巴比妥 60 mg，bid 维持治疗，期间 ALT、AST、TBIL 及 IBIL 均在正常范围内，且未出现明显苯巴比妥相关不良反应（表 41-1）。

思维提示

患者每当停用苯巴比妥或减量至 60 mg/d 时，不仅 TIBI 及 IBIL 再次升高，

ALT 及 AST 亦会升高。如果单纯的胆红素升高，不伴有转氨酶升高，可以不必再用苯巴比妥，但伴随转氨酶升高者，应尽可能使其降至正常，否则长期转氨酶反复升高，最终可导致肝纤维化甚至肝硬化。

表 41-1　肝移植术后苯巴比妥治疗期间肝功能变化及 FK 浓度（2019.10.11—2021.9.27）

时间	用药	ALT （U/L）	AST （U/L）	ALP （U/L）	GGT （U/L）	TBIL （μmol/L）	DBIL （μmol/L）	FK506 （ng/ml）
2019.10.11		78.1	53.0	95	241	35.4	11.2	7.8
2019.10.22	Phen 60 mg, tid, ×7 天后	67.2	46.0	107	294	22.9	8.0	未查
2019.10.31	Phen 60 mg, tid, ×17 天后	53.0	44.0	112	368	20.6	6.6	未查
2019.12.3	停 Phen, 32 天后	54.1	36.5	127	210	20.1	8.8	7.56
2020.2.11	停 Phen 90 天后	74.4	44.0	95	197	32.2	9.0	7.60
2020.2.26	再服 Phen 60 mg, tid ×7 天后	49.2	32.0	69	196	23.7	6.7	8.90
2020.3.11	Phen 60 mg, bid, ×13 天后	38.2	33.0	109	256	22.8	6.6	5.90
2020.3.26	停 Phen 15 天后	43.2	33.0	85	206	25.1	7.5	7.70
2020.4.27	停 Phen 46 天后	61.1	43.0	98	209	28.8	9.1	7.90
2020.5.8	再服 Phen 60 mg, tid ×7 天后	48.0	30.0	100	193	13.7	6.1	未查
2020.5.22	Phen 60mg, bid, ×14 天后	36.2	33.0	88	221	20.6	8.0	5.50
2020.6.10	Phen 30mg, bid, ×14 天后	55.4	49.0	88	235	23.6	8.1	5.90
2020.6.24	Phen 60mg, tid, ×14 天后	38.0	36.0	113	196	16.3	6.2	6.90
2020.7.3	Phen 60mg, bid, ×8 天后	39.3	34.0	98	222	20.2	8.1	5.00
2020.8.5	Phen 60mg, bid, ×30 天后	30.8	32.0	102	217	19.9	5.8	4.40
2020.8.21	Phen 60mg, qd, ×14 天后	40.0	34.0	127	216	22.7	9.1	4.86
2020.9.9	Phen 60mg, bid, ×14 天后	27.6	31.0	85	153	19.9	6.8	4.75
2020.11.12	续 Phen 60mg, bid	35.0	32.0	119	175	18.7	6.3	4.90
2020.12.25	续 Phen 60mg, bid	29.6	28	1.6	200	20.1	6.8	4.26
2021.1.15	续 Phen 60mg, bid	32.1	32.0	122	205	21.5	6.7	3.61
2021.3.24	续 Phen 60mg, bid	33.9	35.0	115	206	21.1	7.6	4.35
2021.5.7	续 Phen 60mg, bid	33.7	34.0	124	193	18.4	5.3	7.62
2021.6.4	续 Phen 60mg, bid	35.7	33.0	106	2.5	19.3	5.4	2.16
2021.7.21	续 Phen 60mg, bid	30.0	29.5	148	146.5	19.8	6.3	4.50
2021.9.10	续 Phen 60mg, bid	32.0	31.4	189.8	148.3	22.5	7.6	5.28
2021.9.27	续 Phen 60mg, bid	39.1	29.4	197.1	185.5	18.9	5.9	未查

注：Phen. 苯巴比妥

七、对本病例的思考

本例患者在肝移植术后长达 6 年余的时间内，多次出现肝功能异常，且每次原因迥异。在近一年的时段内，出现以 IBIL 升高为主的 TBIL 升高，同时伴有 ALT 及 AST 的升高，经苯巴比妥实验证实为 Gilbert 综合征。一般而言，Gilbert 综合征极少伴有转氨酶升高。对于不伴有转氨酶升高的 Gilbert 综合征，在诊断明确后无须再用苯巴比妥治疗。但本例患者却在停用苯巴比妥或减量至 60 mg/d 时，除了胆红素升高外，同时亦出现转氨酶升高。为了避免因转氨酶反复波动导致的肝纤维化甚至肝硬化，尝试以 60 mg，bid 维持治疗，期间 ALT、AST、TBIL 及 IBIL 均始终在正常范围内，且未出现明显，苯巴比妥相关不良反应。由于苯巴比妥是 CYP3A4 的诱导剂，会导致 CNI 类药物浓度降低，故在整个治疗期间，除了需密切观察苯巴比妥的不良反应外，还应定期监测他克莫司的药物浓度，酌情调整剂量以保持在目标浓度范围内。

（北京清华长庚医院　陈　虹）

参考文献

［1］Akyildiz M, Gungor G, Guler N, et al. Adult living donor liver transplantation from donors with Gilbert's syndrome: Is it safe?[J]. Clin Transplant, 2020, 34（9）: e14015.

［2］Anderson BD, Nelson ED, Joo D, et al. Functional characterization of a bioengineered liver after heterotopic implantation in pigs[J]. Commun Biol, 2021, 4（1）:1157.

［3］邓玉婷，魏民华，周俊英. Gilbert 综合征研究进展 [J]. 实用肝脏病杂志，2021，24（2）: 156-159.

［4］Leong J, Serrano MS. A case of acquired Gilbert's syndrome[J]. Clin Pediatr（Phila），2017, 56 （12）:1164-1166.

［5］彭向欣，王泰龄. 16 例 Gilbert 综合征患者的临床、病理特征和基因分析 [J]. 中华肝脏病杂志，2008，16（5）：372-374.

［6］周莹乔. Gilbert 综合征及 UGT1A1 基因多态性研究进展 [J]. 东南国防医药，2018，20（2）: 181-184.

肝移植术后 1 年 1 个月，发现转氨酶升高 1 天

患者女性，48 岁，于 2021 年 8 月 25 日入院。

一、主诉

肝移植术后 1 年 1 个月，发现转氨酶升高 1 天。

二、病史询问

（一）初步诊断思路及问诊目的

患者肝移植术后肝功能恢复好，入院前 1 天常规复查发现转氨酶异常。需考虑嗜肝、非嗜肝病毒感染、自身免疫性肝病、移植术后血管并发症、胆道并发症等。嗜肝病毒：甲、乙、丙、戊型肝炎感染。非嗜肝病毒：巨细胞病毒、EB 病毒、风疹病毒等。自身免疫性肝病：原发性胆汁性肝硬化、原发性硬化性胆管炎、自身免疫性肝炎等。另外还应询问有无抗排异药物减药史，有无饮酒史及化学毒物接触史。问诊时应该围绕上述病因进行，详细询问临床症状以及治疗过程，比如发病前的特殊食物、药物改变、身体其他器官系统出现的疾病等，并仔细询问这些变化与肝功能改变之间的时间和趋势关系。

（二）问诊主要内容及目的

1. 起病初期是否有发热及其特点以及其他伴随症状　了解患者近日是否有发热及发热的规律和特点。热程短，有乏力、寒战，多考虑感染性疾病，胆道感染可影响肝功能，因此需考虑胆道感染造成的发热和肝功能异常。是否伴有大小便颜色改变、皮肤瘙痒、乏力纳差、食欲改变等。如有黄疸存在，需了解黄疸持续时间。肝移植术后胆管吻合

口狭窄胆管铸型、胆管结石等可能导致黄疸、大便颜色发白，尿色加深。

2. 是否有不洁食物史　需注意胃肠感染及甲、戊型肝炎的感染。

3. 是否有长期使用药物史，有无饮酒史，既往有无肝炎病史　近期有用药或新增加的用药史，需考虑药物性肝损害。长期饮酒可能导致酒精性脂肪肝、肝炎甚至肝硬化。如既往有肝炎病史，可能出现肝炎复发。乙肝患者术后长期服用抗乙肝病毒药物和注射人乙肝免疫球蛋白预防乙肝复发。丙肝患者术前应给予直接抗病毒药物治疗丙型肝炎，但是部分患者由于免疫抑制剂和激素的应用可能导致丙肝复发。

4. 是否检测过嗜肝、非嗜肝病毒　甲、乙、丙、丁、戊型肝炎，巨细胞病毒、EB 病毒、风疹病毒等感染能够导致肝细胞和胆管细胞的坏死，进而导致肝功能异常。

5. 近 3 个月是否调整过免疫抑制剂，服药依从性，是否规律、及时　服用免疫抑制剂的种类剂量，CNI 类药物浓度变化情况，近日如调整过免疫抑制剂方案，需警惕排异反应情况。

6. 是否做过腹部影像学检查，结果如何　已有的腹部影像学检查能帮助我们更快速诊断肝动脉、门静脉及胆管是否存在狭窄以及排除其他疾病。

（三）问诊结果及思维提示

患者因"原发性胆汁性肝硬化"于 2020 年 7 月 14 日在我院全麻下行原位肝移植术，手术顺利，转氨酶恢复至正常范围。近 2 个月无抗排异药物调整。入院前 2 周于新疆境内多地旅游。入院前 1 天（2021 年 8 月 24 日）常规复查，发现肝功异常：ALT 329.0 U/L，AST 327.7 U/L，ALP 267.5 U/L，TBIL 19.69 μmol/L，DBIL 14.97 μmol/L。病来患者无发热、咽痛、咳嗽，无乏力、纳差，无恶心、呕吐、腹泻、腹痛、尿痛等不适。目前抗排异方案：环孢素 250mg，q12h；西罗莫司 1mg，qd；吗替麦考酚酯胶囊 1g，q12h。

思维提示

患者肝移植术后肝功能恢复正常。此次各项肝功能指标全面升高。因有新疆牧区旅游史，可能存在不洁饮食史，因此不排除嗜肝病毒感染，由于新疆曾是戊肝流行区，故尤其要重点排查是否存在戊肝感染，另外由于患者既往有胆管结石病史，故还应考虑是否有胆道梗阻导致肝功能异常的可能。

三、体格检查

（一）重点检查内容及目的

重点检查一般状况，营养状况，体温，皮肤、巩膜有无黄染，有无肝掌、蜘蛛痣，腹部是否有压痛，肝区是否有叩击痛，移动性浊音是否阳性等阳性体征。

（二）体格检查结果及思维提示

体温 36.3℃，神志清，一般状况可，全身皮肤、巩膜无黄染。未见肝掌、蜘蛛痣，腹软，无压痛，无反跳痛及肌紧张，移动性浊音阴性，双下肢无水肿。

思维提示

患者一般状况良好，体温正常，皮肤、巩膜无黄染，腹部无明显阳性体征。需结合实验室检查及影像学特点对疾病进行判断。

四、实验室和影像学检查

（一）初步检查内容及目的

血常规、生化全项、凝血四项、抗核抗体、免疫球蛋白、蛋白电泳，T、B 淋巴细胞亚群，HBV DNA、HCV RNA、HAV IgM、血 HEV IgM 及血、尿、粪便 RNA，CMV DNA 及 pp65，EBV DNA 及 IgM，移植肝脏超声，肝组织穿刺活检检查。

（二）检查结果及思维提示

1. 血常规　WBC 5.22×10^9/L，RBC 4.70×10^{12}/L，HGB 130.00 g/L，PLT 234.00 × 10^9/L，NEVT 2.99×10^9/L。

2. 生化全项　ALT 294.3 U/L，AST 273.9 U/L，ALP 252.6 U/L，γ-GT 158.3 U/L，TBIL 20.59 μmol/L，ALB 42.2 g/L，GLU 5.21 mmol/L，Cr 88.7 μmol/L，UN 360 μmol/L，Ca 2.30 mmol/L。

3. 凝血四项　PT 16 s，PT-T 10.5 s，PT-R 0.87，INR 0.86。

4. T/B 细胞亚群分析　B 淋巴细胞 CD19 3.5%，CD4$^+$T 细胞 40.8%，CD4$^+$T 细胞数

量 595 个 /μl，CD8$^+$T 细胞 33.6%，CD4/CD8 1.21。

5. 药物浓度　西罗莫司浓度 2.94 ng/ml，环孢素浓度（C$_2$）170.660 ng/ml。

6. 嗜肝病毒　HAV IgM 阴性，乙肝五项均阴性。抗 HCV 阴性，HCV RNA 阴性。血 HEV IgM 阳性，血、尿、粪便 HEV RNA 阳性。

7. 非嗜肝病毒　CMV IgM 阴性，CMV DNA 及 CMV PP65 阴性，EBV 衣壳 IgM 抗体 1.82，EBV DNA 5.19×10^2/ml。

8. 自身免疫性肝病相关指标　自身免疫肝病抗体谱：抗核抗体、抗线粒体抗体 M2 亚型、抗可溶性肝抗原抗体、抗肝肾微粒体抗体、抗肝细胞溶质抗体、抗 gp210 抗体、抗 SP100 抗体、抗平滑肌抗体均为阴性。蛋白电泳：γ 球蛋白 27.2%，余正常。免疫球蛋白：IgG 15.8 g/L，余正常。

9. 腹部磁共振　胆总管下段结石，肝内外胆管扩张。

10. 肝组织穿刺活检　病理提示肝组织中 6 个完整、肝细胞部分水样变，散在点灶坏死，凋亡小体易见，肝窦扩张，库普弗细胞增生，中央静脉周围显著，汇管区多量淋巴、浆细胞及少许嗜酸性粒细胞、中性粒细胞浸润，个别小叶间胆管形态不规则，上皮空泡变，轻度界面炎。结合临床符合急性病毒性肝炎。

思维提示

　　结合检测结果，戊型肝炎 IgM 阳性，肝组织穿刺活检提示：急性病毒性肝炎。肝功能异常考虑"急性戊型肝炎"所致。进一步行血、尿、大便戊型肝炎 RNA 检测。但患者磁共振提示胆管结石，根据肝功能结果分析梗阻酶升高不明显，暂不考虑胆管结石所致，临床需密切观察及分析。

五、治疗方案及理由

（一）方案

1. 一般治疗　保肝、降酶、退黄对症处理。

2. 减少免疫抑制剂使用　停用环孢素，西罗莫司剂量不变 1 mg，qd，吗替麦考酚酯胶囊 1g，q12h。

3. 利巴韦林　200 mg，tid。

（二）理由

入院后根据病史及相关检查，肝功异常原因考虑为戊型肝炎所致，戊型肝炎是自限性疾病，部分患者无须治疗。但该患者为移植术后患者，大量服用免疫抑制剂，一般情况下需保证肝功能正常的情况下降低免疫抑制剂药物，必要时加用利巴韦林。

六、治疗效果及思维提示

减少免疫抑制剂使用：停用环孢素，西罗莫司及吗替麦考酚酯胶囊剂量未变，患者病毒载量无明显降低，后加用利巴韦林胶囊口服。同时予以保肝、降酶治疗。1个月后肝功能恢复正常。2个月后血、尿及粪便戊肝 RNA 转为阴性。

> **思维提示**
>
> 肝移植术后戊型肝炎应积极治疗，密切监测戊型肝炎 IgM 和血、尿、便戊肝 RNA 数值变化，降低免疫抑制剂剂量，联合利巴韦林治疗，警惕戊型肝炎慢性化。
>
> 最后诊断：肝移植术后急性戊型病毒性肝炎、胆管结石。

七、对本病例的思考

2008 年 Kamar 等首次报道肝移植术后的 HEV 感染，肝移植受者其发病率在 1% ~ 16.3%，其中有 50% ~ 60% 的受者有可能发展成慢性 HEV。新发慢性戊型肝炎感染是肝移植受者移植物功能障碍的一个原因。未经治疗的移植物慢性 HEV 感染可能导致肝纤维化和移植物失功。HEV RNA 定量较 HEV IgM 检测更可靠，但未广泛应用。治疗方面首先应减少免疫抑制剂（最小化的 CNI 类药物的暴露），降低免疫抑制剂量可能降低 HEV RNA 水平，部分患者可达到清除病毒的效果。实体器官移植受者常用的免疫抑制药物对 HEV 复制有不同的影响，例如，已证明钙调神经磷酸酶抑制剂（如他克莫司和环孢素）可在体外增强 HEV 复制，而吗替麦考酚酯似乎可抑制 HEV 复制。雷帕霉素（mTOR）抑制剂可导致 HEV 感染慢性化。类固醇可以减轻 HEV 感染引起的肝脏坏死性炎症反应，同时增加病毒清除，作用机制尚不清楚。如果患者出现严重肝功能不全（凝血障碍、黄疸或肝性脑病）或表现出病毒持续性状态的患者需要进一步给予利巴韦林作为一线药物，在实体器官移植受者中使用利巴韦林治疗的中位剂量为 600 mg/d，持续 3 个月，SVR 可达 78%，利巴韦林治疗的早期疗效有助于预测病毒清除可能性，并可用于指导临床抗病毒治疗时间。通常情况下利巴韦林治疗疗程为 3 ~ 6 个月，但要警惕利巴韦林的毒副作用。对利巴韦林耐药的患者可试给予干扰素联合利巴韦林治疗，但要注意肝移植术后使用干扰素可能诱发排异反应，而且聚乙二醇干扰素在心脏、肺、肾和胰腺受体中禁用。索菲布韦对 HEV 基因型 3 的复制有一定的抑制作用，但无法完全清除。

总之，对于肝移植术后不明原因的肝功能异常应考虑到 HEV 感染的可能性，应进行相应的检查，包括血液、尿、粪便的 HEV RNA 及 IgM 检测，确诊戊型肝炎感染患者应积极治疗，保证肝功能稳定的情况下减少免疫抑制剂的使用，必要时加用利巴韦林，同时要评估是否会进展到慢性肝炎可能。

（北京清华长庚医院　范铁艳，陈　虹）

参考文献

［1］Abravanel F, Barrague H, Dorr G, et al. Champagne E. Conventional and innate lymphocytes response at the acute phase of HEV infection in transplanted patients[J]. J. Infect, 2016, 72: 723-730.

［2］Cao D, Cao QM, Subramaniam S, et al. Pig model mimicking chronic hepatitis E virus infection in immunocompromised patients to assess immune correlates during chronicity[J]. Proc Natl Acad Sci, USA, 2017, 114: 6914-6923.

［3］Dao Thi VL, Debing Y, Wu X, et al. Sofosbuvir inhibits hepatitis E virus replication in vitro and results in an additive effect when combined with ribavirin[J]. Gastroenterology, 2016, 150（1）: 82-85.

［4］Geng Y, Zhang H, Huang W, et al. Persistent hepatitis e virus genotype 4 infection in a child with acute lymphoblastic leukemia[J]. Hepat Mon, 2014, 14: e15618.

［5］Kamar N, Rostaing L, Legrand Abravanel F,et al. How should hepatitis E virus infection be defined in organ-transplant recipients?[J]. Am. J. Transplant, 2013, 13: 1935-1936.

［6］Legrand AF, Kamar N, Sandres SK, et al. Hepatitis E virus infection without reactivation in solid-organ transplant recipients, France[J]. Emerg Infect Dis, 2011, 17（1）: 30-37.

［7］Schlosser B, Stein A, Neuhaus R, et al. Liver transplant from a donor with occult HEV infection induced chronic hepatitis and cirrhosis in the recipient[J]. J Hepatol, 2012, 56（2）: 500-502.

［8］Verna EC. Hepatitis viruses and liver transplantation: evolving trends in antiviral management[J]. Clin Liver Dis, 2014, 18（3）: 575-601.

病例 43

肝移植术后 4 年 8 个月，发现转氨酶升高 2 天

患者女性，45 岁，于 2021 年 8 月 25 日入院。

一、主诉

肝移植术后 4 年 8 个月，发现转氨酶升高 2 天。

二、病史询问

（一）初步诊断思路及问诊

患者为中年女性，起病时无明显临床症状，体检时发现肝功能异常。

肝移植术后肝功能异常原因很多，主要考虑血管、胆管并发症，急性或慢性排异反应，嗜肝、非嗜肝病毒感染，酒精性或药物性肝损害以及自身免疫性肝病（包括复发及新发）等因素。但由于此患者术前为原发性胆汁性胆管炎（PBC），应考虑是否合并原发性硬化性胆管炎（PSC）及新发自身免疫性肝炎（AIH）或重叠综合征等。

（二）问诊主要内容及目的

1. 起病时肝功能异常有何特点　有助于对肝病病因的判断、疾病发展趋势的判断和治疗效果的评估。以转氨酶升高为主时常提示肝细胞损害，明显升高多见于急性病毒感染、药物性肝病、急性排异反应、酒精性肝病等；以梗阻酶升高为主时常提示胆汁淤积性肝病，如肝内胆汁淤积或肝外胆汁淤积，包括药物性肝损害、胆管吻合口狭窄、胆管结石、抗体介导的排异反应、慢性排异反应等。

2. 起病前是否有抗排异药物减量史、药物、感染、中毒及饮酒等诱因　有助于对病因的判断。若起病前 3 个月有抗排异药物减量或调药史，患者服药的依从性差，服

药前后空腹时间短于 1 h，或进食提高机体免疫力的食物及保健品常提示急性排异反应可能；既往饮酒时间及饮酒量有助于酒精性肝病的诊断。怀疑药物性肝病时，对起病前 3 个月内使用过的药物，包括剂量、用药途径、持续时间及同时使用的其他药物等均应详细询问。成分不明的中药偏方、抗结核药物、解热镇痛药及抗生素等应列为重点问诊项目。起病前有无流感样症状、皮疹、疱疹等，如有常提示病毒感染可能。

3. 是否存在其他腹部及全身症状 伴皮疹、关节肿痛常提示自身免疫性疾病；伴疱疹常提示病毒性肝病；伴发热、右上腹痛常提示胆管梗阻合并感染；是否存在皮肤瘙痒，皮肤、巩膜黄染，大便颜色变浅，尿色加深常提示胆管狭窄、梗阻、结石等可能。

4. 关注是否有肝掌、蜘蛛痣 若有肝掌及蜘蛛痣提示肝病的严重程度，可能存在肝硬化。

5. 近来经过何种检查及治疗，效果如何 治疗反应有助于病因学诊断。除一般保肝、降黄治疗外，如调整免疫抑制剂等应用及疗效有助于判断药物性肝损害及排异反应等。近期是否接种过新冠疫苗，疫苗接种有可能诱发自身免疫性肝病的复发。

（三）问诊结果及思维提示

患者因"原发性胆汁性胆管炎（失代偿期）"于 2016 年 12 月 16 日于解放军总医院第三医学中心（原武警总医院）行原位肝移植术，手术顺利。术后抗排异及激素治疗，术后出现血糖升高，给予胰岛素治疗，血糖控制在正常范围。出院后门诊随访，转氨酶正常，总胆红素及间接胆红素稍高，行苯巴比妥试验及基因检测后，确诊为供体来源的过继性 Gilbert 综合征。因患者退黄意愿强烈，故长期用小剂量苯巴比妥，胆红素基本维持在正常范围。入院前 13 天前注射新冠疫苗，出现一过性轻微乏力，余无明显不适。入院前 2 天复查发现肝功异常，ALT 140 U/L，AST 128 U/L，γ-GT 稍高，无发热、头痛、恶心、腹胀、腹痛不适，无尿色改变，为进一步诊治收入院。

🧑 **思维提示**

> 患者临床上除轻微乏力外，无厌、纳差、尿黄等不适表现，仅化验检查显示转氨酶轻度异常。结合化验，肝功酶学指标异常，不除外排异反应、药物性肝损害、嗜肝及非嗜肝病毒感染、自身免疫性肝病等。

三、体格检查

（一）重点检查内容和目的

注意观察患者神志、精神状态，理解力、计算力、定向力是否正常，皮肤、巩膜是否黄染，有无皮疹、毛细血管扩张、肝掌及蜘蛛痣，腹壁是否有静脉曲张，有无淋巴结肿大，肝脏的大小、硬度，脾脏大小，是否有移动性浊音，有无腹部包块，腹部是否有压痛、反跳痛及肌紧张。

（二）体格检查结果及思维提示

发育正常，营养中等，神志清晰，自主体位，表情自如，无异常面容，步入病房，正常步态，查体合作，全身皮肤、黏膜无黄染，苍白，发绀，出血点，水肿，未见肝掌、蜘蛛痣。全身浅表淋巴结未触及肿大。双眼睑无水肿，结膜无苍白、充血、出血或水肿，巩膜无黄染。心肺无异常。腹部平坦，未见胃、肠型及蠕动波，未见腹壁静脉曲张，腹软，无压痛、反跳痛及肌紧张，未触及包块，Murphy 征阴性，肝脾肋下未触及，无肝肾区叩痛。腹部叩诊鼓音，移动性浊音阴性。

思维提示

体格检查未提示任何阳性体征。进一步需要进行实验室、影像学检查和肝组织穿刺活检明确诊断。

四、实验室和影像学检查

（一）初步检查内容及目的

1. 血常规　明确是否存在贫血、血小板减少，是否伴有白细胞总数变化，有助于评估是否存在血液系统异常及是否有脾功能亢进的表现。

2. 肝肾功能　有助于疾病的诊断，评价肝功能异常的严重程度。

3. 凝血功能　有助于肝功能的评估及为肝组织穿刺做好术前准备。

4. 嗜肝及非嗜肝病毒血清学标志物的检测　包括 HAV、HEV 的 IgM，HBVM、HCV Ab，EBV IgM、HSV IgM、CMV IgM，必要时查 HBV DNA 定量、HCV RNA 定量、

EBV DNA 定量、CMV DNA 定量，目的是除外病毒感染引起的肝损害。

5. 自身抗体、免疫球蛋白及蛋白电泳　有助于除外自身免疫性肝病。

6. 肝脏弹性及硬度　评价肝纤维化及脂肪肝的存在及其程度。

7. 腹部超声　协助诊断肝硬化，同时明确移植肝门静脉、肝静脉、肝动脉血管是否有狭窄及血栓形成。

8. 药物浓度及淋巴细胞亚群　有助于除外药物性肝损害及急、慢性排异反应。

9. 肝组织穿刺活检　用于诊断和鉴别诊断。

（二）检查结果

1. 血常规　WBC 5.55×10^9/L，RBC 4.95×10^{12}/L，HGB 135.00 g/L，PLT 150.00×10^9/L。

2. 肝功能　ALT 152.2 U/L，AST 127.4 U/L，TBIL 44.1μmol/L，DBIL 20.6 μmol/L，ALB 43.4 g/L，ALP 93 U/L，γ-GT 110 U/L。

3. FK506 浓度　4.60 ng/mL。

4. 凝血四项　TT 18.6s，PT 12.6s，PTA 86.4%。

5. 嗜肝、非嗜肝病毒感染　HAV IgM 及 HEV IgM 均为阴性，HBVM 全阴性。抗HCV 阴性。EBV IgM 阴性。CMV IgM 阴性。EBV DNA 低于检测限。

6. 自免肝相关检查　自身免疫肝病抗体谱：抗核抗体阳性，核膜型 1∶320，胞浆颗粒型 1∶320，抗线粒体 M_2 型抗体阳性，抗 gp210 抗体阳性。

7. T/B 细胞亚群分析　B 淋巴细胞 CD19 占 14.1%，$CD4^+T$ 细胞 52.2%，$CD4^+T$ 细胞数量 370 个 /μl，$CD8^+T$ 细胞数量 131 个 /μl。

8. 肝脏硬度　21.9 KPA，脂肪衰减 226 db/m。

9. 腹部超声　移植肝血管及声像图无异常。

10. 肝组织穿刺活检　肝组织中 8 个完整、不完整汇管区，肝小叶结构紊乱，假小叶形成，汇管区纤维组织增生，部分小叶间胆管缺失，界面小胆管增生，中等量淋巴、浆细胞浸润，轻度界面炎。

思维提示

结合患者肝移植前基础疾病，目前肝功能中 ALP 升高，抗线粒体 M2 型抗体阳性，抗 gp210 抗体阳性。患者肝组织穿刺病理提示有浆细胞浸润，轻度界面炎，抗核抗体阳性，核膜型 1∶320，胞浆颗粒型 1∶320，需注意重叠 AIH，治疗后需注意复查，必要时行激素治疗。

最后诊断：肝移植术后原发性胆汁性胆管炎复发。

五、治疗方案及理由

（一）方案

（1）给予复方甘草酸苷注射液，60 ml，静滴，qd；还原性谷胱甘肽，1.8 g，静滴，qd 保肝降酶治疗。

（2）熊去氧胆酸胶囊 500 mg，bid，口服。

（二）理由

患者诊断为肝移植术后原发性胆汁性胆管炎复发。除常规保肝降酶治疗外，更重要的是口服足量的熊去氧胆酸治疗。

六、治疗效果

给予保肝降酶及熊去氧胆酸口服治疗，肝功能逐渐好转，3 周后肝功能各项指标降至正常，目前病情稳定。

七、对本病例的思考

原发性胆汁性胆管炎失代偿是肝移植良好的适应证。文献显示肝移植受者 1 年和 5 年患者生存率分别为 93% ～ 94% 和 82% ～ 90%，移植物存活率 85% ～ 86% 和 81% ～ 82%。尽管数据良好，PBC 患者在肝移植后复发的情况并不少见。自 1982 年首次报告了肝移植后 PBC 复发后，陆续有关于 PBC 复发的文献报道。统计数据显示从肝移植到 PBC 复发诊断的中位时间约为 5 年，复发概率通常随时间逐渐增加，在肝移植后 10 年 PBC 复发发生率约为 30%。肝移植后 PBC 复发的发生率波动在 17% ～ 46%，这种比率的差异可能与各肝移植中心免疫抑制剂方案及是否行程序性肝脏活检有关。PBC 复发也可发生在肝移植术后早期，有报道在肝移植后 9 个月即发现 PBC 复发的病例。

由于 AMA 和 PBC 的血清学标志在肝移植后可能仍然存在，失去了对疾病复发的诊断价值。另外移植后 ALP 和 γ-GT 升高是非特异性的，如急性或慢性排异反应、病毒感染、胆管或肝静脉 / 动脉病变等均可引起梗阻酶升高。PBC 复发可能无任何临床症状，在没有生化异常的情况下发生。因此诊断 PBC 复发的金标准是肝组织穿刺活检。

术后 1 年内 ALT 和 ALP 升高及他克莫司浓度过低均是 PBC 复发的危险因素。熊去氧胆酸在肝移植术前可以减缓肝硬化的组织学进展，并提高患者整体生存率。在肝移植术后预防 PBC 复发亦是重要的治疗药物。有文献显示肝移植术后长期预防性给予熊去氧胆酸胶囊治疗，可能会一定程度上预防 PBC 复发，然而需要进行更多的研究来进一步评估。目前 PBC 复发对患者的长期生存影响不大，但需要更多患者的长期随访。

本例患者在肝移植术后无任何临床症状，肝功能仅表现为 TBIL 和 IBIL 升高，口服苯巴比妥可降至正常。患者长期服用熊去氧胆酸 0.5 g/d。在发现肝功能异常前 13 天有新冠疫苗接种史，其肝酶升高是否与接种新冠疫苗有关需进一步、大样本研究才能得出明确结论。入院后，常规行肝组织穿刺检查发现 PBC 复发。同时因肝组织穿刺病理表现为中等量淋巴、浆细胞浸润、轻度界面炎，故不排除重叠、新发自身免疫性肝炎。虽然无法明确新冠疫苗是否可诱发自身免疫性肝炎，但我们建议对于因自身免疫性肝病行肝移植术的患者，注射新冠疫苗仍需谨慎。患者体重为 55 kg，给予增加熊去氧胆酸剂量，改为 0.5 g，bid，治疗后肝功能好转，说明对于肝移植术后 PBC 复发患者，增加熊去氧胆酸剂量是有效的。

（北京清华长庚医院　范铁艳）

参考文献

［1］Aguilar MT, Carey EJ. Current status of liver transplantation for primary biliary cholangitis[J]. Clin Liver Dis, 2018, 22（3）: 613-624.

［2］European Association for the Study of the Liver. EASL Clinical Practice Guidelines: The diagnosis and management of patients with primary biliary cholangitis[J]. J Hepatol, 2017, 67（1）:145-172.

［3］Leung KK, Deeb M, Hirschfield GM. Review article: pathophysiology and management of primary biliary cholangitis[J]. Aliment Pharmacol Ther, 2020, 52（7）: 1150-1164.

［4］Nevens F. PBC-transplantation and disease recurrence[J]. Best Pract Res Clin Gastroenterol, 2018, 34-35:107-111.

［5］Yoshida EM, Mason A, Peltekian KM, et al. Epidemiology and liver transplantation burden of primary biliary cholangitis: a retrospective cohort study[J]. CMAJ Open, 2018, 6（4）: E664-E670.

［6］Zakharia K, Tabibian A, Lindor KD, et al. Complications, symptoms, quality of life and pregnancy in cholestatic liver disease[J]. Liver Int, 2018, 38（3）: 399-411.

肝移植术后 1 年余，皮肤、巩膜黄染 1 周

患者男性，44 岁，于 2020 年 5 月 23 日入院。

一、主诉

肝移植术后 1 年余，皮肤、巩膜黄染 1 周。

二、病史询问

（一）初步诊断思路及问诊目的

患者肝移植术后 1 年余，出现皮肤巩膜黄染 1 周。TBIL 和 DBIL 分别为 506 μmol/L 和 316 μmol/L。结合患者既往肝癌复发并接受综合抗肿瘤治疗病史（仑伐替尼靶向治疗及 PD-1 抑制剂免疫治疗），问诊时需注意鉴别黄疸的类型，询问黄疸的起病和演变情况、黄疸的诱因及伴随症状、近期免疫抑制剂方案有无调整、有无特殊用药病史、既往有无胆道并发症以及起病后的诊治情况等。

（二）问诊主要内容及目的

1. 关于黄疸的问诊目的及内容 ①确定有无黄疸：患者所述黄疸应与皮肤苍黄、溶血性黄疸及胡萝卜素血症相区别，注意询问尿色及大便颜色变化，以利于鉴别。②黄疸的起病情况，急起抑或缓起，持续的时间与演变情况。③有否群体发病、外出旅游、药物使用、长期酗酒、寄生虫感染、肝胆胰疾病及手术史。④黄疸伴随症状：有无胃肠道症状、皮肤瘙痒、视力障碍、发热、腹痛等。⑤黄疸对于全身健康的影响：肝细胞性黄疸的深度与肝功损害程度呈正相关，先天性胆红素代谢障碍全身情况较好。⑥诊治情况：血、尿、便常规，便隐血，肝肾功能、血糖、血脂、AFP；腹部超声、CT、MRCP 及治疗情况。

2. 肝移植的手术情况 肝移植术后中远期患者出现的黄疸问诊时，需关注肝脏因

素、胆道因素、血管因素和药物因素，因此，需了解术中有无输血，胆道、动静脉吻合情况，了解供肝质量，有无基础病变，术后有无胆道并发症及其治疗情况。

3. 肿瘤复发的情况　①肝移植前肿瘤情况（大小，有无脉管、胆管、神经侵犯，有无转移，病理类型等）；②术后免疫抑制剂的使用种类、具体用量及调整情况；③何时发现复发，以及复发后的临床表现及诊疗方案。

（三）问诊结果及思维提示

中年男性，因"乙肝肝硬化、肝细胞癌"于 2018 年 7 月行同种异体原位肝移植术，手术过程顺利。术后病理：肝细胞癌（Ⅱ级，大小 13 cm × 12 cm × 6.5 cm），肿物侵及肝被膜及胆囊壁，脉管内癌栓（+，M_1），神经侵犯阴性（-），未见小胆管侵犯及胆管内癌栓，术后常规给予抗排异、抗凝、预防乙肝复发等治疗。

术后 11 个月常规复查发现肺部结节，考虑"肝移植术后，肺转移瘤"，行肺结节微波消融术（2019 年 8 月 17 日、2019 年 9 月 25 日）及奥沙利铂化疗等治疗；术后 15 个月，开始口服仑伐替尼靶向治疗，术后 21 个月开始应用 PD-1 抑制剂（卡瑞利珠单抗 200 mg）1 次及血管生长因子抑制剂（贝伐珠单抗 300 mg）2 次。术后 22 个月，因牙痛、腹泻伴下腹痛于当地医院应用左氧氟沙星、头孢噻肟、甲硝唑、阿米卡星、西咪替丁、维生素 B6 等药物治疗 10 余天，后出现皮肤黄染伴乏力、腹胀，肝功能检查提示：ALT 1516 U/L，AST 3036 U/L，TBIL 506 μmol/L，DBIL 316 μmol/L，ALB 31.8 g/L，ALP 190 U/L，其他肝功指标正常。入院前的免疫抑制剂方案：他克莫司 1.5 mg，q12h，吗替麦考酚酯分散片 500 mg，q12h，甲泼尼龙 20 mg，qd。

🧠 思维提示

通过问诊可明确，患者在肝移植术后出现肿瘤复发，靶向联合免疫治疗后出现黄疸伴乏力、腹胀，完善肝功提示 ALT、AST、TBIL 及 DBIL 明显升高。鉴别诊断需考虑肝移植术后胆道并发症、慢性排异反应、病毒感染、药物性肝损害（包括 PD-1 抑制剂治疗后诱发免疫性肝炎可能）、肿瘤复发、胆红素转运异常、乳头肌功能紊乱、血管并发症、放射性肝炎及肝脓肿等疾病。

三、体格检查

（一）重点检查内容及目的

患者以"肝移植后肿瘤复发、肝功能异常"为主要表现，初步考虑肝脏本身病变可能性大，因此，在对患者进行系统、全面检查的同时，注意患者的一般营养状况，肺部继发恶性肿瘤对肺部的影响，有无皮肤、巩膜黄染，皮疹，肝掌，蜘蛛痣，肝脾大等慢性肝病体征，同时，因患者有腹胀，体格检查时还应注意腹部叩诊情况，以及腹部有无压痛、反跳痛及肝区有无叩痛，移动性浊音是否阳性。

（二）体格检查结果及思维提示

入院时查体：T 36.5℃，R 22 次/分，P 90 次/分，BP 96/58 mmHg。营养中等，肝病面容，神志清楚，全身皮肤、巩膜重度黄染，未见皮疹，肝掌、蜘蛛痣阴性。心肺查体未见明显异常。腹部平坦，对称，腹部可见"人"字形手术瘢痕，愈合良好，无腹壁静脉曲张，无胃肠型及蠕动波。腹柔软，全腹无包块，无压痛、反跳痛，肝脾肋下未触及。腹部叩诊呈鼓音，肝区、脾区、肾区无明显叩击痛，移动性浊音阴性，肠鸣音正常，双下肢无水肿。

> **思维提示**
>
> 体格检查中除皮肤、巩膜重度黄疸外，未发现腹腔积液、腹部压痛、下肢水肿等肝病特殊阳性体征。患者腹胀明显，需进一步进行实验室检查明确诊断。

四、实验室和影像学检查

（一）初步检查内容及目的

1. 血常规、尿常规、便常规　了解血白细胞总数及中性粒细胞百分比、血红蛋白、血小板情况，尿胆原、尿胆红素情况，以及大便颜色。

2. 生化全项　了解目前肝、肾功能、电解质、血糖、血脂、血氨、代谢等情况。包含 ALT、AST、ALP、GGT、TBIL、DBIL、ALB、K^+ 等指标，有助于了解肝损害的特点，从而有助于鉴别诊断。

3. 凝血功能　可判断肝脏的合成功能。

4. 嗜肝及非嗜肝病毒标志物检测　包括 HAV、HBV、HCV、HDV、HEV、EBV、CMV、疱疹病毒等病毒学指标检测，确定或排除引起肝功能损害的病毒性因素。

5. 自身抗体谱　包括 ANA、抗 ENA、ANCA、SMA、AMA、AMA-M$_2$、LKM$_1$、SLA/LP 等。有助于鉴别药物诱导的自身免疫性肝病及其他自身免疫性疾病的诊断。

6. 免疫球蛋白定量　有助于药物诱导的自身免疫性肝病的诊断。

7. 腹部超声和肝脏血管彩超，必要时增强 CT　了解肝脏大小、形态、肝内有无占位性病变、肝内外胆管有无结石与扩张、脾大与胰腺病变等，对鉴别诊断均有较大帮助；此外，腹部增强 CT 可协助了解肝脏血供以及胆管情况，有无门静脉血栓等血管并发症。

8. 磁共振成像（MRI）　因其较高的软组织分辨率，并能多方位、多序列成像，对肝的良恶性肿瘤的鉴别比 CT 为优，亦可检测代谢性、炎症性肝病。而磁共振胆胰管成像（MRCP）能更好显示胆胰管直径，对中、下段胆管占位较超声、CT 价值更大。

9. 胸部 CT　该患者存在肺转移瘤，需完善胸部 CT 了解肺转移瘤的情况。

10. 肝组织穿刺活检　必要时，在上述检查后仍无法明确诊断时进行此检查，有助于诊断和鉴别诊断。

（二）检查结果及思维提示

1. 血尿便常规　WBC 12.4×10^9/L，N 7.7×10^9/L，HGB 82.0 g/L，PLT 40×10^9/L；尿常规提示尿胆原及尿胆红素阳性，便常规无明显异常。

2. 生化全项　ALT 1516.0 U/L，AST 3036.0 U/L，ALP 190.0 U/L，γ-GT 52 U/L，ALB 31.8 g/L，TBIL 506.4 μmol/L，DBIL 316.0 μmol/L，CHE 4424.0 U/L，GLU 2.6 mmol/L，BLA 38.0 μmol/L。

3. 凝血功能　PT 19.1 s，PTA　49.0%。

4. 嗜肝及非嗜肝病毒标志物检测　HAV、HCV、HDV、HEV、EBV、CMV、疱疹病毒 IgM 均阴性，HCV RNA 阴性；HBVM：HBsAg、HBeAg 阴性，HBsAb、HBeAb、HBcAg 阳性。

5. 自身抗体　自身抗体系列检查包括 ANA、AMA、SMA、LKM$_1$、SLA/LP 等，结果均为阴性。

6. 免疫球蛋白定量及 CD4$^+$T 细胞数量　IgG、IgA 及 IgM 均正常；CD4$^+$T 细胞数量 58 个/μl。

7. 腹部超声和肝脏血管彩超　肝移植术后，门静脉血流充盈差，血流量 158 ml/min，肝动脉 RI 1.0，腹腔积液（少至中量）。

8. 磁共振胆胰管成像　肝移植术后，门静脉周围间隙增宽，肝内胆管主要分支显示尚可，肝门部胆管及胆总管显示欠清，腹腔积液。

9. 胸部 CT　双肺多发小结节，较前略增大，双肺条片影，较前变化不大，左侧少量胸腔积液，双侧轻度肺气肿。

10. 肝组织穿刺活检　穿刺组织 3 条，可见 8 个完整或不完整的汇管区及 9 个中央静脉结构，肝小叶结构略紊乱，肝细胞轻至中度水肿，肝细胞局灶点状坏死，汇管区周围少量淋巴细胞浸润，小胆管局灶缺失，汇管区轻度纤维化，可见静脉内皮炎，首先考虑肝移植后慢性排异反应，不排除药物性肝损伤的可能。特殊染色：Masson 染色示汇管区纤维组织略增生。网状纤维染色示网状结构支架存在。

思维提示

通过上述检查可以得出以下结论：①患者肝功明显异常，转氨酶及胆红素明显升高，AST、ALT 升高，血凝较差，空腹血糖低，血氨升高，考虑肝损伤较重。②各项病毒学检查均阴性。③自身抗体系列检查阴性。④影像学检查发现肝脏各脉管尚通畅，腹腔积液；肺部结节较前有增大。⑤肝组织穿刺活检提示肝移植后慢性排异反应，不排除药物性肝损伤的可能。

肝移植后慢性排异反应发生率约为 2%，缺乏典型的症状和体征，移植肝组织穿刺活检是目前诊断慢性排异反应的"金标准"，其主要组织学特征是移植肝组织内胆管严重减少或缺失，以及累及中等动脉的闭塞性动脉炎。肝移植术后肝癌复发使用免疫检查点抑制剂等治疗病例很少，效果不肯定，目前文献只有少许成功个案报道，而病情加重者较多。该患者病情加重前使用 PD-1 抑制剂（卡瑞利珠单抗 200 mg）1 次，故不能排除免疫检查点抑制剂相关严重肝损害。

结合既往诊疗病史，考虑患者最后诊断为：肝移植术后慢性排异反应、药物性肝损伤待排除（免疫抑制治疗相关）。

五、治疗方案及理由

（一）方案

1. 一般治疗　休息，避免劳累，清淡饮食，注意神志改变；密切观察生命体征、生化全项；避免应用有肝损害作用的药物。

2. 抗排异、预防乙肝复发治疗　他克莫司 1.5 mg，q12h；吗替麦考酚酯分散片 360 mg，q12h；恩替卡韦 0.5 mg，qd。

3. 保肝退黄　还原型谷胱甘肽 2.4g，静滴，qd；异甘草酸镁注射液 150 mg，静滴，qd；熊去氧胆酸胶囊 250 mg，tid。

4. 激素冲击联合免疫球蛋白治疗　240 mg，qd → 120 mg，qd → 80 mg，qd → 40 mg，qd → 20 mg，qd，后改为口服泼尼松 20 mg，qd，使用 5 天；→ 15 mg，qd，使用 5 天；→ 10 mg，qd，使用 1 周 → 5 mg，qd，使用 1 周后停药。

5. 预防感染　注射用哌拉西林钠他唑巴坦钠 4.5 g，静滴，q12h。

6. 间断人工肝治疗　住院期间人工肝（血浆置换）治疗，5 ~ 6 天进行一次。

（二）理由

本病例患者在肝移植术后出现肿瘤复发，靶向联合免疫治疗后于肝移植后中远期出现黄疸伴乏力、腹胀，化验检查提示转氨酶及胆红素明显升高，血凝较差，空腹低血糖，血氨升高，考虑肝损伤较重；血液学检查无嗜肝病毒及非嗜肝病毒感染的证据，无新发自身免疫性肝炎证据；影像学检查发现肝脏各脉管尚通畅，腹腔积液；肺部结节较前有增大；肝组织穿刺活检提示肝移植后慢性排异反应，不排除药物性肝损伤可能；外院病理会诊提示慢性排异反应。住院期间予激素冲击联合免疫球蛋白治疗，血清胆红素仍保持上升趋势，后间断人工肝治疗，血凝可逐渐恢复正常。

肝移植后慢性排异反应多数认为是细胞免疫的结果。晚期慢性排异反应可以导致不可逆性的肝组织损伤和移植肝功能衰竭，无特效药物治疗，主要给予对症、支持、保肝降酶治疗，调整免疫抑制剂用量或加用其他免疫抑制剂，避免损肝药物的使用，预防并发症的出现；可以使用激素冲击，但疗效不肯定；间断人工肝治疗可以缓解胆汁淤积及瘙痒，如果慢性排异反应无法控制，需要再次肝脏移植治疗；再次肝移植往往成为挽救发生晚期慢性排异反应所致移植肝功能衰竭受者生命的唯一治疗手段。部分早期移植肝慢性排异反应可以逆转，组织学上可见消失的胆管出现再生，其机制尚不清楚，目前认为这可能与肝脏特殊的免疫特性和胆管独特的再生能力有关，因此，如果能够及时发现早期慢性排异反应，并积极进行合理治疗，往往具有潜在的可逆性。部分患者对于早期慢性排异反应，经激素冲击治疗和调整药物后，可得到控制，并获得满意的近期疗效。

六、治疗效果及思维提示

经上述治疗后，ALT、AST 水平逐步下降，治疗后 2 个月复查肝功能：ALT 98.0 U/L，AST 153.0 U/L，ALP 143 U/L，γ-GT 52 U/L，ALB 27.9 g/L，TBIL 363.8 μmol/L，DBIL 269.1 μmol/L，凝血功能恢复正常，顺利出院。出院后仍间断人工肝治疗，家属二次肝

移植意愿强烈，但因肺转移瘤，存在肝脏移植手术的禁忌证，故未行二次肝移植，尽管经人工肝等内科积极保守治疗，患者仍因慢性移植肝功能衰竭于发病后1年3个月（肝移植后3年）去世。

思维提示

　　随着抗排斥治疗技术的进步，肝移植术后慢性排异反应的发生率已经从20世纪80年代的15%～20%降至目前的2%～5%，发生的中位时间为术后16个月左右。慢性排异反应的发生机制较急性排异反应更为复杂，涉及细胞免疫、体液免疫、热缺血和冷保存损伤、感染等多种因素。与慢性排异反应相关的病死率约为25%。对于早期慢性排异反应，经激素冲击治疗和调整药物后，可得到控制，并获得满意的近期疗效。再次肝移植往往是挽救发生晚期慢性排异反应所致移植肝功能衰竭受者生命的唯一治疗手段。

七、对本病例的思考

　　对于本例肝移植术后中远期黄疸的诊治，其重点和难点在于黄疸的诊断及鉴别诊断。鉴别诊断需考虑肝移植术后胆道并发症、慢性排异反应、病毒感染、药物性肝损害（包括PD-1抑制剂治疗后诱发免疫性肝损伤可能）、肿瘤复发、胆红素转运异常、乳头肌功能紊乱、血管并发症、放射性肝炎及肝脓肿等。

　　肝移植后慢性排异反应发生率约为2%，缺乏典型的症状和体征，移植肝组织穿刺活检是目前诊断慢性排异反应的"金标准"，其主要组织学特征是移植肝组织内胆管严重减少或缺失，累及中等动脉的闭塞性动脉炎。慢性排异反应的发生机制较急性排异反应更为复杂，涉及细胞免疫、体液免疫、热缺血和冷保存损伤、感染等多种因素，本病例中不排除为PD-1抑制剂治疗诱导机体T细胞活化，细胞免疫功能加强，进而发生慢性排异反应。与慢性排异反应相关的病死率约为25%。对于早期慢性排异反应，经激素冲击治疗和调整药物后，可得到控制，并获得满意的近期疗效。

　　二次肝移植往往是挽救发生晚期慢性排异反应所致移植肝功能衰竭受者生命的唯一治疗手段，但该患者因肺转移瘤，存在肝脏移植手术的禁忌证，故未行二次肝移植。尽管经人工肝等内科积极保守治疗，患者仍因慢性移植肝功能衰竭于发病后1年3个月（肝移植后3年）去世。

　　截至目前，肝移植术后肝癌复发仍然是临床诊治的难点所在，PD-1抑制剂在肝移植领域的应用仍然经验有限，尽管亦有成功案例，但多为个案报道，整体有效率为

30% ~ 40%，且排异反应的发生率较高，故暂未能在临床上得以推广，临床诊疗过程中，仍应谨慎使用，并向家属充分告知其风险，做好知情同意。

（青岛大学附属医院　田秋菊，饶　伟）

参考文献

［1］Angelico R, Sensi B, Manzia T M, et al. Chronic rejection after liver transplantation: opening the pandora's box[J]. World J Gastroenterol, 2021, 27（45）：7771-7783.

［2］陈虹，李俊，王旭，等 . 肝移植术后肝功能异常的诊断分析及治疗原则 [J]. 实用器官移植电子杂志，2015，3:150-150.

［3］党智萍，解曼，孔心涓，等 . 免疫检查点抑制剂药物在肝癌肝移植中的研究进展 [J]. 中华器官移植杂志，2021，42（1）：61-64.

［4］Imai D, Yoshizumi T, Sakata K, et al. Long-term outcomes and risk factors after adult living donor liver transplantation[J]. Transplantation, 2018, 102（9）：e 382-e391.

［5］Koo J, Wang H L. Acute, Chronic, and humoral rejection: pathologic features under current immunosuppressive regimes[J]. Surg Pathol Clin, 2018, 11（2）：431 -452.

［6］卢实春，严律南，李波，等 . 50 例肝移植术后近期高胆红素血症的原因及处理 [J]. 中华器官移植杂志，2003, 24（2）：73-75.

［7］马毅，何晓顺，胡瑞德，等 . 肝移植术后慢性排异反应的临床与病理分析 [J]. 中华外科杂志，2010, 48（4）：288-292.

［8］中华医学会器官移植学分会 . 中国肝移植免疫抑制治疗与排异反应诊疗规范（2019 版）[J]. 器官移植，2021，12（1）：8-14, 28.

肝移植术后 14 年，皮肤、巩膜黄染 1 周

患者男性，61 岁，于 2019 年 1 月 2 日入院。

一、主诉

肝移植术后 14 年，皮肤、巩膜黄染 1 周。

二、病史询问

（一）初步诊断思路及问诊目的

患者以皮肤、巩膜黄染为主要临床表现，问诊时主要围绕黄疸的诱因、病程特点、伴随症状、加重 / 缓解因素等问题展开。关于黄疸的鉴别诊断，一般是在病史及体格检查的基础上，结合实验室检查（主要反映肝细胞损害及功能的指标，以及反映胆汁淤积的指标），判断黄疸属于哪一类。在此基础上，再根据需要选择一些病因特异性的实验室和辅助检查进行诊断和鉴别诊断。

（二）问诊主要内容及目的

1. 黄疸的诱因及伴随症状如何　仔细询问尿、便颜色，对于初步判断是否是溶血性黄疸、肝细胞性黄疸还是阻塞性黄疸有鉴别意义。如黄疸同时伴随尿色加深、陶土样大便，以胆道疾病及胰腺疾病引起的梗阻性黄疸可能性大；如果出现腰部疼痛、酱油色尿等要警惕溶血性黄疸。

2. 有无吸烟饮酒史、外出旅游史、特殊药物服用史及既往史　如有外出旅游史、不洁饮食史、海鲜食用史，需警惕甲型、戊型肝炎；若有特殊药物服用史，需考虑药物性肝损害；若既往有慢性病毒性肝炎，需警惕肝脏疾病；既往有大量吸烟、饮酒史要警惕胰腺疾病和肝脏疾病等。

3. 是否接受过肝功能检查，嗜肝病毒学检查结果如何　利用最简单的肝功能检查

即可对黄疸的病因做出初步的评估和分类，从而可以缩小诊断和鉴别诊断范围，因此获得发病时肝功能检查结果至关重要。

4. 嗜肝病毒学检测对于黄疸病因的探查也同等重要　对于黄疸、肝损害的患者首选需要排除病毒感染。

5. 是否存在类似家族史　先天性非溶血性黄疸患者多有类似家族史。

（三）问诊结果及思维提示

患者 2018 年 12 月外出旅游，有不洁饮水及海鲜服用史，之后出现皮肤、巩膜黄染，尿色深黄，大便陶土色，无发热、恶心、呕吐，无乏力、纳差，无腹痛、腹泻，无尿频、尿急，至北京市光华医院查肝功能：ALT 1629.3 U/L、AST 1430.8 U/L、γ-GT 41.9 U/L、ALP 210.4 U/L、TBIL 208 μmol/L、DBIL 180.2 μmol/L。为进一步诊治收入病房。发病以来患者精神、饮食、睡眠不佳，大小便如上述，体重无明显增减。

既往史：2005 年 1 月 2 日因"原发性肝癌、乙型肝炎后肝硬化"行原位肝移植术，手术顺利，术后规律服用吗替麦考酚酯分散片、恩替卡韦治疗，定期随访，复查肝功能基本正常。无吸烟、饮酒史。婚育史及家族史无特殊。

思维提示

通过问诊可明确，患者以皮肤、巩膜黄染为主要表现，不伴发热、腹痛等症状，发病前有不洁饮食及海鲜服用史，肝功能提示转氨酶、胆红素明显升高。既往有肝移植病史，长期服用免疫抑制剂。综合上述特点，黄疸原因考虑嗜肝病毒感染可能性大。鉴别诊断应包括：①药物性肝病；②寄生虫感染性肝脏损害；③自身免疫性疾病的肝脏损害。体格检查时应注意腹部、尤其是右上腹有无压痛、反跳痛、Murphy 征是否阳性，肝区有无叩痛，有无肝掌、蜘蛛痣等表现。

三、体格检查

（一）重点检查内容和目的

患者嗜肝病毒感染可能性最大，在对患者进行系统、全面体检的同时，应重点注意是否存在慢性肝病的体征以及体现肝损害严重程度的体征，包括神志、肝掌、蜘蛛痣、瘀斑、腹壁静脉曲张、脾大、腹腔积液征、下肢水肿、扑翼样震颤等。

（二）体格检查结果及思维提示

神志清楚，定向力、理解力、计算力正常，扑翼样震颤阴性（－）。皮肤、巩膜黄染，未见淤点、瘀斑，浅表淋巴结未扪及肿大。心肺未见异常，腹部平坦，无胃肠型和蠕动波，无腹壁静脉曲张，腹软，全腹无压痛，无反跳痛和肌紧张，未触及包块，肝脾未触及。叩诊移动性浊音阴性（－），肠鸣音不亢进，无气过水声。

思维提示

患者体格检查除皮肤、巩膜黄染外，无慢性肝病表现，进一步需要进行实验室检查和影像学检查来明确诊断，并评价病情的严重程度，为制订治疗方案提供依据。

四、实验室和影像学检查

（一）初步检查内容及目的

1. 血常规　明确是否存在血三系减低及其严重程度。

2. 尿常规　有助于黄疸的鉴别诊断，并可排除可能同时共存肾脏疾病。

3. 便常规及隐血　了解大便性状，隐血有无阳性。确定消化道出血的诊断。

4. 肝肾功能　评价肝功能异常的严重程度，排除急慢性的肾功能不全及电解质紊乱。

5. 凝血功能　有助于肝功能衰竭的评估。

6. 血清蛋白电泳　评价是否存在 A/G 倒置，γ 球蛋白是否升高，有助于鉴别自身免疫性肝炎。

7. 肝纤维化四项　评价肝纤维化的存在及其程度。

8. 嗜肝、非嗜肝病毒　肝炎病毒血清学标志物，包括 HBVM、抗 HCV，甲肝抗体 IgM、戊肝抗体 IgM，CMV IgM 及 DNA 有助于肝损害病因的分析。

9. 免疫球蛋白及自身抗体检测　有助于肝损害病因的分析。

10. AFP　根据基础值及动态变化情况，协助确诊或除外肿瘤性病变。

11. 腹部超声和（或）MRI 检查　协助诊断肝硬化，排除合并原发性肝癌的情况。

12. MRCP　有助于鉴别胆道梗阻引起的黄疸。

13. 肝组织穿刺活检　必要时，用于早期诊断和鉴别诊断。

（二）检查结果及思维提示

1. 血常规　WBC $4.05 \times 10^9/L$，N 74.1%，PLT $104 \times 10^9/L$，HGB 152 g/L；CRP 4.44 mg/L。

2. 尿常规　蛋白弱阳性（±），胆红素阳性（+++），隐血阳性（+），酮体阳性（+）。

3. 便常规和隐血　结果阴性。

4. 肝肾功能　ALT 1440 U/L、AST 891 U/L、γ-GT 37 U/L、ALP 152 U/L、TBIL 231.7 μmol/L、DBIL 180.4 μmol/L、ALB 35.8 g/L、K^+ 3.87 mmol/L、BAL 68 μmol/L，肾功能正常。

5. 凝血功能　INR 1.22，PTA 62.9%、PT 28.8 s。

6. 蛋白电泳　结果正常。

7. Ⅱ型前胶原氨基末端肽、Ⅳ型胶原、透明质酸、层粘连蛋白　均正常。

8. 肝炎病毒血清学标志物　乙肝表面抗体 105.67 mU/L、乙肝核心抗体 2.88；CMV IgM 及甲肝抗体 IgM 阴性。血清戊肝抗体 IgM 阳性（+）。

9. 免疫球蛋白及自身抗体检测　阴性（-）；AFP 阴性（-）。

10. 腹部超声和（或）腹部 MRI　结果提示：肝移植术后改变；未发现肝脏占位性病变。

11. MRCP 胆道检查　未见明显异常。

12. 肝组织穿刺活检　肝脏病理提示：可见肝细胞大块和亚大块坏死。

思维提示

　　上述病史及检查结果提示以下结论：①黄疸归于肝细胞性黄疸；②血清戊肝抗体 IgM 阳性（+）；③肝脏储备功能分级（Child-Pugh 分级）为 9 分；④无乙肝、丙肝及自身免疫性肝炎、慢性肝病及肝脏恶性肿瘤证据；⑤无肝内外胆道梗阻证据；结合患者病史肝功能衰竭病因为 HEV 感染，可能由于海鲜食用史及免疫功能低下导致。患者 TBIL 明显升高，肝脏病理发现肝细胞坏死严重，但 INR 未大于 1.5，虽然尚未达到肝功能衰竭诊断标准。但仍属于肝移植术后、急性戊型肝炎，肝功能衰竭。患者虽无肝性脑病、不符合急性肝功能衰竭诊断标准，但病情危重，预后不佳，需谨慎处理。

五、治疗方案及理由

（一）治疗方案

1. 一般治疗　休息、避免劳累。

2. 饮食　高热量、适量蛋白、维生素及易消化饮食；戒酒，避免服用肝损害药物。

3. 抗排异药物　减少抗排异药物。

4. 保肝、退黄治疗　还原性谷胱甘肽、复方甘草酸苷、多烯磷脂酰胆碱、丁二磺酸腺苷蛋氨酸。

5. 血浆置换　及时进行血浆置换，等待患者自主恢复或移植。

6. 预防肝性脑病　乳果糖口服。

7. 其他　完善二次肝移植术前检查准备，必要时再次肝移植。

（二）理由

肝移植受者若出现 HEV 感染，应减少免疫抑制剂用量，密切监测是否会进展到肝纤维化。如果慢性 HEV 持续存在，应使用抗病毒药。由于干扰素的不良反应及可能诱发排异反应，利巴韦林单药治疗 3 个月的方案也许是比较理想的初治方案。必要时行再次肝移植术。

六、治疗效果及思维提示

患者入院时即有高胆红素血症，故未使用抗病毒治疗，经停用抗排异药及保肝、退黄治疗后肝功能持续恶化，故行二次肝移植术，术后复查戊肝抗体 IgM 阴性（−）；1 个月后肝功能降至正常出院。目前定期复查肝功能基本正常，戊肝抗体 IgM 阴性（−）。

> **思维提示**
>
> 重症肝病/肝功能衰竭患者病情严重，进展迅速，预后较差，病死率高。随着近几年我国肝移植的发展，重型肝炎肝移植的成功率越来越高，故对于内科治疗效果不理想者，经济条件允许下应尽早行肝移植术。
>
> 最后诊断：肝移植术后，急性戊型肝炎，肝功能衰竭。

七、对本病例的思考

戊型肝炎病毒是急性病毒性肝炎最常见但诊断率最低的病因之一。HEV 基因型具有不同程度的宿主特异性。在不同地区 HEV 基因型的检出率不同，其传播途径也不同。发展中国家的 HEV 抗体的阳性率高于发达国家。HEV 的传播途径包括摄入不洁的食物和水、输血和母婴传播。HEV 暴发与饮用不洁水有关。HEV 通常引起急性自限性感染，少数感染者可发生急性肝功能衰竭。临床表现：HEV 感染的潜伏期为 15 ~ 60 天。绝大多数急性 HEV 感染者无症状或症状轻微。有症状的患者中，通常表现为黄疸伴不适、厌食、恶心、呕吐、腹痛、发热和肝大。其他较少见的特征包括腹泻、关节痛、瘙痒和荨麻疹样皮疹。患者偶有肝外表现，包括血液系统异常、急性甲状腺炎、膜性肾小球肾炎、急性胰腺炎以及神经系统表现。实验室检查结果包括血清胆红素、ALT 和 AST 突然升高。HEV 感染的形态学特征包括胆汁淤积型和经典型急性病毒性肝炎的特征。胆汁淤积型的特征为胆小管内胆汁淤积和肝细胞腺体样转化。其他组织学表现包括灶状坏死、肝细胞气球样变和肝细胞嗜酸性变。致死病例可见大块或亚大块肝坏死。在免疫抑制患者中，慢性肝炎的发生会导致炎症和进行性纤维化，继而可能引发肝硬化。这一病理改变容易被误认为是排异反应。HEV 感染者部分可以自发清除病毒。但也可能出现并发症，如急性肝功能衰竭、淤胆型肝炎或慢性 HEV 感染。0.5% ~ 4% HEV 感染者会发生急性肝功能衰竭。如不进行重症治疗支持和肝移植，急性肝功能衰竭的死亡率很高。器官移植术后 HEV 感染容易出现慢性化，具体机制目前不清，可能与 T 细胞应答受损有关。HEV 感染的器官移植患者治疗方面首先是减少免疫抑制的使用。在可能的情况下通常会首先减少他克莫司，因为该药与慢性感染有关。其次是使用抗病毒药物治疗，小型回顾性研究表明单用利巴韦林可改善病情，利巴韦林的剂量为 600 ~ 1000 mg/d，分 2 次给予。在治疗期间和治疗结束后，需间断地通过实验室检查来监测 HEV RNA 及 IgM，以及药物毒性。对于治疗失败的患者，可考虑聚乙二醇化干扰素 α 和索非布韦。但这些药物因毒性和有效性问题，不宜用于常规治疗。对于免疫抑制患者等易感人群非常有必要进行疫苗接种，但目前尚无移植术后患者接种戊肝疫苗安全性、可靠性的研究。

本病例为肝移植受者突然出现原因不明的肝功能异常，有明确的旅居史、不洁饮水史、海鲜食用史，诊断为"急性戊型肝炎、肝功能衰竭"，虽经积极治疗仍无法改善肝功能，不得不行二次肝移植术。因此，如何有效地加强器官移植术后戊肝的诊断、预防和治疗，值得当前我国从事移植的医务工作者认真思考并付诸医学实践。

（解放军总医院第三医学中心　邱　爽；北京清华长庚医院　陈　虹）

参考文献

［1］Ankcorn MJ, Tedder RS. Hepatitis E: the current state of play[J]. Transfus Med, 2017, 27（2）: 84-95.

［2］Aggarwal A, Perumpail RB, Tummala S, et al. Hepatitis E virus infection in the liver transplant recipients: clinical presentation and management[J]. World J Hepatol, 2016, 8（2）: 117-122.

［3］Kamar N, Bendall R, Legrand-abravanel F, et al. Hepatitis E[J]. Lancet, 2012, 379（9835）: 2477-2488.

［4］田轩，宋红丽. 肝移植治疗成人戊型病毒性肝炎的临床现状 [J]. 实用器官移植电子杂志，2021，9（1）: 85-88.

［5］杨昊臻，朱冰，游绍莉，等. 127 例戊型肝炎肝功能衰竭的临床特点和预后分析 [J]. 中华肝脏病杂志，2017，25（5）: 380-382.

［6］Zhang LX,Wang YY, Chen YQ, et al. Review of infectious diseases in 2012[J]. Infect Dis Info, 2013, 26（1）: 10-16.

肝移植术后 7 年，间断性肝功能异常 3 年，再发 8 天

患者男性，61 岁，于 2010 年 9 月 2 日入院。

一、主诉

肝移植术后 7 年，间断性肝功异常 3 年，再发 8 天。

二、病史询问

（一）初步诊断思路及问诊目的

导致移植肝功能异常的原因很多，包括急、慢性排异反应、原发病复发、病毒感染、药物性肝损害、酒精性肝病、遗传及代谢相关性肝病、自身免疫性肝病、血管源性肝损害、胆源性肝损害、中毒等。

结合该患者为老年男性、肝移植术后 7 年，3 年前有肝功能异常病史，8 天前再次出现肝功能异常 (门诊查肝功能：ALT 301 U/L、AST 149 U/L、γ-GT 237 U/L、ALP 91 U/L)；肝酶升高以转氨酶为主，提示肝细胞损伤为主。问诊时除需了解患者本次病程中有无自觉不适症状，如近期有无发热或咽痛等上呼吸道感染史、有无厌油、纳差、乏力等消化道症状；近期有无特殊用药史、免疫抑制方案调整史、短期内体重明显增加史及大量饮酒史等，还需详细询问既往史：判断本次肝功能损害与既往疾病的关系，即两次肝功能异常是否为相同因素所致。此外，与普通患者相比，移植肝功能异常还需关注患者术前诊断，警惕是否为原发病复发。具体问诊项目参见以下内容。

（二）问诊主要内容及目的

1. 门诊有无其他辅助检查　辅助检查有助于鉴别诊断，缩小初步诊断范围。

2. 近期有无特殊用药、饮酒、调整免疫抑制方案等　了解患者本次起病有何诱因，有助于鉴别诊断。

3. 近期有无咽痛、发热等症状　急性病毒感染（如 EBV 等）可能出现发热、咽痛等非特异性症状，容易被忽略。

4. 有无并发症或合并症，目前接受何种治疗，效果如何　肝功能异常可能是肝脏本身疾病导致，也可能是系统性疾病累及肝脏所致，详细询问病史，避免漏诊。

5. 针对本次肝功能异常目前已接受何种治疗，效果如何　患者入院前可能已接受相应治疗，应了解患者具体治疗方案及效果。

6. 目前抗排异方案及近期方案调整时间　肝移植术后抗排异方案具有个体差异，抗排异药物浓度过高导致免疫力低下，易合并机会感染或出现药物性肝损害；抗排异药物浓度过低，则可出现排异反应。

7. 患者 3 年前肝功能异常原因及治疗方式、治疗效果　判断本次肝功能损害与既往病史的关系。

8. 原发病是什么，术前、术后有无相应监测及预防措施　部分肝移植术后患者可出现原发病复发，导致肝功能异常，了解患者原发病及术后预防措施、监测结果，有助于判断本次肝功能异常原因。

（三）问诊结果及思维提示

患者于 2003 年 4 月 11 日因"乙型肝炎肝硬化、慢加急性肝衰竭"行原位肝移植术。术前单用拉米夫定 0.1 g，qd，抗病毒治疗，HBV DNA 低于检测下限，乙肝五项提示"小三阳"。术后常规免疫抑制治疗、拉米夫定联合人乙型肝炎免疫球蛋白（400 U/10 d）预防乙肝复发。2007 年 4 月查乙肝五项提示：HBsAg 0.0 U/ml、抗 HBs 77.89 m U/ml、HBeAg 0.274 S/CO、抗 HBe 1.48 S/CO、抗 HBc 3.62S/CO。术后早期出现胆管吻合口狭窄，经扩管等治疗后顺利拔除 T 管，此后 γ-GT 波动于 80 ~ 100 U/L 之间，余指标正常。

3 年前（2007 年 4 月 1 日）患者调整免疫抑制方案（环孢素 100 mg，q12h 更换为他克莫司 1 mg，q12h）后复查出现肝功能异常，且进行性升高，于 2007 年 5 月 18 日入院，查肝功能：ALT 231 U/L、AST 107 U/L、γ-GT 305 U/L、ALP 105 U/L，TBIL 44.6 μ mol/L；FK506 浓度为 1.9 ng/ml，考虑药物浓度低，有急性排异反应可能，完善肝活检同时将他克莫司剂量由 1 mg，q12h，增加至 1.5 mg，q12h。后病理结果回报：药物性肝损伤、肝细胞中度脂肪变性，未见肯定的急、慢性排异反应。故将免疫抑制剂重新更换为原方案（环孢素 100 mg，q12h），同时予复方甘草酸苷（60 ml/d）和还原性谷胱甘肽（1.8g/d）保肝治疗，但肝功能仍未见好转。住院期间患者出现左侧腰背部疼痛，并于 10 天后在疼痛部位出现成簇水疱疹，诊断为带状疱疹。结合患者入院后自身抗体、免疫球蛋白、HBV DNA、CMV DNA、EBV DNA、甲状腺功能等均未见异常，肝脏 CTA 及 MRCP 均未见明显血管及胆管并发症，无长期饮酒史，因此临床考虑患者此次肝功能异常为疱疹病毒感染可能，予以更昔洛韦 0.25 g，静滴，q12h，抗病毒治疗。1 周后患者皮疹消退、复查肝功能明显好转（ALT 41 U/L、AST 75 U/L、γ-GT 263 U/L、ALP 107 U/L、TBIL 29.1 μmol/L）出院。院外继续口服更昔洛韦至肝功能基本正常（仅 γ-GT 轻度升高，余指标均在正常范围内）。

患者本次入院前 8 天常规复查肝功能提示 ALT 及 AST 明显升高，病程中无不适症状，无特殊用药、饮酒、调整免疫抑制方案等情况。进一步追问病史：患者于 2007 年 5 月自行停用拉米夫定。目前免疫抑制方案：环孢素 75 mg，q12h。辅助检查：肝功能指标中 ALT 301 U/L、AST 149 U/L、γ-GT 237 U/L，其余指标正常。

🧑 思维提示

通过问诊可明确，患者中年男性，肝移植术后 7 年，于术后第 4 年随访复查时发现肝功能异常。经全面排查，排除了乙肝复发及其他嗜肝病毒感染、酒精性、肿瘤性、自身免疫性肝病、血管及胆管性、遗传代谢性、接触工业毒物等原因。于住院期间出现左侧腰背部带状疱疹，按照一元论规律，患者肝功能异常亦可能为疱疹病毒感染所致，事实证明，经抗病毒治疗后肝功能很快恢复正常，虽然肝穿病理报告怀疑药物性肝损害及中度脂肪肝，但在换药后肝功能并无好转，且并未针对脂肪肝治疗的前提下，仅用更昔洛韦抗病毒治疗即使肝功能恢复正常。但本次肝功能异常，因无疱疹相关症状，故不予考虑该诊断。结合患者术后停用拉米夫定 3 年余，需警惕乙肝复发，应进行 HBV DNA 定量等相关检查。

三、体格检查

（一）重点检查内容和目的

患者常规复查发现转氨酶明显升高，应对患者进行系统、全面检查的同时，重点注意腹部专科体格检查。

（二）体格检查结果及思维提示

查体：皮肤、巩膜无黄染，全身皮肤未见皮疹，心肺查体阴性。腹部平坦，腹部正中见陈旧性手术瘢痕，愈合好，未见腹壁静脉曲张；腹软，全腹无压痛、反跳痛，肝脾肋下未触及，Murphy's 征阴性；移动性浊音阴性，肝肾区无叩痛；肠鸣音正常，4 次 / 分。

> **思维提示**
>
> 　患者体格检查未见肝掌、蜘蛛痣、巩膜黄染等明显阳性体征。需进一步完善相关检查，辅助诊断。

四、实验室及影像学检查

（一）初步检查内容及目的

1. 血常规　了解血常规情况。

2. 肝功能、肾功能、电解质　了解肝肾功能情况，一方面有助于分析肝功能异常特点，从而有助于鉴别诊断；另一方面，评估患者调整抗病毒方案后治疗效果。

3. 免疫抑制剂浓度　明确免疫抑制剂浓度，判断是否合并药物过量或不足。

4. 乙肝五项及 HBV DNA　评估各指标动态变化及判断治疗效果。

5. 淋巴细胞亚群　了解患者免疫状态。

6. 腹部 B 超、肝脏 CTA 检查　了解肝脏及血管情况。

7. 必要时行肝脏穿刺活检　了解肝脏组织学变化及免疫组化。

（二）检查结果及思维提示

1. 血常规　未见异常。

2. 肝肾功能（入院第 2 天）　ALT 260 U/L、AST 116 U/L、γ-GT 185 U/L、ALP 89 U/L、TBIL 18.1 μmol/L，肾功能正常。

3. 环孢素峰浓度（CSA-C$_2$）　506.22 ng/ml。

4. 乙肝五项　HBsAg>250 U/ml、抗 HBe 0.11、抗 HBc 7.27，余指标阴性。

5. HBV DNA　6.6×10^6 U/ml。

6. CD4$^+$T 细胞数量　571 个 /μl。

7. 腹部 B 超及肝脏 CTA　均未见异常。

🗣 思维提示

患者肝移植术后自行停用拉米夫定 3 年余，后出现肝功能异常，复查乙肝五项为"小三阳"，HBV DNA 阳性，故乙肝复发诊断基本可以明确，但需进一步排除其他致肝损害原因，复查其他嗜肝及非嗜肝病毒相关项目、自免肝抗体谱及免疫球蛋白、肝脏穿刺等。因患者已停抗病毒药 3 年余，故需立即恢复拉米夫定，同时联合阿德福韦酯抗病毒治疗，并辅以积极保肝治疗。

五、治疗方案

（一）方案

1. 一般治疗　休息，避免药物等加重肝损害的因素。

2. 药物治疗

（1）抗病毒方案：拉米夫定 0.1 g，qd，阿德福韦酯 10 mg，qd。

（2）保肝降酶治疗：复方甘草酸苷 60 ml，静滴，qd，还原型谷胱甘肽 1.8 g，静滴，qd。

（3）免疫抑制方案调整：环孢素从 75 mg，q12h，减为 50 mg，q12h；吗替麦考酚酯 0.5 g，q12h。

（二）理由

该患者肝移植术后因停用核苷类似物出现乙肝复发，予以拉米夫定联合阿德福韦酯抗病毒治疗（时年只有这两种抗病毒药在医保报销范围）。因同时考虑到患者肝移植术后 7 年，长期使用环孢素，且肝组织穿刺病理提示药物性肝损害，故不排除药物性肝损害可能，遂予以减量并联合吗替麦考酚酯治疗。

六、治疗过程、效果及思维提示

第一阶段：初见疗效

经上述方案治疗 1 周后，复查肝功能指标较入院时好转，肝功能：ALT 168 U/L、AST 71 U/L、γ-GT 164 U/L、ALP 81 U/L、TBIL 15.5 μmol/L。CSA-C_2 202.94 ng/ml。HBV DNA 1.336×10^5 U/ml。患者肝组织病理结果回报：移植肝轻度药物性肝损害；结合临床，符合 HBV 感染（非活动期）；轻度肝细胞脂肪变性（图 46-1）。

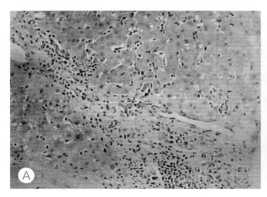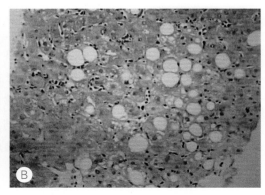

图 46-1　肝组织病理结果

2010 年 9 月 24 日（入院第 22 天）肝组织穿刺病理示：①移植肝轻度药物性肝损害；②结合临床，符合 HBV 感染（非活动期）；③轻度肝细胞脂肪变性

第二阶段：一波三折

入院 2 周后复查肝功能不降反升：ALT 203 U/L、AST 85 U/L、γ-GT 72 U/L、ALP 91 U/L、TBIL 12.6 μmol/L。CSA-C_2 142.88 ng/ml。考虑患者此次肝功能波动可能与免疫抑制剂减量相关，遂将环孢素加至原量 75 mg，bid；吗替麦考酚酯剂量未变。

入院第 3 周患者出现急性泌尿系感染，予以左氧氟沙星 0.4 g，静滴，qd；同时再次将环孢素减量为 50 mg，q12h。第 4 周复查肝功能进行性升高：ALT 263 U/L、AST 132 U/L、γ-GT 211 U/L。CSA-C_2 189.59 ng/ml。患者入院经有效的抗乙肝病毒基础上，辅以降酶等治疗，肝功能各指标先降后升，考虑患者乙肝复发合并药物性肝损害可能，予以完善肝组织活检；同时不排除合并自身免疫性肝炎、急性排异反应的可能，进一步完善肝病自身抗体、免疫球蛋白检查。再次复查肝功能持续升高：ALT 424 U/L、AST 171 U/L、γ-GT 301 U/L、ALP 95 U/L、TBIL 31.2 μmol/L。建议患者再次肝组织穿活检，但患者拒绝。

第三阶段：柳暗花明

肝病自身抗体及免疫球蛋白结果：ANA 1∶160、IgG 16.5 ng/ml、γ 球蛋白 18.6%，复查 HBV DNA $< 1 \times 10^3$ U/ml，其他嗜肝及非嗜肝病毒检测均阴性。结合上述结果，按照 2008 年自身免疫性肝炎简化积分系统评分为 5 分，虽然没有本次肝穿活检病理结果，但患者是在乙肝复发治疗有效，且病毒已转阴的情况下再次出现肝酶升高的，故结合评分综合考虑患者为乙肝复发合并新发自身免疫性肝炎可能性大，遂于入院第 5 周停用环孢素，换用甲泼尼龙 16 mg，qd，联合硫唑嘌呤 50 mg，qd。此后复查肝功能逐渐好转。于入院第 8 周复查：HBsAg 18.9 U/ml、抗 HBs 0.64 mU/ml；HBV DNA $< 1 \times 10^3$ U/ml；肝功能：ALT 90 U/L、AST 29 U/L、γ-GT 200 U/L。后出院继续按当前方案治疗，于 2011 年 2 月 1 日随访肝功能完全正常（ALT 27 U/L、AST 15 U/L、γ-GT

61 U/L）。于 2011 年 2 月 17 起甲泼尼龙逐渐减量，于 2011 年 8 月甲泼尼龙由 6 mg 减量至 4 mg 时出现肝功能升高，ALT 138 U/L、AST 78 U/L，遂将甲泼尼龙加至 8 mg，qd，硫唑嘌呤 50 mg，qd，维持，肝功能在 2 周内降至正常。后将甲泼尼龙减至 6 mg 维持，随访肝功能持续正常。2011 年 10 月复查 HBsAg 降至 0.25 U/ml，此时予以人乙肝免疫球蛋白 2000 U，静滴，qd×5 天，实现 HBsAg 转阴，抗 HBsAg>1000 mU/ml。此后人乙肝免疫球蛋白 2000 U/月，静滴，HBIg 滴度维持在 100 ～ 200 mU/ml。继续拉米夫定＋阿德福韦酯抗病毒治疗。

思维提示

　　患者乙肝复发后经积极抗病毒及保肝治疗肝功能一度恢复到接近正常，但随后再次出现肝功能反弹，ALT 最高达 424 U/L，在排除其他原因后，考虑为新发自身免疫性肝炎所致。由于患者有糖尿病，故采用激素半量联合硫唑嘌呤的治疗方案，取得了良好效果，肝功能很快恢复正常。虽然按照自免肝简化积分系统未达到 6 分或 7 分，即未能达到临床拟诊及确诊的标准，但按照自免肝标准治疗方案治疗后，患者肝功能迅速好转，并在后续治疗的激素减量过程中再次出现肝酶反弹，加量后好转，亦反证了自身免疫性肝炎诊断的正确性。

　　最后诊断：肝移植术后乙肝复发合并新发自身免疫性肝炎、脂肪肝。

七、对本例的思考

　　肝移植术后肝功能异常原因较多，与非移植患者相比，其特殊性主要在于手术并发症（如胆管吻合口狭窄等）、急慢性排异反应、各种非嗜肝病毒感染（如巨细胞病毒、EB 病毒、疱疹病毒等）等。水痘 - 带状疱疹病毒（varicella-zoster virus，VZV）引起水痘作为一种原发性感染，潜伏于感觉神经节，并在机体免疫功能低下时重新激活引起带状疱疹。文献报道，在实体器官移植术后，VZV 的再激活可能向多个内脏器官传播，从而引起肝炎、胰腺炎、肺炎、脑炎等，严重时危及生命。本例患者首先出现肝功能异常，继之出现左侧腰背部疼痛，10 天后出现相应部位的带状疱疹。在出现疱疹前，虽经反复调整免疫抑制方案及保肝治疗均无明显效果，直至出现疱疹后，才开始使用更昔洛韦，经抗病毒治疗后肝功能显著好转，出院后随访，3 年内肝功能未再出现反复波动。

　　乙肝相关性肝病患者肝移植术后需要使用核苷（酸）类似物联合定期注射人乙肝免疫球蛋白预防乙肝复发，停用其中的任何一种治疗，都会大幅增加乙肝复发的风险，即使是术前为乙肝"小三阳"、HBV DNA 阴性的患者，术后停用核苷（酸）类似物，单独定期注射人乙肝免疫球蛋白预防乙肝复发，也存在着一定程度的乙肝复发的风险。本例患者肝移植术后停用核苷类似物后出现乙肝复发，积极抗乙肝病毒及保肝治疗下肝功能一度缓解后再次升高，行肝组织穿活检除外了乙肝活动及急性排异反应、更换了有可能引起肝损害的药物后肝功能仍持续上升，对于长期服用抗排异药物并同时存在病毒感染的移植术后患者，临床医生应考虑到新发自身免疫性肝炎的可能性，由此大胆假设，并一步步寻找支持诊断的蛛丝马迹，并予以激素及硫唑嘌呤治疗成功逆转肝功能后，最终彻底证实了诊断。有研究显示，肝移植术后新发 AIH 是一种病因及发病机制尚未完全清楚的与自身免疫有关的肝脏慢性、进行性、炎症性疾病，推测有两方面原因参与其发生：①钙调磷酸酶抑制剂（CNI）类免疫抑制剂可能干扰了 T 淋巴细胞的成熟或调节功能，结果导致自身伤害的 T 淋巴细胞克隆活性的发生；② Salcedo 等认为受损组织释放自身抗原以及类似的分子接触携带自身抗原的病毒，导致免疫交叉反应，病毒感染可能通过其他机制导致自身免疫的发生，包括多克隆刺激、细胞膜表面 MHC I 和 II 抗原表达的增加、免疫调节细胞的干扰或独特的抗个体基因网络等。该患者是在乙肝复发情况下出现的自免肝，考虑可能与第二种发病机理相关。

另外，在患者肝功能正常、抗乙肝病毒治疗一段时间、HBsAg 降至 0.25 U/ml 时，静脉输注大剂量人乙肝免疫球蛋白可使抗体滴度保持在目标范围内，此经验值得临床上进行推广。

患者在肝移植术后 7 年漫长时间内，先后在 3 年内多次出现肝功能异常，但每次原因迥异，分别是疱疹病毒感染、乙肝复发及新发自身免疫性肝炎。提示我们在术后随访过程中，定期复查的重要性。一旦出现肝功能异常，应全面排查，仔细甄别，精准治疗，才能够长期维持移植肝功能在正常范围，使患者长期健康存活。

（江苏省泰州市人民医院　赵　川；北京清华长庚医院　陈　虹）

参考文献

［1］陈虹，王旭，范铁艳，等 . 肝移植术后新发自身免疫性肝炎一例诊疗体会 [J]. 中华器官移植杂志，2013，34（4）：248-249.

［2］European Association for the Study of the Liver. EASL clinical practice guidelines: autoimmune hepatitis[J]. J Hepatol, 2015, 63(4): 971-1004.

［3］Lin X Q, Sheng L, Xiao X, et al. Analysis of clinical diagnosis and treatment in chronic hepatitis B combined with autoimmune hepatitis[J]. Chinese journal of hepatology, 2020, 28(4): 351-356.

［4］Sostre V, Patel HG, Mohamed A, et al. A case of acute autoimmune hepatitis superimposed on chronic hepatitis B infection. Case Rep Gastrointest Med, 2018 Apr 1. doi:10.1155/2018/2139607.

［5］Salcedo M, Vaquero J, Bañares R, et al. Response to steroids in de novo autoimmune hepatitis after liver transplantation[J]. Hepatology, 2002, 35(2): 349-356.

［6］Wang D, Wang JQ, Tao XG. Fatal visceral disseminated varicella-zoster virus infection in a renal transplant recipient: A case report[J]. World J Clin Cases, 2021, 9(30): 9168-9173.

［7］章拔翠，陈虹，王旭，等. 乙型肝炎相关性肝病肝移植术后乙型肝炎复发危险因素分析 [J]. 中华肝脏病杂志，2016，24（7）：481-485.

［8］张福奎，贾继东，张涛，等. 原发性胆汁性肝硬化患者肝移植后新发生自身免疫性肝二例分析 [J]. 中华内科杂志，2006，45（11）：930-931.

［9］周双男，刘振文，苏海滨，等. 肝移植术后新发自身免疫性肝炎一例 [J]. 中华器官移植杂志，2014，35（2）：122-123.

肝移植术后 9 天，发热、嗜睡、乏力及肝酶升高 1 天

患者男性，63 岁，于 2019 年 1 月 18 日入院。

一、主诉

肝移植术后 9 天，发热、嗜睡、乏力及肝酶升高 1 天。

二、病史询问

（一）初步诊断思路及问诊目的

患者肝移植术后第 9 天，出现发热、嗜睡、乏力及肝酶明显升高。ALT 及 AST 分别为 3480.5 U/L，2206.6 U/L，其他酶及胆红素正常。结合患者的发热等症状及肝酶的突然明显升高，需要考虑肝移植术后早期发生肝功能异常的并发症，主要原因包括：早期移植肝功能不全（early allograft dysfunction, EAD）、移植物原发性无功（primary no function, PNF）、急性排异反应、肝血管栓塞、严重感染、手术技术并发症及罕见的第 7 天综合征（seventh day syndrome, 7DS）等。

（二）问诊主要内容及目的

1. 关于发热的问诊内容及目的　主要涉及发热的伴随症状，如畏寒、寒战；询问热型、发热时间以及持续时间；移植术后常见感染部位的相关症状，包括有无咳嗽、咳痰、胸闷、憋气等呼吸道症状；有无尿频、尿急、尿痛等泌尿系统症状；有无腹痛、腹泻等消化道症状。

2. 关于嗜睡、乏力的问诊内容及目的　注意有无意识障碍、计算力下降、扑翼样震颤；有无贫血、进食过少及营养不良。

3. 关于肝酶升高的问诊内容及目的　患者肝酶已降至正常，后又再次升高，肝酶急剧升高常见的伴随症状，如发热、嗜睡、乏力患者都已具备，除此之外，还应询问有无肝区疼痛及皮肤瘙痒。

4. 还需了解肝移植手的术情况　包括术中有无输血、胆道、动静脉吻合情况。了解供肝质量，有无基础病变。

5. 其他　了解术后免疫抑制剂的使用种类及具体用量；了解患者血型。

（三）问诊结果及思维提示

患者男性，肝移植术后。因"乙肝肝硬化失代偿及 HCC"于 2019 年 1 月 18 日行原位肝移植术，手术过程顺利。术后病理：肝细胞癌，高分化，肿瘤呈多灶分布，最大病灶约 1.5 cm × 1.5 cm × 1.3 cm。术后常规给予抗排异、抗凝、预防乙肝复发等治疗，FK506 浓度波动于 8 ～ 12 ng/ml。患者肝功能指标逐渐下降，至术后第 8 天，肝功能已降至正常。在术后第 9 天患者无明显诱因突然出现发热，体温最高达 38.3℃，无明显畏寒、寒战，伴有嗜睡、乏力。复查肝功能转氨酶明显升高，ALT 3480.5 U/L，AST 2206.6 U/L，其他肝功指标正常（图 47-1）。目前用药方案：他克莫司 1.5 mg，q12h，吗替麦考酚酯分散片 500 mg，q12h 抗排异，甲泼尼龙 20 mg，qd。

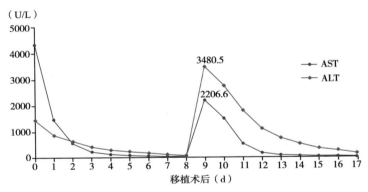

图 47-1　移植肝血清酶学变化

思维提示

通过问诊可明确，患者在术后早期肝功能恢复良好，于第 9 天出现发热、嗜睡、乏力。复查肝功 ALT、AST 明显升高，分别达 3480.5 U/L，2206.6 U/L。血、尿常规未见异常。胸部及腹部 CT 等项目尚未检测。考虑患者移植术后早期，肝酶先降后升，FK506 浓度在目标范围内，肝酶升高及发热原因需进一步检查。鉴别诊断应包括急性排异反应、药物性肝损害、病毒性肝炎（包括嗜肝病毒及非嗜肝病毒）、肝血管栓塞、严重感染、手术技术并发症及罕见的 7DS。

三、体格检查

（一）重点检查内容及目的

患者以肝功能异常为主要表现，初步考虑肝脏本身病变可能性大。因此在对患者进行系统、全面检查的同时，注意有无皮肤、巩膜黄染，皮疹，肝脾大，肝掌，蜘蛛痣等慢性肝病体征。同时，因患者有发热，体格检查时还应注意肺部有无干湿啰音，腹部有无压痛、反跳痛及肝区有无叩痛，移动性浊音是否阳性。

（二）体格检查结果及思维提示

T 38.1℃，R 19次/分，P 86次/分，BP 126/84 mmHg。神志清楚，全身皮肤、巩膜无黄染，未见皮疹，肝掌、蜘蛛痣。心肺查体未见异常。腹部平坦，腹部可见反 "L" 型手术瘢痕，愈合良好。腹部软，全腹无包块，无压痛、反跳痛，肝脾肋下未触及，移动性浊音阴性，肠鸣音正常，双下肢无水肿。

> **思维提示**
>
> 体格检查中除体温为中度发热外，肺部听诊未闻及干湿性啰音，腹部查体未发现特殊阳性体征。需进一步行实验室检查明确诊断。

四、实验室和影像学检查

（一）初步检查内容及目的

1. 血常规、尿常规　了解血白细胞总数及中性粒细胞百分比、血小板、血红蛋白，尿有无红细胞、白细胞、蛋白等指标。

2. 生化全项　了解目前肝、肾功能、电解质、血糖、血脂、代谢等情况，包含 ALT、AST、ALP、γ-GT、TBIL、DBIL、ALB、K^+ 等指标，有助于了解肝损害的特点，从而有助于鉴别诊断。

3. 凝血功能　可判断肝脏的合成功能，从而判断肝储备功能。

4. 嗜肝及非嗜肝病毒标志物检测　包括 HAV、HBV、HCV、HDV、HEV、EBV、CMV、疱疹病毒等病毒学指标检测。确定或排除引起肝功能损害的病毒性因素。

5. CRP、PCT、ESR　了解感染相关指标。

6. 自身抗体谱　包括 ANA、抗 ENA、ANCA、SMA、AMA、AMA-M$_2$、LKM$_1$、SLA/LP 等。有助于新发自身免疫性肝病及其他自身免疫性疾病的诊断。

7. 免疫球蛋白定量　有助于新发自身免疫性肝病的诊断和鉴别诊断。

8. 腹部超声和肝脏血管彩超，必要时增强 CT 和（或）MRI　了解肝脏形态及结构，了解肝脏血供情况，有无血栓等血管并发症。有助于肝坏死、脂肪肝、血管并发症的形态学诊断。

9. 肝组织穿刺活检　必要时，在上述检查后仍无法明确诊断时进行此检查。有助于诊断和鉴别诊断。

（二）检查结果及思维提示

1. 血常规　WBC 16.16×10^9/L，N 95.6%，RBC 2.45×10^6/L，HGB 82 g/L，PLT 83×10^9/L。

2. 生化全项　ALT 3480.5 U/L，AST 2206.6 U/L，ALP 183 U/L，GGT 316 U/L，ALB 36.0 g/L，TBIL 59.0 μmol/L，DBIL 47.3 μmol/L，CHE 2392 U/L，其余正常。

3. 凝血功能　PT 16.8 s，PTA 48.%。

4. 嗜肝及非嗜肝病毒标志物检测　HAV、HCV、HDV、HEV、EBV、CMV、疱疹病毒 IgM 均阴性、HCV RNA 阴性，乙肝五项中 HBsAg、HBeAg 均阴性，HBsAb、HBeAb、HBcAg 阳性。

5. 自身抗体　自身抗体系列检查包括 ANA、AMA、SMA、LKM$_1$、SLA/LP 等均阴性。

6. 免疫球蛋白定量　IgG、IgA 及 IgM 水平均正常。

7. 淋巴细胞亚群　CD4$^+$T 细胞数量 88 个/μl，CD8$^+$T 细胞数量 86 个/μl，CD4/CD8 1.03。

8. 腹部超声和肝脏血管超声　术后第 9 天肝脏血管超声示：肝动脉及门静脉血流通畅，肝门处肝动脉流速 121 cm/s，RI：0.65；门静脉流速 62 cm/s。肺部 CT 未见异常。肝脏 CT 平扫＋增强：显示肝动脉、门静脉及肝静脉对比剂充盈可，未见充盈缺损；肝动脉期内可见片状低强回声区，肝内缺血改变（图 47-2 A、B）。排除肝血管栓塞后，给予每天甲泼尼龙 240 mg、120 mg、80 mg、40 mg、20 mg 冲击治疗。

9. 肝组织穿刺活检　病理显示肝细胞大部分片状坏死伴中性粒细胞浸润，以腺泡 3 区坏死为主，坏死区边界较清，残余肝组织汇管区纤维组织增生，少许淋巴细胞及中性粒细胞浸润（图 47-2 C）。

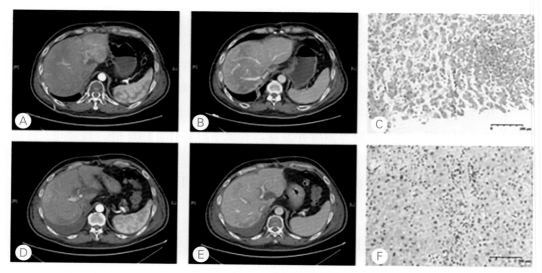

图 47-2 肝脏 CT 及肝组织穿刺病理

A 和 B. 为术后第 9 天增强 CT 及肝组织穿刺活检，显示肝动脉、门静脉及肝静脉对比剂充盈可，未见充盈缺损；肝动脉期内可见片状低强回声区，肝内缺血改变。C. 术后第 9 天肝组织穿刺病理显示肝细胞大部分片状坏死伴中性粒细胞浸润，以腺泡 3 区坏死为主，坏死区边界较清，残余肝组织汇管区纤维组织增生，少许淋巴细胞及中性粒细胞浸润。D 和 E. 术后第 16 日复查腹部增强 CT 显示肝动脉期内斑片状低强化区，较前范围缩小。F. 为术后第 16 天复查肝组织穿刺显示：穿刺组织的小叶结构大致正常，部分肝细胞水样变，肝窦内少许淋巴细胞及中性粒细胞浸润，个别汇管区纤维组织增生，少许淋巴细胞及中性粒细胞浸润

思维提示

　　通过上述检查可以得出以下结论：①患者肝功异常，以 ALT、AST 为主；②各项病毒学检查均阴性；③自身抗体系列检查阴性；④影像学检查发现肝脏有大片坏死区域，各脉管血流通畅，无无血栓及栓塞；⑤肝组织穿刺活检示肝细胞大部分片状坏死伴中性粒细胞浸润，以腺泡 3 区坏死为主，坏死区边界较清，残余肝组织汇管区纤维组织增生，少许淋巴细胞及中性粒细胞浸润。未发现有排异反应及自身免疫性肝炎，无药物性肝损害的病理特点。结合患者出现肝功能异常的时间及增幅，综合考虑诊断肝移植术后 7DS。

　　肝移植术后 7DS 的诊断是排他性诊断，即没有一种标志物或影像学特征而能确诊该病，需结合肝酶先降后升、时间在术后 3 天至 2 周内之发病特点，并经血液学、影像学及病理学全面排查后，若无其他所致肝酶升高的原因外，方能诊断 7DS。

五、治疗方案及理由

（一）方案

1. 一般治疗　休息，避免劳累，清淡饮食，注意神志改变；密切观察生命体征、生化全项；避免应用有肝损害作用的药物。

2. 抗排异、预防乙肝复发治疗　他克莫司 1.5 mg，q12h；吗替麦考酚酯分散片 360 mg，q12h；恩替卡韦 0.5 mg/d。

3. 保肝降酶　复方甘草酸苷 60 ml，静滴，qd；磷脂酰胆碱 2 粒/次，tid。

4. 注射用甲泼尼龙　240 mg/d → 120mg/d → 80 mg/d → 40 mg/d → 20 mg/d，后改为口服泼尼松 20 mg/d，使用 5 天→ 15 mg/d，使用 5 天→ 10 mg/d，使用 1 周→ 5 mg/d，使用 1 周后停药。

5. 预防感染　注射用哌拉西林钠他唑巴坦钠 4.5 g，q12h。

（二）理由

7DS 无特效药物治疗，主要给予对症、支持、保肝降酶治疗，避免损肝药物的使用，预防并发症的出现。可以使用激素冲击，但疗效不肯定。治疗期间需注意密切监测应用激素后可能出现的不良反应，包括感染、胃溃疡、骨质疏松、水电解质平衡紊乱、血糖、血脂、血压升高等。

六、治疗效果及思维提示

经上述治疗后，肝功能明显好转，ALT、AST 水平逐步下降，治疗后 2 周复查肝功能，ALT 39.3 U/L，AST 13.0 U/L，ALP 143 U/L，GGT 172 U/L，ALB 33.6 g/L，TBIL 20.5 μmol/L。术后第 16 日复查腹部增强 CT 显示肝动脉期内斑片状低强化区，较前范围缩小（图 47-2 D、E）。术后第 28 日复查肝组织穿刺病理显示：小叶结构大致正常，部分肝细胞水样变，肝窦内少许淋巴细胞及中性粒细胞浸润，个别汇管区纤维组织增生，少许淋巴细胞及中性粒细胞浸润（图 47-2 F）。再次复查各项指标未见明显异常，顺利出院。出院后定期门诊随访至今已 2 年半，肝功能指标均正常。

> **思维提示**
>
> 　　7DS 是肝移植术后罕见的早期并发症之一，文献报道死亡率高达 80% 以上。本例患者经过积极治疗，肝功能恢复迅速，2 周之内已完全正常，是否与用激素冲击有关，有待大宗病例进一步证实。使用激素期间未出现明显的激素相关不良反应。

七、对本病例的思考

　　针对本病例的诊治，其重点和难点在于肝功能异常的诊断及鉴别诊断。由于 7DS 是一种排他性诊断，故需要行包括肝组织穿刺在内的各种检查，逐一排查，最后才能明确诊断。因本病在治疗上无特效药及治疗方法，主要给予对症、支持、保肝降酶治疗，避免损肝药物的使用，预防并发症的出现。一些研究表明，O 型血患者可能更容易发生 7DS，可能是由于免疫反应导致，本病例即为 O 型，目前并没有足够证据证明血型与 7DS 的相关性。由于此患者发病迅速、病因不明给予尝试性甲泼尼龙冲击治疗，激素冲击后患者临床症状、肝酶逐渐好转，这与一些研究认为大剂量激素冲击对 7DS 治疗无效相悖。此患者激素冲击后肝功能迅速恢复，是巧合还是激素的作用？目前尚不得而知。大剂量激素冲击治疗是否可以改善 7DS 预后，需要更多的病例观察。

（北京清华长庚医院　陈　虹，卢　倩）

参考文献

［1］陈云浩，易述红 . 肝移植术后第 7 天综合征 [J]. 器官移植，2017，8（1）：78-81.

［2］贾凡，李昂，陈虹，等 . 肝癌肝移植术后并发第 7 天综合征 1 例报告 [J]. 临床肝胆病杂志，2019，35（11）：2545-2546.

［3］Lan X, Bo Li, Wang XF, et al. Potential etiopathogenesis of seventh day syndrome following living donor liver transplantation: ischemia of the graft?[J]. Hepatobil Pancreat Dis Int, 2010, 9: 22e6.

［4］Memon MA, Karademir S, Shen J, et al. Seventh day syndrome——acute hepatocyte apoptosis associated with a unique syndrome of graft loss following liver transplantation[J]. Liver, 2001, 21（1）: 13-17.

［5］牛玉坚，沈中阳，臧运金，等 . 肝肺综合征肝移植救治体会 [J]. 中华医学杂志，2006，86（41）：2945-2946.

［6］Pereira M, Ferreira I, Gandara J, et al. Seventh-day syndrome: a catastrophic event after liver transplantation: case report[J]. Transplant Proc, 2015, 47（4）: 1055-1058.

［7］中华医学会器官移植学分会 . 中国肝移植术后并发症诊疗规范（2019 版）[J]. 器官移植，2021，12（2）: 129-133.

［8］张中伟，王波，尹万红，等 . 活体肝移植术后第七日综合征临床特点及治疗 [J]. 四川大学学报（医学版），2010，41（5）: 903-906.

［9］Zhongwei Z, Lili C, Bo W, et al. Newly defined clinical features and treatment experience of seventh day syndrome following living donor liver transplantation[J]. Transplant Proc, 2012, 44（2）: 494-499.

肝移植术后 2 年 6 个月，肝功能异常 4 月余

患者男性，40 岁，于 2011 年 12 月 11 日入院。

一、主诉

肝移植术后 2 年 6 个月，肝功能异常 4 月余。

二、病史询问

（一）初步诊断思路及问诊目的

肝移植术后肝功能异常是最为常见的问题，需要仔细鉴别。问诊策略应采用"基础病史＋新近改变"的双重点模式。肝移植术后早期肝功能异常需关注移植肝功能的基础是供肝质量、潜在功能状态，移植手术及术后经过、受者身体状况等因素。如果移植过程恢复顺利，则上述诸因素可作为一个"基线水平"存在。而患者就诊时出现的异常情况，需要以这种基线条件为背景。问诊时应尽量了解供受者情况、术后早期恢复情况，有无特殊事件、并发症发生。当患者手术后经过一段时间恢复期，通常进入到肝功能较为平稳的阶段。在此基础上，如果短时间内发生较大变化，或者一段时间内逐步出现肝酶升高趋势，则可能存在一定的新发致病因素。

与稳定期相比，新近所经历的"变化"应作为询问的重点，比如发病前的特殊食物、药物改变、身体其他器官系统出现的疾病等，并仔细询问这些变化与肝功能改变之间的时间和趋势关系。要了解肝功能发生改变以后，各项指标的变化趋势、先后顺序、幅度等细节。远期的肝功能异常需考虑：嗜肝及非嗜肝病毒感染、自身免疫性肝病、移植术后血管并发症、胆道并发症等。嗜肝病毒：甲、乙、丙、丁、戊型肝炎感染。非嗜肝病毒：巨细胞病毒、EB 病毒、风疹病毒等。自身免疫性肝病：原发性胆汁

性肝硬化、原发性硬化性胆管炎、自身免疫性肝炎等。问诊时应该围绕上述病因进行，详细询问临床症状以及伴随治疗的肝功能演变过程。

（二）问诊主要内容及目的

1. 肝移植术前原发病情况　　有无乙肝、丙肝，有无肿瘤，是否为自身免疫性肝病。有无其他基础疾病。

2. 肝移植手术及术后早期恢复情况　　手术过程是否顺利，术后早期有无特殊情况，外科并发症、感染等病史。

3. 肝功能进入稳定期后的基线水平　　肝功能稳定在何范围内，服用免疫抑制剂的种类、剂量，CNI 类药物浓度变化情况。

4. 术后有无特殊并发症　　有无感染，有无乙肝、丙肝、肿瘤等原发病复发，有无出现排异反应情况。服药依从性等。

5. 此次肝功能异常相关情况　　有无特殊的诱因，包括食物、药物改变，免疫抑制剂的调整。有无伴随症状，包括发热、大小便颜色改变、皮肤瘙痒、乏力纳差、食欲改变等。肝功能异常出现后的历次检查、治疗结果。

6. 近几月是否检测过嗜肝、非嗜肝病毒等　　甲、乙、丙、丁、戊型肝炎，巨细胞病毒、EB 病毒、风疹病毒等感染能够导致肝细胞和胆管细胞的坏死，进而导致肝功能异常。

7. 是否做过腹部影像学检查，结果如何　　已有的腹部影像学检查有助于更快速诊断肝动脉、门静脉及胆管是否存在狭窄，以及排除其他疾病。

（三）问诊结果及思维提示

患者因"肝炎后肝硬化，原发性肝癌"于 2009 年 5 月 21 日在外院全麻下行原位肝移植术（术前为乙肝"小三阳"，HBV DNA 不详，术中病理肝细胞肝癌，中分化，肿瘤大小 2.7 cm × 2.5 cm，无门脉侵犯及淋巴结转移，给予胆管端端吻合，未带 T 管），手术顺利。术后 1 周出现皮肤、巩膜黄染，复查肝功异常（具体数值不详），腹部 MRCP 示胆管吻合口狭窄，遂于另一医院反复多次行 PTCD 引流，肝功恢复正常，近 2 年肝功基本在正常范围。多次经引流管造影示吻合口狭窄，未予拔除引流管，并半年左右更换 1 次引流管。

2011 年 8 月 14 日无明显诱因出现皮肤巩膜轻度黄染，尿黄，大便为黄色软便。遂至外院检查发现肝功异常（ALT、AST 正常，总胆红素和直接胆红素异常升高，具体数值不详），造影示胆管铸型形成，给予球囊扩张及更换引流管，转氨酶基本正常，胆红素未降至正常（轻度异常）。2011 年 8 月至 2011 年 10 月共行 4 次更换引流管。2011 年 11 月 20 日无明显诱因出现发热，体温最高 38.6℃，给予抗生素治疗后体温降至正常。随后出现皮肤、巩膜黄染，复查肝功（ALT 192 U/L、AST 362 U/L、γ-GT 110 U/L、ALP 216 U/L、TBIL 236.9 μmol/L、DBIL 136.51 μmol/L），FK506 浓度 2.7 ng/ml。给予保肝、降酶、退黄治疗后，肝功能未见明显好转，胆红素逐渐升高（TBIL 337.9 μmol/L、DBIL 265.1 μmol/L）。患者为进一步诊治收入我科。患者近来无咳嗽、咳痰，无腹痛、腹泻，无乏力、厌油，精神尚可，睡眠可，食欲可，大小便量正常，大便色为淡黄色，小便色深。近 1 个月体重减轻 3 kg。

思维提示

　　患者肝移植术后出现胆道并发症，胆道铸型形成，经过反复治疗，定期更换胆道引流管，肝功能指标接近正常。此次发病在轻度肝功能异常基础上出现的急性肝功能异常，各项肝功能指标显著升高，伴有一过性发热。保肝治疗无效。考虑既往胆管并发症相关的胆道引流不畅、胆管炎可能性较大，但在以往治疗有效的基础上，起病较急，故不能排除排异反应等其他可能性。

三、体格检查

（一）重点检查内容及目的

　　重点检查一般状况，营养状况，体温，皮肤、巩膜有无黄染，有无肝掌、蜘蛛痣，有无水肿，腹部体征等。

（二）体格检查结果及思维提示

　　T 36.5℃，神志清，一般状况可，全身皮肤、巩膜重度黄染。右上腹及中上腹分别见 2 根引流管，引流出淡黄色胆汁，无明显絮状物。腹软，无压痛，无反跳痛及肌紧张，移动性浊音阴性，双下肢无水肿。

思维提示

　　查体发现皮肤、巩膜重度黄染，PTCD 引流通畅，胆汁颜色略淡，余无明显阳性体征。应进一步针对肝功能异常寻找原因，完善实验室、影像等检查明确诊断。

四、实验室和影像学检查

（一）初步检查内容及目的

血常规、C 反应蛋白、凝血四项；生化全项、抗核抗体、免疫球蛋白、蛋白电泳、T、B 淋巴细胞亚群，HBV DNA、CMV DNA，肿瘤标志物，腹部（移植肝脏）超声，必要时行肝组织穿刺检查。

（二）检查结果及思维提示

1. 血常规　WBC 2.03×10^9/L，N 75.9%，HGB 119 g/L、PLT 76×10^9/L。

2. 肝肾功能　ALT 131 U/L、AST 125 U/L、TBIL 413.6 μmol/L、DBIL 273.5 μmol/L、TP 57.7 g/L、ALB 32 g/L、γ-GT 43 U/L、ALP 174 U/L、β_2 微球蛋白 3.01 mg/L、BUN 3.01 mmol/L、Cr 39 μmol/L、UA 100 μmmol/L、空腹 GLU 6.02 mol/L。

3. 淋巴细胞亚群组合　$CD3^+T$ 细胞数量 228 个 /μl、$CD4^+T$ 细胞数量 57 个 /μl、$CD8^+T$ 细胞数量 123 个 /μl。

4. 凝血四项　INR 1.65、PT 19.2S、APTT 42.2S、PTA 41.5%。

5. HBV DNA、变异点测定、病毒全项、CMV DNA、CMV-PP65　均为阴性。

6. 自身抗体谱　抗核抗体阳性，γ 球蛋白 27.2%、免疫球蛋白 IgG 15.8g/L。

7. FK506 浓度　4.1 ng/ml。

8. 腹部超声　肝脏大小、形态正常，实质回声均匀，血管纹理清晰。肝动、静脉、门静脉血流速度及方向无异常，受体段门静脉直径稍宽，直径 1.7 cm。

9. 腹部 CT　肝动脉起源变异，门静脉高压，肝内胆管引流术后改变，脾大，静脉曲张。

思维提示

需要针对胆道并发症、急性排异反应、新发自身免疫性肝炎、感染、肿瘤等常见的引起肝功能异常的原因进行分析。需进行肝组织穿刺活检，进一步明确诊断。

五、治疗方案及理由

（一）方案

由于患者凝血功能较差，暂时无法行肝组织穿刺活检。暂于保肝、降酶、退黄对症处理，必要时再行肝组织穿刺。

甲泼尼龙 500 mg/d，连续 5 天冲击治疗，后逐渐减量。

（二）理由

入院后根据患者病史及相关检查，肝功异常原因考虑为急性排异、慢性排异、新发自免肝可能性大，虽然还不能确诊，但以上三种疾病均有激素治疗的指征。

六、治疗效果及思维提示

患者行大剂量激素冲击 5 天后逐渐减量，转氨酶好转后再次升高，复查肝功能：ALT 124 U/L、AST 73 U/L、TBIL 489 μmol/L、DBIL 316 μmol/L、TP 59 g/L、ALB 36 g/L、γ-GT 76 U/L、ALP 101 U/L。由于肝功异常原因不明，故再次行肝组织穿刺，病理结果示：肝组织见 7 个汇管区，少许炎性细胞浸润，小胆管及纤维组织增生，部分肝细胞淤胆。外院病理会诊后诊断：肝内胆管不全梗阻，慢性胆汁淤积；急性小叶性肝炎。患者复查肝功能，可见转氨酶继续升高，可能与胆管梗阻有关，遂至外院行 PTCD 治疗后，于 2011 年 12 月 29 日再次入我院。复查血常规：WBC 1.42×10^9/L，N 78.2%，HGB 116g/L、PLT 52×10^9/L。淋巴细胞亚群组合：$CD3^+T$ 细胞数量 163 个 /μl、$CD4^+T$ 细胞数量 85 个 /μl、$CD8^+T$ 细胞数量 74 个 /μl。凝血四项：INR 1.35、PT 15.5 s、APTT 34.2 s、PTA 54.9%，FK506 浓度 2.4 ng/ml。临床上仍考虑不能除外排异反应，给予兔抗人胸腺细胞免疫球蛋白 75 mg，静滴，qd×10 天治疗，并增加他克莫司剂量，治疗期间肝功能指标下降不明显。改用口服雷帕霉素。治疗 2 周后复肝功能明显好转：ALT 53 U/L、AST 85 U/L、TBIL 337.5 μmol/L、DBIL 231.4 μmol/L、ALB 31.7 g/L、γ-GT 37 U/L、ALP 89 U/L。中上腹及右上腹引流胆汁量较前有所增加，颜色转为金棕色。定期复查肝功，肝功能逐渐好转。其间肝功能中 GGT、ALP 梗阻酶又有升高，遂再次就诊于北京朝阳医院行更换支撑管治疗，肝功继续好转，至 2013 年肝功能基本恢复正常。

🗨 思维提示

患者目前诊断：肝移植术后，胆道并发症，急性排异反应。治疗方向主要为排异反应和胆道介入治疗。患者肝功能中总胆红素最高超过 500 μmol/L，经过综合治疗，患者自觉症状减轻，肝功能逐渐下降至基本正常范围。

七、对本病例的思考

患者肝移植术后早期出现胆道并发症，导致肝功能异常，经过外院治疗后肝功能恢复至接近正常水平。此次肝功能中 ALT、TBIL 等指标突然出现大幅异常，经过更换胆道引流管，一度效果不理想，ALT、TBIL 仍然异常，并出现黄疸，伴有发热，且 FK506 药物浓度较低。因此重点治疗方向为排异反应和胆道梗阻。胆汁充分引流后肝功能改善不明显。临床考虑排异反应可能性较大，但患者凝血功能差，为肝组织穿刺禁忌证，病情较急遂入院后给予大剂量激素冲击，由于肝组织穿刺时间是在激素冲击后完成，病理表现未见明确排异反应。但患者激素冲击治疗效果不理想，再次以兔抗人胸腺细胞免疫球蛋白冲击治疗后，肝功能在半个月后逐步稳定，并在数月之内逐渐下降至正常。我们分析该例患者可能存在耐激素的排异反应。此类病例相对少见。

大约 10% 的急性细胞排异反应患者会出现糖皮质激素耐药型排异反应。抗人 T 淋巴细胞免疫球蛋白、抗 IL-2 受体抗体常为治疗这类患者的补救药物。抗人 T 淋巴细胞免疫球蛋白是一种多克隆淋巴细胞制剂，研究显示其可以逆转肝移植受者的糖皮质激素耐药型排异反应。尽管数据有限，但许多医疗中心已使用抗人 T 淋巴细胞免疫球蛋白（兔抗人胸腺细胞免疫球蛋白，即复宁）来治疗肝移植后糖皮质激素耐药型排异反应。用法：$1.5\ mg/(kg \cdot d)$，连用 5 日，并逐步调整剂量以达到抑制淋巴细胞的作用。同时辅以预防性抗细菌、病毒、真菌感染的药物。治疗过程中应监测血常规中白细胞及血小板计数，以及时发现药物的毒性反应。我们的体会是：在使用兔抗人胸腺细胞免疫球蛋白治疗期间，肝功指标下降不明显，而常常在治疗结束后 1 ~ 2 周，甚至 3 周后，肝功指标才开始逐渐下降，这与激素冲击治疗不同。抗 IL-2 受体抗体（巴利昔单抗）是一种可结合 T 细胞上 IL-2 受体的单克隆抗体。该药物可阻断 IL-2 介导的 T 细胞增殖，从而抑制 T 细胞对同种抗原产生反应。有报道称少数患者使用抗 IL-2 受体抗体来治疗糖皮质激素耐药型排异反应。对于正在使用环孢素的患者，改用他克莫司可有效治疗糖皮质激素耐药型急性细胞排异反应及早期慢性排异反应。关于西罗莫司治疗糖皮质激素耐药型排异反应的数据有限。

因此对于 RAI 指数 > 4 的急性细胞性排异反应需给予大剂量激素冲击治疗，少部分患者对激素反应差，应再次行肝组织穿刺活检明确诊断，同时需考虑糖皮质激素耐药型排异反应可能性，如临床上高度怀疑为耐激素的排异反应，此时可给予抗人 T 淋巴细胞免疫球蛋白或抗 IL-2 受体抗体治疗。同时预防性给予抗细菌、抗病毒、抗真菌治疗。

（解放军总医院第三医学中心　关兆杰；北京清华长庚医院　范铁艳）

参考文献

［1］Charlton M, Everson GT, Flamm SL, et al. Ledipasvir and sofosbuvir plus ribavirin for treatment of HCV infection in patients with advanced liver disease[J]. Gastroenterology, 2015, 149（3）: 649-659.

［2］Kozlowski T, Rubinas T, Nickeleit V, et al. Liver allograft antibody- mediated rejection with demonstration of sinusoidal C4d staining and circulating donor-specific antibodies[J]. Liver Transpl, 2011, 17（4）: 357-368.

［3］O'Leary JG, Kaneku H, Demetris AJ, et al. Antibody-mediated rejection as a contributor to previously unexplained early liver allograft loss[J]. Liver Transpl, 2014, 20（2）: 218-227.

［4］Saxena V, Khungar V, Verna EC, et al. Safety and efficacy of current direct-acting antiviral regimens in kidney and liver transplant recipients with hepatitis C: Results from the HCV-TARGET study[J]. Hepatology, 2017, 66（4）: 1090-1101.

［5］Shindoh J, Akamatsu N, Tanaka T, et al. Risk factors for acute liver allograft rejection and their influences on treatment outcomes of rescue therapy in living donor liver transplantation[J]. Clin Transplant, 2016, 30（8）: 880-885.

［6］Samonakis DN, Germani G, Burroughs AK. Immunosuppression and HCV recurrence after liver transplantation[J]. J Hepatol, 2012, 56（4）: 973-983.

病例 49

肝移植术后 2 年 3 个月，皮肤瘙痒、尿色加深 10 天

患者女性，47 岁，于 2017 年 2 月 20 日入院。

一、主诉

肝移植术后 2 年 3 个月，皮肤瘙痒、尿色加深 10 天。

二、病史询问

（一）初步诊断思路及问诊目的

患者病程较短，以皮肤瘙痒、尿色加深为主要临床表现。皮肤瘙痒症是指无原发皮疹，但有瘙痒症状的一种皮肤病，有泛发型和局限性之分。其发病机制尚不清楚，但多认为与某些全身疾病有关，如糖尿病、胆汁淤积性肝病、慢性肾衰竭等。结合本患者伴有尿黄，考虑存在肝脏疾病的可能性。

尿色加深是指尿色出现异常颜色，正常人的尿为淡黄色或深黄色，澄清透明，如尿液出现红色、茶色、黄褐色、绿色、黑色等尿色加深现象，都应视为尿色异常，如出现持续性尿色加深，则是一些疾病的信号。

因此问诊主要围绕皮肤瘙痒、尿黄的诱因、病程特点、伴随症状、加重 / 缓解因素展开。

（二）问诊主要内容及目的

1. 发病前有无诱因　发病前有无明确用药史或毒物接触史，提示药物性或毒物性肝损害；发病前有无大量饮酒史，提示酒精性肝病；发病前有无抗排异药物增减，提示肝移植后急性排异或药物性肝损害。

2.皮肤瘙痒的伴随症状如何　伴皮疹、关节肿痛常提示自身免疫性疾病；伴发热、右上腹痛常提示胆管梗阻合并感染。

3.尿色异常有何伴随症状　尿色异常对诊断有很大提示作用，但其亦可受食物及药物等因素干扰，例如服用抗结核药物利福平可使尿液呈砖红色。在排除食物及药物因素后，如尿液为淡红色、洗肉水或血样尿，提示血尿，疾病可能位于泌尿系统，或来源于可引起出血倾向的全身疾病；如尿液为浓茶色、红葡萄酒色或酱油色，提示血红蛋白或肌红蛋白尿，暗示存在溶血性或肌肉细胞坏死性疾病可能；如尿液呈深黄色或棕黄色，振荡后形成黄色泡沫，提示胆红素尿，可能存在肝细胞性梗阻性黄疸；若尿液呈白色混浊状或云雾状，提示脓尿或菌尿，要注意泌尿系统感染性疾病；若尿液呈牛奶状，提示乳糜尿或脂肪尿，可能存在泌尿系统淋巴管破裂。其他伴随症状，如发热、腰痛、尿频、尿急、尿痛等亦有助于病因诊断。

4.诊疗经过如何　接诊时即使很详细地询问病史、查体，亦无法明确诊断，此时需要参考患者此次就诊前在外院进行的辅助检查结果，以指导进一步诊治。

5.既往有何种疾病　慢性肝炎、肾脏及糖尿病史，需警惕原有疾病的复发或加重，有长期用药史者，需警惕药物的不良反应。

（三）问诊结果及思维提示

患者10余天前因4次食用蘑菇后出现皮肤瘙痒、尿黄，尿液呈深黄色，伴有黄疸、乏力、厌油、食欲减退，无发热、腹胀、腹痛，无皮疹、关节肿痛，无腰痛、尿频、尿急、尿痛，无尿量减少、下肢水肿，未予重视。1天前，患者就诊解放军总医院第三医学中心门诊，查肝功异常：ALT 763 U/L、AST 434 U/L、TBIL 140.2 μmol/L、DBIL 85.5 μmol/L，为进一步诊治收入院。既往因"乙肝肝硬化"于2014年11月20日在全麻下行原位肝移植术，术后他克莫司＋吗替麦考酚酯治疗，并行保肝、抗感染等药物治疗，术后顺利恢复。术后3个月复查胆道造影未见明显异常，顺利拔管，此后规律复查肝功能正常。入院前5个月患者门诊常规复查各项化验指标正常，彩超复查提示"胆管结石？"，予以他克莫司减量。无烟酒嗜好。无家族性遗传史。

思维提示

通过问诊可明确，患者以皮肤瘙痒、尿色加深、黄疸为主要临床表现，不伴高热、皮疹、腹痛及腰痛症状。患者为肝移植术后，发病前有不明蘑菇食用史，肝功能检查提示肝酶及总胆红素明显升高，DBIL、IBIL双向升高，考虑肝细胞性黄疸。综合上述特点，肝功能异常原因考虑药物性肝损害可能性大。鉴别诊断：①患者发病前有免疫抑制剂减量史，不排除肝移植术后急性排异反应；②长期免疫力低下所致的继发性嗜肝及非嗜肝病毒感染；③自身免疫性疾病的肝脏损害；④胆管结石，B 超提示有可疑胆总管结石。体格检查时应注意腹部，尤其是上腹有无压痛、反跳痛，Murphy 征是否阳性，肝区有无叩痛，有无肝掌、蜘蛛痣等慢性肝病表现。

三、体格检查

（一）重点检查内容和目的

考虑患者药物性肝损害可能性最大，在对患者进行系统、全面的体检同时，应重点注意是否存在慢性肝病的体征以及体现肝损害严重程度的体征，包括神志、肝掌、蜘蛛痣、瘀斑、腹壁静脉曲张、脾大、腹腔积液征、下肢水肿、扑翼样震颤等。

（二）体格检查结果及思维提示

T 36 ℃，P 84次／分，R 20次／分，BP 128/79 mmHg，神志清楚，言语清晰，对答切题，自主体位，查体合作。扑翼样震颤阴性（－），全身皮肤、巩膜中度黄染，未见蜘蛛痣及肝掌。全身无瘀血、瘀斑。浅表淋巴结未扪及肿大，心、肺阴性（－），未见腹壁静脉曲张，腹软，无压痛及反跳痛，肝脾肋下未及，移动性浊音阴性（－），双下肢无水肿。

思维提示

体格检查除皮肤、巩膜中度黄染外，未发现其他阳性体征。需要进一步行实验室和影像学检查来明确诊断，并评价病情严重程度，为制订治疗方案提供证据。

四、实验室和影像学检查

（一）初步检查内容及目的

1. 血常规　明确是否存在贫血、血小板减少，是否伴有白细胞总数变化及嗜酸性粒细胞增多，有助于评估是否存在药物引起的血液系统异常。

2. 尿常规　有助于尿黄、黄疸的鉴别诊断。

3. 便常规及隐血　了解大便性状，隐血有无阳性。

4. 肝肾功能　有助于疾病的诊断，评价肝功能异常的严重程度。

5. 凝血功能　有助于肝功能的评估。

6. 血清蛋白电泳　γ球蛋白是否升高，有助于鉴别自身免疫性肝炎。

7. 肝纤维四项　III 型前胶原氨基末端肽、IV 型胶原、透明质酸、层粘连蛋白，了解是否存在肝纤维化及其程度。

8. 嗜肝及非嗜肝病毒血清学标志物的检测　包括 HAV、HEV 的 IgM，乙肝五项、HCV Ab，EBV、CMV IgM，必 要 时 查 HBV DNA、HCV RNA、EBV DNA、CMV DNA 定量，以排除病毒感染引起的肝损害。

9. 免疫球蛋白及自身抗体检测　包括 ANA、抗 ENA、ANCA、AMA、SMA、SLA，IgG、IgA、IgM 定量等，排除自身免疫性肝病。

10. AFP 和 CA199　根据基础值及动态变化情况，协助确诊或除外肿瘤性病变。

11. 腹部超声和（或）腹部 MRI　协助诊断肝硬化，排除合并原发性肝癌的情况。

12. MRCP　有助于鉴别胆道梗阻引起的黄疸。

13. 肝组织穿刺活检　必要时，用于早期诊断和鉴别诊断。

（二）检查结果及思维提示

1. 血常规　WBC 2.14×10^9/L，PLT 103×10^9/L，HGB 137 g/L，嗜酸性粒细胞 0.03×10^9/L。

2. 尿常规　胆红素阳性（++）、尿胆原阴性（−）。

3. 便常规和隐血　未见红细胞、白细胞，隐血阴性（−）。

4. 肝肾功能　ALT 486 U/L、AST 182 U/L、γ-GT 128 U/L、ALP 93 U/L、TBIL 136.5 μmol/L、DBIL 88.9 μmol/L、ALB 40.1g/L，BLA、肾功能正常。

5. 凝血功能　正常。

6. 肝炎病毒及嗜肝病毒血清学标志物的检测　HAV、HEV 的 IgM 阴性（−），HBVM、抗 HCV 阴性（−），EBV、CMV IgM、HCV RNA、CMV DNA 阴性（−）。

7. 免疫球蛋白及自身抗体检测　无明显异常。

8. AFP 和 CA199　检查结果正常。

9. 腹部超声和(或)腹部 MRI　肝移植术后改变，各脉管未见异常，未见占位性病变。

10. MRCP　未见明显异常。

11. 肝组织穿刺活检　结果提示：①淤胆型肝炎累及小胆管，肝内中至重度淤胆，请结合临床排除化学物（药物）性肝损伤；②伴大胆管不全梗阻。

思维提示

综合上述检查可得出以下结论：①患者为肝细胞性黄疸；②无病毒性肝炎及自身免疫性肝炎证据；③无肝脏恶性肿瘤证据；④无肝内外胆道梗阻证据；⑤患者虽有抗排异药物减量史，但病理未提示急性排斥表现；⑥病理检查提示药物性肝损害表现。结合患者发病前有野生蘑菇食用史，无饮酒史，考虑药物性肝损害野生蘑菇相关可能性大。

最后诊断：肝移植术后、药物性肝损害（野生蘑菇相关）。

五、治疗方案及理由

（一）方案

1. 一般治疗　立即停用可疑食物、药物。注意休息，高热量、高蛋白饮食。

2. 保肝、退黄、利胆　使用还原性谷胱甘肽、异甘草酸镁、丁二磺酸腺苷蛋氨酸、熊去氧胆酸胶囊等。

3. 激素冲击　依次使用甲泼尼龙 280 mg，静滴，qd×3 天；200 mg，静滴，qd×3 天；160 mg，静滴，qd×3 天；80 mg，静滴，qd×3 天。后逐渐减量改为口服甲泼尼龙 8mg/d 维持。

4. 血浆置换

（二）理由

对于药物性肝损害而言，最重要治疗是立即停用可疑毒物、药物，并嘱患者避免再次服用。其他措施均为对症治疗。因转氨酶升高明显，选择以保肝、降酶作用为主的药物；丁二磺酸腺苷蛋氨酸、熊去氧胆酸可治疗胆汁淤积型肝损伤；治疗过程中出现酶胆分离现象，予以短期糖皮质激素冲击，减轻炎性反应；可予血浆置换对症处理。

六、治疗效果及思维提示

经上述治疗后，患者肝功能逐渐下降，黄疸缓慢消退，历时近 3 个月，复查肝功能：ALT 67 U/L，AST 43 U/L，TBIL 42.7 μmol/L，DBIL 22.8 μmol/L，肝功基本正常后出院，继服保肝、退黄药物。

思维提示

治疗反应良好，支持中毒性肝损害的诊断。患者经过近 3 个月的治疗，肝功才基本恢复正常。这符合混合型或药物性肝损伤的自然病程。进一步可将保肝药改为口服制剂，根据化验结果逐渐减停。避免再次服用不明食物、药物。

七、对本病例的思考

随着草药制剂的使用及饮食复杂化，药物性肝损伤（DILI）已经成为一个越来越重要的问题。已有 1000 余种药物和草药制品可引起 DILI，且相关药物还在不断增多。DILI 约占所有急性肝炎病例的 10%。DILI 的发生与多个危险因素相关。一般来说，成人发生 DILI 的风险高于儿童，女性可能比男性更容易发生 DILI。DILI 常以肝损伤类型来区分：肝细胞损伤、胆汁淤积性损伤或混合性损伤。若肝脏检查结果异常时间小于 3 个月则认为是急性 DILI，若异常情况已存在 3 个月以上则考虑为慢性 DILI。DILI 的急性表现包括无症状性肝功能检查结果轻度异常、胆汁淤积伴瘙痒甚至急性肝功能衰竭。患者可能出现低热、厌食、恶心、呕吐、右上腹疼痛、黄疸、无胆色粪或尿色加深，瘙痒等。体格检查可能会发现肝大。病情严重的患者可能出现提示急性肝功能衰竭的凝血障碍和肝性脑病。慢性 DILI 患者可能会发展为肝纤维化或肝硬化，甚至肝功能失代偿的症状及体征。

药物性肝损伤早期可以治愈，所以及早诊断、及时治疗尤为重要。然而不幸的是，由于临床表现各异、因果关系评估困难、诊断"金标准"的缺失，使得药物性肝损伤的及早发现相当困难。其诊断的基本条件为：①有药物、毒物暴露史及与之相一致的潜伏期；②能排除其他原因或疾病所致的肝损害，包括肝移植后排异反应、病毒性肝炎、酒精性肝炎、代谢性肝病、自身免疫性肝病；③停用疑诊药物、毒物后肝功能逐渐好转。

本例患者食用野生蘑菇 10 天后出现非特异性症状（如恶心、厌食、不适、乏力、右上腹痛或瘙痒），提示可能蘑菇中毒。详细了解病史及进行血液检查以排除其他肝损伤原因，并进行肝组织穿刺活检后，诊断为 DILI 可能性大。肝移植患者因食用野生蘑菇导致 DILI 罕见，故将此病例列入本书以协助临床医生应对此类问题，最大限度避免 DILI。

（解放军总医院第三医学中心　邱　爽；北京清华长庚医院　范铁艳）

参考文献

［1］Kullak-Ublick GA，Andrade RJ，Merz M，et al. Drug induced liver injury：Recent advances in diagnosis and risk assessment［J］. Gut, 2017, 66（6）：1154-1164.

［2］Kaliyaperumal K, Grove JI, Delahay. Pharmacogenomics of drug-induced liver injury（DILI）：molecular biology to clinical applications［J］. J Hepatol, 2018, 69: 948-957.

［3］钱董文，方忠红，吕小群，等 . 中药药物性肝损伤的重新评价［J］. 中华中医药杂志，2020，35（9）：4407-4409.

［4］中华中医药学会肝胆病分会，中华中医药学会中成药分会 . 中草药相关肝损伤临床诊疗指南［J］. 临床肝胆病杂志，2016，32（5）：835-843.

［5］张艳梅，孙文静，文良志，等 . 近 5 年我国药物性肝损伤患者临床特征分析［J］. 临床肝胆病杂志，2018，34（3）：113-117.

［6］周霞，孙艳玲，高银杰，等 . 肝移植术后患者药物性肝损伤的发生及临床特点［J］. 肝脏，2020，25（8）：845-847.

肝移植术后 8 个月，肝功能异常 10 天

患者男性，68 岁，于 2007 年 4 月 6 日入院。

一、主诉

肝移植术后 8 个月，肝功能异常 10 天。

二、病史询问

（一）初步诊断思路及问诊目的

肝功能异常是肝移植术后常见的问题，按病因分类大致可以分为外科性（血管及胆管问题）和内科性，内科性问题又包括感染性（嗜肝病毒及非嗜肝病毒、真菌、结核及寄生虫）及非感染性（急、慢性排异反应、药物性、自身免疫性、酒精性、肿瘤性、中毒性、放射性等）；按肝功能异常的实验室指标分类可分为转氨酶升高为主型、梗阻酶伴或不伴胆红素升高为主型。问诊时应主要围绕肝功能异常的上述病因进行，同时应详细询问起病时肝功能检查的特点及随治疗的演变过程。此外还应紧密结合肝移植术后患者的用药特点进行针对性分析。

（二）问诊主要内容及目的

1. 起病时肝功能异常有何特点　有助于对肝病病因的判断、疾病发展趋势的判断和治疗效果的评估。以转氨酶升高为主时常提示肝细胞性损害，多见于急性排异反应、病毒感染、药物性肝病、酒精性肝病、新发或复发的自身免疫性肝炎或放射性肝炎等，其他肝病亦会有不同程度的升高；当 AST 显著高于 ALT 时，在除外肌源性损害的情况下，高度提示酒精性肝病；以梗阻酶升高为主时常提示胆汁淤积性肝病；以结合胆红素升高为主时常提示肝内胆汁淤积或肝外胆道梗阻、慢性排异反应等；以非结合胆红素升高为主时常提示溶血或部分先天性胆红素代谢异常性疾病；胆红素双向升高多见

于肝细胞损害性疾病，如病毒性肝炎、药物性肝病、放射性肝病等。

2. 起病前是否有放射治疗、药物、酒精、感染、中毒等诱因　有助于对肝功能异常原因的判断。怀疑放射性肝炎时，对起病前放射治疗时间、放射剂量、照射区域，持续时间等均应详细询问。

怀疑药物性肝损害时，对起病前 3 个月内使用过的药物，包括剂量、用药途径、持续时间及同时使用的其他药物等均应详细询问。成分不明的中药偏方、抗结核药物、解热镇痛药及抗生素等应列为重点问诊对象。

既往饮酒时间和饮酒量的确定有助于酒精性肝病的诊断。了解患者的职业接触史有助于中毒性肝病的诊断。起病前大量饮酒或暴饮暴食的患者，尤其伴有发热、右上腹痛者支持肝外梗阻的诊断。

3. 是否存在其他腹部和全身症状　肝病患者常伴有非特异性全身症状，如乏力、纳差等。如伴皮疹、关节肿痛常提示自身免疫性疾病，伴发热、右上腹痛常提示胆管梗阻合并感染，伴进行性消瘦常提示恶性肿瘤性疾病。

4. 是否做过包括肝脏 CT 在内的影像学检查，结果如何　根据影像学检查特点可对病变进行初步定性和定位。应注意有无局灶性占位性病变，有无肝内外胆管的扩张，有无肝内外胆管系统结石，有无肝脏形态、大小、比例异常，有无肝脏密度变化，有无血管狭窄或血栓、有无胰腺占位性病变等。

5. 既往有何种疾病，曾接受何种治疗，疗效如何　接受治疗药物的种类以及对治疗的反应有助于病因学诊断。除一般的保肝、退黄药物外，应着重问诊干扰素、激素、免疫抑制剂等特殊药物的应用史及疗效。

6. 是否有遗传病家族史　遗传性肝病包括遗传性高胆红素血症、肝豆状核变性、血色病、肝糖原贮积症、α_1- 抗胰蛋白酶缺乏症、卟啉病等。阳性家族史对患者的诊断有提示意义。

（三）问诊结果及思维提示

患者因"肝脏占位"于 2005 年 12 月 6 日行肝脏 VI 段切除术，（病肝）术后病理为胆管细胞癌。因"术后肝右叶肿瘤复发、乙肝肝硬化"于 2006 年 7 月 20 日行原位肝移植术，术后病肝病理为：胆管细胞癌（中等分化）、肝内多发转移。术后抗排异方案：他克莫司联合吗替麦考酚酯片。术后恢复顺利，检查各项化验指标基本正常后出院。定期复查肝肾功能均正常，AFP 1.49 ng/ml，CEA 3.94 ng/ml，腹部 CT 示移植肝脏血运良好，肝脏及肺未见转移灶。2006 年 12 月 5 日复查 CEA 8.5 ng/ml，腹部 CT 示肝右缘顶部低密度影，考虑转移癌可能；2007 年 1 月 22 日行 ^{18}F-FDG PET-CT 示肝右缘顶部直径 1 cm 左右病灶，代谢增高，考虑转移癌可能性大，行伽马刀放疗，55% 剂量 600 cGy，共 7 次，治疗剂量：周边剂量 4200 cGy，中心剂量 7636 cGy，治疗 7 天后放疗结束。放疗期间及放疗后 2 个月内，多次化验肝功能均正常。2007 年 4 月 6 日化验肝功能：ALT 198 U/L、AST 201 U/L、γ-GT 916 U/L、ALP 255 U/L、TBIL 87.5 μmol/L、DBIL 63.6 μmol/L。抗排异方案：他克莫司 1 mg，q12h，近 3 个月内无减药史。无结核等传染病史，无食物、药物过敏史。不嗜烟酒，无家族性遗传病史。

💡 思维提示

通过问诊可明确，患者老年男性，以肝功能异常就诊，特点为转氨酶、梗阻酶、胆红素均有升高。术后肿瘤复发，经放疗治疗后，出现肝功能异常。需要进行鉴别诊断的常见病因包括急性排异反应、病毒性、药物性、酒精性、肿瘤性、非酒精性脂肪肝；少见原因包括放射性、自身免疫性、中毒性、血管性、遗传代谢性等。该患者起病前 2 个多月有伽马刀放射治疗史，起病前 3 个月内无减药史且药物浓度在目标范围内；无大量饮酒史、毒物接触史；老年发病不支持遗传代谢性，故放射性病因可能性大，其他病因尚无法排除，有待于进一步检查，查体时应注意是否存在肝病相关体征。

三、体格检查

（一）重点检查内容和目的

患者因肝功能异常入院，因此在对患者进行系统、全面检查的同时，应重点注意是否存在以下体征：皮肤、巩膜黄染、肝掌、蜘蛛痣、颈静脉怒张、胸腹壁静脉曲张、肝脾大、肝区叩痛、移动性浊音、下肢水肿等。

（二）体格检查结果及思维提示

T 36.2℃，R 20 次 / 分，P 66 次 / 分，BP 126/75 mmHg。全身皮肤、巩膜轻度黄染，未见皮疹，无肝掌、蜘蛛痣，颈静脉无怒张，甲状腺不大，胸腹壁未见静脉曲张，腹部平软，全腹无压痛，未扪及包块，肝肋下未及，脾于左侧肋缘下 2 cm 处可扪及，质地中等，移动性浊音阴性，肠鸣音正常，双下肢无水肿。

思维提示

体格检查见皮肤、巩膜黄染、脾大，需要进一步行实验室和影像学检查来明确诊断，必要时肝组织穿刺活检行病理学检查。

四、实验室和影像学检查

（一）初步检查内容及目的

1. 血常规　了解患者是否存在红系、粒系、巨核系三系改变。

2. 血生化　了解肝肾功能情况。包含 ALT、AST、ALP、γ-GT、TBIL、DBIL 在内的肝脏功能全项有利于了解肝损害的特点，从而有助于鉴别诊断。

3. 凝血功能　可判断肝脏的合成功能。

4. 嗜肝及非嗜肝病毒标志物检测　包括 HAV、HBV、HCV、HDV、HEV、CMV、EBV、疱疹病毒等抗体和（或）抗原检测以及 HBV DNA 定量、HCV RNA 定量检测，确定或排除引起肝功能损害的病毒性因素。

5. 肿瘤标志物　根据基础值及动态变化情况，排除肿瘤性因素。

6. 自身抗体　包括 ANA、抗 ENA、ANCA、SMA、AMA、AMA-M_2、LKM_1、SLA/LP 等，有助于自身免疫性肝病及其他自身免疫性疾病的诊断。

7. 免疫球蛋白定量　有助于自身免疫性肝病的鉴别诊断。

8. 免疫抑制剂药物浓度　判断免疫抑制剂药物剂量是否合理，有助于急性、慢性排异反应的诊断。

9. 腹部超声、肝脏血管超声和增强 CT/MRI　有助于了解肝脏形态及结构、肝脏血供情况、有无血栓等血管并发症，有助于脂肪肝、占位性疾病的诊断，有助于肝硬化的形态学诊断。

10. 肝组织穿刺活检　为有创性检查，但是肝脏疾病诊断的金标准。

（二）检查结果及思维提示

1. 血常规　WBC 6.2×10^9/L，N 0.65，HGB 132 g/L，PLT 189×10^9/L。

2. 生化全项　ALT 198 U/L、AST 201 U/L、γ-GT 916 U/L、ALP 255 U/L、TBIL 87.5 μmol/L、DBIL 63.6 μmol/L。余项均正常。

3. 凝血功能　PT、PTA、INR 结果均正常。

4. 嗜肝及非嗜肝病毒标志物检测　HAV、HDV、HEV、EBV、CMV 抗体均阴性（－），

HBsAg 阴性（－）。

5. 肿瘤标志物　AFP 3.49 ng/ml，CEA 10.7 ng/ml。

6. 自免肝抗体谱　均正常。

7. 血清蛋白电泳和免疫球蛋白定量　均正常。

8. 免疫抑制剂药物浓度　FK506 6.3 ng/ml。

9. 腹部超声和增强 CT　肝右缘顶部低密度影，转移癌可能性大。门静脉、肝动脉、肝静脉及下腔静脉未见明显狭窄及血栓。

10. MRCP　胆道检查未见明显异常。

11. 肝组织穿刺活检　肝组织病理检查可见肝细胞水肿、淤血、坏死、萎缩，汇管区可见淋巴细胞浸润、血管腔狭窄，未见急性排异反应特征。免疫组化：HBsAg 阴性（－），HBcAb 阴性（－），HCV RNA 阴性（－），EBV DNA 阴性（－），CMV DNA 阴性（－），CMV IgM 阴性（－）。

思维提示

以上检查结果显示：患者肝功能异常可以排除病毒性肝炎、胆道及血管并发症、肝内肿瘤进展、药物性肝损伤、自身免疫性肝病等疾病，结合病史及体征，考虑放射性肝炎可能性大。放射性肝炎是放射治疗的主要并发症之一，多为一种排除性诊断，在影像学上无明显特征，除非肝硬化严重，引起明显肝大，或有腹腔积液。病理表现为典型的肝静脉闭塞。此症一旦发生，很难治愈，预后极差。

最后诊断：肝移植术后放射性肝炎。

五、治疗方案及理由

（一）方案

1. 一般治疗　休息，营养支持，保证能量摄入，适当补充维生素。

2. 抗排异药物治疗　他克莫司 2 mg，q12h。

3. 保肝及解毒药物　复方甘草酸苷注射液 60 ml，静滴，qd；注射用丁二磺酸腺苷蛋氨酸 1000 mg，静滴，qd；熊去氧胆酸胶囊 0.5 g，bid；多烯磷脂酰胆碱胶囊 456 mg，tid；维生素 C 0.2 g，tid；复合维生素 B，2 片，tid。

（二）理由

到目前为止，放射性肝炎的治疗没有建立相应的标准。一旦诊断放射性肝炎后，通常是保守治疗，如使用保肝、退黄、利胆药物，如有腹腔积液，加用利尿剂、腹腔积液穿刺引流和类固醇激素等对症支持治疗，如无肿瘤的肝外转移，可行二次肝移植。

六、治疗效果及思维提示

经积极保肝、对症、支持治疗后，复查肝功能：ALT 159 U/L、AST 150 U/L、γ-GT 877 U/L、ALP 312 U/L、TBIL 158.5 μmol/L、DBIL 113.7 μmol/L。后转至解放军总医院第五医学中心进一步治疗。在该院继续保肝、退黄治疗，但患者乏力、纳差、全身皮肤及巩膜黄染等症状逐步加重，肝功能指标也持续恶化，复查肝功能：ALT 482 U/L、AST 401 U/L、γ-GT 1251 U/L、ALP 669 U/L、TBIL 546.5 μmol/L、DBIL 503.8 μmol/L，INR 2.3。最后迅速进展至肝功能衰竭，于 2007 年 6 月 22 日死亡。

思维提示

放射性肝损伤的发生与肝脏受照射剂量、照射范围、肝脏体积及功能储备、肝脏基础疾病、营养状态等均有关。目前，针对放射性肝损伤没有特效药物与方法，基本与慢性肝病治疗类似，限制液体和钠盐摄入量，以及其他保守治疗措施可能会延迟肝功能衰竭的进展。另外，可尝试干细胞移植，促进肝脏再生，必要时行再次肝移植。

七、对本病例的思考

放射治疗对于门静脉或下腔静脉癌栓、无法选择局部治疗或治疗效果差的复发转移病灶，有一定的控制肿瘤进展、延长生存时间的作用，包括外放射治疗（三维适形放疗、调强放射治疗、图像引导放疗、立体定向放疗）和内放射治疗（[90]Y 玻璃微球疗法、[131]I 单克隆抗体、放射性碘化油、[125]I 粒子植入）。放射性肝炎是外放疗的主要并发症之一。对于有肝脏放疗史的患者，应高度注意放射性肝炎的发生。由于肝脏肿瘤局部放射治疗导致肝脏损害，常发生于放疗后 2 ~ 6 个月，甚至数年之内。所以在放疗后 2 ~ 6 个月，如突然出现黄疸伴其他肝酶升高，在排除其他病因所致的肝损害后，要考虑放射性肝炎。此病预后不佳，重在预防，一旦出现后一般保守治疗基本无效，患者多在 1 ~ 3

个月死于肝功能衰竭。

　　本病例患者从放射剂量来看，虽是一个常规剂量，但仍然出现了放射性肝炎，推测可能有以下原因：患者肝移植术后，移植肝对放射治疗较非移植肝敏感，受到放疗打击后，易于出现肝功能显著异常；患者治疗过程中可能呼吸运动控制不佳，治疗配合度差，加上当时放疗技术条件有限，可能导致放疗时肝脏正常组织接受较多照射。

　　香港玛丽医院的一项小样本研究表明，肝脏立体定向放射治疗（stereotactic radiotherapy of the liver，SBRT）对移植后肝内肝细胞肝癌复发具有有效的局部控制，不会对移植物功能产生不利影响，完全缓解率为55%，部分缓解率11%，经过中位数随访后持续15.5个月，无3级及以上毒性，也无移植物功能障碍。这表明SBRT对肝移植后肝癌复发的治疗安全度是较高的，对未来的研究和治疗有很好的指导意义。另外，呼吸运动是放疗过程中运动和形变的主要原因，目前有多种技术如呼吸控制技术、实时追踪技术、腹部加压结合4D-CT确定内靶区技术、门控技术等均可减少其影响。因此，在进行放射治疗前，应严格掌握放射剂量、照射范围，对原有肝脏疾病、营养状态差或曾接受化疗的患者，可酌情减少放射剂量，定期检查肝功能，并密切观察病情变化，以便能早发现、早治疗。

（北京大学第三医院北方院区 梁芙萌；北京清华长庚医院　陈　虹）

参考文献

［1］Au KP, Chiang CL, Chan ACY, et al. Initial experience with stereotactic body radiotherapy for intrahepatic hepatocellular carcinoma recurrence after liver transplantation[J].Clin Cases, 2020, 8（13）: 2758-2768.

［2］Benson R, Madan R, Kilambi R, et al. Radiation induced liver disease:: A clinical update[J]. Egypt Natl Canc Inst, 2016, 28（1）: 7-11.

［3］Liang SX, Zhu XD, Xu ZY, et al. Radiation-induced liver disease in three - dimensional conformal radiation therapy for primary liver carcinoma: The risk factors and hepatic radiation tolerance[J]. Radiat Oncol Biol Phy, 2006, 65（2）: 426 -434.

［4］Munoz-Schuffnegger P，NG S，Dawson L A. Radiation induced liver toxicity[J]. Semin Radiat Oncol, 2017, 27（4）: 350-357.

［5］Soni PD，Palta M. Stereotactic Body radiation therapy for hepatocellular carcinoma: current state and future opportunities[J]. Dig Dis Sci, 2019, 64（4）: 1008-1015.

［6］Wang YF, Dai YH, Lin CS, et al. Clinical outcome and pathologic correlation of stereotactic body radiation therapy as a bridge to transplantation for advanced hepatocellular carcinoma: a case series[J]. Radia Oncol，2021, 16（15）: 1-11.

第三章

肝移植术后免疫抑制剂相关疾病

病例 51

肝移植术后2年，腹痛、腹泻、黏液血便1个月

患者女性，49岁，于2012年6月18日入院。

一、主诉

肝移植术后2年，腹痛、腹泻、黏液血便1个月。

二、病史询问

（一）初步诊断思路及问诊目的

患者病程较短，以腹痛、腹泻、黏液血便为主要症状。关于腹痛、腹泻、血便的初步诊断，需要考虑以下几类常见疾病：阿米巴肠炎、肠结核、溃疡性结肠炎、克罗恩病、缺血性肠病、肠淋巴瘤、结肠癌等。必须仔细询问病史、认真做体格检查及必要的辅助检查，才能做出正确的判断。因此，问诊目的主要围绕发病时主要症状及特点、伴随症状、肠镜检查、既往史等问题展开。

（二）问诊的主要内容

1. 询问现病史　下腹痛伴腹泻、黏液血便需主要考虑肠道相关疾病，需询问，腹痛部位、腹痛性质、程度、节律、大便性状、大便次数、血便颜色、量多少。溃疡性结肠炎多累及直肠、左半结肠，腹痛多为左下腹。而肠结核、克罗恩病、阿米巴肠炎、肠淋巴瘤多累及右半结肠或回盲部，腹痛多位于右下腹。结肠肿瘤根据肿瘤位置不同，疼痛部位不同，可有腹部隐痛。

2. 是否伴随其他症状　大便有腥臭味可见于阿米巴肠炎、慢性细菌性痢疾，出血坏死性肠炎。肠结核可伴发热、盗汗、消瘦、疲倦等结核中毒症状，可同时有肠外结核，特别是肺结核的临床表现。瘘管形成是克罗恩病临床特征之一，少数患者有肛门、直肠周围瘘管、脓肿形成、肛裂等病变。外周淋巴结肿大、肝脾大，有助于肠淋巴瘤的诊断。

3. 并发症　阿米巴肠炎可出现肠穿孔、肠出血、阑尾炎，累及肝、肺、脑等重要部位，出现溃疡及脓肿。溃疡性结肠炎可出现中毒性巨结肠、关节炎、皮肤结节性红斑、口腔黏膜顽固性溃疡、虹膜炎等。

4. 辅助检查　肠镜检查及病理活组织检查是本类疾病诊断和鉴别诊断重要手段之一，了解肠镜下表现及病理活组织检查结果，对于明确诊断有重要参考价值。肠结核病变主要在回盲部，内镜下见病变肠黏膜充血、水肿、溃疡形成，活检如能找到干酪样坏死性肉芽肿或结核分枝杆菌具有确诊意义。克罗恩病好发于末端回肠和右半结肠，本病病变呈节段性分布，与正常肠段相互间隔，界限清晰，呈跳跃性分布的特征，可见浅小溃疡、纵行或横行的溃疡、卵石状结节。溃疡性结肠炎以直肠、乙状结肠最常见，也可累及其他部位或者整个结肠，表现为黏膜的大片水肿、充血糜烂和溃疡形成。结直肠淋巴瘤常发生于直肠及盲肠，肠腔"动脉瘤样"扩张及表面黏膜线样强化为本病特异性征象。阿米巴肠炎主要侵犯右侧结肠，也可累及左侧结肠，结肠溃疡较深，边缘潜行，溃疡间的黏膜多正常，粪便或内镜活检找到溶组织阿米巴滋养体或包囊可确诊。结肠癌大体形态呈息肉状、溃疡型，肠镜病理可明确诊断。

5. 既往史　有结核病史或结核密切接触史，需考虑肠结核的可能性；有结肠息肉或结直肠癌家族史者，需警惕结肠肿瘤性疾病；如术前为 PBC 或 PSC，则要考虑溃疡性结肠炎。

（三）问诊结果及思维提示

本病例患者为中年女性，2010 年 3 月 3 日因 PBC 在我院行原位肝移植术，手术顺利，术后常规采用他克莫司、吗替麦考酚酯、甲泼尼龙三联免疫抑制方案，恢复良好。3 个月后将抗排异方案调整为：他克莫司 1.5 mg，q12h，甲泼尼龙 4 mg，qd 维持治疗，定期化验肝功能均正常，FK506 药物浓度波动在 4 ～ 6 ng/ml。2011 年 3 月患者将甲泼尼龙减量为 2 mg，qd，维持治疗。患者术前行肠镜检查未见异常。查肝炎指标均阴性。2012 年 5 月患者无明显诱因出现腹痛，为下中腹部痉挛性疼痛、腹泻，黏液血便 2 ～ 3 次/天。2012 年 6 月我院移植科门诊化验便隐血阳性（+++），肠镜前常规行肝炎六项示"大三阳"（乙肝表面抗原＞ 250 U/ml，乙肝 e 抗原 1446.076，乙肝核心抗体 6.54），HBV DNA 5.625×10^{7} U/ml，肝功能正常。肠镜示：乙状结肠至回盲部黏膜广泛糜烂，考虑可能力溃疡性结肠炎（ulcerative colitis，UC），病理活检：（横结肠）大肠黏膜慢性炎伴急性炎、淋巴组织增生、肉芽组织形成并见炎性渗出，符合 UC。给予 5- 氨基水杨酸 1g，qid；双歧杆菌 420 mg，tid；恩替卡韦片 0.5 mg，qd 治疗，约 2 周后患者仍诉腹痛、黏液血便 2 ～ 3 次/天。遂于 2012 年 6 月 18 日入院。既往无结核、无结肠肿瘤性疾病家族史。

👤 **思维提示**

　　通过问诊可明确，患者以腹痛、腹泻、黏液血便为主要症状，大便常规提示粪隐血阳性，肠镜检查及肠镜病理符合溃疡性结肠炎诊断，肠镜及病理不支持阿米巴肠炎、缺血性肠病、肠淋巴瘤、结肠癌疾病，同时溃疡性结肠炎应与克罗恩病、肠结核等疾病相鉴别。

三、体格检查

（一）重点检查内容和目的

　　目前患者诊断考虑溃疡性结肠炎可能性大，因此在对患者进行系统、全面检查同时，重点注意腹部体征。

（二）体格检查结果及思维提示

　　轻度贫血貌，睑结膜略苍白，腹软，左下腹部或下中腹压痛，无反跳痛及腹肌紧张。

👤 **思维提示**

　　体格检查提示轻度贫血貌，左下腹部及下中腹有压痛，符合炎症性肠病的体征表现，需结合实验室及影像学检查协助明确诊断、鉴别诊断。

四、实验室和影像学检查

（一）初步检查内容及目的

　　1.便常规和便隐血　了解大便性状，镜检是否有红细胞、白细胞，隐血有无阳性。

　　2.血常规、肝肾功能、电解质、ESR、CRP　了解有无贫血、低蛋白血症、电解质紊乱和炎症指标升高，有助于评估病情严重程度。

　　3.便培养　排除细菌性痢疾、阿米巴肠炎，明确有无肠道感染。

　　4.自身抗体谱　了解有无自身免疫性疾病。

　　5.PPD 试验、TB-SPOT　有助于排除结核病。

6. 肺部 CT　明确有无活动性肺结核。

7. 结肠镜　明确病变性质和范围，取活检做病理检查和病原学检查。

（二）检查结果及思维提示

1. 便常规和便培养　外观黏液血性，便隐血阳性（+++）。大便培养无沙门菌、志贺菌生长。

2. 血常规　HB 106 g/L，余项正常。

3. 肝肾功能及 CRP　CRP 22.4 mg/L，肝肾功能及电解质均正常。

4. 自身抗体谱　cANCA 1 ：40；ANA 弱阳性、抗细胞浆型（核型）1 ：80，蛋白电泳阴性（−）。

5. 肺部 CT　未见异常。

6. 肝炎六项示 "大三阳"　乙肝表面抗原＞ 250 U/ml，乙肝 e 抗原 1446.076，乙肝核心抗体 6.54），HBV DNA 5.625 × 10^8 U/ml。

7. 结肠镜检查　乙状结肠至回盲部黏膜广泛糜烂；溃疡性结肠炎（重度）可能性（图 51-1）。病理活检示（横结肠）大肠黏膜慢性炎伴急性炎、淋巴组织增生、肉芽组织形成并见炎性渗出，符合 UC（图 51-2）。

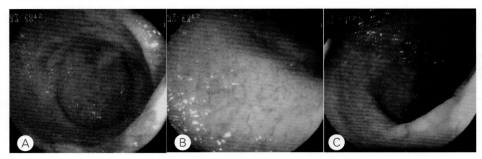

图 51-1　肝移植术后溃疡性结肠炎的结肠镜下表现
图中可见乙状结肠、回盲部黏膜广泛糜烂，考虑溃疡性结肠炎（重度）可能性

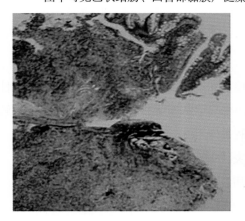

图 51-2　肝移植术后发生溃疡性结肠炎的病理学表现
图中可见大肠黏膜慢性炎症伴急性炎症，肉芽组织增生，符合溃疡性结肠炎

思维提示

大便为血性，便隐血阳性（+++），便培养阴性（−）；病变连续分布，乙状结肠至回盲部黏膜广泛糜烂，结肠镜检查及病理结果符合溃疡性结肠炎诊断；患者术前为 PBC，乙型肝炎相关检查阴性，术后查乙肝阳性，初步诊断为溃疡性结肠炎、肝移植术后新发 HBV 感染。

五、治疗方案及理由

（一）方案

1. 一般治疗　休息，少渣饮食。

2. 调整抗排异药物治疗　将甲泼尼龙由 2 mg/d，加量为 4 mg/d，他克莫司 1.5 mg，q12h 治疗。

3. 恩替卡韦片　0.5 mg，qd。

4. 其他治疗　加用美沙拉嗪、调节肠道菌群等治疗 12 天，腹泻、腹痛较前加重，并出现发热，体温最高 38.0℃。复查血常规：HGB 85 g/L，复查肠镜示结肠黏膜充血、水肿、糜烂加重。停美沙拉嗪，予以甲泼尼龙 32 mg，qd、头孢替安抗感染、纠正贫血等对症治疗后 3 天，腹痛、腹泻缓解，解黄色成形便 qd，体温降至正常。1 个月后复查血常规：HGB 119 g/L，便隐血阴性（−）。2 个月后再次复查肠镜示横结肠、降结肠、乙状结肠黏膜光滑，黏膜下血管纹理清晰。甲泼尼龙逐渐减为 4 mg，qd 维持。

（二）理由

患者肝移植术后出现溃疡性结肠炎，考虑可能与免疫抑制剂激素减量有关，故将甲泼尼龙加量为 4 mg/d。肝移植术后出现新发乙肝感染，加用恩替卡韦抗 HBV 治疗。根据 UC 临床分型，本例患者为轻型，加用美沙拉嗪治疗，患者症状未得到明显改善，反而加重，故换用激素治疗，患者出现发热，有感染可能，加用抗生素控制感染。

六、治疗效果及思维提示

患者随访未见 UC 复发，定期复查便常规阴性（−），HBV DNA < 1000 U/ml，肝肾功能正常。

思维提示

　　患者明确诊断为肝移植术后溃疡性结肠炎、新发乙型肝炎，虽然临床分型为轻型，但美沙拉嗪治疗效果不佳，故换用激素治疗后才见明显效果，说明一切治疗方案应根据临床疗效随时做出相应调整，才能达到最佳疗效，而不是死搬教条。新发乙肝经恩替卡韦治疗后疗效佳，HBV DNA 降至检测线以下。但仍需要规律服药、定期复查，以维持缓解。

七、对本病例的思考

　　本例患者为原发性胆汁性胆管炎肝移植术后，术后长期服用抗排异药物，PBC 与 UC 均与自身免疫有关，故 PBC 对于新发 UC 也可能有基因易感性。自身免疫性肝病肝移植术后抗排异治疗，关于激素的使用争论较多。过早停用激素维持治疗可能导致再发、新发自身免疫性疾病。本例患者移植术后新发 UC 可能与移植术后激素维持量过低（2 mg/d）治疗有关。患者 UC 发病同时发现 HBV 感染，由于病毒感染后机体启动免疫防御机制抑制病毒复制，导致免疫调节失常、肠黏膜免疫防御作用削弱，故易出现炎症性肠病。近期感染乙肝或丙肝病毒的 PBC 复发患者，较多免疫抑制剂与高水平的病毒复制和更为剧烈的炎症反应相关，提示感染可能是 PBC 复发的一个启动机制。有学者认为自身免疫性疾病的启动因子是病毒感染，故推测乙型肝炎病毒感染后可能容易诱发自身免疫性疾病。另一方面，PBC 患者术后长期激素维持治疗，推测也是易感染乙肝病毒的因素之一。

　　根据 UC 的临床分型，本例患者属轻型，通常服用 5- 氨基水杨酸类药物就能控制症状，但该患者治疗后症状无明显好转，反而加重，改用激素治疗后病情迅速得到控制，且在激素减量过程中无 UC 复发。对于术前为自身免疫性肝病患者，术后长期小剂量激素维持治疗是必要的，减量、停用应慎重。

（上海市松江区中心医院　章拔翠；北京清华长庚医院　陈　虹）

参考文献

［1］Ali IK. Intestinal amebae[J]. Clin Lab Med, 2015, 35（2）: 393-422.

［2］Coffey JC, Dillon M, Sehgal R, et al. Mesenteric-based surgery exploits gastrointestinal, peritoneal, mesenteric and fascial continuity from duodenojejunal flexure to the anorectal junction——A review[J]. Dig Surg，2015, 32（4）：291-300.

［3］陈莉 . 益生菌联合康复新液治疗活动期轻中度溃疡性结肠炎的效果观察 [J]. 实用临床医药杂志，2019，23（12）：92-95

［4］European Association for the Study of the Liver. EASL Clinical Practice Guidelines: the diagnosis and management of patients with primary biliary cholangitis[J]. Hepatology, 2017, 67（1）：145-172.

［5］袁新平，许静，朱莉莉 . MSCT 对克罗恩病、肠结核的鉴别诊断价值分析 [J]. 中国 CT 和 MRI 杂志，2021，19（10）：160-162.

病例 52

肝移植术后 1 年 3 个月，腹胀 1 年

患者男性，42 岁，于 2012 年 4 月 24 日入院。

一、主诉

肝移植术后 1 年 3 个月，腹胀 1 年。

二、病史询问

（一）初步诊断思路及问诊目的

（1）肝移植术后患者，腹胀。首先，需要明确移植肝、脾的情况，有无增大，有无形态学的改变。明确腹胀是否与肝、脾的相关疾病有关。

（2）腹腔有无积液，如有积液，需要进行进一步鉴别诊断。

（3）有无消化系统的其他症状，腹痛、腹泻、排便异常等，明确是否为胃肠道相关疾病引起的腹胀并考虑相关疾病。

（二）问诊主要内容及目的

（1）关于腹胀的问诊内容，腹胀出现的时间，是持续的还是间断的。有哪些伴随症状。

（2）还需注意上述症状有无合并发热，畏寒，寒战。如有发热还需询问发热特点，有无午后低热，盗汗。

（3）移植术前相关疾病，术前肝脏原发疾病。了解患者术前基本情况及肝脏疾病，明确有无个体差异诱发的相关疾病。

（4）移植手术情况，了解手术过程中有无输血，手术中胆道、动静脉吻合情况。还需了解供肝性状，有无基础病变。如背驮式肝移植可能出现流出道梗阻，引起腹腔积液。

（5）术后免疫抑制剂的使用种类及具体用量。

（6）既往有哪些病史，个人史有无特殊。主要有无结核病史。

（三）问诊结果及思维提示

患者男性，42 岁，术前长期服中药史，因"肝小静脉闭塞综合证、难治性腹腔积液"于 2011 年 1 月 14 日在外院行原位肝移植术，术式为经典式原位肝移植，术后免疫抑制剂方案：早期使用普乐可复 + 吗替麦考酚酯抗排异 + 激素，后期单用普乐可复。术后长期右上腹胀痛，乏力，中至大量腹腔积液。肝功能异常。肾功能：BUN 20 mmol/L、UA 800 ～ 1000 μmol/L，Cr 130 ～ 140 μmol/L。腹部 CT+CTA：肝动脉、下腔静脉吻合口狭窄。先后 3 次下腔静脉狭窄处球囊扩张后，复查腹部 CTA：下腔静脉吻合口无明显狭窄，但腹腔积液无缓解，予以补蛋白、利尿，长期留置腹腔引流管引流腹腔积液（每日引流淡黄色清亮液体 1000 ～ 1500 ml）。

> **思维提示**
>
> 通过问诊可明确，患者以长期腹腔积液为主要表现，无发热、盗汗。腹部 CT + CTA：肝动脉，下腔静脉吻合口狭窄。先后 3 次下腔静脉狭窄处球囊扩张后，复查腹部 CTA：下腔静脉吻合口无明显狭窄。故可基本排除流出道狭窄所致的腹腔积液。

三、体格检查

（一）重点检查内容及目的

患者术后出现长期大量腹腔积液。需从心脏、肝脏、肾脏几方面着手，完善相关查体，对于患者腹腔积液原因是否为心源性、肝源性、肾源性，需进行析因及鉴别诊断。

（二）体格检查结果及思维提示

生命体征平稳。虚弱、无力坐起，只能平躺，消瘦。应答切题，定向力、记忆力、计算力正常。皮肤及巩膜中度黄染。未见瘀点、瘀斑，肝掌阴性，未见蜘蛛痣。颈静脉无怒张、肝颈静脉回流征阴性。心肺查体阴性。腹部平，上腹可见"人"字形手术瘢痕，未见腹壁静脉曲张，全腹软，无压痛、反跳痛，肝脏剑突下 6 cm，肋下 4 cm，质较硬，边缘较钝，左侧腹腔引流管通畅（腹腔积液为清亮淡黄色液体），肝、脾、双肾区无叩痛，移动性浊音阳性，肠鸣音 5 次 / 分。双下肢无水肿。

思维提示

患者的体格检查没有发现心脏、肾脏相关异常。但有肤目黄染及肝脏明显增大。下一步通过实验室及辅助检查进一步明确心脏、肾脏功能，并具体排除有无感染性的原因引起的腹腔积液，如均予以排除后，需要重点明确是何种肝脏疾病引起腹腔积液。

四、实验室和影像学检查

（一）初步检查内容及目的

（1）HBVM、HBV DNA 及 HCV RNA 定量，明确有无基础肝脏疾病、嗜肝及非嗜肝病毒感染等。

（2）肝脏肿瘤系列标志物。

（3）自免肝抗体谱，γ-TP，IgG，排除肝脏其他基础疾病。

（4）肝纤维化组合，了解肝脏有无纤维化、硬化。

（5）进一步检查 ESR、ADA、CRP、结核抗体、腹腔 TB-SPOT，了解有无结核感染的可能性。

（6）腹腔积液脱落细胞，了解有无肿瘤导致的腹腔积液。

（7）腹腔积液常规、生化及培养，明确有无腹腔感染导致腹腔积液。

（二）检查结果及思维提示

（1）HBVM、HBV DNA 和 HCV RNA 定量等检查结果阴性。

（2）肝脏肿瘤标志物阴性（−）。

（3）自免肝抗体谱，γ-TP，IgG 均阴性（−）。

（4）肝纤维化组合阴性（−）。

（5）ESR、ADA、CRP、结核抗体均阴性（−）。

（6）腹腔积液 TB-SPOT，腹腔积液脱落细胞均阴性（−）。

（7）腹腔积液常规示黄色清亮，李凡他试验阴性（−）。

（8）腹腔积液生化示 TP 29.8 g/L，GLU 7.04 mmol/L，LDH 68 U/L，ADA 6 U/L，ALB 11.9 g/L，腹腔积液培养阴性。

（9）生化全项示 ALT 56 U/L，AST 170 U/L，γ-GT 280 U/L，ALP 200 U/L，TBIL 235.1 μmol/L，DBIL 169.6 μmol/L，CHE 790 U/L，BUN 31.68 mmol/L，UA 828 μmol/L，Cr 178 μmol/L。

（10）腹部（肝胆胰脾及双肾）超声检查提示　移植肝弥漫性病变，移植肝体积增大（右叶最大厚径 13.6 cm，左叶 8.41 cm，尾叶 2.07 cm）。

（11）超声心动图未见明显异常。

（12）肝组织穿刺病理示　肝小静脉闭塞（VOD）、伴中心带淤血坏死，肝内慢性胆管炎（图 52-1）。

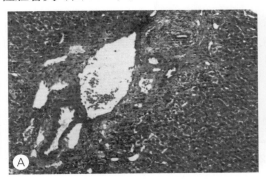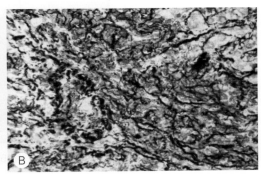

图 52-1　肝组织穿刺病理

思维提示

　　患者通过初步检查，排除了心源性的腹腔积液的可能性。肾功能虽有异常，但患者尿量如常，故也基本排除肾源性的腹腔积液。上述检查肿瘤、肝硬化失代偿期、感染等原因诱发腹腔积液的可能性也基本排除。肝脏穿刺病理提示，肝小静脉闭塞，考虑与他克莫司有关。

五、治疗方案及理由

（一）方案

（1）第 1 天和第 2 天，甲泼尼龙 500 mg，静滴，qd；第 3 天，甲泼尼龙片 28 mg，qd。

（2）停他克莫司换西罗莫司 2 mg，qd，后因 HB 降至 80 ~ 85 g/L，遂于 3 周后换麦考酚钠 540 mg，q12h。

（3）改善肝脏微循环：前列地尔注射液 2 ml，静滴，qd，联合丹红注射液 50 ml，静滴，qd，连续 20 天。

（4）保肝、降酶、退黄、补蛋白、利尿等辅助治疗，继续腹腔置管引流。

（5）各项指标改善后，进一步行经颈静脉肝内门 - 体静脉支架分流术（TIPSS）治疗（图 52-2）。

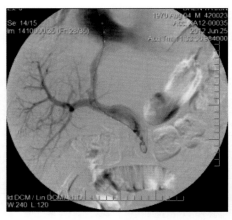

图 52-2

（二）理由

（1）肝小静脉闭塞暂无特效药物，由于患者术后使用药物仅有他克莫司，故不排除他克莫司诱发疾病发生、发展的可能性，故调整抗排异治疗方案。治疗过程发现患者对于药物的不良反应比较敏感，比如西罗莫司诱发贫血等，故又更换为麦考酚钠 540 mg，q12h。

（2）查阅文献后，结合一些治疗进展，尝试使用激素缓解肝脏胆汁淤积，并予以改善肝脏微循环的药物，包括前列地尔及丹红注射液。

（3）经上述治疗后，患者一般情况及肝肾功能明显改善，TIPSS 术本身对于缓解门静脉高压及治疗 VOD 有良好效果。

六、治疗效果及思维提示

经过 50 天的内科保守治疗，患者每日可行走 2 ~ 3 km，食欲及体重增加，肝脏明显缩小，剑突下 2 cm，肋下 1 cm，质中。肝肾功能明显改善：ALT 29 U/L，AST 31 U/L，γ-GT 184 U/L，ALP 91 U/L，TBIL 23.3 μmol/L，DBIL 14.1 μmol/L，CHE 2676 U/L，BUN 19.59 mmol/L，UA 529 μmol/L，Cr 81 μmol/L，白蛋白由每天补充 20 g 减量为每 2 ~ 3 周补充 10 g，白蛋白仍可稳定在 31.6 g/L 左右。腹部超声提示：肝脏右叶最大厚

径 11.25 cm，左叶 7.84 cm，尾叶 1.69 cm。腹腔引流量减少至每日为 800 ~ 1000 ml。

2012 年 6 月 25 日患者转外院行 TIPSS 术，术后 1 周腹腔积液基本消失。此后定期化验肝肾功能基本正常，定期电话随访，未再出现腹腔积液，无肝性脑病发生。

思维提示

患者术后出现大量腹腔积液及肾功能异常，均考虑与他克莫司相关，故治疗上首先应更换免疫抑制剂，摸索最适合患者的排异方案。同时要积极改善患者的一般状况，保肝，改善微循环及缓解淤胆等综合治疗，为下一步的 TIPSS 打好基础。TIPSS 主要适应证为难治性腹腔积液、食管静脉曲张出血及流出道梗阻，TIPSS 治疗肝移植术后难治性腹腔积液是安全有效的。

最后诊断：肝移植术后，肝小静脉闭塞综合征，TIPSS 治疗术后。

七、对本病例的思考

对于终末期肝病患者而言，TIPSS 仅仅作为一个桥梁手段，给予患者等待肝移植的过渡时间，而对于肝移植术后的并发症，TIPSS 往往可起到永久性疗效，且通常由于新移植肝脏的功能相对正常，通常有能力解毒、代谢，不易出现肝性脑病。

肝小静脉闭塞综合征是肝小叶中央静脉和小叶下静脉狭窄或闭塞而产生的肝内窦后性门脉高压症。在临床上相对罕见。其病因与食用含有吡咯生物碱的植物、草药或者茶制品有关，其他因素可能与砷剂、汞等有毒物质有关，干细胞移植患者术前大剂量化疗、放疗，雌激素、环孢素及他克莫司均可能诱发该病的发生。由于目前尚无特效治疗药物，临床上往往都是给予保肝、缓解淤胆、改善微循环等内科保守治疗，收效欠佳，也有非移植患者接收 TIPSS 治疗的少量报道，但暂无对于肝移植患者的相关报道。本例患者通过内科治疗后，各项指标及一般情况均趋于稳定，进一步行 TIPSS 治疗后，VOD 相关的难治性腹腔积液得到了彻底的缓解，且由于肝脏功能稳定，长期随诊并未出现 TIPSS 治疗后的并发症，尤其是肝性脑病等。因此，对于肝移植术后难治性腹腔积液的患者，应用 TIPSS 治疗是安全、有效的。

同时，该例患者术前原发病为 VOD，尽管术后已换健康肝脏，长期使用的药物仅有他克莫司，一方面，可能与患者个人体质对于许多药物的不良反应均较敏感有关；另一方面，不能排除他克莫司也有诱发 VOD 的可能性，其机制仍有待进一步探索及研究。

（北京大学国际医院　王　旭，北京清华长庚医院　陈　虹）

参考文献

[1] Azoulay D, Castaing D, Lemoine A, et al. Transjugular intrahepatic portosystemic shunt（TIPS）for severe veno-occlusive disease of the liver following bone marrow transplantation[J]. Bone Marrow Transplant, 2000, 25（9）: 987-992.

[2] Corbacioglu S, Jabbour EJ, Mohty M. Risk factors for development of and progression of hepatic veno-occlusive disease/sinusoidal obstruction syndrome[J]. Biol Blood Marrow Transplant, 2019, 25（7）: 1271-1280.

[3] Fried MW, Connaghan DG, Sharma S, et al. Transjugular intrahepatic portosystemic shunt for the management of severe venoocclusive disease following bone marrow transplantation[J]. Hepatology, 1996, 24（3）: 588-591.

[4] Lévy V, Azoulay D, Rio B, et al. Successful treatment of severe hepatic veno-occlusive disease after allogeneic bone marrow transplantation by transjugular intrahepatic portosystemic stent-shunt（TIPS）[J]. Bone Marrow Transplant, 1996, 18（2）: 443-445.

[5] Ravaioli F, Colecchia A, Alemanni LV, et al. Role of imaging techniques in liver veno-occlusive disease diagnosis: recent advances and literature review[J]. Expert Rev Gastroenterol Hepatol, 2019, 13（5）: 463-484.

[6] Senzolo M, Germani G, Cholongitas E, et al. Veno occlusive disease: update on clinical management[J]. World J Gastroenterol, 2007, 13（29）: 3918-3924.

[7] Skotnicki AB, Krawczyk J.Veno-occlusive diseasean important complication in hematopoietic cells transplantation[J]. Przegl Lek, 2001, 58（11）: 995-999.

[8] Senzolo M, Patch D, Cholongitas E, et al. Severe venoocclusive disease after liver transplantation treated with transjugular intrahepatic portosystemic shunt[J]. Transplantation, 2006 , 82（1）: 132-135.

[9] Valla DC, Cazals-Hatem D. Sinusoidal obstruction syndrome[J]. Clin Res Hepatol Gastroenterol, 2016, 40（4）: 378-385.

肝移植术后 7 年，间断中上腹不适半年

患者男性，58 岁，于 2012 年 4 月 18 日入院。

一、主诉

肝移植术后 7 年，间断中上腹不适半年。

二、病史询问

（一）初步诊断思路及问诊目的

患者中年男性，本次起病缓，病程长，以"中上腹不适"为主要表现，应考虑胃、十二指肠部位的相关疾病，包括胃、十二指肠炎症、溃疡、肿瘤等，以及一些功能性疾病，例如功能性消化不良等。中上腹不适还可能涉及胆囊、胆管、食管、胰腺及心脏疾病。但该患者为原位肝移植术后，故不考虑胆囊疾病。因此，重点的问诊目的是要鉴别该患者的中上腹不适倾向于消化系统还是心血管系统方面的疾病。

（二）问诊主要内容及目的

心血管系统方面，应询问患者有无胸闷、心前区压榨感，有无心慌、心悸，有无夜间阵发性呼吸困难、双下肢水肿等症状。

消化系统方面，应询问患者有无呃逆、厌油、反酸、嗳气、恶心、呕吐、腹痛、腹泻、黑便等；如有疼痛，是否有放射至肩背部；是否伴有发热及皮肤、巩膜黄染；有无吞咽困难及胸骨后灼烧感。问诊主要围绕上述临床表现及相关诱发因素，并加以鉴别。

（三）问诊结果及思维提示

患者为中年男性，因"乙型肝炎后肝硬化失代偿"于 2005 年 7 月 28 日行原位肝移植术，手术顺利，术后给予常规治疗，恢复良好。长期服用他克莫司抗排异治疗，

定期监测肝功能稳定，但于 2010 年 6 月复查肾功能：Cr 135 μmol/L，遂停用他克莫司，换用西罗莫司 2 mg，qd，吗替麦考酚酯分散片 750 mg，q12h，抗排异治疗，西罗莫司浓度维持在 5 ~ 6 ng/ml，此后定期监测肾功能逐渐降至正常范围，肝功能持续稳定。2011 年 6 月患者出现左膝、踝关节处疼痛，伴局部红、肿、皮温升高，发热，体温最高 38.4℃，化验尿酸高达 838 μmol/L，行膝踝关节正侧位未见异常，诊断"急性痛风性关节炎"（患者既往有痛风病史），予大量补液、头孢曲松钠抗感染、碳酸氢钠片及甲泼尼龙（8 mg，bid）治疗，症状缓解后将甲泼尼龙逐渐减量至 4 mg，qd 长期维持治疗。

该患者近半年以来，间断中上腹不适，偶感隐痛，无放射痛、有时伴反酸、嗳气，无胸骨后烧灼感，无呕血及黑便，无皮肤、巩膜黄染；无明显夜间痛或饥饿痛，无乏力、纳差，无明显体重下降，无胸闷、胸痛，无心慌、心悸，无夜间阵发性呼吸困难及下肢水肿。长期除了口服西罗莫司和吗替麦考酚酯分散片抗排异、甲泼尼龙（4 mg，qd）治疗痛风性关节炎等相关药物外，未长期服用非甾体抗炎药，平素生活饮食规律，无大量饮酒、抽烟等情况，近期无其他手术史。

思维提示

> 通过问诊可明确，该患者中上腹不适首先考虑消化系统疾病可能性大，而消化系统疾病的鉴别，需考虑胃和（或）十二指肠炎、消化性溃疡或肿瘤进行鉴别。患者长期服用西罗莫司、吗替麦考酚酯分散片及甲泼尼龙，理论上此三种药均可导致上消化道炎症及溃疡，从而引起相应的临床症状，故不能排除药物所致的上述疾病。

三、体格检查

（一）重点检查内容和目的

除全身常规查体外，应重点检查腹部体征。

（二）体格检查结果及思维提示

查体：一般情况可，营养中等，皮肤、巩膜无黄染，心肺查体阴性。腹平软，中上腹轻压痛，无反跳痛及肌紧张，腹腔积液征阴性，肠鸣音约 4 次 / 分，无双下肢水肿。

体格检查仅中上腹轻压痛，其余未查见阳性体征。确诊还需进一步化验及影像学检查，尤其是胃镜检查。

四、实验室及影像学检查

（一）初步检查内容及目的

血常规、肝功能、肾功能、电解质、凝血功能、心肌标志物、肿瘤标志物、免疫抑制剂浓度、心电图、腹部超声、CT 及胃镜检查等。

（二）检查结果及思维提示

血常规、肝肾功能、电解质、凝血功能、心肌标志物、肿瘤标志物、心电图及腹部彩超均未见明显异常。西罗莫司浓度 10.84 ng/ml。胃镜检查示：胃、十二指肠球部及降段多发浅溃疡及糜烂，表面覆白苔及陈旧性出血（图 53-1），Hp 阴性（–）。

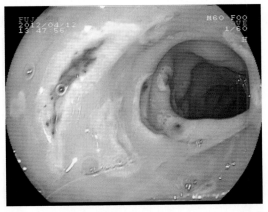

图 53-1　十二指肠球、降部多发糜烂及溃疡，表面有陈旧性血痂附着

根据胃镜结果考虑中上腹部不适的原因为胃、十二指肠多发、复合性溃疡。结合病史，该患者近期无引起溃疡发生的常见相关危险因素，比如长期饮酒、抽烟，精神压力大，近期手术应激，服用非甾体抗炎药等。Hp 阴性，不考虑 Hp 感染所致溃疡。但患者有长期服用小剂量甲泼尼龙的病史，糖皮质激素有引起溃疡的风险，

但其用量较小，可能性不大；西罗莫司常见的不良反应之一是口腔溃疡，且监测该患者西罗莫司血药浓度偏高，虽然吗替麦考酚酯分散片亦有导致胃肠道溃疡的可能性，但与西罗莫司相比，溃疡的发生率较小，故最终推测西罗莫司引起上消化道溃疡的可能性更大。

五、治疗方案

1. 一般治疗　清淡饮食。

2. 调整抗排异方案　停用西罗莫司，将吗替麦考酚酯分散片加量为 1 g，q12h，维持甲泼尼龙 4 mg，qd。

3. 抗溃疡治疗　兰索拉唑 40 mg，qd，吉法酯片 100 mg，tid。

六、治疗过程、效果

治疗后患者上腹部不适很快缓解，50 天后再次行胃镜检查见原溃疡及糜烂病灶全部愈合（图 53-2）。患者遂停用兰索拉唑及吉法酯片。2 个月后再次复查胃镜未见溃疡复发。至本书编写时，患者肝移植术后已存活 16 年余，未再出现消化性溃疡。

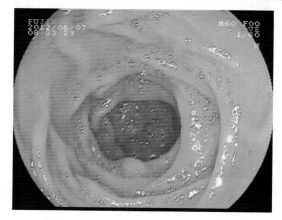

图 53-2　治疗 50 天后复查胃镜，多发糜烂及溃疡均已愈合

思维提示

患者停用了西罗莫司，加大吗替麦考酚酯分散片剂量抗排异治疗，继续小剂量甲泼尼龙预防痛风发作，经治疗后，患者消化道溃疡及糜烂完全愈合且未复发，结

论亦反证了西罗莫司是引起消化性溃疡的"元凶"。

最后诊断：肝移植术后胃、十二指肠多发复合性溃疡。

七、对本病例的思考

患者在肝移植术后抗排异治疗的过程中，由于长期服用钙调神经抑制剂（CNI）类药物导致了肾脏毒性，遂换用了西罗莫司及吗替麦考酚酯分散片继续抗排异治疗，此后患者肌酐逐渐恢复正常。由于其痛风发作，加服了甲泼尼龙。虽然吗替麦考酚酯分散片和甲泼尼龙均有导致胃肠道溃疡的可能性，但二者与西罗莫司相比，溃疡的发生概率较小；因甲泼尼龙用量很小，仅每日 1 片，故其可能性不大，推测以西罗莫司的可能性最大。故胃镜检查发现胃、十二指肠溃疡及糜烂后，停用西罗莫司，但仍继续使用并加大吗替麦考酚酯分散片剂量，维持 1 片甲泼尼龙进行抗排异及预防痛风发作的治疗。经抑酸、保护胃黏膜等治疗 50 天后，复查胃镜显示胃、十二指肠溃疡全部愈合。停用抑酸药后再次复查胃镜未见溃疡复发。虽然甲泼尼龙也有引起消化道溃疡的风险，但其用量较小，且患者在溃疡形成后仍在服用，治疗后复查胃镜示溃疡痊愈、未再复发，故不考虑溃疡的形成与甲泼尼龙相关。胃镜亦未发现幽门螺杆菌感染的证据。故推测其胃、十二指肠溃疡的发生与服用西罗莫司有关。

国外研究表明，西罗莫司的疗效及不良反应与其血药浓度密切相关，因此临床在应用西罗莫司时应注意监测患者的血药浓度。该患者发生胃及十二指肠溃疡时监测其西罗莫司的血药浓度较高，故较高的血药浓度可能是引起消化道溃疡的危险因素。本病例提示，当患者西罗莫司的血药浓度相对较高时，除了要关注是否出现高血脂、口腔溃疡等常见不良反应外，还应该高度警惕一些严重的、罕见的其他不良反应，如消化道溃疡。据国外相关文献报道，肝移植术后接受西罗莫司治疗的患者，其发生消化道溃疡出血来势凶猛，且对普通抗溃疡治疗效果不佳，可导致大出血死亡。因此，对于当前存在消化道溃疡的患者禁用西罗莫司；对既往有消化道溃疡病史的患者，其在服用西罗莫司的同时应预防性加用抑酸药物，并密切监测西罗莫司的血药浓度，及时做出调整，避免严重并发症的发生。

（重庆医科大学附属巴南医院　黄云帆，北京清华长庚医院　陈　虹）

参考文献

［1］Michele M, Faisal AS, Edmond AR, et al. Sirolimus-induced ulceration of the small bowel in islet transplant recipients: report of two Cases[J]. Am J Transplant, 2005, 5: 2799-2804.

［2］苏凤云，刘爱军，苏定冯. 西罗莫司的药理学作用研究进展 [J]. 药学实践杂志，2011，29（5）：336-338.

［3］Smith AD, Bai D, Marroquin CE, et al. Gastrointestinal hemorrhage due to complicated gastroduodenal ulcer disease in liver transplant patients taking sirolimus[J]. Clin Transplant, 2005, 19: 250-254.

［4］吴凤东，臧运金，沈中阳. 肝移植术后患者应用免疫抑制剂的单中心经验总结 [J]. 中华器官移植杂志，2012，3（1）：28-32.

［5］张戈，王晓杰，沈中阳. 276 例次肝移植患者西罗莫司血药浓度监测及临床应用分析 [J]. 中国医院药学杂志，2011，31（24）：2041-2044.

肝移植术后 1 月余，发现肾功能异常 1 个月

患者男性，60 岁，于 2007 年 12 月 27 日入院。

一、主诉

肝移植术后 1 月余，发现肾功能异常 1 个月。

二、病史询问

（一）初步诊断思路及问诊目的

对于肝移植术后肾功能不全，以 CNI 类药物引起的药物性肾损害最为常见，同时也应注意排除其他原因导致的肾功能不全。肝移植术后大量应用免疫抑制剂及其他抗细菌、抗病毒药物的使用，手术相关因素等均可造成血常规中白细胞计数降低。应通过问诊尽量明确病史，为后续的诊治提供线索和方向。

（二）问诊主要内容及目的

询问患者是否有发热、腰背部不适、肾区疼痛等，关注尿量、尿色、是否伴有泡沫等。了解血压、血糖、尿酸等控制情况。既往病史、肾功能变化趋势及术前、术后用药情况也应详细问诊。

（三）问诊结果及思维提示

患者因"酒精性肝硬化失代偿期"于 2007 年 11 月 7 日在我院行原位肝移植术。术后恢复良好，切口愈合好。给予他克莫司 2 mg，q12h，吗替麦考酚酯胶囊 500 mg，q12h，抗排异治疗。2007 年 11 月 18 日复查 FK506 浓度 2.2 ng/ml，血常规：WBC 4.38 ×

10^9/L，N 80%，HB 74 g/L，PLT 17 × 10^9/L。生化：ALT 14 U/L、AST 42 U/L、γ-GT 23 U/L、ALP 61 U/L、ALB 29.5 g/L，BUN 26.35 μmol/L，Cr 170 μmol/L，UN 769 μmol/L，TC 1.73 mmol/L，TG 1.29 mmol/L、HDL 0.09 mmol/L。将他克莫司增至 5.5 mg/d，吗替麦考酚酯剂量未变。2007 年 11 月 24 日出现严重四肢肌肉震颤，无法控制，复查 FK506 15.4 ng/ml，血常规：WBC 1.13 × 10^9/L，N 67.1%，HGB 87g/L，PLT 64 × 10^9/L。肝功能：ALT 10IU/L、AST 29 U/L、γ-GT 120 U/L、ALP 95 U/L、ALB 27.8 g/L，UN 41.37 μmol/L，Cr 301 μmol/L，UA 741 μmol/L。免疫抑制方案改为环孢素 250 mg，q12h，同时给予重组人粒细胞刺激因子提升白细胞。2007 年 12 月 3 日复查环孢素浓度（C_0）968 ng/ml，血常规：白细胞 10.05 × 10^9/L，N 91.1%，HB 89 g/L，PLT 57 × 10^9/L。将环孢素减为 200 mg，q12h，2007 年 12 月 17 日出现血压升高（200/130 mmHg），口服降压药（硝苯地平控释片）血压控制不理想。复查环孢素浓度（C_0）439 ng/ml、Cr 仍高于正常（189 μmol/L）。再次将免疫抑制方案调整为他克莫司 1 mg，q12h，吗替麦考酚酯 500 mg，q12h，西罗莫司 2 mg，qd，1 周后复查 FK506 浓度 2.1 ng/ml，西罗莫司浓度 3.5 ng/ml，Cr 无明显改善（184 μmol/L），白细胞降低至 0.82 × 10^9/L。患者为进一步诊治来我院，门诊以"肝移植术后，肾功能不全，白细胞减少症，痛风"收入我科。患者自发病以来，精神、食纳尚可，乏力明显，双侧踝关节活动后疼痛，尿量、尿色正常，大便正常，血糖控制好，体重未见明显变化。

🧑‍⚕️ 思维提示

　　患者术后早期出现肾功能异常，反复调整免疫抑制方案，相继出现各种免疫抑制剂相关的毒副作用，肌酐未能降至正常范围。诊疗中需要重点明确肾功能异常原因及免疫抑制剂与肾功能异常的关系。其他鉴别诊断还包括慢性肾小球肾炎、高血压肾病、糖尿病肾病等。另外，患者白细胞降低高度怀疑药物所致，如术后早期应用抗病毒、抗生素等药物、抗排异药物，尤其是吗替麦考酚酯胶囊。另外需行影像学相关检查排除外科手术原因。

三、体格检查

（一）重点检查内容及目的

　　关注患者血压、脉搏、心率，是否有贫血貌，双肺呼吸音情况，肾区是否有叩痛，下肢是否有水肿等。

（二）体格检查结果及思维提示

T 37.1℃，BP 160/100 mmHg，R 22 次 / 分，P 104 次 / 分。神清，贫血貌。双眼睑水肿，睑结膜苍白，皮肤、巩膜无黄染。双肺叩诊呈清音，双肺呼吸音粗，双下肺可闻及少量细湿啰音，以右下肺明显，未及明显干啰音及胸膜摩擦音。双肾区无叩击痛，双下肢无水肿。双足趾关节轻微肿胀，压痛明显。

四、实验室和影像学检查

（一）初步检查内容及目的

复查血常规、肝肾功能、肾小球滤过率、血糖、尿酸，免疫抑制剂浓度、淋巴细胞亚群、B 型脑钠肽、尿常规、尿红细胞形态（相差显微镜检查）、尿微量白蛋白测定、24 小时尿蛋白定量、肿瘤标志物、肾脏影像学检查（肾脏超声、腹部 CT 等），必要时行肾穿刺活检等。

（二）检查结果及思维提示

1. 血常规　白细胞 2.71×10^9/L，N 83.8%，HB 91 g/L，PLT 76×10^9/L。

2. 肝功能　ALT 18 U/L、AST 25 U/L、γ-GT 26 U/L、ALP 43 U/L、TBIL 9.2 μmol/L、DBIL 2.5 μmol/L，ALB 32.1 g/L，BUN 14.74 μmol/L，Cr 176 μmol/L，UN 619 μmol/L，TC 2.68 mmol/L，HDL 4.27 mmol/L；GFR 32.7ml/（min·1.73m²）。

3. 尿常规　白细胞 56 个 /μl，余结果正常。

4. 肿瘤标志　CA199 63.96 U/ml，FERR 848.3 ng/ml。

5. 西罗莫司浓度　7.2 ng/ml。

6. 24 小时尿蛋白定量　0.87 g/24h。

7. 肾脏超声　双肾大小形态如常，包膜清楚，实质回声略粗，肾内结构清楚，集合系统未见分离，左肾可见无回声，大小约 1.5 cm × 2.6 cm，边界清，形态规则，右肾未见占位性病变。双侧输尿管未见明显扩张。膀胱充盈好，壁不厚，光滑，腔内未见异常回声。诊断左肾囊肿。

8. 腹部超声　移植肝轮廓规整，被膜光滑，边缘锐利。门静脉吻合口上方直径 0.9 cm，血流 25.9 cm/s。吻合口直径 0.8cm，吻合口下方直径 1.0 cm，门静脉左支矢状部直径 0.7 cm，流速 23.4cm/s。肝静脉彩色血流好，肝中静脉血流速度 15.4 cm/s，呈双相波，肝右静脉血流速度 23.5 cm/s，呈两相波。下腔静脉肝后段直径 1.2 cm，血流通畅。肝动脉血流速度无异常。

> **思维提示**
>
> 患者除肌酐、尿素氮、尿酸、尿蛋白定量异常，白细胞、血红蛋白减少外未见其他明显异常。高度怀疑免疫抑制剂（他克莫司和吗替麦考酚酯胶囊）所致。需再次调整免疫抑制方案。

五、治疗方案及理由

（一）方案

入院后再次给予调整免疫抑制方案，改为单用西罗莫司 3 mg，qd 抗排异，同时给予重组人粒细胞刺激因子提升白细胞，重组人促红素提升红细胞及对症支持治疗。

（二）理由

由于他克莫司、环孢素对肾功能、血压的影响，吗替麦考酚酯胶囊明显降低白细胞数量，给与对症处理后无法减轻不良反应。故患者在术后早期（术后 40 天）即给予单药西罗莫司 3 mg/d，虽然存在发生排异反应的风险，但不得已而为之。因此，在随访观察中需密切监测血常规、肝肾功能及血脂，警惕排异反应发生。

六、治疗效果及思维提示

经过转换西罗莫司单独用药抗排异方案治疗后，患者肾功能明显好转，Cr 降至 110 μmol/L（正常范围在 27 ～ 124 μmol/L）、UA 波动于 299 ～ 538 μmol/L（患者术前就有严重痛风）。肝功能始终保持正常，未出现排异反应。

> **思维提示**
>
> 患者术后早期出现肾功能异常，反复调整免疫抑制方案，相继出现各种免疫抑制剂相关的毒副作用，肌酐未能降至正常范围。不得已在术后早期单用西罗莫司，肾功能明显改善，肌酐下降至正常范围。在密切监测下，未出现排异反应。
>
> *最后诊断：肝移植术后慢性肾功能不全，痛风。*

七、对本病例的思考

肝移植术后慢性肾功能不全是指肝移植术后各种原因引起的慢性肾脏结构和功能障碍，包括病理损伤、血液或尿液成分异常及影像学检查异常。移植后慢性肾功能异常原因复杂，高血压、糖尿病、高尿酸血症、病毒性肝炎以及免疫抑制剂，尤其是CNI 类药物等均可造成肾功能异常。如果高度怀疑免疫抑制剂造成的肾功能不全，首先应减少或停用 CNI 类药物（FK506 和环孢素），加用或换用西罗莫司、霉酚酸酯等免疫抑制剂；对原发性或继发性高血压病、糖尿病等坚持长期合理治疗。且免疫功能低下患者，应尽量避免各种急、慢性病毒和细菌感染。为了保护患者肾功能，指南建议在保证肝功能正常的前提下，尽量以足量 MPA 为基础，减少 CNI 药物的使用或联合mTOR 制剂。我们的经验是肝移植术后 5 年以上，肝功能稳定，近 1 年未出现急性排异反应和慢性排异反应，既往无明显 MPA 引起的不良反应，可以改为单药 MPA 抗排异以保护患者的肾功能。只要调药时间及时机掌握好，急性排异的发生率是可接受的。免疫抑制剂调整期间，应密切监测淋巴细胞亚群，关注 CD4$^+$T 细胞数量的数值的变化，评估排异的风险。

本例患者由于各种免疫抑制剂毒副作用，不得不早期单用西罗莫司，既减少对肾功能的影响又未发生排异反应。肝移植术后早期就单用西罗莫司的病例极少，且始终未发生排异反应，故总结本病例的目的希望对临床医生有一定的借鉴意义。

（北京清华长庚医院　　范铁艳，陈　虹）

参考文献

［1］Asrani SK, Leise MD, West CP, et al. Use of sirolimus in liver transplant recipients with renal insufficiency: a systematic review and meta-analysis[J]. Hepatology, 2010, 52（4）: 1360-1370.

［2］Dubay D, Smith RJ, Qiu KG, et al. Sirolimus in liver transplant recipients with renal dysfunction offers no advantage over low-dose calcineurin inhibitor regimens[J]. Liver Transpl, 2008, 14（5）: 651-659.

［3］Molinari M, Al-Saif F, Ryan EA, et al.Sirolimus induced ulceration of the small bowel in islet transplant recipients: report of two cases[J]. Am J Transplant, 2005, 5（11）: 2799-2804.

［4］Rogers CC, Johnson SR, Mandelbrot DA, et al. Timing of sirolimus conversion influences recovery of renal function in liver transplant recipients[J]. Clin Transplant, 2009, 23（6）: 887-896.

［5］Smith AD, Bai D, Maoquin CE, et al. Gastrointestinal hemorrhage due to complicated gastroduodenal ulcer disease in liver transplant patients taking sirolimus[J]. Clin Transplant, 2005, 19（2）: 250-254.

［6］Watson CJ, Gimson AE, Alexander GJ, et al. A randomized controlled trial of late conversion from calcineurin inhibitor（CNI）-based to sirolimus-based immunosuppression in liver transplant recipients with impaired renal function[J]. Liver Transpl, 2007, 13（12）: 1694-1720.

［7］张戈，王晓杰，沈中阳.276 例次肝移植患者西罗莫司血药浓度监测及临床应用分析 [J]. 中国医院药学杂志，2011，31（24）: 2041-2044.

［8］吴风东，臧运金，沈中阳 . 肝移植术后患者应用免疫抑制剂的单中心经验总结 [J]. 器官移植，2012，3（1）: 28-32.

病例 55

肝移植术后 8 年，乏力、心慌、头晕 1 周

患者女性，40 岁，于 2020 年 11 月 26 日就诊于北京清华长庚医院门诊部。

一、主诉

肝移植术后 8 年，乏力、心慌、头晕 1 周。

二、病史询问

（一）初步诊断思路及问诊

患者为中年女性，于术后 8 年无明显诱因出现乏力、心慌、头晕，尤以上楼或爬坡时明显，伴出虚汗。在外院查血常规。WBC 1.47×10^9/L，HGB 64 g/L，PLT 49×10^9/L。铁 3.6 μmol/L。

本例患者血常规化验表现为白细胞、血红蛋白及血小板明显降低，由于患者在术前就存在粒细胞及血小板减少症，与脾功能亢进有关，但脾功能亢进一般很少影响红细胞，故重点在于询问与贫血相关的症状。虽然白细胞减少也可出现乏力、头晕，但很少出现心慌（尤其是劳力性心慌），而贫血更易出现这三种症状。贫血是一种较常见的临床症状，而不是某种具体的疾病，很多疾病及药物都可引起贫血。根据发病机制的不同，可将贫血原因分为 3 类：红细胞生成减少、红细胞破坏过多、红细胞丢失过多。按形态学不同，可将贫血分为正常细胞性贫血、大细胞性贫血和小细胞低色素性贫血 3 类。虽然形态学分类不是固定不变的，但基本可提供较高的诊断线索，如大细胞性贫血常见于维生素 B12 或叶酸缺乏，小细胞低色素性贫血常见于缺铁性贫血。问诊时可根据以上分类，围绕贫血的伴随症状如是否有出血、食纳差、发热等来询问，初步推测贫血原因。

（二）问诊主要内容及目的

1. 询问现病史　通过问诊对贫血的病因进行初步筛查，问诊的重点包括以下内容：①移植术后接受何种药物治疗。②乏力、心慌、头晕的程度如何，活动后是否有心慌及加重。③有何伴随症状。如有黑便、血便则考虑是否有消化道出血导致的贫血；如伴有黄疸、腰痛、酱油色尿则需警惕溶血性贫血。④如有挑食、纳差、食欲下降，需考虑是否为营养不良导致铁、叶酸、维生素 B12 缺乏所致贫血。⑤如伴随发热、寒战、牙龈出血、皮肤瘀点瘀斑，则要考虑骨髓造血功能异常如再生障碍性贫血或白血病等。

2. 询问既往史、个人史及家族史　患者为中年女性，需询问月经量的多少，行经期及周期的长短，因月经过多是导致女性患者贫血的最常见原因。术后是否有新发肿瘤？是否有人工瓣膜置换史，是否有室内装修史及放射性物质接触史，家族成员中是否有遗传性血液系统疾病患者。

（三）问诊结果及思维提示

患者 8 年前因"PBC 失代偿"行原位肝脏移植术，术后恢复良好。术后早期采用他克莫司、吗替麦考酚酯、甲泼尼龙的免疫抑制剂方案。目前免疫抑制剂方案：他克莫司 1.0 mg / 早，0.5 mg/ 晚、甲泼尼龙 4 mg/d。1 周前患者无明显诱因出现乏力、心慌、头晕，无黄疸、腰痛，无黑便、血便；无发热、寒战、牙龈出血、皮肤瘀点瘀斑；无挑食、食纳差；无月经过多，经期 4~5 天，周期 30 天左右；既往无肾病病史，无放化疗史，无室内装修及其他放射性物质接触史，无人工瓣膜置换史，无新发肿瘤；家族中无类似疾病患者。化验血常规：WBC 1.47×10^9/L，HGB 60 g/L，铁 3.6 μmol/L，他克莫司浓度 6.3 ng/ml，大便隐血试验阴性（－）。

思维提示

通过询问病史，可明确患者病程短，无消化道出血及溶血表现，饮食正常，既往史无特殊，无月经过多，无环境因素及放射线接触史，无新发实体瘤证据，无贫血相关家族史，无发热、牙龈出血及皮肤瘀斑，大便隐血阴性，初步可以排除因失血过多、营养不良所致贫血。结合患者肝移植术后有长期服用免疫抑制剂史，不排除药物、细小病毒 B19 感染导致的骨髓造血异常，进一步鉴别贫血原因需结合体格检查、病毒学、血液学、骨髓形态学、免疫分型、染色体、基因突变等检查来确定。

另外，患者虽然白细胞及血小板均明显降低，但与术前基本持平，因患者有巨脾（8.4 cm×17.9 cm），故考虑其白细胞及血小板降低系脾亢所致。脾功能亢进也会加快红细胞的吞噬，且会分泌某种物质抑制骨髓增生，从而造成一定的贫血，但往往是正细胞性贫血。患者术前术后均存在巨脾，但之前并无贫血。综上，患者贫血基本不考虑脾功能亢进所致。

三、体格检查及思维提示

（一）体格检查内容及目的

患者贫血明确，因此在系统、全面地检查同时，应关注口唇及睑结膜是否苍白，以及苍白的程度；有无皮肤、巩膜黄染，以除外溶血性贫血；有无缺铁提示：如指（趾）甲光泽、是否质脆易裂、有无反甲，毛发是否干枯，是否有口角皲裂等；是否有血液系统恶性疾病的表现，如皮肤浸润，肝脾大，淋巴结肿大等。

（二）体格检查结果及思维提示

T 36.2℃，P 76 次 / 分，R 18 次 / 分，BP 119/78 mmHg。皮肤、睑结膜及口唇明显苍白，口角无皲裂，皮肤、巩膜无黄染，无瘀点瘀斑。毛发有光泽。浅表淋巴结无肿大。心肺无异常发现。上腹可见 "人" 字形瘢痕。腹平软，无压痛、无反跳痛及肌紧张。肝未扪及，脾于肋下 3 cm 可触及，质中。移动性浊音阴性。双下肢无水肿，指（趾）甲有光泽，无反甲。

💭 **思维提示**

体格检查可见轻至中度贫血表现，无明显缺铁性贫血特殊体征，皮肤、黏膜未见明显黄染及瘀斑瘀点，进一步明确贫血原因需结合实验室及影像学检查，并评估贫血程度，为制订治疗方案提供依据。

四、辅助检查及思维提示

（一）初步检查内容及目的

1. 血液学检查　除常规检查外，还应重点关注血常规、网织红细胞计数、凝血功能，进一步评估贫血程度、骨髓红系增生情况。

2. 生化全项 明确肝肾功能情况，排除肾性贫血。

3. 便常规及隐血 明确有无消化道出血。

4. 尿常规 明确有无溶血。

5. 酸溶血实验、Coombs 实验、尿含铁血黄素 进一步明确有无溶血。

6. 铁三项 了解是否缺铁及铁代谢情况。

7. 维生素 B12 及叶酸测定 了解造血原料是否缺乏。

8. 细小病毒 B19 DNA 除外因该病毒感染所致的贫血。

9. TB 细胞亚群、免疫抑制剂药物浓度 评估免疫功能。

10. 骨髓涂片 了解骨髓象中血细胞形态和数量的变化。

11. 骨髓活检 进一步了解骨髓内细胞数量、增生程度、骨髓组织结构、造血细胞的形态和分布。

12. 心脏、腹部超声 评估心脏功能，是否存在贫血性心脏病，明确有无肝脾大。

（二）初步检查结果及思维提示

1. 血常规及网织红细胞 WBC 1.47×10^9/L、N 55.0%、RBC 2.74×10^{12}/L、HGB 63 g/L、HCT 22.0%、MCV 80.3 fl、MCH 23.0 pg、MCHC 286 g/L、PLT 47×10^9/L、RET 58.9×10^9/L。

2. 肝肾功能 均正常。

3. 便常规及隐血 未见红白细胞，隐血阴性。

4. 尿常规 未见明显异常。

5. 酸溶血实验、Coombs 实验、尿含铁血黄素 均阴性。

6. 铁三项 铁 3.6（正常值 7.0~29.0）μmol/L，不饱和铁结合 46.5（正常值 31~51）μmol/L，总铁结合力 50.1（正常值 45~75）μmol/L。

7. 维生素 B12 及叶酸测定 均正常。

8. 细小病毒测定 细小病毒 B19 DNA 阴性，细小病毒 B19 IgM 阴性。

9. TB 淋巴细胞亚群 $CD3^+$T 细胞数量 474 个 /μl、$CD4^+$T 细胞数量 283 个 /μl、$CD8^+$T 细胞数量 160 个 /μl、B 细胞数量 35 个 /μl。

10. 他克莫司浓度 6.3 ng/ml。

11. 巨细胞病毒、EB 病毒、疱疹病毒 均阴性。

12. 骨髓涂片 特征描述：骨髓片中骨髓增生尚活跃，G/E = 1.7 ∶ 1。①粒系占 50.8%，各阶段可见，比例大致正常，嗜酸性粒细胞可见；②红系占 30.4%，各阶段可见，比例大致正常，偶见核畸形，部分有核红细胞体积偏小，成熟红细胞大小不等，部分偏小；③淋巴细胞占 12.8%；④全片见巨核细胞 7 个，产板型不易见，血小板散在可见；

⑤骨髓内铁染色，含铁粒幼红细胞阳性率为 4%（正常值 15% ~ 46%），含铁颗粒数 4 个（正常值 17 ~ 76 个）。血片中杜勒小体较易见。

意见：骨髓增生活跃，三系均可见；存在缺铁性贫血；巨核细胞产板型不易见。

13. 骨髓活检　免疫分型报告：粒系分化障碍，幼稚髓系细胞表型异常，粒细胞 67.61%，单核细胞占 5.47%，淋巴细胞占 15.84%，幼稚细胞占 3.20%，其他细胞 5.89%。粒细胞 CD13/CD16/CD11b 表达关系异常。幼稚细胞群中，部分细胞异常表达 CD34、CD117、HLA-DR、CD38，提示为表型异常的幼稚髓系细胞。单核、淋巴细胞表型未见明显异常。

思维提示

从上述结果中可以明确：①虽然血常规中三系均明显降低，但如前述，白细胞及血小板降低是由于脾功能亢进所致。而红系降低才是重点关注项目，血红蛋白 63 g/L，为小细胞低色素贫血。②血清铁明显降低，3.6 μmol/L。③细小病毒 B19 相关检查阴性。④骨髓穿刺结果示骨髓内铁染色显示细胞内外铁都减少。综上，可以明确患者存在缺铁性贫血。可以排除大细胞性贫血；排除细小病毒 B19 及其他病毒感染所致贫血；排除他克莫司导致的单纯性红细胞再生障碍性贫血；排除 MDS 及白血病。

五、治疗方案及理由

（一）方案

1. 外院方案　①补充铁剂：右旋糖酐铁口服液 10ml，tid；②促进铁吸收药物：维生素 C 片 0.1，tid；③治疗效果：经上述治疗 2 周，血红蛋白不仅未升高，甚至从 90 g/L 降至 63 g/L。

2. 本院方案　①停用他克莫司，换用环孢素 A 100 mg，q12h。由于补铁无效，考虑到不除外他克莫司所致贫血，遂调整免疫抑制剂。②琥珀酸亚铁 0.1，qd。③维生素 C 片 0.1，tid。

（二）理由

患者血常规提示为小细胞低色素贫血，血清铁明显降低，骨髓检查提示缺铁性贫血，故"缺铁性贫血"诊断明确，其主要治疗方法就是补充铁剂，但在外院患者补铁治疗 2

周无明显疗效，故考虑可能还存在其他导致贫血的因素，最大可能性就是他克莫司所致贫血。通常，他克莫司可导致单纯红细胞再生障碍性贫血，但此病例骨髓检查三系增生活跃，未见到再障表现。他克莫司是否会导致缺铁性贫血，未见报道。按照以往经验，当他克莫司导致单纯红细胞再生障碍性贫血时，停用他克莫司，换用环孢素具有很好的治疗作用，同时换用琥珀酸亚铁联合维生素 C 进行补铁治疗。

六、治疗效果

经上述治疗后，血红蛋白明显上升，1 个月后复查血常规，血红蛋白已升至正常（131 g/L）。根据环孢素浓度，将其减为 50 mg，q12h；麦考酚钠肠溶片 360 mg，q12h。随访至本书编写时，HGB 均在 120~130 g/L；肝肾功能均正常。

七、对本病例的思考

本例患者为中年女性，肝移植术后 8 年，主要表现为乏力、心慌、头晕、进行性血红蛋白降低。经检查确诊为缺铁性贫血，虽经积极补铁治疗，但疗效不佳，血红蛋白仍有下降。这说明除了缺铁，还可能存在其他导致贫血的因素，需要仔细甄别。经全面检查后均未发现其他可以解释贫血的血液系统疾病。查看他克莫司药物说明书不良反应：贫血。查阅文献，有多例他克莫司导致单纯性红细胞再生障碍性贫血的报道。本例病例考虑他克莫司导致缺铁性贫血，其原因可能是药物影响了铁的吸收利用，从而使血红蛋白合成受阻，是他克莫司罕见的不良反应，换用环孢素后贫血很快纠正，环孢素发挥免疫抑制作用，但并没有影响铁的吸收利用，因此血红蛋白恢复正常，贫血纠正。

（北京清华长庚医院　陈　虹）

参考文献

［1］Augustine JJ, Rodriguez V, Padiyar A, et al. Reduction in erythropoietin resistance after conversion from sirolimus to enteric coated mycophenolate sodium[J]. Transplantation. 2008;86（4）:548-53.

［2］Bertrand A, Philippe M, Bertrand Y, et al. Salvage therapy of refractory severe aplastic anemia by decreasing cyclosporine dose regimen[J]. European Journal of Haematology. 2013;92:172-176.

［3］Frickhofen N, Kaltwasser JP, Schrezenmeier H, et al. Treatment of aplastic anemia with antilymphocyte globulin and methylprednisolone with or without cyclosporine[J]. The New England Journal of Medicine.1991;(324)19:1297-1304.

[4] Rosenfeld S, Follmann D, Nunez O, et al. Antimothyecyte Globulin and Cyclosporin for Severe Aplastic Anemia[J]. JAMA. 2003;(289)9:1130-1135.

[5] Wei J, Huang ZP, Guo JM, et al. Porcine antilymphocyte globulin (p-ALG)) plus cyclosporine A (CsA) treatment in acquired severe aplastic anemia: a retrospective multicenter analysis[J].Ann Hematol. 2015; 94:955-962.

[6] 张瑗，冯琳，刘颖 . 环孢素 A 治疗妊娠期合并再生障碍性贫血疗效及对妊娠结局影响 [J]. 中国计划生育杂志 .2019；（27）3：349-351.

肝移植术后 24 天，发热伴躁动 1 小时

患者，男性，36 岁，于 2019 年 10 月 8 日入院。

一、主诉

肝移植术后 24 天，发热伴躁动 1 小时。

二、病史询问

（一）初步诊断思路及问诊

患者为青年男性，因"肝占位性病变，乙肝肝硬化失代偿"于 2019 年 9 月 15 日行肝移植术，病理结果示中分化肝细胞癌 $T_1N_0M_0$。术后恢复良好，顺利出院。本次入院前 1 小时无明显诱因出现发热，体温 39℃，伴躁动不安，无寒战，无惊厥，急诊以"发热原因待查，肝移植状态"收入院。入院当天患者神志清楚，问诊、查体均配合。入院第 2 天，患者无发热，最高体温 36.7℃，出现言语减少，词不达意及沟通障碍，但可以配合遵嘱行动。入院第 3 天精神症状明显加重，谵语，躁动不安，不能沟通或配合检查，有自伤及伤人倾向，需镇静药物及床旁保护性约束。本例患者术后近 1 个月无诱因出现一过性发热及精神症状，呈进行性加重。针对这些症状，主要考虑有无神经系统感染、颅内占位性病变、代谢性疾病及药物不良反应等。

（二）问诊主要内容及目的

病史的询问。患者精神症状出现后无法交流，只能询问家属了解发病前情况并主要针对发热及精神症状的病因进行初步筛查，问诊的重点包括以下内容：①肝移植围术期肿瘤学评估，移植术后接受何种药物治疗；②发热有无诱因，发热的特点、体温变化，用药情况；③精神症状出现前有何诱因及伴随症状，精神症状的发病特点，是否有加重或减轻的方式；④移植前及围术期是否有过类似发作；⑤既往史、个人史及

家族史。

（三）问诊结果及思维提示

（1）患者 24 天前因肝占位性病变行肝移植手术，术前颅脑 CT 未见转移灶，术后病理为符合米兰标准的早期肝癌。抗生素类药物至术后 1 周停用；抗排异方案：他克莫司 1.5 mg，q12h；吗替麦考酚酯胶囊 500 mg，q12h；激素用量依时间递减，再次入院时，口服醋酸泼尼松片 5 mg，qd。术后第 12 天出现 ALT 水平轻度升高，增加他克莫司至 2 mg，q12h；复查转氨酶呈下降趋势后出院。

（2）患者本次发热无明显诱因，自觉体温升高，无寒战，无呼吸系统、消化系统、神经系统等症状，入院后予物理降温及非甾体退热药物后体温恢复正常，发热共持续约 3 h。

（3）患者本次起病除发热外未见明确诱因，精神症状进行性加重，以躁狂为主要表现，谵语，不能遵嘱，症状持续存在，发作程度间断加重，给予丙泊酚及咪达唑仑等镇静药物可稍缓解。

（4）患者术前无类似症状，术后第 4 天，曾出现自言自语，对答不切题等症状，可遵嘱活动，无躁动等异常，未予治疗，持续 1 天后自行恢复。

（5）无精神类疾病家族史。

👩 思维提示

患者肝移植术后，发热后出现以躁狂为主的精神症状，且呈进行性加重。需与感染、谵妄、颅内占位性病变、代谢性疾病及药物不良反应进行鉴别诊断。通过病史我们发现患者一过性发热的感染灶不明确，可进一步完善相关化验检查以明确；患者术前影像学检查已排除颅内转移，且肝恶性肿瘤为早期，出现术后早期复发并颅内转移可能性较小，为排除可进一步行颅脑磁共振检查；请神经内科、神经外科会诊，指导鉴别神经系统疾患及进一步诊治；如果上述检查均阴性，则需要考虑药物所致的神经系统不良反应，患者术后持续口服他克莫司，并无不良反应发生，若能排除器质性病变，可停用 CNI 类药物，换用不同类别的抗排异药物，如西罗莫司。

三、体格检查及思维提示

（一）体格检查内容及目的

患者出现精神症状，应在系统、全面地检查同时，重点查看神经系统相关体征。查看肢体肌力、肌张力如何，有无肢体的痛、温、触觉的减退或增强；有无特殊神经定位体征，是否有颈项强直，巴宾斯基征、布鲁金斯氏征是否能引出。另外，也要通过查体明确感染部位。

（二）体格检查结果及思维提示

T 36.6℃，P 93 分，R 20 次 / 分，BP134/86 mmHg。患者神志清，但有躁动、谵语；定向、定位、认知等高级皮层检查无法合作；双肺呼吸音清，无干湿啰音，腹软、无肌紧张，四肢肌力 V 级，肌张力正常，双侧痛、温、触觉查体无法配合，鼻唇沟对称，张口、闭目有力，鼓腮、皱眉时两侧面部对称；颈项强直阴性（ – ），巴宾斯基征及布鲁金斯氏征未引出。

💭 思维提示

体格检查方面，全身查体未见明确感染部位，患者主动查体无法配合，被动查体未见明显阳性体征，无神经系统病变定位体征，是否存在颅内占位性病变，患者须行影像学检查，进一步排除神经系统器质性病变。

四、辅助检查及思维提示

（一）初步检查内容及目的

1. 血、尿常规及生化全项检查 了解患者基本情况，评估肝肾功能及血氨是否升高。

2. 降钙素原、红细胞沉降率、C 反应蛋白、呼吸道病原九项检查 了解患者感染状态及原因。

3. 他克莫司浓度 了解是否免疫抑制剂浓度过高导致的神经、精神损害。

4. 维生素 B12、铜蓝蛋白 了解有无代谢异常。

5. 淋巴细胞亚群 评估免疫功能。

6. 头颅 CT、磁共振　了解颅内是否有占位性病变及其他器质性病变。

（二）初步检查结果及思维提示

1. 血常规　三系减低，WBC $2.57 \times 10^9/L$，PLT $55 \times 10^9/L$，HGB 89 g/L。与患者近期复查结果基本持平。尿常规无异常；生化全项中 ALT 53 U/L，AST 49 U/L。血氨正常，肾功能有两项升高：Cr 148 μmol/L，BUN 11.9 mmol/L。

2. 感染相关项目　C 反应蛋白升高 10.2 mg/L；PCT 正常，ESR 22 mm/h，较正常值升高；呼吸道病原学 9 项无异常。

3. FK506 血药浓度　7.16 ng/ml。

4. 维生素、铜蓝蛋白　未见异常。

5. 淋巴细胞亚群　$CD4^+T$ 细胞数量 155 个 /μl。

6. 头颅 CT、磁共振　检查未见异常。

思维提示

从上述结果中可以明确：患者血常规三系减低，与近期结果相比无明显变化，考虑术前就存在脾亢及手术失血相关因素；患者血氨正常，肝性脑病可能性不大；头颅影像学相关检查未见异常，排除了器质性病变所致。考虑其原因为他克莫司所致的药物不良反应。需要通过调整抗排异方案以消除该药的不良反应。

最后诊断：他克莫司导致的精神异常。

五、治疗方案及理由

（一）方案

1. 减量、停用他克莫司胶囊　将他克莫司胶囊（2 mg，q12h）替换为他克莫司缓释胶囊，初始剂量为 1 mg，qd，10 天后复查浓度 0.88 ng/ml，停用。

2. 加用西罗莫司　初始剂量 3 mg，qd，两周后测药物浓度为 17.1 ng/ml，调整为 2 mg，qd。

3. 增加吗替麦考酚酯剂量　从 0.5 g，q12h，加至 0.75 g，q12h。

4. 奥氮平片　遵神经内科会诊意见，为控制患者躁动症状，加量至 10 mg，qd。

（二）理由

经病史采集、系统查体及辅助检查，排除感染、颅内占位、肝性脑病、代谢性疾病等可能，考虑为 CNI 类药物不良反应可能，故换用西罗莫司。患者为移植术后早期，为防止出现排异反应，先将他克莫司改为缓释胶囊剂型，但患者症状持续存在，故逐渐减停，同时增加吗替麦考酚酯剂量。

六、治疗效果

开始换用他克莫司缓释胶囊及奥氮平每天 5 mg 后，患者症状无明显改善，后完全停用他克莫司缓释胶囊并将奥氮平从 5 mg 增加到 10 mg，患者症状逐渐减轻至恢复正常。

患者现定期门诊随访，至编写本书时已 2 年 2 个月，恢复良好，正常生活，无神经、精神类症状再发。患者血常规及肝功能、肾功能指标均在正常范围，西罗莫司药物浓度在目标范围内。

七、对本病例的思考

本例患者为青年男性，肝移植术后 1 个月左右出现以躁狂为主的精神症状，不能自控，无法语言交流，出现自伤、伤人倾向，需持续使用镇静药物控制症状。曾给予小剂量奥氮平等药物治疗，但症状未能缓解。经系统化验检查，排除其他病因后，考虑为 CNI 类药物引起，故停用他克莫司换用西罗莫司；患者精神症状逐渐消失。CNI 类药物导致的围手术期患者出现精神症状相对常见，而本例患者围手术期恢复非常顺利，反而是在出院后近 1 个月时间无明显诱因地出现精神症状较为罕见。

CNI 类药物主要经肝脏代谢，经胆汁排泄，不良反应为肾毒性、神经毒性、消化道毒性，查阅文献，1998—2008 年及 2000—2014 年，国内报道的 CNI 类药物重度不良反应中，神经系统不良反应发生率分别占 38.7% 和 41.8%，均为最高，症状包括中枢神经毒性、脑白质病变、癫痫、外周神经损害、视神经损害、失语症、肌无力等，且有死亡病例，而认知障碍、精神行为异常少见，仅在国外报道中有多动、行为失控、易怒、多梦、失眠等症状。国内报道中，认知障碍为药物相互作用后发病，本例无明显诱因或驱动因素，既往未见报道。

CNI 引起神经毒性或精神行为异常的机制仍不明确，有动物实验证实，他克莫司对动物脑损伤后神经行为和记忆力的恢复有促进作用。众多基础研究亦证实他克莫司在钙神经素作用下对周围神经和神经损伤都具有保护作用。但在临床应用中发现，他克莫司引起的神经系统不良反应较多，与基础研究结果存在差异。另外，其相关的神经毒性与血药浓度关系不明，有文献报道提示在血药浓度 > 15 ng/ml 时，容易出现精神症状，本例患者出现不良反应时的血药浓度为 7.16 ng/ml，在治疗窗范围内，逐渐停药后不良反应症状缓解，提示他克莫司浓度即使在治疗范围内时也可出现。有研究显示，在肝功能异常情况下，出现神经、精神症状的概率增加，应提高警惕。

临床应用中，他克莫司大多以口服给药，导致吸收不规则。他克莫司利用度在患者间存在显著差异，也受年龄、肝功能、肾功能、糖皮质激素剂量、药物基因型等多因素影响，所以服用剂量与不良反应之间关系很难明确。而术后早期，患者还涉及联合用药和药物相互作用，不良反应发生率明显升高，所以更要关注患者精神状态及神经症状，同时密切关注患者肝功能、肾功能及电解质，当出现 CNI 类药物神经毒性或其他系统不良反应时，可尝试换用二线的抗排异药，消除 CNI 类药物的不良反应。

（北京清华长庚医院　于里涵，范铁艳）

参考文献

［1］李旸，吴斌，徐琏，等 . 器官移植术后应用他克莫司致不良反应文献分析 [J]. 华西医学，2008，（6）：1298-1299.

［2］刘冬雪，陈颀，王洋，等 . 他克莫司的药品不良反应及药物相互作用文献分析 [J]. 中国医院用药评价与分析，2020，20（9）：1122-1124，1128.

［3］孙雨平，史国兵，樊蓉，等 . 他克莫司致不良反应67例文献分析 [J]. 医药导报，2014，33（11）：1535-1537.

［4］赵磊，马潞林，侯小飞，等 . 胰肾联合移植后他克莫司致药物性肝损害合并精神症状一例 [J]. 中华器官移植杂志，2007，28（6）：374.

［5］周敏，黄进，刘静，等 . 他克莫司与其他药物联用过程中出现的认知障碍 [J]. 药物不良反应杂志，2009，（2）：137-138.

肝移植术后 2 月余，
发现肾功能异常 2 个月

患者男性，65 岁，于 2019 年 4 月 20 日入院。

一、主诉

肝移植术后 2 月余，发现肾功能异常 2 个月。

二、病史询问

（一）初步诊断思路及问诊

患者老年男性，肝移植术后 2 月余，术前诊断为：乙型肝炎肝硬化、原发性肝癌。患者术后早期出现肾功能异常，按部位分类可以分为肾前性、肾性和肾后性。肾前性肾功能不全主要见于严重脱水、大量腹腔积液、心功能衰竭、肝肾综合征等。肾性肾功能不全主要见于肾小球、肾小管间质和肾血管性疾病等。肾后性肾功能不全多见于尿路梗阻导致的肾积水、肾结石、泌尿系统的占位性病变等，但更多的是由于 CNI 类免疫抑制剂导致的药物性肾损伤。

（二）问诊主要内容及目的

1. 起病初期是否有发热及发热的特点　了解发热的规律和特点，有助于对发热原因及发展趋势的判断和治疗效果的评估。热程短，体温明显升高，咽部不适，提示可能伴有链球菌感染，是肾小球肾炎的诱发因素；如发热伴有尿急、尿痛、血尿等症状多考虑泌尿系感染性疾病。

2. 起病前是否有药物等诱因　近期有用药或新增加的用药史，需考虑药物性引起的肾功能异常。CNI 类药物及某些抗乙肝病毒药物是较为常见的导致肾功能异常药物。

3. 近日有无腹泻、大量出汗、尿量减少等血容量不足的症状　腹泻、出汗可明显导致血容量下降引起肾前性肾功能不全，注意尿量和性质改变。

4. 术后是否复查乙肝五项　乙肝表面抗原是否转为阴性，是否有其他病毒感染；乙型病毒性肝炎可导致乙肝相关性肾病。其他一些病毒感染也可能会导致肾脏损伤出现血尿、蛋白尿和肾功能不全。

5. 既往是否有高血压、糖尿病病史　长期高血压、糖尿病可能导致高血压肾病和糖尿病肾病。

（三）问诊结果及思维提示

2018 年 12 月 25 日因"乙肝肝硬化、原发性肝癌"为行肝移植首次住院。入院后复查全血常规：WBC 5.45×10^9/L，HGB 161.00g/L，PLT 84.00×10^9/L。肾功能正常（Cr 81 μmol/L、BUN 5.49 ng/ml）。尿常规正常。2019 年 1 月 28 日行原位肝移植手术。病理结果示：肝细胞癌，高分化，肿瘤呈多灶分布，癌组织未侵犯肝被膜，未见明确脉管内癌栓及神经侵犯，肝门部血管及胆管断端未见癌浸润。手术过程顺利。术后给予常规抗排异方案：他克莫司＋吗替麦考酚酯＋激素。2019 年 2 月 20 日复查发现肾功能异常，Cr 升至 107 μmol/L，FK506 浓度 11.57 ng/ml。将他克莫司由原 4 mg/d 减量至 2 mg/d，后复查肌酐无明显好转。2019 年 3 月 12 日再次复查发现肌酐升至 147 μmol/L，抗排异方案改为西罗莫司联合吗替麦考酚酯后于门诊规律复查。2019 年 4 月 16 日复查 Cr 升至 157 μmol/L，西罗莫司浓度 1.4 ng/ml。现患者为进一步治疗入院。目前一般情况可，饮食、睡眠好，尿量正常，无腹痛、腹泻。抗排异方案：西罗莫司 2 mg，qd，吗替麦考酚酯肠溶片 360 mg，q12h。

思维提示

患者肝移植术前肾功能正常，术后早期即出现肌酐升高，考虑他克莫司肾毒性所致可能性大，虽然进行了减量调整，但 Cr 仍持续上升；后改为西罗莫司联合吗替麦考酚酯片治疗，Cr 仍未下降，故需通过各项化验及影像学检查排除其他原因所致的肾功能异常。

三、体格检查

（一）重点检查内容及目的

重点询问近期是否有上呼吸道感染病史，体温、血压、脉搏情况，睑结膜是否苍白，眼睑是否有水肿，心率及心音情况，腹部是否有膨隆，移动性浊音是否有阳性，肾区是否疼痛，双下肢是否有水肿等阳性体征。

（二）体格检查结果及思维提示

T 36.3℃，P 88次/分，R 18次/分，BP 130/82mmHg。营养中等，精神合作。颜面部无水肿。全身浅表淋巴结未扪及肿大。心律齐，双肺呼吸音清，未闻及啰音。腹部平坦，上腹可见"人"字形切口。腹软，无压痛、反跳痛，全腹未触及包块。肝脾肋下未触及，双肾未触及。肝区叩击痛阴性（－），双侧肾区叩击痛阴性（－）。移动性浊音阴性（－），双下肢无水肿。

> **思维提示**
>
> 查体未发现明显阳性特征，需进一步通过化验和影像学检查排除其他导致肾功能异常的疾病。

四、实验室和影像学检查

（一）初步检查内容及目的

1. 血、尿常规 了解患者是否存在三系改变及其变化严重程度，红细胞及血红蛋白是否降低，并且需了解红细胞体积。尿常规主要观察患者尿量，有无蛋白，葡萄糖等改变。

2. 生化全项 了解目前肝肾功能、电解质、血糖血脂代谢等情况。包含 ALT、AST、ALP、GGT、TBIL、DBIL、ALB 及 CRE、BUN 在内的肝、肾功能变化有助于了解肝、肾功能的情况。

3. 促红素浓度 促红素主要由肾脏产生，少量来自肝脏产生，可在一定程度上反映肾脏功能情况。

4. 药物浓度及免疫力　密切监测移植术后淋巴细胞亚群的变化，有助于临床上免疫抑制剂的调整，尤其是需关注 $CD4^+T$ 细胞、$CD8^+T$ 细胞数量及 $CD4^+/CD8^+$。

5. 病菌、细菌、真菌检查　有利于判断患者肾功能及尿蛋白异常是否由感染引起。

6. 腹部超声及泌尿系影像学检查　关注肝脏血流情况，包括肝动脉、肝静脉、门静脉。同时需注意肾脏血流，是否有占位，肾盂是否扩张，输尿管是否有狭窄等判断肾功能异常原因。

（二）检查结果及思维提示

1. 血常规　WBC 5.49×10^9/L、N 65.6%、RBC 3.58×10^{12}/L、HGB 109 g/L、PLT 216.00×10^9/L、平均红细胞体积 88 fl、平均红细胞血红蛋白浓度 346.00 g/L。

2. 尿常规　蛋白阳性（+++），尿蛋白定量 539 mg/24 h。

3. 乙肝相关检查　HBIg 187.8 MU/ml、HBVM 中 HBsAb 及 HBcAb 阳性，其余项阴性；HBV DNA < 30 U/ml。

4. 病毒相关检查　EBV DNA 阳性（1.72×10^3）、CMV DNA 低于检测限，呼吸道合胞病毒、腺病毒、柯萨奇病毒均为阴性。

5. 生化全项　ALT 10.0 U/L、AST 14.7 U/L、ALP 119 U/L、γ-GT 46 U/L、TBIL 7.2 μmol/L、DBIL 3.9 μmol/L、ALB 39.8 g/L、Cr 134.8 μmol/L、BUN 5.2 mmol/L。

6. 真菌 G 试验、GM 试验及降钙素原　均阴性。

7. 药物浓度及免疫力　西罗莫司浓度 200 ng/ml，淋巴细胞亚群：$CD4^+T$ 细胞数量 266 个 /μl、$CD8^+T$ 细胞数量 391 个 /μl、CD4/CD8 0.68。

8. 肿瘤标志物　CA199 15.23 U/ml、CEA 2.19 ng/ml、AFP 2.60 ng/ml、PIVKA-II 32.03 MAU/ml。

9. 泌尿系超声　因气体遮挡，左肾上级显示不清，所见双肾形态、大小正常，包膜清楚，实质回声均匀，肾内结构显示清晰，集合系统未见分离，肾内未见占位性病变。

10. 泌尿系 CT　双肾位置、大小如常，实质内未见明显强化影。双肾周围脂肪间隙清晰。双肾盂、输尿管未见扩张及异常密度影。膀胱充盈欠佳，腔内未见异常密度影。前列腺不大，内见斑点状密度增高影，双侧精囊腺对称，密度均匀。

🤔 思维提示

患者肝移植术后肾功能异常，给予多次调整免疫抑制方案，包括降低他克莫司剂量、他克莫司联合霉酚酸酯类药物、停用他克莫司换为西罗莫司。肌酐无明显好转，尿常规中尿蛋白增至阳性（+++），同时结合患者一般情况好，饮食正常，无腹痛、腹泻，尿量正常；无乙肝及肿瘤复发；无输尿管梗阻表现，基本除外肾前性和肾后性肾功能不全的可能。另外该患者无高血压和糖尿病的病史，高血压和糖尿病所致的肾功能异常暂不考虑。综合分析主要考虑免疫抑制剂导致的肾功能损伤可能性较大。

五、治疗方案及理由

（一）方案

1. 一般治疗　休息，营养支持。
2. 主要治疗药物　停用西罗莫司；吗替麦考酚酯增量 1 g，q12h。
3. 对症治疗　百令胶囊 2 g，tid。

（二）理由

肝移植术后肾功能异常严重影响移植受者的长期存活。CNI 类和 mTOR 类免疫抑制剂均可能对肾功能造成影响。而 MPA 类药物无肾毒性，可一定程度上保护患者肾脏功能。但早期单药 MPA 可能会增加排斥反应发生的风险。因此需密切监测血常规、肝肾功能及 $CD4^+$ 淋巴细胞数量。

六、治疗效果及思维提示

经上述治疗后患者肾功能逐渐好转。2019 年 10 月 30 日复查血常规：RBC 6.37×10^{12}/L、WBC 4.55×10^9/L、HGB 149.00 g/L、N 4.16×10^9/L、PLT 194.00×10^9/L。肝肾功能：AST 11.4U/L、ALT15.7 U/L、γ-GT 24.1 U/L、TBIL 12.00 μmol/L、ALP 100.3 U/L、ALB 46.1 g/L、Cr 94.3 μmol/L；淋巴细胞亚群：$CD4^+T$ 细胞数量 290 个 /μl、$CD8^+T$ 细胞数量 404 个 /μl、$CD4^+/CD8^+$ 0.72；尿常规：蛋白阳性（+）。

思维提示

肝移植术后早期免疫抑制方案即改为单用霉酚酸酯药物，患者肾功能逐渐恢复至正常范围，尿常规中蛋白含量明显减少，治疗效果良好。但需密切监测调药前后免疫力的变化趋势，警惕排异反应的发生。

七、对本病例的思考

目前，钙调磷酸酶抑制剂（CNI）是肝移植术后患者重要的免疫抑制剂，其常见的毒副作用是肾功能损害。CNI 相关的肾脏毒性分为急性和慢性肾损伤。慢性肾损伤表现为小动脉的透明变性、肾小管萎缩、间质纤维化、肾小球硬化。慢性肾损害被认为是血流动力学变化和对肾小管上皮细胞直接毒性的双重影响。如不及时纠正，肾脏毒性将严重影响肝移植受者及移植物的存活。

肝移植后 5 年有 18% ~ 23% 发生慢性肾功能衰竭。如何保护肝移植受者的肾脏功能成为改善移植受者生活质量的重要问题。MPA 类既无肾毒性也无神经毒性，一般不会影响到血压和血糖。其常见不良反应是胃肠道症状及骨髓抑制。MPA 的毒副作用与其剂量呈正相关，> 1.5 g/d 时，其不良反应的发生率明显增加。本例患者的特殊性就是在术后早期因肾功能异常不得不单用麦考酚钠肠溶片，虽然会增加排异的风险，但由于几次调整免疫抑制剂方案后患者淋巴细胞亚群均明显低于正常值范围，且 $CD4^+T$ 细胞数量稳定，无显著增高趋势，故综合评估急性排斥的风险较低。通常我们采用的单药 MPA 的临床方案是患者肝移植术后 5 年以上；肝功稳定，近 1 年内未出现急性排异反应和慢性排异反应；既往无明显 MPA 引起的不良反应患者可试用 MPA 单药抗排异方案。只要调药时间及时机掌握好，急性排异反应的发生率是可接受的。但是肝移植术后 MPA 单药抗排异方案还需大样本、前瞻性、随机的临床研究来评估其有效性及安全性。

（北京清华长庚医院　范铁艳）

参考文献

［1］Bilbao I, Castells L, Rojas L, et al. Immunosuppression based on mycophenolate mofetil in stable liver transplanted patients[J]. Int Immunopharmacol, 2006, 6（13-14）: 1977-1983.

［2］Cruz C M, Pereira S, Gandara J, et al. Efficacy and safety of monotherapy with mycophenolate mofetil in liver transplantation patients with nephrotoxicity[J]. Transplant Proc, 2016, 48（7）: 2341-2343.

［3］Kriss M, Sotil E U, Abecassis M, et al. Mycophenolate mofetil monotherapy in liver transplant recipients[J]. Clin Transplant, 2011, 25（6）: E639-E646.

［4］Jiménez-Pérez M, Lozano RJ, Marín GD, et al. Efficacy and safety of monotherapy with mycophenolate mofetil in liver transplantation[J]. Transplant Proc, 2006, 38（8）: 2480-2481.

［5］Lassailly G, Dumortier J, Saint-Marcoux F, et al. Real life experience of mycophenolate mofetil monotherapy in liver transplant patients[J]. Clin Res Hepatol Gastroenterol, 2021, 45（1）: 101451.

［6］Manrique A, Jiménez C, Ortega P, et al. Mycophenolate mofetil monotherapy in patients who underwent liver transplantation for hepatitis C cirrhosis[J]. Transplant Proc, 2008, 40（9）: 2962-2964.

［7］Manzia TM, Angelico R, Toti L, et al. Long-term, maintenance MMF monotherapy improves the fibrosis progression in liver transplant recipients with recurrent hepatitis C[J]. Transpl Int, 2011, 24（5）: 461-468.

［8］Schmeding M, Kiessling A, Neuhaus R, et al. Mycophenolate mofetil monotherapy in liver transplantation: 5-year follow-up of a prospective randomized trial[J]. Transplantation, 2011, 92（8）: 923-929.

病例 58

肝移植术后 1 年 2 个月，乏力，皮肤、巩膜黄染 2 个月

患者男性，43 岁，于 2013 年 11 月 29 日入院。

一、主诉

肝移植术后 1 年 2 个月，乏力，皮肤、巩膜黄染 2 个月。

二、病史询问

（一）初步诊断思路及问诊目的

患者肝移植术后 1 年 2 个月，乏力，皮肤、巩膜黄染 2 个月。问诊思路应围绕黄疸原因的鉴别诊断进行。首先要了解肝功能中的各项指标升高情况，尤其要了解胆红素升高是以直接胆红素升高为主，还是以间接胆红素升高为主，或者是双向升高，是否伴有梗阻酶及 ALT、AST 的升高。要了解供体是否有 Gilbert 综合征等这一类的家族遗传性高胆红素血症，以排除过继性的高胆红素血症。同时要进行影像学检查，以排除术后胆道并发症所致的黄疸。最后，重点要详细了解移植肝本身问题所致的黄疸，如急性排异反应、药物性肝损害、原发病复发、其他嗜肝及非嗜肝病毒感染、新发自身免疫性肝炎、非酒精性脂肪肝、酒精性肝病等所致黄疸。

（二）问诊主要内容及目的

（1）发现皮肤、巩膜黄染后的肝功能检查指标，了解是以转氨酶升高为主，还是转肽酶、碱性磷酸酶升高为主；胆红素升高是否以直接胆红素或间接胆红素升高为主，还是直接胆红素、间接胆红素升高比例相仿。

（2）发现皮肤、巩膜黄染前，有无发生特殊疾病，用药情况，有无服用特别的食物、保健品、茶饮等。

（3）近期是否调整过免疫抑制剂，调药后是否有定期监测肝功能变化，是否有急性排异反应的诱发因素。

（4）肝功能异常后的具体诊疗情况，做过哪些检查，有无行肝穿活检明确诊断，肝功能有无改善等，便于调整下一步诊疗思路。

（5）肝移植术前原发肝脏疾病的问诊内容主要涉及原发病的发病过程、诊疗情况、病理诊断。初步推测有无原发疾病复发的可能。

（6）肝移植手术的手术方式及术后用药、肝功能恢复情况。了解术后有无血管及胆道的并发症，导致肝功能异常；明确在服药物的种类，有无导致药物性肝损伤潜在可能性的药物。

（7）熟知一般情况，包括身高、体重，有无饮酒史。排除有无肥胖、饮酒引起的脂肪性肝炎导致的肝脏损伤。

（三）问诊结果及思维提示

2012 年 8 月 23 日患者因"原发性肝癌乙型肝炎后肝硬化失代偿"行原位肝移植术，术后恢复良好，早期抗排异方案为他克莫司联合激素，术后 10 个月开始改为西罗莫司 2 mg，qd，抗排异治疗，2013 年 9 月 20 日因"口腔溃疡"自行将西罗莫司减量为 1 mg，qd，减量后未定期监测肝功能。2013 年 10 月 15 日患者自觉乏力，尿色深黄，2013 年 10 月 20 日当地医院化验肝功能：ALT 1085 U/L，TBIL 89.2 μmol/L，2013 年 10 月 22 日收入解放军总医院第三医学中心肝移植科。化验血常规：WBC 5.17 ×10^9/L，N 65%，HGB 148 g/L，PLT 106×10^9/L。生化：ALT 853 U/L，AST 261 U/L，γ-GT 513 U/L，ALP 314 U/L，TBIL 162.4 μmol/L，DBIL 106.3 μmol/L。西罗莫司浓度 2.6 ng/ml。HBsAg，抗 HCV 均阴性，病毒全项均阴性。自身免疫性肝炎抗体谱，IgG，γ-TP 均阴性。腹部超声未见明显异常。肝脏穿刺病理：轻度急性排异反应。给予他克莫司 2 mg，q12h，吗替麦考酚酯 360 mg，q12h，西罗莫司 2 mg，qd，予以激素冲击治疗甲泼尼龙 500mg，静滴，qd×3 天，辅以保肝，降酶，退黄治疗。患者肝功能均无改善，仍逐渐呈升高趋势。2013 年 11 月 3 日肝功能：ALT 469 U/L，AST 162 U/L，γ-GT 954 U/L，ALP 363 U/L，TBIL 476.3 μmol/L，DBIL 291.9 μmol/L，FK506 浓度 3.6 ng/ml，西罗莫司浓度 3.92 ng/ml。进一步行 MRI+MRCP 均未见明显异常。他克莫司加量为 3 mg，q12h；予以护肝片 2 片，q12h；甲泼尼龙片 20 mg，qd。肝功能仍继续加重。2013 年 11 月 11 日化验肝功能：ALT 551 U/L，AST 276 U/L，γ-GT 1954 U/L，ALP 155 U/L，TBIL 545.5 μmol/L，DBIL 358.8 μmol/L。2013 年 11 月 12 日行血浆置换，2013 年 11

月 13 日行注射用巴利昔单抗 20 mg 治疗一次。2013 年 11 月 24 日肝功能结果回报：ALT 705 U/L，AST 352 U/L，γ-GT 2593 U/L，ALP 192 U/L，TBIL 716.6 μmol/L，DBIL 476.3 μmol/L。2013 月 11 月 25 日再次行肝脏穿刺，病理报告显示：大部分毛细胆管结构消失，考虑慢性排异反应。肝移植外科组建议行二次肝移植手术。

思维提示

通过问诊可明确，患者术后未出现手术相关的胆道并发症，有免疫抑制剂减量病史，第一次肝脏穿刺活检提示轻度急性排异反应，治疗后肝功能持续升高，第二次肝脏穿刺提示慢性排异反应。诊断明确。但慢性排异反应治疗通常效果不佳，常规治疗方案为再次肝移植。

三、体格检查

（一）重点检查内容及目的

患者因皮肤、巩膜黄染入院。体格检查应重点了解患者神志是否清楚，对答是否切题，查看皮肤、巩膜黄染的程度，有无蜘蛛痣、瘀斑及出血点，腹部是否膨隆，肝脾是否肿大，肝区有无叩痛，腹腔积液征是否阳性，双下肢是否水肿等。

（二）体格检查结果及思维提示

患者一般情况可，生命体征平稳。神清合作，应答切题，定向力、记忆力、计算力正常。皮肤、巩膜重度黄染，未见瘀点、瘀斑，未见肝掌及蜘蛛痣。心肺听诊未见异常。腹平软，上腹可见"人"字形手术瘢痕，未见腹壁静脉曲张，无压痛、反跳痛，肝脾肋下未触及，肝、脾、双肾区无叩痛，移动性浊音阴性，肠鸣音 4 次 / 分。双下肢无水肿。肛门旁可见一范围约 2 cm×3 cm 的脓肿，皮温较周围皮肤高，略呈红色，右侧可见散在疱疹伴局部触痛。生理反射存在，病理征未引出。未见扑翼样震颤。

思维提示

患者查体发现全身皮肤、巩膜重度黄染。尚未见瘀斑及出血点。神志清楚，计算力正常，无肝性脑病体征。此外，在肛门旁还查见肛周脓肿及带状疱疹，考虑与激素冲击治疗有关，需进一步密切监测肝功能、凝血功能变化，同时应积极针对肝脓肿及带状疱疹进行治疗。

四、实验室和影像学检查

（一）初步检查内容及目的

因患者诊断已明确，故无须过多的进一步检查。重点在于监测肝功能、凝血功能变化。肝功能及凝血功能的变化，决定患者病情危重程度，决定下一步诊疗。同时，应行肺部 CT 检查，了解有无肺部感染。

（二）检查结果及思维提示

1. 肝功能相关检查　2013 年 11 月 29 日生化：ALT 504 U/L，AST 175 U/L，γ-GT 2040 U/L，ALP 437 U/L， TBIL 543.3 μmol/L， DBIL 360.7 μmol/L，ALB 34.9 g/L，GLU 13.26 mmol/L。FK506 浓度 10.5 ng/ml。凝血功能指标均正常。

2. 肺部 CT　右下肺有小斑片状高密度影，感染可能性大。

思维提示

患者有免疫抑制剂减量病史，加强抗排异治疗后肝功能无改善。结合两次肝脏穿刺病理，诊断考虑：①耐激素的急性排异反应；②慢性排异反应。

五、治疗方案及理由

（一）方案

（1）激素逐渐减量至停药。

（2）保肝、降酶、退黄治疗。

（3）抗感染：①卡泊芬净抗真菌治疗，50 mg，静滴，qd；②头孢曲松钠抗细菌治疗，2 g，静滴，qd；③更昔洛韦 0.5 g，静滴，q12h；④贲昔洛韦软膏涂于患处。

（4）干细胞为脐带血间充质干细胞，获取的脐带血间充质干细胞中单个核细胞计数在 2.0×10^7/ml ～ 9.8×10^{10}/ml 之间。移植途径为经外周静脉输注 2 次，经股动脉介入肝动脉干细胞移植 1 次。

（二）理由

（1）考虑不排除耐激素的急性排异反应，可单用兔抗人胸腺细胞免疫球蛋白（即复宁）治疗。但由于患者随后相继出现肺部感染，肛周带状疱疹及肛周脓肿，故未能采取此方案治疗。

（2）激素逐渐减量，他克莫司浓度较高，且此前的激素冲击治疗，效果不理想，逐渐减量至停药。

（3）脐血间充质干细胞具有促进肝脏细胞的修复重建、再生作用。有文献报道干细胞移植可治疗肝移植术后急、慢性排异反应及肝功能衰竭。本例患者在激素冲击无效、又有即复宁使用禁忌证的前提下，尝试用干细胞移植方案是可行的，可以避免再次肝移植。

六、治疗效果及思维提示

经过上述综合治疗后，肺部感染、肛周脓肿及带状疱疹逐渐好转。肝功能各项指标持续下降，至 2014 年 5 月 23 日复查肝功能：ALT 54 U/L，AST 44 U/L，γ-GT 527 U/L，ALP 506 U/L，TBIL 27 μmol/L，DBIL 14 μmol/L。后出院观察，继续口服保肝药、熊去氧胆酸及丁二磺酸腺苷蛋氨酸治疗，肝功能逐渐恢复至正常。目前患者肝移植术后已近 10 年，生化及血常规指标均正常。

💭 思维提示

对于耐激素的排异反应，可采用即复宁治疗，但感染是其禁忌证。本例患者经过激素冲击、免疫抑制剂加量后，免疫力下降，相继出现多部位、多病原学的感染，故为即复宁禁忌证。对于慢性排异反应，通常的治疗方法就是再次肝移植。我们在综合治疗的基础上，尝试采用脐血间充质干细胞移植的方法，使肝功能恢复正常，效果显著，值得进一步扩大临床样本观察。

最后诊断：肝移植术后；耐激素的急性排异反应，慢性排异反应不除外；脐血间充质干细胞治疗术后。

七、对本病例的思考

多项通过干细胞移植治疗终末期肝病和难治性肝病患者的研究表明，干细胞移植后患者症状缓解，肝功能和凝血功能明显好转，治疗时间缩短，改善预后，且无严重并发症出现。但由于干细胞移植治疗肝病患者的临床研究，未经合理的多中心、大样本、随机对照实验设计，治疗效果不确切，至今仍存在不同观点，主要是干细胞的潜在致瘤性，限制了其应用。

有少数干细胞移植应用于肝移植术后患者移植物抗宿主病的治疗，其效果可靠。文献报道的干细胞移植用于肝移植的适应证主要包括：①急性排异反应；② GVHD；③移植物原发性无功；④缺血性胆管炎；⑤ ABO 血型不符的肝移植。其机制有以下几方面的推测：干细胞可分泌多种可溶性细胞因子，具有调节机体免疫和炎症反应的作用，能够阻断 DC 的成熟和功能、降低 T 细胞和 NK 细胞的免疫应答等作用；干细胞能够在肝内转化为肝脏卵圆细胞或直接分化为成熟的肝细胞和胆管细胞，能够促进损伤肝脏的修复与再生。

本例患者第 2 次肝穿病理诊断为慢性排异反应，对于慢性排异反应，此例患者的治疗经验提示，脐血间充质干细胞移植不仅可促进肝细胞，也能促进胆管细胞的修复和再生，疗效是显著的，远期随诊并未见并发症及不良反应，是安全性可靠如果通过扩大临床样本量，进一步证实干细胞对慢性排异反应是有效而安全的，则可以大大减少再次移植的供肝需求量，同时也会极大地降低患者的经济负担及手术风险。

（北京大学国际医院　王　旭；北京清华长庚医院　陈　虹）

参考文献

［1］Angelico R, Sensi B, Manzia TM, et al. Chronic rejection after liver transplantation: opening the pandora's box[J]. World J Gastroenterol, 2021, 27(45): 7771-7783.

［2］Allameh A, Kazemnejad S.Safety evaluation of stem cells used for clinical cell therapy in chronic liver diseases; with emphasize on biochemical markers[J]. Clin Biochem, 2012, 45(6): 385-396.

［3］Charlton M, Levitsky J, Aqel B, et al. International liver transplantation society consensus statement on immunosuppression in liver transplant recipients[J]. Transplantation, 2018,102(5): 727-743.

［4］Jadlowiec CC, Taner T. Liver transplantation: current status and challenges[J]. World J Gastroenterol, 2016, 22(18): 4438-4445.

［5］Koo J, Wang HL. Acute, Chronic, and humoral rejection: pathologic features under current immunosuppressive regimes[J]. Surg Pathol Clin, 2018, 11(2): 431-452.

［6］Zhang J, Chan HF, Wang H, et al. Stem cell therapy and tissue engineering strategies using cell aggregates and decellularized scaffolds for the rescue of liver failure[J]. J Tissue Eng, 2021, 12:2041731420986711. doi: 10.1177/ 2041731420986711.

病例 59

肝移植术后 4 年半，肝功能异常 1 月余

患者男性，57 岁，于 2015 年 2 月 15 日入院。

一、主诉

肝移植术后 4 年半，肝功能异常 1 月余。

二、病史询问

（一）初步诊断思路及问诊目的

患者肝移植术后 4 年半，术前诊断为：丙型肝炎肝硬化、原发性肝癌。术后 1 个月发现丙肝病毒复制持续增高，后导致肝功能异常。予抗丙肝病毒治疗，入院前 8 个月丙肝病毒复制转阴。入院前 1 月余出现肝功能异常，需考虑肝移植术后出现肝功能异常的主要原因，包括排异反应、原发病复发、血管及胆道相关并发症、感染、药物性肝损伤、新发自身免疫性肝炎、酒精性肝损伤等。

（二）问诊主要内容及目的

（1）关于肝功能异常的问诊内容及目的，主要涉及发现肝功异常前是否存在诱发因素，如免疫抑制药物调整、服用药物、饮酒、受凉、劳累等；肝功能异常的持续时间，是否存在发热，腹泻，皮肤、巩膜黄染，神志改变等伴随症状。

（2）了解患者 HCV 感染治疗情况，包括发现及治疗时间，治疗药物，目前感染情况等。

（3）了解肝移植手术及术后情况，包括术中胆道、动静脉及门静脉吻合情况，术后肝功能恢复情况，术后复查移植肝血流、胆道情况等。

（4）了解患者除丙型肝炎以外的其他肝炎情况。

（5）了解患者自身抗体情况。

（6）了解患者移植肝有无细菌、病毒、真菌及其他罕见感染情况。

（7）了解术后免疫抑制剂的使用种类及具体用量。

（三）问诊结果及思维提示

患者中年男性，因"丙型肝炎后肝硬化、原发性肝癌"于 2010 年 8 月 2 日在天津市第一中心医院行原位肝移植术。手术顺利，术中留置胆道 T 型管。术后 2 周行胆道造影示：右肝管显影欠连续伴远端扩张，加用熊去氧胆酸胶囊利胆治疗，患者肝功能恢复可。至肝移植术后 3 个月，行胆道造影示：肝移植术后肝内胆管充盈缺损。因肝功能尚可，拔除胆道 T 型管。术后多次复查 MRCP 提示右肝管显影欠连续伴远端扩张，但肝功能基本正常。

患者术后 1 个月查血 HCV RNA 定量呈阳性、基因分型为 3a 型。未予特殊治疗，此后丙肝病毒复制持续增高、导致肝功能异常，先后予长效干扰素 α 治疗 2 年、索菲布韦治疗 6 个月，于入院前 8 个月 HCV RNA 定量转阴。

入院前 1 个月，患者在减量服用他克莫司后（他克莫司 2 mg，q12h，减量为 0.5 mg，q12h），出现腹泻、肝功能异常。于当地医院诊断为"急性排异反应"，增加免疫抑制剂种类，加大免疫抑制剂用量，病情未见好转。

思维提示

通过问诊可明确，患者在肝移植术后出现胆道并发症、HCV 感染，经积极治疗后，肝功能恢复正常。此次发生肝功能异常存在免疫抑制药物减量的诱因，关于肝功能异常原因仍需进一步检查，鉴别诊断应包括排异反应、病毒性肝炎、移植肝血管并发症、胆道并发症、移植肝感染、新发自身免疫性肝炎、药物性肝损害等。

三、体格检查

（一）重点检查内容及目的

患者以肝功能异常为主要表现，初步考虑肝脏本身病变可能性大。因此在对患者进行系统、全面检查的同时，注意有无皮肤、巩膜黄染，皮疹，肝掌，蜘蛛痣，肝脾大等慢性肝病体征。同时，因患者有发热，体格检查时还应注意肺部有无干湿啰音，腹部有无压痛、反跳痛及肝区有无叩痛，移动性浊音是否阳性。

（二）体格检查结果及思维提示

T 36.2℃，R 19 次 / 分，P 78 次 / 分，BP 132/71 mmHg。神志清楚，发育正常，营养状态差，全身浅表淋巴结未触及肿大，皮肤、巩膜轻度黄染，未见皮下出血点及瘀斑。双肺呼吸音清，未闻及明显干湿啰音，心音有力，律齐，心率 78 次 / 分，各瓣膜听诊区未闻及病理性杂音。腹软，腹部正中可见"人"字形手术瘢痕，愈合良好，全腹无压痛及反跳痛，肝脾肋下未及，双下肢不肿。

思维提示

体格检查中除皮肤、巩膜轻度黄染外，未发现其他特殊阳性体征，尚需进一步进行实验室检查明确诊断。

四、实验室和影像学检查

（一）初步检查内容及目的

1. 血常规、尿常规　了解三系情况、评估脾功能；了解血白细胞总数及中性粒细胞百分比，评估是否存在细菌性感染。

2. 生化全项　了解目前肝、肾功能、电解质、血糖、血脂、代谢等情况，有助于了解肝损害的特点，从而有助于鉴别诊断。

3. 凝血功能　可判断肝脏的合成功能。

4. 嗜肝病毒及非嗜肝病毒标志物检测　包括 HAV、HBV、HCV、HDV、HEV、EBV、CMV、疱疹病毒等病毒学指标检测。确定或除外引起肝功能损害的病毒性因素。

5. 自身抗体谱　包括 ANA、抗 ENA、ANCA、SMA、AMA、AMA-M$_2$、LKM$_1$、SLA/LP 等，有助于新发自身免疫性肝病及其他自身免疫性疾病的诊断。

6. 免疫球蛋白定量　有助于新发自身免疫性肝病的诊断和鉴别诊断。

7. 免疫抑制药物血药浓度　有助于评估目前免疫抑制状态，及时调整用药。

8. 移植肝超声检查　了解肝脏形态及结构，了解肝脏血供情况，有无血栓等血管并发症。

9. MRCP　了解肝内外胆道情况，评估有无胆道狭窄等并发症。

10. 肝组织穿刺活检　肝组织病理有助于明确诊断。

（二）检查结果及思维提示

1. 血常规　WBC 4.78×10^9/L，N 65.5%，HGB 145 g/L，PLT 118×10^9/L。

2. 生化全项　ALT 1292.0 U/L，AST 420.5 U/L，ALP 167.9 U/L，γ-GT 1023 U/L，ALB 38.0 g/L，TBIL 50.52 μmol/L，DBIL 22.58 μmol/L，CHE 4691 U/L，TBA 76.31 μmol/L，TC 9.98 mmol/L，TG 1.93 mmol/L，其余正常。

3. 凝血功能　INR 0.79，PTA 128%，FRB 4.26 g/L，余指标正常。

4. 嗜肝及非嗜肝病毒标志物检测　HAV、HDV、HEV、EBV、CMV、疱疹病毒IgM 均为阴性、HCV RNA 阴性，HBVM 均为阴性。

5. 自身抗体　自身抗体系列检查包括 ANA、AMA、SMA、LKM₁、SLA/LP 等均阴性。

6. 免疫球蛋白定量　IgG 2000 mg/dl，IgA、IgM、补体 C3、C4 均正常。

7. 他克莫司血药浓度　11.3 ng/ml。

8. 移植肝超声　移植肝、大血管及血流未见异常。

9. MRCP　肝移植术后：右肝管显影欠连续伴远端扩张；重度脂肪肝；胆囊管残端囊肿；脾大。

10. 肝组织穿刺活检　移植肝轻度胆汁淤积性病变，考虑药物性肝损害，未见明确急性排异反应征象。

🧑‍⚕️ 思维提示

通过上述检查可以得出以下结论：①患者肝移植术后出现肝功能异常；②各项病毒学检查均阴性；③自身抗体系列检查阴性；④ MRCP 示右肝管显影欠连续伴远端扩张，较前无明显变化；⑤肝组织穿刺活检考虑药物性肝损害，未见明确急性排异反应征象。综合考虑可能存在肝移植术后药物性肝损害。

五、治疗方案及理由

（一）方案

1. 一般治疗　休息，避免劳累，肝病饮食，停用相关肝毒性药物。

2. 抗排异治疗　他克莫司 2.5 mg，q12h；麦考酚钠肠溶片 360 mg，q12h；甲泼尼龙片逐渐减量（20 mg，qd → 12 mg，qd → 6 mg qd → 4 mg，qd）。

3. 保肝、利胆、抑酸　甘草酸二铵肠溶胶囊 150 mg，tid；多烯磷脂酰胆碱胶囊 465 mg，tid；熊去氧胆酸胶囊 250 mg，tid；雷贝拉唑片 10 mg，qd。

（二）理由

本病例在肝移植术后 4 年半出现肝功能异常，完善相关检验，排除病毒感染、自身免疫性因素，肝组织穿刺活检考虑药物性肝损害，未见明确急性排异反应征象，在排除其他原因所致的肝功能异常后，综合考虑存在肝移植术后药物性肝损害。

六、治疗效果及思维提示

经治疗 10 天后，患者肝功能有所好转，复查化验：ALT 264.1 U/L，AST 82.4 U/L，TBIL 32.64 µmol/L，DBIL 15.17 µmol/L，ALP 168.3 U/L，γ-GT 689.2 U/L，TBA 32.54 µmol/L，TC 7.76 mmol/L，TG 1.24 mmol/L，FK506 7.9 ng/ml，CD4/CD8 1.06。

但是患者再次出现腹泻，解水样便，5 ~ 6 次 / 天，量约 300 ml/ 次，查大便常规未见异常，杆菌 / 球菌：80%/20%，可查见酵母样真菌孢子。考虑到正常人群大便亦可出现真菌孢子，进一步查真菌 G 试验：1-3-β-D 葡聚糖 237.3 pg/ml，考虑患者可疑肠道真菌感染，加用制霉菌素治疗。治疗 1 周后复查大便菌群分布未查见真菌样孢子。此后多次复查肝功能，虽然酶学有下降，但胆红素有升高趋势。复查 1-3-β-D 葡聚糖 339.5 pg/ml，考虑患者仍存在深部真菌感染，结合患者术后多次 MRCP 显示，右肝管显影欠连续，故不排除胆道真菌感染，加用伏立康唑抗真菌治疗，并减少他克莫司及激素用量。应用 5 天后，患者胆红素进行性下降。应用 1 周即接近正常范围。服用伏立康唑 3 周后，复查 TBIL 15.67 µmol/L，1-3-β-D 葡聚糖 109.3 pg/ml。患者出院。出院后继续服用伏立康唑。共服用 3 个月停用。至今随访 6 年余，患者肝功能持续正常。

🧠 **思维提示**

肝移植术后患者处于免疫抑制状态，应时刻警惕感染发生，本例患者高度怀疑胆道真菌感染，经验性予伏立康唑抗真菌治疗，治疗有效。

最后诊断：肝移植后药物性肝炎、胆道真菌感染。

七、对本病例的思考

针对本病例的诊治，患者以肝移植术后肝功能异常为主要表现，对可能引起肝功能异常的原因进行逐一筛查，结合肝组织穿刺活检结果，明确为肝移植后药物性肝损伤，予对症治疗后肝功好转。患者在治疗过程中，出现腹泻加重，进一步完善化验，考虑存在真菌感染，经过临床医生抽丝剥茧，最终将感染部位锁定在肝内胆道，经抗真菌治疗后患者病情好转。

在本病例的诊治过程中，我们的经验是：对于肝移植术后免疫抑制人群，在增加免疫抑制剂种类，加大免疫抑制剂用量后，应时刻警惕感染发生，一旦出现发热、咳嗽、腹泻等常见感染表现，应积极追查，不可遗漏，在抗感染治疗的同时，对于术后免疫抑制方案的调整和把握具有一定难度，需临床进一步摸索、总结。

（天津市第一中心医院 孙晓叶，朱梦月）

参考文献

［1］Abdelhamid NM, Chen YC, Wang YC, et al. Pre-transplantation immune cell distribution and early post-transplant fungal infection are the main risk factors of liver transplantation recipients in lower model of end-stage liver disease[J].Transplant Proc, 2017, 49（1）: 92-97.

［2］Angela C, Petrisli E, Ravaioli Matteo, et al. Infectious agents after liver transplant: etiology, timeline and patients' cell-mediated immunity responses[J]. Med Microbiol Immunol, 2017, 206（1）: 63-71.

［3］Chen YC, Cheng CH, Wang YC, et al. Effect of prophylactic antifungal protocols on the prognosis of liver transplantation: a propensity score matching and multistate model approach[J]. BioMed Res Int, 2016（18）: 6212503-6212509.

［4］Luca MD, Green M, Symmonds J, et al. Invasive candidiasis in liver transplant patients: Incidence and risk factors in a pediatric cohort[J]. Pediatr Transpl, 2016, 20（2）: 235-240.

［5］Marriott DJ, Ellis DH, Nguyen Q, et al. Candidemia following solid organ transplantation in the era of antifungal prophylaxis: the Australian experience[J].Transpl Infect Dis, 2009, 11（2）: 122-127.

［6］Sganga G, Bianco G, Fiori B, et al. Surveillance of bacterial and fungal infections in the postoperative period following liver transplantation: a series from 2005-2011[J]. Transplant Proc, 2013, 45（7）: 2718-2721.

肝移植术后 4 月余，
进行性双下肢疼痛、麻木、无力 2 月余

患者男性，62 岁，于 2019 年 9 月 28 日入院。

一、主诉

肝移植术后 4 月余，进行性双下肢疼痛、麻木、无力 2 月余。

二、病史询问

（一）初步诊断思路及问诊

针对患者术后 2 月余出现双下肢疼痛、麻木、无力等症状，且进行性加重，要考虑导致这些症状的原因，如有无下肢静脉血栓、骨质疏松及周围神经损害、腰骶椎间盘及椎间孔病变等。下肢静脉血栓以单侧居多，双侧同时出现者较少，通过下肢静脉超声检查可以明确。骨质疏松为移植术后较常见的并发症，由于长期使用免疫抑制剂，尤其是早期使用激素，易导致骨质疏松，可以通过骨密度检查来排查。周围神经损害除了表现为疼痛、麻木及无力外，还常常有袜套样感觉减退或缺失，可以通过神经系统查体排查，但对于轻型者，神经系统查体可以表现为阴性，此时需要进行周围神经的系列检查（包括外周神经的超声检查、神经传导检查及肌电图）才能明确。腰骶椎间盘及椎间孔病变可以通过 CT 或 MR 评估。此外，如能排除以上器质性病变，则有可能为他克莫司所致的神经系统毒副作用。

（二）问诊主要内容及目的

1. 现病史的询问　通过问诊对双下肢疼痛、无力的原因进行初步筛查，问诊的重点包括以下内容：①移植术后接受何种药物治疗；②疼痛、麻木、无力的范围及程度；

③有何伴随症状；④是否进行性加重；⑤经过何种治疗，疗效如何。

2. 既往史、个人史及家族史的询问　既往有无骨质疏松史；是否进行过治疗；家族成员中是否有类似的神经系统疾病患者；既往有无腰椎间盘突出或腰骶椎间孔狭窄史。

（三）问诊结果及思维提示

患者4月前因"乙肝肝硬化、HCC"行原位肝移植。术后恢复良好。早期常规三联免疫抑制剂方案：他克莫司＋吗替麦考酚酯＋甲泼尼龙。目前免疫抑制剂方案：他克莫司2 mg，q12h；吗替麦考酚酯0.5 g，q12h。于术后2月余无明显诱因出现双下肢疼痛、麻木及无力，开始以脚踝部为著，可以坚持走1000 m左右，后逐渐加重。至后期，患者疼痛难忍，彻夜难眠，汗湿衣透，难以行走500 m。疼痛有夜重昼轻的特点。无发热、寒战；无袜套、手套样感觉障碍。曾给予维生素B12及维生素B1治疗，无明显效果。家族中无类似疾病患者。

思维提示

患者肝移植术后出现双下肢疼痛、麻木及无力为突出的神经系统症状，需与周围神经损害、双下肢静脉血栓及骨质疏松进行鉴别诊断。应进行仔细的神经系统检查以及下肢血管、神经的超声检查、骨密度检查，必要时行神经传导及肌肉的相关检查。如果上述检查均阴性，则需要考虑药物所致的神经系统不良反应。

三、体格检查及思维提示

（一）体格检查内容及目的

患者为下肢症状，应在系统、全面地检查同时，查看有无双下肢红肿、是否等粗等大；有无下肢骨压痛，尤其是神经系统检查有无痛、温、触觉的减退或增强；位置觉是否存在，有无增减；腱反射及跟腱反射是否存在，有无减弱或亢进；下肢肌力是否正常，如不正常，为几级；巴宾斯基征、布鲁金斯氏征是否能引出。

（二）体格检查结果及思维提示

T 36.5 ℃，P 81次/分，R 18次/分，BP 132/84 mmHg。双下肢无红肿，等粗等大，下肢骨无明显压痛。神经系统检查无痛、温、触觉的减退或增强；位置觉存在无增减；膝腱及跟腱反射存在无减弱或亢进；下肢肌力5级。巴宾斯基征与布鲁金斯氏征未引出。

思维提示

　　体格检查未查见明显阳性体征，下肢疼痛、无力原因需进一步行影像学及神经传导及肌肉相关检查，以排除神经系统器质性病变。

四、辅助检查及思维提示

（一）初步检查内容及目的

　　1. 血、尿常规及生化全项检查　了解患者术后基本情况。

　　2. 他克莫司浓度　了解免疫抑制剂浓度是否过高导致的神经系统损害。

　　3. 淋巴细胞亚群　评估免疫功能。

　　4. 免疫球蛋白及补体　了解是否存在自身免疫介导的周围神经病，如格林 - 巴利综合征。

　　5. 下肢血管超声检查　了解下肢血管有无狭窄及血栓。

　　6. 骨密度检查　了解有无骨质疏松。

　　7. 肌电图、神经传导检查　评估神经肌肉的功能状态。

　　8. 影像学检查　了解有无腰骶椎间盘及椎间孔病变。

（二）初步检查结果及思维提示

　　1. 血、尿常规及生化全项检查　均正常。

　　2. 他克莫司浓度　5.86 ng/ml。

　　3. 病毒感染　均为阴性。

　　4. 免疫球蛋白及补体　均正常。

　　5. 淋巴细胞亚群　$CD4^+T$ 细胞数量 224 个 /μl。

　　6. 下肢血管超声检查　下肢血管无狭窄及血栓。

　　7. 骨密度检查　轻度骨质疏松。

　　8. 肌电图、神经传导检查　正常。

　　9. 影像学检查　未见腰骶椎间盘突出及椎间孔病变。

思维提示

从上述结果中可以明确：①双下肢血管未见狭窄及血栓；②神经传导及肌电图未见异常；③骨密度检查提示有轻度骨质疏松。因此，可以排除下肢血管病变及外周神经损伤所致的下肢疼痛、无力。由于器官移植术后长期使用免疫抑制剂，易导致骨质疏松，可出现腰背部疼痛，但很少单独出现双下肢疼痛，且一般不会出现麻木及无力。本病例骨密度提示有轻度骨质疏松，可以加强补钙及唑来膦酸综合治疗，观察疗效，如下肢疼痛仍无法缓解，则可能为他克莫司所致的神经系统不良反应。需要通过调整抗排异方案以消除该药的不良反应。

五、治疗方案及理由

（一）方案

1. 补钙　碳酸钙 600 mg，bid。
2. 促进钙吸收药物　骨化三醇 10 μg，bid。
3. 唑来膦酸　5 mg，静滴，1 次。
4. 效果　经上述治疗 4 周，下肢疼痛、无力未见好转，甚至逐渐加重，行走困难。
5. 改进方案　停用他克莫司，换用西罗莫司 2 mg，qd（浓度 5.0 ng/ml），吗替麦考酚酯 1 g，q12h。

（二）理由

患者骨密度检查提示骨质疏松，给予加强补钙、促进钙吸收及促进钙沉积骨骼上的药物治疗，4 周后症状不仅未减轻，反而加重，说明其疼痛不是骨质疏松所致，而可能是免疫抑制剂所致，在所用的免疫抑制剂中，又以他克莫司可能性最大，故停用他克莫司，换用西罗莫司，同时为了保证抗排异效果，加大吗替麦考酚酯剂量。

六、治疗效果

换药后第 2 天，双下肢疼痛即有所减轻，1 周后疼痛完全缓解，麻木及无力也明显缓解，2 周后恢复正常。在随后的两年时间内多次随访，患者未再出现双下肢疼痛、麻木及无力等症状，血常规及生化指标均在正常范围，西罗莫司浓度在目标范围内。

思维提示

经过各种检查后排除了器质性病变所致的下肢疼痛，最终考虑由他克莫司所致的神经毒副作用所致，予以更换西罗莫司联合大剂量麦考酚钠治疗后，疗效显著，下肢疼痛很快缓解。由于在术后早期，停用他克莫司后，有增加排异反应的风险。故应根据淋巴细胞亚群变化实时调整剂量，以避免排异反应的发生。

最后诊断：肝移植术后下肢疼痛综合征。

七、对本病例的思考

本例患者为中老年男性，肝移植术后 2 月余，出现双下肢疼痛、麻木及无力等症状，且呈进行性加重。经检查存在骨质疏松，虽经加强补钙等综合治疗，但症状反而加重，说明其下肢疼痛原因不是骨质疏松所致。经全面检查后均未发现其他可以解释其下肢疼痛的疾病。他克莫司药物说明书上显示的不良反应：外周神经病变（常见），肌无力（罕见），但在实际临床工作中，出现双下肢疼痛的情况很少见，仅见个别报道。查阅文献，他克莫司不良反应导致的下肢疼痛称之为"下肢疼痛综合征"，其发病机制可能是由于他克莫司抑制钙调磷酸酶，从而抑制钙离子的释放进而激活体内炎症反应、降低肌肉的兴奋性，最终导致神经传导阻滞。转换西罗莫司后，此药可以通过哺乳动物西罗莫司靶蛋白信号通路，减轻或消除钙粒子释放减少所导致的炎症反应，从而达到治疗效果。

（北京清华长庚医院　陈　虹）

参考文献

［1］ Bardou FN, Guillaud O, Erard-Poinsot D, et al. Tacrolimus exposure after liver transplantation for alcohol-related liver disease: Impact on complications[J]. Transpl Immunol, 2019, 56: 101227.

［2］ 李月霞，李淑娟，张弋等. 他克莫司在儿童活体肝移植中应用及药代动力学特点研究进展 [J]. 天津药学，2017, 29（4）: 54-57.

［3］ 孟德宝，黎朝晖，刘玉爱. 他克莫司的药物不良反应 [J]. 中国误诊学杂志，2005, 5（4）: 760-761.

［4］ Mohideen TK, Wu H. Immunosuppressant medication induced lower extremity pain after combined liver and kidney transplant:a case report[J]. PM R, 2017 10(3): 309-312.

［5］ Prommer E. Calcineurin-inhibitor pain syndrome[J]. Clin J Pain, 2012, 28: 556-559.

［6］Schutte-Nutgen K, Tholking G, Suwelack B, et al. Tacrolimus - pharmacokinetic considerations for clinicians[J]. Curr Drug Metab, 2018, 19（4）: 342-350.

［7］Udomkarnjananun S, Townamchai N, Virojananwat M, et al. Au unusual manifestation of calcineurin inhibitor-induced pain syndrome in kidney transplantation: a case report and literature review[J]. Am J Case Rep, 2018, 19: 442e6.

［8］Wei X, Zhao M, Li Q, et al. Tacrolimus-induced pain syndrome after bone marrow transplantation:a case report and literature review[J]. Transplantation Proceedings, 2018, 50: 4090-4095.

［9］郑永根，周林，杜国盛，等．肝移植术后他克莫司导致双下肢疼痛综合征的治疗经验 [J]. 器官移植，2019，4（10）: 449-451.

肝肾联合移植术后 7 个月，
进行性左侧眼、头、面部疼痛 6 个月

患者女性，62 岁，于 2018 年 11 月 19 日入院。

一、主诉

肝肾联合移植术后 7 个月，进行性左侧眼、头、面部疼痛 6 个月。

二、病史询问

（一）初步诊断思路及问诊

本例患者术后 1 个月开始出现左侧眼部疼痛、继之出现左侧头面部疼痛，且进行性加重。针对这些症状，主要考虑有无三叉神经痛、颅内占位性病变及药物不良反应所致等。

（二）问诊主要内容及目的

1. 现病史的询问　通过问诊对左侧眼、头、面疼部疼痛的病因进行初步筛查，问诊的重点包括以下内容：①移植术后接受何种药物治疗；②疼痛的特点、范围及程度；③有何伴随症状；④是否进行性加重；⑤经过何种治疗，疗效如何；⑥移植前是否有过类似发作。

2. 既往史、个人史及家族史的询问　家族成员中是否有类似的病痛患者。

（三）问诊结果及思维提示

患者 7 个月前因"乙肝肝硬化失代偿、肾功能衰竭"行肝肾联合移植。术后抗排异方案：环孢素 125 mg，q12h；麦考酚钠 360 mg，q12h；甲泼尼龙 8 mg，qd。术后 1

个月出现双眼视物模糊，继之出现左眼疼痛，且逐渐加重，不能入睡。术后2个月疼痛蔓延至整个左侧头面部，考虑环孢素所致，故改服他克莫司2 mg，q12h，五酯胶囊2粒，q12h，疼痛持续无减轻。于术后4个月再次换回环孢素（50 mg，q12h），同时加用西罗莫司2 mg，qd，但患者仍疼痛难忍，尤以晚上服用环孢素后明显，每晚需服用止痛药才能勉强入睡几小时，期间曾就诊于神经内科、眼科、心内科、中医科，予以眼底检查及头部磁共振检查，均未发现异常。行针灸治疗2周，疼痛仍无减轻。

思维提示

患者肝肾联合移植术后出现左侧眼、头、面部疼痛，且呈进行性加重。需与三叉神经痛、颅内占位性病变及药物不良反应进行鉴别诊断。应请神经内科、眼科会诊，需进一步行眼底相关检查及头颅磁共振检查。如果上述检查均阴性，则需要考虑药物所致的神经系统不良反应。患者虽然也换过他克莫司，但疼痛无缓解，后再次换回环孢素并减量，症状仍不能缓解。若能排除器质性病变，应停用CNI类药物，换用不同类别的抗排异药物，如西罗莫司。

三、体格检查及思维提示

（一）体格检查内容及目的

患者为头、面部症状，应在系统、全面地检查同时，重点查看有无左侧面部红肿、疱疹及压痛；查看眼眶有无压痛；眼球活动如何；有无左侧面部的痛、温、触觉的减退或增强；鼻唇沟是否对称；鼓腮、皱眉时两侧面部是否对称；巴氏征、布氏征是否能引出。

（二）体格检查结果及思维提示

T 36.6℃，P 83次/分，R 17次/分，BP 134/86 mmHg。左侧面部及眼眶周围无明显红肿、疱疹及压痛；痛、温、触觉无明显减退或增强；鼻唇沟对称，鼓腮、皱眉时两侧面部对称；巴氏征及布氏征未引出。

思维提示

体格检查未查见明显阳性体征，左侧眼、头、面部疼痛原因需进一步行眼科方面检查及头颅磁共振共振检查，才能排除眼科及神经系统器质性病变。

四、辅助检查及思维提示

（一）初步检查内容及目的

1. 血、尿常规及生化全项检查　了解患者术后基本情况。

2. 环孢素浓度　了解免疫抑制剂浓度是否过高导致的神经系统损害。

3. 淋巴细胞亚群　评估免疫功能。

4. 疱疹病毒 DNA 及 IgM　了解有无皮肤下带状疱疹感染。

5. 眼科相关检查　了解有无眼科疾病。

6. 头颅磁共振　了解颅内是否有占位性病变及其他器质性病变。

（二）初步检查结果及思维提示

1. 血、尿化验　血常规正常；尿常规中 WBC 50/μl，余项均正常；生化全项：肾功能有三项升高：BUN 14.31 mmol/L，β_2 微球蛋白 8.04 mg/L，Cr 155 μmol/L。

2. 环孢素浓度（C_2）　622.2 ng/ml。

3. 淋巴细胞亚群　$CD4^+T$ 细胞数量 189 个 /μl。

4. 疱疹病毒相关项目　均为阴性。

5. 眼科相关检查　未发现异常。

6. 头颅磁共振　未见异常。

思维提示

从上述结果中可以明确：病毒学阴性；眼科相关检查未见异常；头颅磁共振未见异常。因此，排除了器质性病变所致的左侧眼、头、面部疼痛。考虑其原因为环孢素及他克莫司所致的药物不良反应。需要通过调整抗排异方案以消除该药的不良反应。

五、治疗方案及理由

（一）方案

1. 停用环孢素

2. 加大西罗莫司剂量　从原来的 1 mg，qd，增至 2.5 mg，qd。1周后测药物浓度为 9.59

ng/ml。

3. 五酯胶囊　1 粒，qd。

4. 加大吗替麦考酚酯剂量　从原来麦考酚钠 360 mg，q12h，增加到吗替麦考酚酯 1.0 g，q12h。

（二）理由

患者在出现症状初期，手术医生也曾给予换成他克莫司联合西罗莫司抗排异治疗，但疼痛仍无缓解，后又换回环孢素。直至术后 7 个月，才停用环孢素，加大西罗莫司剂量，同时加大吗替麦考酚酯剂量至 1 g，q12h。

六、治疗效果

停用环孢素 3 天后，左侧眼、头、面部疼痛明显减轻，不需服用去痛片亦能入睡。1 周后疼痛完全缓解。随访换药后至今 2 年 4 个月时间内，患者血常规及肝功能指标均在正常范围，肾功能各项指标较换药前有所好转，西罗莫司浓度在目标范围内。

思维提示

患者经过全面排查，未发现颅内器质性病变，故考虑为 CNI 药物的神经毒副作用所致。予以更换西罗莫司联合大剂量吗替麦考酚酯片治疗后，症状很快缓解。由于患者为肝肾联合移植者，且术后只有 6 个月，完全停用 CNI 类药物，而采用二线药物抗排异方案，是有一定发生排异反应风险的，这更需要医生有胆识、有担当才能做到这点。

七、对本病例的思考

本例患者为中老年女性，肝肾联合移植术后 1 个月出现左眼疼痛、视物模糊，继而出现左侧头、面部疼痛，且进行性加重，每日须靠镇痛药物方能入睡。曾给予换用他克莫司抗排异治疗，但症状未能缓解，考虑到患者为肝肾联合移植早期，出现排异的概率大，故手术医生始终不敢完全停用 CNI 类的药物，后又换回环孢素并减量，同时加用西罗莫司，但症状仍未能缓解。直至术后 7 个月才停用环孢素，加大西罗莫司及吗替麦考酚酯用量，症状才得以缓解。

查阅文献，CNI 类药物的神经系统毒性是继其肾毒性后的第二大不良反应，发生率高达 60%，且以中枢神经系统损害为主。轻微症状包括震颤、激动、失眠、焦虑、健忘、头痛、感觉异常；严重者包括神志不清、失语、肌张力障碍、运动不能性缄默症、帕金森病、麻痹、癫痫发作、紧张症、昏迷、脑出血等。少见的有外周神经损害，如四肢麻木、刺痛感、无力伴震颤等。本例患者发病时间在术后 1 个月左右，发病时间与报道一致。但文献上报道的多为中枢神经系统损害的症状，偶有报道为外周神经受损症状，且均为双侧对称性改变。本例为单侧头面部疼痛，既往未见报道。

CNI 类药物引起神经毒性的机制仍不明确，有研究认为可能与药物在脑部的蓄积有关。尽管 CNI 为高亲脂性，但由于 CNI 会通过 P- 糖蛋白（P-gp）从大脑泵出，其通过血 - 脑脊液屏障转运到大脑会因此而受到限制。而 P-gp 的表达存在个体差异，有基因多态性。CNI 到达大脑的量可能与 P-gp 的基因多态性相关，即与 P-gp 在血脑屏障的表达和功能级别存在相关性。可见，基因多态性决定了有些患者容易发生 CNI 相关神经毒性，而有些患者不容易出现。也有人认为 CNI 可抑制钙调磷酸酶，从而抑制钙离子的释放进而激活体内炎症反应、降低肌肉的兴奋性最终导致神经传导阻滞。另有研究认为，基因多态性（ABCB1 C1236T，ABCB1 G2677T/A）、年龄、高血压、肾功能异常是环孢素相关神经毒性的独立危险因素。本病例肝肾联合移植术后早期肾功能恢复不良，出现症状时肌酐高达 155 μmol/L，故患者出现症状也可能与此有关。

另外，与长春新碱、阿糖胞苷等呈剂量依赖性神经毒性不同，CNI 相关的神经毒性与血药浓度无关，即使在治疗范围内也可出现，该患者出现不良反应时的血药浓度为（C_0 192.42 ng/ml，C_2 622.14 ng/ml），均在治疗窗范围内。对于环孢素诱发的外周神经系统损害尚无有效的治疗药物。本例患者在环孢素减量过程中无明显改善，在停药后才逐渐缓解。转换西罗莫司后，此药可以通过哺乳动物西罗莫司靶蛋白信号通路，减轻或消除钙粒子释放减少所导致的炎症反应，从而达到治疗效果。

总之，当出现 CNI 类药物神经毒性或其他系统不良反应时，应换用另一类抗排异药，而不是同一类药物，因为同一类药物具有相同或类似的不良反应。尽管患者在肝肾联合移植早期，但如果其淋巴细胞亚群中的 CD4+T 细胞数量低下，亦可尝试换用二线的抗排异药，从而消除 CNI 类药物的不良反应。

（北京清华长庚医院　陈　虹）

参考文献

[1] Bardou FN, Guillaud O, Erard-Poinsot D, et al. Tacrolimus exposure after liver transplantation for alcohol-related liver disease: Impact on complications[J]. Transpl Immunol, 2019, 56: 101227.

［2］李月霞,李淑娟,张弋,等.他克莫司在儿童活体肝移植中应用及药代动力学特点研究进展[J].天津药学,2017,29（4）:54-57.

［3］李慧云,刘丽娟,赖雁威.肝肾移植受者他克莫司血药浓度正常范围及其影响因素的初步研究[J].北方药学,2016,1:84.

［4］Lemaitre F, Tron C, Renard T, Jézéquel C, et al. Redefining therapeutic drug monitoring of tacrolimus in patients undergoing liver transplantation: A target trough concentration of 4-7 ng/mL during the first mMonth after liver transplantation is safe and improves graft and renal function[J]. Ther Drug Monit, 2020, 42（5）: 671-678.

［5］Schutte-Nutgen K, Tholking G, Suwelack B, et al. Tacrolimus - pharmacokinetic considerations for clinicians[J]. Curr Drug Metab, 2018, 19（4）: 342-350.

［6］Rayar M, Tron C, Jézéquel C, et al. High intrapatient variability of tacrolimus exposure in the early period after liver transplantation is associated with poorer outcomes[J]. Transplantation, 2018, 102（3）: e108-e114.

第四章

肝移植术后肿瘤相关性疾病

病例 62

肝移植术后 2 月余，间断发热 5 天

患者男性，58 岁，于 2017 年 10 月 8 日入院。

一、主诉

肝移植术后 2 月余，间断发热 5 天。

二、病史询问

（一）初步诊断思路及问诊

患者中年男性，肝移植术后 2 月余，术前诊断为乙型肝炎肝硬化、原发性肝癌。患者术后短期出现间断发热，发热按病因可以分为感染性发热和非感染性发热，感染性发热病原包括细菌、病毒、真菌，特别警惕移植患者机会性感染，如卡氏肺孢子菌感染、结核、巨细胞病毒感染等；非感染性发热，主要包括肿瘤、结缔组织病、神经源性发热等。

问诊时应该围绕发热的上述病因进行，详细询问发热的规律及可能伴随发热出现的其他临床症状及随治疗的演变过程。

（二）问诊主要内容及目的

1. 起病初期发热的特点　了解发热的规律和特点，有助于对发热原因及发展趋势的判断和治疗效果的评估。热程短，有乏力、寒战，多考虑感染性疾病，查找感染灶，使用抗生素。热程中等，呈进行性消耗以肿瘤多见；热程长，无毒血症状，发作与缓解交替，多见于结缔组织病，包括药物热等。热型又分稽留热、弛张热、间歇热、波状热、消耗热等，分别对应不同的疾病类型。

2. 起病前是否有发热患者接触史、药物、饮食等诱因　与发热患者有接触，需考虑一些传染病，特别是呼吸道，细菌性和病毒性传染病。近期有用药或新增加的用药史，

需考虑药物性发热。有不洁食物史，需注意胃肠感染及甲、戊型肝炎。

3. 是否存在肺部、腹部症状和其他全身症状　其他伴随症状，有助于对发热原因、部位的判断，咳嗽咳痰需考虑肺部的细菌、真菌、病毒感染，腹痛需考虑脓肿、腹膜炎、胆管炎、结节性多动脉炎等；伴随消耗的各种肿瘤、巨细胞病毒感染、单核细胞增多症、类风湿关节炎等。

4. 是否做过腹部、肺部影像学检查，结果如何　已有的腹部、肺部影像学检查能帮助快速地查找病灶或者排除其他疾病。

5. 曾接受何种治疗，结果如何　曾经的治疗方案及结果有助于明确诊断，避免不必要的尝试。

（三）问诊结果及思维提示

该患者间断发热 5 天，最高体温 38℃，无畏寒、寒战，无咳嗽、咳痰，无腹痛、腹泻，体温能自行降至正常。患者无发热患者接触史，无不洁食物史，术后一直大量使用抗排异药物治疗，近期未作调整。入院前未做过任何检查，未予以药物处理。

> **思维提示**
>
> 　　患者的发热类型属于低热，未见明显的毒血症状，因起病时间短，热程不能明确，无伴随症状。从患者症状相关的线索来源较少，可以从肝移植患者特殊的免疫抑制状态以及常见发热原因方面进行考虑。在移植术后短期的患者中，使用大量的抗排异药物，急性感染可能出现症状被掩盖的情况，不能完全排除；该患者术前为肝癌，需警惕肿瘤复发及转移。

三、体格检查

（一）重点检查内容及目的

重点检查口腔、肺部、腹部、淋巴结等容易出现感染或易对感染产生反应的部位，试图锁定病灶。

（二）体格检查结果及思维提示

T 37.2℃，P 99 次 / 分，R 18 次 / 分，BP 124/92 mmHg。营养中等，步入病房，自动体位，查体合作。神志清楚，精神可，应答切题，定向力、记忆力、计算力正常。

面色晦暗，皮肤、巩膜无黄染，肝掌阳性，未见蜘蛛痣。全身浅表淋巴结未扪及肿大。咽部无红肿，扁桃体不大。心律齐，双肺呼吸音清，未闻及啰音。腹部平坦，上腹可见"人"字形切口，愈合可。腹软，无压痛和反跳痛，全腹未触及包块。肝脾肋下未触及，肝 - 颈静脉回流征阴性，胆囊已切除，双肾未触及。移动性浊音阴性（-），肝上界位于右锁骨中线上平第 5 肋间，肝区叩击痛阴性（-），双侧肾区叩击痛阴性（-）。双下肢无水肿。扑翼样震颤阴性。

思维提示

　　扁桃体如有红肿，咽喉淋巴滤泡增大，肺部呼吸音增粗或出现湿啰音，均考虑上下呼吸道感染；颈部、腋下、腹股沟淋巴结的肿大，会提示邻近脏器的感染或者肿瘤性疾病，需引起重视。腹部压痛、反跳痛，需考虑腹膜炎，术后早期的患者，可能还存在腹腔积液，有些通过腹部的触诊会判断是否存在腹腔积液感染及局部脓腔的形成。该患者体格检查未查及阳性结果，需要进一步进行实验室及影像学检查。

四、实验室和影像学检查

（一）初步检查内容及目的

　　1. 血常规　　了解患者是否存在红细胞、白细胞和血小板改变，及其变化严重程度，白细胞升高对感染有提示作用。

　　2. 生化全项　　了解目前肝肾功能、电解质、血糖血脂代谢等情况。包含 ALT、AST、ALP、γ-GT、TBIL、DBIL、ALB 在内的肝脏功能全项有助于了解肝功能的情况，有无肝脏疾病的损伤或感染引起的肝损伤，从而有助于鉴别诊断。

　　3. 降钙素原及 CRP　　炎症指标的升高，有助于评估病情活动程度。

　　4. 嗜肝及非嗜肝病毒标志物检测　　包括 HAV、HBV、HCV、HEV、EBV、CMV、呼吸道合胞病毒等抗体和（或）抗原检测。确定或除外引起发热及肝功能损害的常见病毒性因素。

　　5. 甲胎蛋白及其他肿瘤标志物　　根据基础值及动态变化情况，进行肿瘤学筛查。

　　6. 腹部增强 CT/MRI　　了解腹腔及肝脏形态及结构，有助于占位性疾病、肿瘤性疾病的诊断。

　　7. 肺部 CT　　了解肺部的形态，有助于肺部炎症、占位的诊断。

　　8. 病灶穿刺活检　　如在上述检查发现实性病灶，且无法明确性质，必要时可进行此检查，有助于诊断和鉴别诊断。

（二）检查结果及思维提示

1. 血常规　WBC 14.66×10^9/L、N 72.60%、N 10.63×10^9/L、RBC 3.82×10^{12}/L、HGB 111.00g/L、PLT 567.00×10^9/L。

2. 生化全项　ALT 17 U/L、AST 21 U/L、ALP 258 U/L、γ-GT 139 U/L、TBIL 14.3 μmol/L、DBIL 8.8 μmol/L、ALB 33 g/L。

3. 降钙素原及 CRP　降钙素原 0.179 ng/ml，CRP 107.51 mg/L。

4. 嗜肝及非嗜肝病毒标志物检测　包括 HAV、HCV、HEV、EBV、CMV 病毒抗体均阴性。

5. 肿瘤标志物　CA199 12.65U/ml、FPSA/TPSA 0.09、前列腺总抗原 1.350 ng/ml、甲状腺球蛋白 55.51 ng/ml、神经元特异烯醇酶 35.15 ng/ml、AFP 1.59 ng/ml、游离前列腺抗原 0.126 ng/ml、CEA 1.49 ng/ml、CA125 130.50 U/ml、非小细胞肺癌相关抗原 21-1 1.99 ng/ml、CA 724 10.85 U/ml。

6. 肺部 CT　右上肺小结节影，建议随诊观察；双下肺局限性膨胀不全。

7. 增强 CT/MRI　2017 年 10 月 10 日 CT（腹盆部位）检查提示：①肝脏移植术后，少量腹腔积液，肝右叶后缘多发占位（最大者直径约 2.2 cm），考虑转移瘤可能，伴腹腔、肝门区及腹膜后多发转移（较大者约 7.2 cm×6.5 cm），建议 MR 增强进一步检查；②动脉期肝内异常强化影，考虑异常灌注。

2017 年 10 月 13 日磁共振（腹部 MR）检查提示：肝右后叶及肝周腹腔内、右下腹腔多发占位，考虑感染性病变（炎性假瘤及肝脓肿）可能，不排除转移瘤；肝移植术后改变，动脉期肝内异常强化，考虑血流异常灌注；胆囊、脾切除术后改变。左肾囊肿。

8. 腹腔占位及肝占位穿刺活检（2017 年 10 月 11 日）　肝组织病理描述考虑肝组织轻度反应性改变。腹腔占位穿刺病理示间叶组织梭形细胞恶性肿瘤，形态学结合免疫组化倾向平滑肌肉瘤，建议做c-kit和PDGFRA基因突变检测，进一步除外胃肠间质瘤。

思维提示

患者肝移植术后时间短，关于肝脏占位，考虑肝癌肿瘤复发可能性小，需考虑感染和转移瘤。关于腹腔占位，不排除新发肿瘤可能，结合患者近期出现发热，腹腔占位不能排除炎性假瘤。结合穿刺结果，考虑肝脏未取到病变组织，腹腔占位病理倾向于平滑肌肉瘤。平滑肌肉瘤是源于肠壁平滑肌、肠壁血管平滑肌或肠壁黏膜平滑肌的恶性间叶组织肿瘤。好发生于中老年，40 ～ 60 岁为高发，男性多见。病因不明。常见发病部位为腹膜后区，可有疼痛。血行播散是最主要的转移途径。病理诊断主要根据肿瘤光镜下的形态特定，结合免疫组化确诊。基因靶位的筛选需基因检测进一步明确。

五、治疗方案及理由

（一）方案

1. 一般治疗　休息，营养支持，保证热量摄入，适当补充维生素。

2. 主要治疗药物　①他克莫司 2 mg，q12h；②吗替麦考酚酯 0.75 g，q12h；③阿司匹林 100 mg，qd；④熊去氧胆酸胶囊 0.25 g，tid。

3. 抗感染治疗　初期不排除感染，予以头孢哌酮钠舒巴坦钠抗感染治疗。

4. 抗病毒治疗　富马酸替诺福韦二吡呋酯片预防乙肝复发治疗。

5. 抗肿瘤药物　经肿瘤科会诊后予以甲磺酸阿帕替尼片 0.25 g，qd，并同时行基因检测筛选分子靶向药物。

（二）理由

患者肿瘤生长快，消耗大，充足的能量和营养支持能为患者争取更多的治疗时间，减少并发症的发生。初期诊断不明确的情况下，考虑 CRP 及血象均明显升高，予以抗感染治疗，能避免在查找病因的过程当中急性疾病的迅速恶化，也有助于进行鉴别。肿瘤生长快，在没有基因结果的情况下，经肿瘤科会诊，选择了甲磺酸阿帕替尼片，此药为抑制血管生长的覆盖面更广的分子靶向药物，争取了治疗时间。

六、治疗效果及思维提示

经上述诊断过程及抗肿瘤治疗 10 天，患者肿瘤仍快速生长，超声显示：肝右后叶可见约 68 mm×45 mm 不均质回声团，右下腹可见实性回声团，范围约 152 mm×82 mm。复查 AST 35 U/L、γ-GT 123 U/L、TBIL 15.8 μmol/L、ALP 393 U/L、ALT 28 U/L、ALB 29 g/L、CRP 43.4 mg/L；血常规：HGB 96.00 g/L、N 57.30%、PLT 729.00×10^9/L、RBC 3.57×10^{12}/L、WBC 9.09×10^9/L。

> **思维提示**
>
> 肿瘤治疗的效果不佳，对于这种进展快速且罕见的恶性肿瘤，需要更迅速的病理和基因诊断协同，但这类疾病很难筛选出有效的分子靶向药物，预后极差。

七、对本病例的思考

这是一例罕见病例，患者移植术后时间很短，且术前有肝脏肿瘤，供体来自非肿瘤患者。这造成了很多障碍，很难考虑到这种罕见新发的腹腔恶性肿瘤。但可以通过规范的层层筛查，发现腹腔占位，快速穿刺活检来明确诊断。这个病例更多地需要强有力的技术支持，争取更快地确诊和治疗。

（解放军总医院第五医学中心　周　霞，刘鸿凌）

参考文献

［1］Cambridge WA, Fairfield C, Powell JJ, et al. Meta-analysis and Meta-regression of Survival fter Liver Transplantation for Unresectable Perihilar Cholangiocarcinoma[J]. Ann Surg, 2021, 273（2）: 240-250.

［2］Chu KK, Wong KH, Chok KS. Expanding Indications for liver transplant: tumor and patient factors[J]. Gut Liver, 2021, 15（1）: 19-30.

［3］Hoffman D, Mehta N. Recurrence of hepatocellular carcinoma following liver transplantation[J]. Expert Rev Gastroenterol Hepatol, 2021, 15（1）: 91-102.

［4］Hughes CB, Humar A. Liver transplantation: current and future[J]. Abdom Radiol（NY）, 2021, 46（1）: 2-8.

［5］Nephew LD, Serper M. Racial, Gender, and socioeconomic disparities in liver transplantation[J]. Liver Transpl, 2021, 27（6）: 900-912.

［6］Rademacher S, Aehling NF, Sucher R, et al. Current state and future possibilities in liver transplantation[J]. Surg Technol Int, 2021, 39: 128-134.

［7］Ziogas IA, Kakos CD, Wu WK, et al. Liver Transplantation for langerhans cell histiocytosis: A US population-based analysis and systematic review of the literature[J]. Liver Transpl, 2021, 27（8）: 1181-1190.

病例 63

原位肝移植术后 7 年余，乏力伴血红蛋白降低 5 个月

患者男性，58 岁，于 2011 年 12 月 8 日入院。

一、主诉

原位肝移植术后 7 年余，乏力伴血红蛋白降低 5 个月。

二、病史询问

（一）初步诊断思路及问诊目的

本例为肝移植术后中老年男性患者，病史 5 个月，表现为乏力伴血红蛋白降低。临床上常以血红蛋白浓度来反映贫血的程度。贫血是一种综合征，而不是某种具体的疾病，很多疾病都可引起贫血。根据发病机制的不同，可将贫血原因分为三类：红细胞生成减少、红细胞破坏过多、红细胞丢失过多。按形态学不同，可将贫血分为正常细胞性贫血、巨幼红细胞贫血和小细胞低色素性贫血三类。虽然形态学分类不是固定不变的，但基本可提供较高的诊断线索，如巨幼红细胞贫血常见于维生素 B12 或叶酸缺乏，小细胞低色素性贫血常见于缺铁性贫血。问诊时可根据以上分类，围绕贫血的伴随症状如是否有出血、纳差、发热等来询问，初步推测贫血原因。

（二）问诊主要内容及目的

1. 现病史的询问　导致贫血的疾病很多，需通过问诊进行初步筛查，因此问诊时重点询问以下内容。①有无诱因：如有无受凉、感染史，移植术后接受何种药物治疗。②乏力贫血程度如何：如静息时是否有心慌，活动后是否有心慌及加重。③有何伴随症状：如有黑便、血便则考虑是否为消化道出血导致的贫血；如伴有黄疸、腰痛、酱

油色尿则需警惕溶血性贫血；如有挑食、食欲下降、饮食差，需考虑是否为营养不良导致铁、叶酸、维生素B12缺乏所致贫血；如伴随发热、寒战、牙龈出血、皮肤瘀点瘀斑，则要考虑骨髓造血功能异常，如再生障碍性贫血或白血病等。

2. 既往史及个人史的询问　患者术前是否接受过放化疗，术后是否有肿瘤复发或新发肿瘤，是否有人工瓣膜置换史，是否有室内装修史及放射性物质接触史。

（三）问诊结果及思维提示

7年前患者因"原发性肝癌、乙肝肝硬化失代偿"行原位肝移植术，术后肝功能恢复正常。术后早期采用他克莫司、吗替麦考酚酯、甲泼尼龙的免疫抑制剂方案。目前免疫抑制剂方案：他克莫司0.5 mg，q12h、吗替麦考酚酯0.5 g，q12h。5个月前患者无明显诱因出现乏力，无黄疸、腰痛，无黑便、血便，无发热、寒战、牙龈出血、皮肤瘀点瘀斑，无挑食、纳差，至当地医院化验血常规：血红蛋白105 g/L，余指标不详。既往无肾病病史，无放化疗史，无室内装修及其他放射性物质接触史，无人工瓣膜置换史，无肿瘤复发及新发肿瘤。

> **思维提示**
>
> 通过询问病史，可明确患者病程短，无消化道出血及溶血表现，饮食、既往史无特殊，初步判断因失血过多、营养不良所致贫血可能性不大，结合患者肝移植术后长期服用免疫抑制剂，不排除药物、免疫因素导致骨髓造血异常，进一步鉴别贫血原因需结合体格检查、血液学、骨髓形态学、免疫分型、染色体、基因突变等检查来确定。

三、体格检查及思维提示

（一）体格检查内容及目的

患者贫血明确，因此在系统、全面检查的同时，应关注口唇是否苍白；有无皮肤、巩膜黄染，以排除溶血性贫血；有无缺铁提示，如指（趾）甲光泽，是否质脆易裂，有无反甲，毛发是否干枯，是否有口角皲裂等；是否有血液系统恶性疾病的表现，如皮肤浸润，肝脾大，淋巴结肿大等。

（二）体格检查结果及思维提示

T 36.7℃，P 78 次 / 分，R 19 次 / 分，BP 120/80 mmHg。神志清，发育正常，自主体位，对答切题。皮肤、睑结膜及口唇略苍白，口角无皲裂，皮肤、巩膜无黄染，无瘀点瘀斑。毛发有光泽。浅表淋巴结无肿大。双肺呼吸音清，未闻及干湿性啰音及胸膜摩擦音，心律齐，各瓣膜听诊区闻及杂音。上腹可见"人"字形瘢痕。腹平软，无压痛、无反跳痛及肌紧张。肝脾肋下未触及。移动性浊音阴性，肠鸣音 4 次 / 分，双下肢无水肿，指（趾）甲有光泽，无反甲。神经系统及肛门查体未见明显异常。

思维提示

体格检查未见重度贫血表现，无缺铁性贫血特殊体征，皮肤、黏膜未见明显黄染及出血表现，基本可排除溶血性贫血、失血性贫血，进一步明确贫血原因需结合实验室及影像学检查，并评估贫血程度，为制订治疗方案提供依据。

四、辅助检查及思维提示

（一）初步检查内容及目的

1. 血液学检查　除常规检查外，还应重点关注血常规、网织红细胞计数、凝血功能，进一步评估贫血程度、骨髓红系增生情况。

2. 生化全项　明确肝肾功能情况，排除溶血性贫血和肾性贫血。

3. 便常规及隐血　明确有无消化道出血。

4. 尿常规　明确有无溶血。

5. 酸溶血实验、Coombs 实验、尿含铁血黄素　进一步明确有无溶血。

6. TB 细胞亚群、免疫抑制剂药物浓度　评估免疫功能。

7. 骨髓涂片　了解骨髓象中血细胞形态和数量的变化。

8. 骨髓活检　进一步了解骨髓内细胞数量、增生程度、骨髓组织结构、造血细胞的形态和分布。

9. 心脏、腹部超声　评估心脏功能，明确有无肝脾大。

（二）初步检查结果及思维提示

1. 血常规及网织红细胞　WBC 4.66×10^9/L、N 55.2%、RBC 2.89×10^{12}/L、HGB

92 g/L、HCT 28.0%、MCV 96.9 fl、MCH 31.8 pg、MCHC 329 g/L、PLT 139×10⁹/L、RET 46×10⁹/L。

2. 肝、肾功能　ALT 52U/L、AST 48U/L、TBIL 53.6 μmol/L、DBIL 32.2 μmol/L、γ-GT 441 U/L、ALP 402 U/L，肾功能正常。

3. 便常规及隐血　未见红白细胞，隐血阴性。

4. 尿常规　未见明显异常。

5. 酸溶血实验、Coombs 实验、尿含铁血黄素　均阴性。

6. TB 淋巴细胞亚群　CD3⁺T 细胞数量 986 个 /μl、CD4⁺T 细胞数量 473 个 /μl、CD8⁺T 细胞数量 483 个 /μl、B 细胞数量 105 个 /μl。

7. FK506 浓度　4.1 ng/ml。

8. 骨髓涂片　骨髓增生明显活跃，红系比值占 49%，以中、晚幼红细胞为主，可见超巨大幼红细胞，中幼红细胞可见双核、三核、四核、五核及碎核，成熟红细胞显著大小不一；粒系、淋巴细胞、单核细胞数量及形态未见明显异常；铁染色细胞内阳性率 47%，积分 112 分，其中环形铁粒幼细胞占 17%，细胞外阳性（++）。

9. 骨髓活检　造血组织容量：60VOL%，骨小梁间区红系（可见类巨幼细胞变及双核红细胞）增生显著。原早阶段细胞散在或小堆可见，中、晚阶段片状分布。粒系增生低下，前体细胞可见，中、晚阶段细胞散在可见。巨核细胞 1 ~ 3 个 /HP。淋巴细胞可见。嗜酸性粒细胞易见，偶见小堆。Gomori：阳性（++）。免疫分型报告：淋巴细胞占 5.62%，髓细胞占 37.66%，CD14st⁺，单核细胞占 1.96%，有核红细胞占 41.41%，比例增高，CD71 表达减弱，CD34⁺ 幼细胞占 1.03%，表达 CD117、CD33、HLA-DR、CD38。

10. 心脏超声、腹部超声　未见明显异常。

🧠 思维提示

　　上述结果可以明确：①红系明显减少，血红蛋白 <110g/L；②骨髓细胞涂片中，骨髓增生活跃，红系造血细胞中，病态造血细胞为主，占比 10% 以上；③仅有红系集落形成细胞发育异常，环形铁粒幼细胞占 17%；④除外其他克隆性或非克隆性造血系统疾病，或者非造血系统疾病导致的血细胞减少和病态造血。结合患者的临床表现及上述辅助检查结果，故骨髓增生异常综合征（MDS）诊断明确。骨髓增生异常综合征的诊断，目前获得广泛认同的是"维也纳标准"：持续 ≥ 4 个月血细胞减少（1 系或多系）。血红蛋白 < 110 g/L，绝对中性粒细胞计数 < 1.5×10⁹/L，血小板计数 < 100×10⁹/L；能排除可引起血细胞减少 / 发育异常的其他造血及

非造血疾病；骨髓中任一系发育异常（病态造血）细胞至少占同系细胞的 0.10；原始细胞：骨髓中原始细胞所占百分比达 0.05 ～ 0.19；常规核型分析或荧光原位杂交图像分析发现典型的染色体异常（如 +8、-7、5q-、20q- 等）。WHO 造血与淋巴组织肿瘤分类标准（2008）根据血液学特点又将 MDS 分为难治性血细胞减少伴单系发育异常（RCUD、RA、RN、RT）、难治性贫血伴环状铁粒幼细胞（MDS-RARS）、难治性血细胞减少伴多系发育异常（RCMD）、难治性贫血伴原始细胞增多 -1（RAEB-1）、难治性贫血伴原始细胞增多 -2（RAEB-2）、MDS 未能分类（MDS-U）、MDS 伴单纯 del（5q）（5q- 综合征）。根据 WHO 分类标准，本例患者骨髓增生异常综合征 - 难治性贫血伴环状铁粒幼细胞（MDS-RARS）诊断明确。

五、治疗方案及理由

（一）方案

1. 调整免疫抑制剂　停用他克莫司，换用环孢素 75 mg，q12h。
2. 对症支持治疗　维生素 B6 200 mg，qd。
3. 细胞因子　促红细胞生成素 10 000 U，tiw。

（二）理由

骨髓增生异常综合征唯一可根治的手段是造血干细胞移植，此外尚缺乏有效的根治方法，以降低并发症、改善患者生存质量和延长生存期为主要治疗目标。根据患者的血细胞减少程度和骨髓原始细胞数量将 MDS 分为高危组和低危组。对低危组患者（如 RA、RARS、5q-、20q-、正常核型等）采用促造血、诱导分化和免疫调节剂等治疗。对高危组 MDS（如 RAEB、RAEB-t、-7/7q-、复杂染色体异常等），主要采用急性髓系白血病的联合化疗方案或异基因造血干细胞移植治疗。细胞因子可以刺激骨髓中残存的正常祖细胞增殖分化，并可诱导骨髓增生异常综合征克隆转化为正常造血细胞，进而促进造血功能恢复。环孢素 A 可通过抑制 CD8$^+$T 细胞数量来调节骨髓增生异常综合征患者的免疫反应，诱导造血细胞正常分化，但不适用于原始细胞＞ 5% 的患者。本患者为肝移植术后，肝功能差，不能耐受化疗药物，且仅有红系发育异常，呈轻度贫血，属于低危患者，故给予对症支持治疗为主，同时将免疫抑制剂更换为环孢素。

六、治疗效果

经上述治疗 3 周后复查血常规，血红蛋白已升至正常，肝功能无明显波动，出院后随访至 1 年后，患者血常规正常。患者于 2014 年去世，死因不详（未能随访到家属）。

思维提示

本例患者诊断明确，给予对应治疗后病情迅速好转。对肝移植术后出现骨髓增生异常综合征的低危患者，如病情较稳定，可将免疫抑制剂调整为环孢素外，并给予对症支持治疗及细胞因子治疗，一般可获得较满意的效果，但需长期密切随诊，警惕病情恶化。

七、对本病例的思考

本例患者为中老年男性，肝移植术后 7 年，主要表现为进行性血红蛋白降低。可导致贫血的疾病非常多，这就需要临床医生详细、全面地询问病史和体格检查，根据自己所掌握的专业知识初步判断病因，明确下一步辅助检查的内容。通过询问病史，初步考虑本患者贫血可能与造血异常有关，于是在进行排除可致红细胞破坏、丢失等相关疾病化验的同时重点进行骨髓造血方面的检查。根据骨髓涂片及活检结果明确诊断为骨髓增生异常综合征。因本例患者属于低危患者，病情尚不严重，给予细胞因子及对症支持治疗，并调整免疫抑制剂即获得良好治疗效果。本病例的诊断治疗过程并不难，但给了我们一个重要启示：对任何一种疾病的诊断都离不开扎实的专业知识。只有了解疾病的病理生理过程，才能结合患者的临床表现有的放矢地询问病史、体格检查及完善辅助检查，并根据得到的临床资料进行准确、全面的鉴别诊断，得出正确的诊断，从而为疾病的治疗提供客观准确的基础，减少误诊、误治率。

据报道在心脏和肾移植受者中，骨髓增生异常综合征的发病率高于一般人群，但肝移植术后并发骨髓增生异常综合征病例罕见。其发病机制复杂，涉及多种基因多个阶段。除目前已知的 T 细胞克隆扩增造成的骨髓微环境的免疫损伤、N-ras 等原癌基因突变或染色体异常（如 +8、-7 等）、TNF 及 IFN 等造血调控因子异常、线粒体 DNA 突变、WT1 基因表达增加等外，可能还与免疫抑制剂在 DNA 水平抑制连接修复，引起密码子错配，同时降低机体对肿瘤的免疫监视功能，影响 DNA 的修复导致不可逆损伤进而引起肿瘤发生有关。用药期间，应密切监测肝功能、免疫抑制剂药物浓度、免疫状态，根据免疫状态及时调整免疫抑制剂用量。

（天津市人民医院　李　俊；北京清华长庚医院　陈　虹）

参考文献

［1］Fenaux P, Mufti GJ, Hellstrom-Lindberg E, et al. efficacy of azaciti dine compared with that of conventional care regimens in the treatment of higher-risk myelodysplastic syndromes: a randomised, openlabel, phaseIIIstudy[J]. Lancet Oncol, 2009, 10（3）: 223- 232.

［2］Giralt S. Bone marrow transplant in myelodysplastic syndromes: new technologies, same questions[J]. Curr Hematol Rep, 2005, 4（3）: 200-207.

［3］Greenberg PL, Sun Z, Miller KB, et al. Treatment of myelodysplastic syndrome patients with erythropoietin with or without granulocyte colony stimulating factor: results of a prospective randomized phase 3 trial by the Eastern Cooperative Oncology Group（E1996）[J]. Blood, 2009, 114（12）: 2393-2400.

［4］Inoue H, Morita Y, Rai S, et al. Azacitidine therapy for low-risk myelodysplastic syndrome developing after solid organ transplantation[J]. Rinsho Ketsueki, 2017, 58（2）: 138-142.

［5］Potru R, Ahn J, Fung H, et al. A case of myelodysplastic syndrome in a liver transplant patient[J]. Transplant Proc, 2009, 41（9）: 3947-3948.

［6］Valent P, Horny HP, Bennett JM, et al. Definitions and standards in the diagnosis and treatment of the myelodysplastic syndromes: Consensus statements and report from a working conference[J]. Leuk Res, 2007, 31（6）: 727-736.

［7］Zhang G, Dai C, Peng H, et al. Myelodysplastic syndrome with transformation to acute monocytic leukemia with FLT3-ITD mutation following orthotopic liver transplantation[J]. Leuk Res, 2006, 30（7）: 907-910.

病例 64

肝移植术后 3 年 1 个月，肝功能异常 2 年

患者男性，31 岁，于 2014 年 7 月 19 日入院。

一、主诉

肝移植术后 3 年 1 个月，肝功能异常 2 年。

二、病史询问

（一）初步诊断思路及问诊的目的

患者为青年男性，肝移植术后 1 年常规复查发现肝功能异常，转肽酶（γ-GT）、碱性磷酸酶（ALP）均升高，提示胆汁淤积。肝移植术后可以引起肝外胆汁淤积的原因包括：胆系炎症性疾病、胆结石、肿瘤、术后胆管狭窄等；肝内胆汁淤积的病因包括饮酒、肥胖、药物及保健品、良性再发性肝内胆汁淤积 / 进行性家族性肝内胆汁淤积（BRIC/PFIC）、Alagille 综合征、结节病、淀粉样变病、病毒、PBC/PSC/SSS/IgG$_4$-SC 等。根据上述诊疗思路，询问病史及完善检查。

问诊的主要目的应结合可能累及胆道疾病的病史展开，根据既往病史可排除的常见疾病，完善辅助检查、必要时肝组织穿刺活检明确肝功能异常原因。

（二）问诊主要内容及目的

1. 询问现病史　2011 年 6 月 3 日患者行原位经典式肝移植手术，术中行胆管端 – 端吻合，术后给予预防感染、抗排异等常规治疗，患者恢复顺利，定期复查各项化验及检查指标稳定，FK506 浓度波动在 6 ~ 9 ng/ml。长期口服 1/4 片抗利尿激素维持治疗，尿量 3000 ~ 4000 ml/d。2012 年 7 月患者无明显诱因，定期复查肝功能时发现 γ-GT 升高，2012 年 11 月复查肝功能出现 ALP 升高，行 MRCP 未见明显异常，无不适，未进一步诊治，加用熊去氧胆酸胶囊 0.5g，bid，口服。此后定期监测 γ-GT、ALP 波动在

100 ～ 200 U/L。2014 年 5 月患者开始间断出现皮肤瘙痒、尿色深黄色，他克莫司自行加量后，上述症状经 3 ～ 5 日后可缓解，期间不规律复查肝功能：转氨酶 40 ～ 60 U/L，γ-GT 300 ～ 500 U/L，ALP 20 ～ 300 U/L，TBIL 正常，上述情况反复出现。2014 年 7 月患者监测肝功能持续升高：ALT 100 ～ 200 U/L，γ-GT 500 ～ 800 U/L，ALP 200 ～ 300 U/L，TBIL 正常，无发热、寒颤等伴随症状。

2. 询问既往史　患者 2009 年开始无明显诱因频繁出现自发性气胸，随后相继出现尿量增多、尿崩症（尿量最多 10 000 ml/d），伴皮肤瘙痒、食欲下降，化验肝功能：γ-GT 波动在 500 ～ 600 U/L 之间，ALP 300 ～ 400 U/L（余指标基本正常），影像学提示肝内胆管扩张并串珠样改变，腹部 CT 时发现 L_2 椎体破坏，行 L_2 椎体活检，确诊为"朗格汉斯细胞组织细胞增生症（Langerhans cell histiocytosis，LCH）"，并引起硬化性胆管炎（Sclerosing cholangitis，SC）结合临床及辅助检查结果，考虑疾病累及肝脏、肺部、垂体、骨骼多部位，引起肝功能异常、肺大泡及自发性气胸、尿崩症、椎体（L_2）破坏。行 ERCP 留置胆管支架，后因胆道逆行感染出现败血症、肝功能衰竭，遂行肝移植手术。

3. 询问个人史　无饮酒史、无脂肪肝病史、无除免疫抑制剂外其他药物服用史，无寄生虫疫区居住史，无病毒性肝炎病史。

思维提示

患者无发热、腹痛、寒战，MRCP 等检查未见明显异常，排除肝外胆汁淤积；考虑为肝内胆汁淤积。无药物性、肥胖、饮酒等诱因。患者为青年男性、无其他遗传代谢性疾病肝脏受累病史。既往为"LCH"累及肝脏患者，需排除原发病复发、肝移植术后新发自身免疫性肝病、病毒感染等原因导致的肝内胆汁淤积。

三、体格检查及思维提示

体格检查仍需注意明确有无肝掌、蜘蛛痣等慢性肝病相关的体征，注意体检墨菲征等，腹部有无压痛等。

患者一般情况可，生命体征平稳。营养中等，步入病房，自动体位，查体合作。神志清楚，精神尚可，应答切题，定向力、记忆力、计算力正常。无面色晦暗，皮肤、巩膜无黄染，未见瘀点、瘀斑，未见肝掌及蜘蛛痣。全身浅表淋巴结未扪及肿大。心肺未见异常。腹平软，上腹可见"人"字形手术瘢痕，未见腹壁静脉曲张，全腹软，无压痛、反跳痛，肝脾肋下未触及，肝、脾、双肾区无叩痛，移动性浊音阴性，肠鸣音 4 次 / 分，不亢进。双下肢无水肿。生理反射存在，病理征未引出。未见扑翼样震颤。

思维提示

> 体格检查没有阳性发现。需要进一步实验室检查、肝脏穿刺病理明确诊断，决定下一步诊疗方案。

四、辅助检查及思维提示

1. 血液学检查　完善病毒感染相关指标，包括嗜肝及非嗜肝病毒感染乙肝两对半、丙肝抗体、HBV DNA、HCV RNA、病毒全项、CMV DNA、CMV pp65 等，结果回报均为阴性，排除病毒感染相关肝脏受累导致的肝内胆汁淤积。完善自身免疫性肝病相关指标：自免肝抗体谱、蛋白电泳、免疫球蛋白及 IgG4 亚型，上述检查结果回报均阴性，自身免疫性肝病的诊断依据不足，必要时需要肝脏穿刺活检。

2. 腹部超声检查　了解肝脏大小、形态、有无肝脾肿大、门静脉增宽、腹腔积液等，有无胆管扩张、上段胆管及肝内胆管有无结石，上述指标均阴性，初步排除肝外胆汁淤积，提示肝内胆汁淤积可能性。

3. 磁共振成像（MRI）及胰胆管成像（MRCP）　对于结石、肿瘤、炎症、胆管狭窄等均有一定的诊断价值。本病例行 MRCP 示肝右叶多发斑点影，末端胆管炎？肝内胆管多发扩张，肝外胆管壁增厚不均匀强化。

4. 肝组织穿刺活检　明确常规辅助检查无法确定的肝功能异常。本例患者行肝脏穿刺病理示大胆管、肝内小胆管反应增生，部分缺失，肝内轻度慢性瘀胆，符合大胆管不全梗阻病变。

思维提示

> 本病例 LCH 引起 SC 术前已确诊，行肝移植手术（术中行胆管端端吻合）后肝功能完全降至正常，术后 1 年再次出现肝功能波动，以胆汁淤积为主要表现，行肝脏穿刺病理未找到 LCH 肝损害的确诊证据，但提示大胆管、肝内小胆管反应增生，部分缺失，肝内轻度慢性瘀胆，符合大胆管不全梗阻病变。结合临床、排除其他疾病影响肝功能的可能性，且 LCH 以累及大胆管系统为主，所以，本病例最终诊断：LCH 复发引起肝功能异常。

五、治疗方案及理由

患者肝脏穿刺病理报告提示排除急性排异反应，自身免疫性肝病证据不充分，提示胆道问题引起胆汁淤积，但结合 MRCP 检查结果均未提示明确外科术后相关的胆管狭窄、为肝外胆管壁增厚不均匀强化，故综合诊断考虑 "LCH" 复发累及肝脏的可能性。

加用甲泼尼龙 24 mg，qd，硫唑嘌呤 50 mg，qd，并将他克莫司从 1 mg，q12h，减量为 0.5 mg，q12h，肝功能一度下降但再次波动，停他克莫司换用环孢素 50 mg，q12h，监测肝功能：ALT 40 ~ 100 U/L，γ-GT 300 ~ 400 U/L，ALP 100 ~ 200 U/L，TBIL 正常。2014 年 10 月患者甲泼尼龙减量至 16 mg，qd，肝功能出现波动：ALT 82 U/L，γ-GT 619 U/L，ALP 211 U/L，TBIL 正常，再次将激素加至 20 mg，qd，后来肝功能逐渐下降。此后将甲泼尼龙缓慢减量至 8 mg，并停用硫唑嘌呤。

六、治疗效果

患者监测肝功能一度稳定：转氨酶基本正常，γ-GT 300 ~ 400 IU/L，ALP 及 TBIL 正常。每 3 ~ 6 个月复查 MRCP 一次，较前无明显进展。但后续肝功能再次逐渐升高，2018 年肝功能进展迅速，2018 年 5 月 26 日患者化验肝功能：ALT 137 U/L，AST 266 U/L，γ-GT 277 U/L，ALP 330 U/L，TBIL 413.5 μmol/L，DBIL 287.9 μmol/L，凝血功能：INR 6.5，PTA 9.6%，PT 70.8 s，APTT 50.7 s。患者遂因 "LCH 复发、移植肝脏功能衰竭" 于 2018 年 5 月 30 日行二次肝移植手术，术中行胆肠吻合，术后给予常规治疗，患者定期随诊至今肝功能均在正常范围。

思维提示

患者肝移植术后 1 年内肝功能正常，1 年后出现反复波动，以梗阻酶升高为著，后逐渐进展到 TBIL 及 DBIL 升高，经各项检查，排除了其他因素所致的肝酶升高，经肝脏穿刺活检，病理诊断 LCH 复发可能性大，先通过调整免疫抑制剂方案，肝功能一度稳定，后再次快速进展，遂行二次肝移植（胆肠吻合）。由于 LCH 主要累及大胆管，故肝移植手术时应行胆肠吻合，以消除 LCH 易受累的靶组织。事实证明，行胆肠吻合术后患者肝功能持续稳定。

七、本例病例的思考

LCH 的诊断需建立在病理活检基础上。病理见到破坏性肉芽肿性损害、单核细胞浸润并伴有细胞核呈现锯齿状，或免疫组化示 CD1a 抗原染色阳性可确诊。CD31，CD68 或 S100 阳性也可作为确诊依据。LCH 肝脏受累在病理上有两种表现：未见朗格汉斯细胞浸润的汇管区炎症，或者为汇管区及胆管出现朗格汉斯细胞的浸润。肝脏病理显示汇管区及胆管基底膜朗格汉斯细胞的浸润，免疫组化 CD1a 染色阳性，可确诊 LCH 累及肝脏。

LCH 患者仅有肝脏肿大未伴瘀胆时往往可通过内科保守治疗逆转，而一旦实验室检查结果提示瘀胆、肝脏病理显示大中胆管损害，LCH 则为慢性或进展性。对于 LCH 导致的 SC，目前尚无标准治疗方案。

本病例 LCH 引起 SC 术前已确诊，行肝移植手术（术中行胆管端－端吻合）后肝功能完全降至正常，术后 1 年再次出现肝功能波动，以胆汁淤积为主要表现，行肝穿病理未找到 LCH 肝损害的确诊证据，提示大胆管、肝内小胆管反应增生，部分缺失，肝内轻度慢性瘀胆，符合大胆管不全梗阻病变。但结合临床，排除其他疾病影响肝功能的可能性，仍考虑原发病复发引起肝功能再次波动的可能性大。另外，根据文献报道的资料，在 LCH 引起 SC 患者中，大部分无特征性肝脏病理表现；儿童患者中 LCH 引起 SC 中此种情况报道较多。无论对于儿童还是成人 LCH 肝脏受累患者，肝脏穿刺活检并不一定作为确诊依据，需结合其他部位活检证据及病史。这种现象考虑与朗格汉斯细胞选择性侵犯、累及大胆管，而病理活检不留取大胆管、穿刺肝内胆管有关。本文患者加用甲泼尼龙，换用环孢素抗排异，予以熊去氧胆酸缓解肝内瘀胆治疗后，肝功能未有进一步进展。由于患者为肝移植术后，长春新碱有一定肝毒性，予其化疗尚有顾虑，如行此治疗，效果尚需观察。

需要指出的是，朗格汉斯细胞主要为选择性侵犯、累及大胆管，肝移植术中行胆肠吻合而非胆管端－端吻合，减少朗格汉斯细胞的攻击靶点，是否有利于减少肝移植术后疾病复发，尚无报道，需要进一步证实。

（北京大学国际医院　王　旭；北京清华长庚医院　陈　虹）

参考文献

［1］Fu Z, Li H, Arslan ME, et al. Hepatic Langerhans cell histiocytosis: A review[J]. World J Clin Oncol, 2021, 12(5): 335-341.

［2］Hountondji L, Debourdeau A, Meunier L. Acute liver failure secondary to Langerhans cell histiocytosis[J]. Clin Res Hepatol Gastroenterol, 2021, 46(1):101744. doi: 10.1016/j.clinre.2021.101744.

［3］Wang Q, Jin S, Xiang B, Chen J. Liver transplantation in a child with liver cirrhosis caused by langerhans cell histiocytosis: a case report[J]. BMC Pediatr, 2022, 22(1):18. doi: 10.1186/s12887-021-03090-4.

［4］王旭，陈虹. 朗格汉斯细胞组织细胞增生症导致肝功能衰竭行肝移植一例 [J]. 中华器官移植杂志，2017, 38(10): 623.

［5］Ziogas IA, Kakos CD, Wu WK, et al. Liver transplantation for langerhans cell Histiocytosis: A US Population-Based Analysis and Systematic Review of the Literature[J]. Liver Transpl, 2021，27(8): 1181-1190.

肝移植术后5年10个月，间断发热20天

患者男性，54岁，于2009年9月10日入院。

一、主诉

肝移植术后5年10个月，间断发热20天。

二、询问病史

（一）初步诊断思路及问诊

患者以发热为主要症状，伴有乏力、大汗。问诊时要详细收集发热的程度，是否伴有畏寒、寒战，有无其他全身消耗症状等。

（二）问诊主要内容及目的

（1）发热时间、程度，热型如何。

（2）是否伴有纳差、恶心、呕吐、腹痛、腹泻、血便及大便习惯的改变。

（3）既往是否做过超声、CT、胃镜、肠镜等检查。

（三）问诊结果及思维提示

2004年患者因"乙肝肝硬化失代偿"行原位肝移植手术。术后常规免疫抑制治疗，方案为他克莫司＋吗替麦考酚酯＋泼尼松。肝移植术后3个月后免疫抑制方案改为单用他克莫司。患者术后恢复良好，至入院前未出现过任何并发症。2009年9月无明显诱因出现全身酸痛，午后发热，体温波动在36.8 ~ 39.0℃，伴大汗、乏力、纳差。超声提示：脂肪肝，回盲部肠壁增厚。患者自发病以来睡眠差，食欲、精神可。无咳嗽、咳痰、尿急、尿痛等不适。体重减轻10 kg。

思维提示

患者肝移植术后，目前以发热、乏力、大汗、体重减轻为主要临床表现，腹部超声提示：右下腹包块。临床表现和影像学特点不除外肠结核、炎症性肠病及肿瘤等疾病，尚需结合化验结果、影像学、肠镜检查进一步明确诊断。

三、体格检查

（一）重点检查内容和目的

注意患者是否有贫血貌及全身淋巴结是否肿大，重点关注腹部体征，有无腹部包块，腹部是否有压痛、反跳痛及肌紧张。肠鸣音是否正常。有无移动性浊音及双下肢水肿。

（二）体格检查结果及思维提示

一般情况差，T 38.9℃、P 102 次 / 分、R 18 次 / 分、BP 98/60 mmHg。全身皮肤、黏膜无黄染，可见肝掌，无蜘蛛痣。右侧腹股沟可触及一蚕豆大小的肿大淋巴结，质硬，活动度可，余浅表淋巴结未触及肿大。心肺听诊无异常。右下腹可扪及一个约 8.0 cm×4.0 cm 大小的包块，质中，无压痛。肝脾肋下未触及。双下肢轻度凹陷性水肿。神经系统查体：神志清楚，双上肢肌力、肌张力正常，双下肢肌力阳性（+++），肌张力略升高，病理征未引出。

思维提示

体格检查提示右侧腹股沟肿大淋巴结，右下腹一肿大包块，同时有发热、消瘦、大汗。重点行结肠镜、腹部 CT，必要时行 PET-CT 检查，完善结核、炎症性肠病、肿瘤方面的检查以明确诊断。

四、实验室和影像学检查

（一）初步检查内容及目的

1. 血常规　有助于评估有无贫血及严重程度。

2. 便常规和便隐血　了解是否有红细胞、白细胞，隐血有无阳性。

3. 肝肾功能、电解质　了解肝肾疾病、电解质紊乱有助于评估并发症及病情严重程度。

4. ESR、PPD 试验、肿瘤标志物及自身抗体、免疫球蛋白等指标　有助于明确是否有结核、肿瘤和炎症性肠病。

5. 腹部 CT　了解腹腔内有无包块及肿大淋巴结。

6. 结肠镜　结肠镜检查了解结肠病变情况，并可进一步进行病理活检。

7. 腹部 CT　有利于明确是否存在肝硬化及腹部血管情况。

8. PET-CT　评估是否存在肿瘤及肿瘤转移情况。

（二）检查结果

1. 血常规　WBC 4.99×10^9/L，N 3.36×10^9/L（占 67.4%），E 0.06×10^9/L，L 1.44×10^9/L，HGB 101g/L，PLT 129×10^9/L。

2. 粪便常规　便隐血阳性（++）。粪便浓缩查抗酸杆菌未找到抗酸杆菌。

3. 肝肾功能　ALT 24 U/L、AST 38 U/L、γ-GT 113 U/L、ALP 138 U/L、ALB 26.9 mmol/L、CRE 318 μmol/L、UA 784 μmol/L、K^+ 4.28 mmol/L、Ca^{2+} 2.34 mmol/L、Na^+ 135 mmol/L、Cl^- 97 mmol/L。

4. 炎症指标及结核相关检查　ESR 132 mm/h。CRP 236 mg/L，ADA 正常，结核抗体阴性，结核三项均阴性。TB-SPOT 阴性。

5. 免疫球蛋白　IgM 0.252 g/L，余正常。CA125 191.8 μ/ml、血清铁蛋白 10499 ng/ml。ANA、AMA、抗 dsDNA 均为阴性。

6. 病毒全项　EB 病毒 IgM 10.0 AU/ml，余正常。

7. FK506　2.8 ng/ml。

8. 腹部超声　非均质性脂肪肝，肝尾叶回声不均，移植肝血流未见明显异常，双肾声像图及血流未见明显异常，腹腔积液（少量）。

9. 腹部增强 CT　脂肪肝，腹部血管成像未见异常，回盲部肠壁增厚。

10. 肠镜结果　考虑为血液系统恶性肿瘤，淋巴瘤可能性大。全身多器官浸润（双侧颈部、锁骨上下、腹膜、肠系膜、肾周、胰腺等）（图 65-1）。

11. PET-CT　回盲部占位性病变，并取活检。病理活检：（回盲部）肠黏膜组织非霍奇金淋巴瘤（图 65-2）。

12. 右腹股沟淋巴结病理　符合淋巴瘤（B 细胞性）。免疫标志物［$CD20^+$、Ki-67（+90%）、$CD34^+$、$CD68^+$、$CD30^+$］。

13. 骨髓穿刺病理　淋巴细胞白血病。

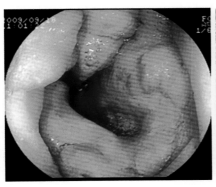
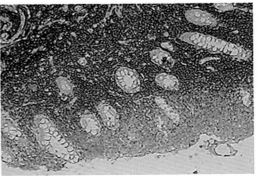

图 65-1　结肠镜检查

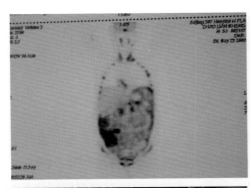
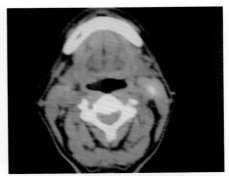
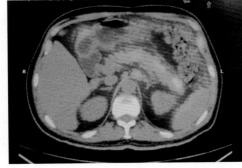
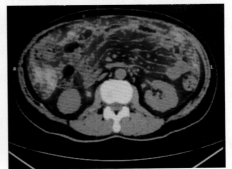

图 65-2　PET-CT

思维提示

　　重要的临床症状、体格检查及实验室检查：①高热、大汗、乏力；②右腹股沟淋巴结肿大及右下腹包块；③超声及 CT 示回盲部肠壁增厚；④肠镜示回盲部占位性病变；⑤活检病理报告示（回盲部）肠黏膜组织非霍奇金淋巴瘤；⑥右腹股沟淋巴结病理示符合淋巴瘤（B 细胞性）。根据以上结果，最终诊断：①肝移植术后非霍奇金淋巴瘤（Ⅳ期 B 细胞性）Burkitt 淋巴瘤。②肾功能不全（考虑肾前性因素所致）。

五、治疗方案及疗效

（一）方案

给予补液、补充蛋白、纠正肾功能不全；暂停使用抗排异药；行利妥昔单抗注射液 600 mg，静滴，qw×4 次；小剂量泼尼松龙 + 多柔比星 + 长春新碱 + 环磷酰胺联合化疗。

（二）疗效

患者一般情况逐渐改善，体温恢复正常，腹膜和腹股沟肿大的淋巴结基本消失，但是下肢肌力无明显改善。由于家属放弃继续治疗，患者于 2010 年 1 月去世。

六、对本病例的思考

在肝移植术后新发肿瘤中淋巴细胞增生性疾病发生率高达 5%，其中非霍奇金淋巴瘤的发生率最高，占 20.8%。肝移植术后淋巴瘤发生的危险因素包括：HCV 感染、EB 病毒感染、男性、相对年轻、移植术后早期阶段等。大量的免疫抑制剂应用使 EB 病毒特异性的 T 细胞免疫功能受抑制，感染 EB 病毒后难以灭活，EB 病毒通过转基因诱导，使 B 淋巴细胞活化、增殖，以致发生 B 细胞淋巴瘤。HCV 感染可造成 B 细胞扩增，具有克隆多样性，并可能通过抑制 VHI 基因功能导致被感染的 B 细胞克隆向非霍奇金淋巴瘤方向发展。

移植术后非霍奇金淋巴瘤主要累及肝脏、肝周组织、脾、淋巴结及中枢神经系统，全身多个系统受侵犯很少见。治疗方面，目前较为肯定的方法是降低甚至停止使用免疫抑制剂，但会增加排异反应的风险。在降低或停用免疫抑制剂 2 ~ 3 周后无明显改善的病例可进行传统的化疗。联合化疗优于单药化疗，联合化疗不仅可抑制淋巴细胞的增殖，还能控制移植后的排斥及 GVHD，目前常用的化疗方案有 CHOP、VENP、CVP 等。报道认为利妥昔单抗和巴利昔单抗治疗肝移植术后 B 细胞淋巴瘤是安全有效的，但仅为个案报道，尚有待于大规模的临床研究。

另外，由于淋巴瘤的主要临床表现为发热、大量出汗、乏力，故如不及时补液，易导致肾前性肾功能不全。本例患者在入院主诉就是因为发热及大量出汗，而未及时足量补液，导致肌酐升至 318 μmol/L，后经积极补液，在一周内肌酐降至正常范围。

（北京清华长庚医院　范铁艳）

参考文献

［1］Aberg F, Pukkala E, Hockerstedt K, et al. Risk of malignant neoplasms after liver transplantation: a population-based study[J]. Liver Transpl, 2008, 14（10）: 1428 -1436.

［2］Capello D, Rasi S, Oreste P, et al. Molecular characterization of post-transplant lymphoproliferative disorders of donor origin occurring in liver transplant recipients[J]. J Pathol, 2009, 218（4）: 478-486.

［3］Costes-Martineau V, Delfour C, Obled S, et al. Anaplastic lymphoma kinase（ALK）protein expressing lymphoma after liver transplantation: case report and literature review[J]. J Clin Pathol, 2002, 55（11）: 868-871.

［4］Dembowska-Bagińska B, Wakulińska A, Daniluk I, et al. Non-Hodgkin lymphoma after liver and kidney transplantation in children. Experience from one center[J]. Adv Clin Exp Med, 2020, 29（2）: 197-202.

［5］George TI, Jeng M, Berquist W, et al. Epstein-Barr virus-associated peripheral T-cell lymphoma and hemophagocytic syndrome arising after liver transplantation: case report and review of the literature[J]. Pediatr Blood Cancer, 2005, 44（3）: 270-276.

［6］Herrero JI, Panizo C. Post-transplant lymphoproliferative disease after liver transplantation[J]. Rev Esp Enferm Dig, 2018, 110（2）: 131-132.

［7］Jiang Y, Villeneuve PJ, Fenton SS, et al. Liver transplantation and subsequent risk of cancer: findings from a Canadian cohort study[J]. Liver Transpl, 2008, 14（11）: 1588-1597.

［8］Kamdar KY, Rooney CM, Heslop HE. Posttransplant lymphoproliferative disease following liver transplantation[J]. Curr Opin Organ Transplant, 2011, 16（3）: 274-280.

［9］Stardelova KG, Stojanovik A, Jovanovska RP, et al. Remission of late-onset post-liver transplantation non-hodgkin lymphoma[J]. Pril（Makedon Akad Nauk Umet Odd Med Nauki）, 2019, 40（1）: 67-71.

［10］Tahir Z, Peters J, Leahy K, Batalini F. Double-hit monomorphic B-cell lymphoma after liver transplantation[J]. BMJ Case Rep, 2020, 13（1）: e231831.

肝移植术后 17 个月，肺叶切除 10 个月，发现肝、肺多发占位 1 周

患者男性，62 岁，于 2021 年 1 月 20 日入院。

一、主诉

肝移植术后 17 个月，肺叶切除 10 个月，发现肝、肺多发占位 1 周。

二、病史询问

（一）初步诊断思路及问诊

肝移植术后 17 个月，肺结核肺叶切除 10 个月，目前肝、肺出现多发性占位病变，需询问肝移植手术的原因，警惕术后肝脏肿瘤多发转移。另外注意排查新发的恶性肿瘤。此外患者为抗结核治疗过程中出现肝肺多发占位，需警惕耐药结核，最后患者长期服用免疫抑制剂，可能出现少见的念珠菌、曲霉菌等真菌感染导致多器官损伤等。

（二）问诊主要内容及目的

1. 肝移植手术病因　了解患者进行肝移植手术的具体原因，如为肝癌，需了解肿瘤大小、数量，有无血管侵犯和淋巴结转移。另外，肝癌容易转移的部位包括肝内、淋巴结、肺、骨、脑及肾上腺等。如患者因肿瘤行肝移植需考虑有无肿瘤转移的可能。

2. 是否伴有发热　了解患者是否存在发热、体温升高程度，热型，有无伴随症状，全身情况如何等，对诊断有提示意义。例如，发热伴咳嗽、咳痰、痰中带血，需要排除真菌和结核杆菌感染，结核杆菌感染一般以午后低热为主。但移植术后由于免疫抑制剂的服用，发热特点一般不典型。若体温在一天之内持续升高，下午和夜间也不能降至正常，则提示非感染性疾病可能性更大（如自身免疫性疾病）。发热，并以午后

发热明显伴食欲减退，体重明显下降者，需警惕移植术后新发恶性肿瘤。

3. 有何既往史　了解既往史可获得有价值的诊断线索。询问患者既往是否有结核病史，如有结核病史，结合临床表现可高度怀疑结核感染。其次注意抗结核治疗方案及抗结核药物的使用是否足量。本例患者在抗结核治疗过程中出现肺部、肝脏多发占位，应不排除耐药结核的出现。问诊既往是否有肾脏病病史，如有则不排除肾脏 - 肺出血综合征及 ANCA 相关性血管炎等。

4. 近期接触史　患者服用免疫抑制药物，为感染的高危人群，需询问患者是否有牛羊等牲畜接触史，是否饲养禽类、鱼类，如有，不排除真菌感染。

5. 院外治疗经过，效果如何　院外药物治疗经过及治疗效果有利于该病的诊断和鉴别诊断。

（三）问诊结果及思维提示

患者因"乙肝肝硬化、原发性肝癌"于 2019 年 8 月 16 日在外院行肝移植手术，术后进行常规抗排异治疗。2020 年 2 月 3 日因肝功能异常住院，无发热、咳嗽、咳痰、咯血等不适，无体重减轻，大小便正常。入院后常规胸部 CT 检查发现肺部病灶，完善结核、真菌、肿瘤等相关检查，并行支气管镜并灌洗液送检二代测序（NGS）均未明确诊断，后行胸腔镜下肺叶切除，病理提示"肺结核，伴干酪样坏死，淋巴结结核"，给予利奈唑胺、乙胺丁醇及莫西沙星抗结核治疗，各抗结核药物足量使用，目前抗结核治疗 10 个月。2021 年 1 月 20 日患者因"咳痰、痰中带血 2 个月，发现肝、肺多发占位 1 周"再次入院。入院后复查胸部 CT 平扫：肺内多发磨玻璃高密度影，肝脏多发低密度。腹部增强磁共振：肝内多发富血供结节。患者无明显发热、盗汗、乏力、纳差、腹痛等不适。饮食好，二便正常。

思维提示

　　患者在明确诊断肺部结核，并抗结核治疗过程中出现间断咳嗽、咳痰，痰中带血，CT 提示：肝、肺多发占位。病情复杂，诊断不清，需慎重对待。首先考虑是否有耐药结核，另外根据影像学特点不排除少见真菌感染、移植术后新发肿瘤或风湿免疫病等。

三、体格检查

（一）重点检查内容和目的

注意观察患者神志、精神状态，皮肤、巩膜颜色，有无贫血及贫血程度，眼睑是否苍白、是否有水肿，有无皮疹、毛细血管扩张、肝掌及蜘蛛痣，有无浅表淋巴结肿大，双肺呼吸音是否正常，肝脏的大小、硬度、肝区是否有叩痛，有无腹部包块，腹部是否有压痛、反跳痛及肌紧张，是否有移动性浊音。

（二）体格检查结果及思维提示

患者神志清，精神好，生命体征平稳，无贫血貌，未见肝掌及蜘蛛痣。眼睑无苍白及水肿，全身浅表淋巴结不大，呼吸音正常。双肺呼吸音正常，未闻及明显干湿啰音。腹软，无压痛及反跳痛，肝脾肋下未触及，肝区无叩痛，移动性浊音阴性。双下肢无凹陷性水肿。肠鸣音正常，肛门指检无异常。

思维提示

患者体格检查未见明显异常，需要进一步实验室、影像学等检查，必要时进行肝组织穿刺及肺穿刺活检明确诊断。

四、实验室和影像学检查

（一）初步检查内容及目的

1. 血常规　有助于分析有无合并感染、贫血等。

2. 便常规和便隐血　了解大便性状，镜检是否有红细胞、白细胞，隐血有无阳性。

3. 肝肾功能、电解质　了解肝、肾疾病、电解质紊乱有助于评估并发症及病情严重程度。

4. 胸部 CT　有利于判断病变范围及血管、支气管侵犯情况及预后。

5. 腹部 CT　有利于判断病变范围及血管、淋巴结侵犯情况及预后。

（二）检查结果

1. 血常规　WBC 3.36×10^9/L，RBC 3.50×10^{12}/L，HGB 116.00 g/L，PLT 92.00×10^9/L。尿常规：蛋白 0.3 g/L（+），葡萄糖正常，隐血弱阳性（±）。

2. 生化　ALT 44.0 U/L，AST 53.2 U/L，ALP 318.0 U/L，γ-GT 224.3 U/L，TBIL 23.01 μmol/L，DBIL 9.59 μmol/L，GLU 4.79 mmol/L，Cr 127.8 μmol/L，尿酸 309 μmol/L。

3. T/B 细胞亚群及药物浓度　淋巴细胞 560 个 /μl，B 淋巴细胞 CD19 34.5%，$CD4^+T$ 26.2%，$CD4^+T$ 细胞数量 147 个 /μl，$CD8^+T$ 26.0%，$CD8^+T$ 细胞数量 146 个 /μl，CD4/CD8 1.01。FK506 浓度 4.41 ng/ml。

4. 炎症及微生物指标　CRP < 0.5 mg/L；ESR 6 mm/h；结核杆菌抗体试验（IgM）阴性；结核杆菌抗体试验（IgG）阴性；结核杆菌 γ 干扰素测定阴性；G 实验检测阴性；GM 试验 0.173 μg/L；CMV IgM 抗体阴性；CMV PP65 检测阴性；EBV DNA 低于检测限 copies/ml；EBV DNA 阴性。

5. 免疫球蛋白　IgA 1.102 g/L，IgG 4.41 g/L，IgM 0.601 g/L。抗 URNP、抗 Sm、抗 SSA/Ro-52 kD、抗 SSA/Ro-60 kD、抗 SSB、抗 Sc1-70s、抗 Jo-1、抗着丝点抗体 CENP B、抗核小体抗体、抗组蛋白抗体、抗 dsDNA 抗体、抗核糖体 P 蛋白抗体、抗髓过氧化物酶抗体、抗蛋白酶 3、抗中性粒细胞抗体 - 核周型及抗中性粒细胞胞浆抗体 - 胞浆型均为阴性。

6. 肿瘤标志物　前列腺特异性总抗原 0.803 ng/ml，游离前列腺特异性抗原 0.605 ng/ml，癌抗原 CA 199 2.66 U/mL，鳞状细胞癌抗原 0.8 ng/ml，癌抗原 CA 153 16.0 U/ml，癌胚抗原 1.79 ng/ml，甲胎蛋白 2.57 ng/ml，细胞角质蛋白 19 片段 1.07 ng/ml。

7. 腹部超声　肝脏形态大小正常，包膜光滑，边缘锐利，肝实质回声均匀，血管纹理清晰，肝内外胆管无扩张，肝内可见多发中等回声结节，大者位于右叶，大小约 3.8 cm × 3.3 cm。

8. CT 检查　腹部 CT 示肝移植术后，肝内多发占位性病变，肝门部胆管略增厚，与前相仿，炎性改变？肝囊肿，右肾复杂囊肿；右肾小结石（图 66-1）。胸部 CT 示双肺新出现多发混合性磨玻璃密度结节影，考虑多发肺转移瘤（图 66-2）。

9. PET-CT　肝脏多发结节，代谢不同程度增高；双肺多发磨玻璃影，部分代谢增高，首先考虑炎性病变，肿瘤待除外。L_5 椎体骨质破坏，首先考虑良性病变，建议随诊或活检除外转移瘤（图 66-3）。

10. 肝脏穿刺病理　穿刺少许肝组织，其内局灶可见肿瘤细胞浸润性生长，瘤细胞呈梭形，部分肿瘤细胞围绕形成腔隙样结构，内含红细胞，细胞核深染，中度异型。免疫组化：Vimentin 阳性（+）、CD31 阳性（+）、CD34 阳性（+）、FVIII 阳性（+）、

SMA 阳性（＋）、FXIII-A 阴性（－）、HHV8 阴性（－）、EMA 阴性（－）、D2-40 阴性（－）、S100 阴性（－）、AE1+AE3 阴性（－）、Ki67（80%+）。综上，血管源性恶性肿瘤，结合临床病史，考虑为卡波西肉瘤。

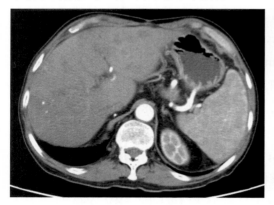

图 66-1　腹部 CT

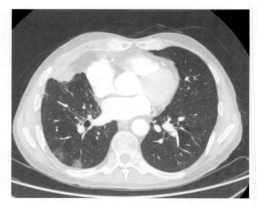

图 66-2　胸部 CT

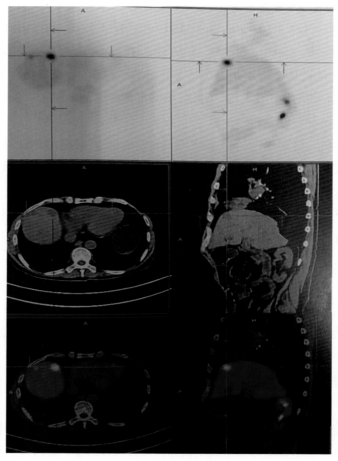

图 66-3　PET-CT 检查

五、治疗方案及理由

（一）方案

1. 一般治疗　对症、支持、保肝、抗排异治疗。

2. 针对肿瘤的治疗　口服安罗替尼联合肝动脉灌注化疗（共 2 次），多柔比星化疗（共 3 次）。

（二）理由

患者明确诊断为"卡波西肉瘤"后。请本院肿瘤科、介入科及中科院肿瘤医院转接会诊后建议给予靶向药物及多柔比星治疗。

六、治疗效果

给予口服安罗替尼后肺部病灶略有缩小，后给予肝动脉化疗栓塞控制肝部病灶，肝脏病灶稳定。1 个月后给予多柔比星全身化疗。病情稳定后出院。定期随访，患者于 2021 年 12 月因肿瘤多发转移去世。

七、对本病例的思考

肝移植术后由于免疫抑制剂的大量应用，增加了移植术后新发肿瘤和原恶性肿瘤复发的风险。日本对实体器官移植后新发肿瘤的全国调查显示，肝移植术后常见的新发恶性肿瘤有 PTLD、肾癌、胃癌、结直肠癌和肺癌。免疫抑制剂的使用成为威胁移植受者长期存活的主要危险因素，显著降低了患者的存活率和生存期。研究显示 CNI 类药物的应用可能促使癌症发生，这可能与 CNI 的血药浓度有关。肝移植术后新发肿瘤的发病率为 4% ~ 16%，这取决于随访观察期的长度、受者年龄和免疫抑制方案。肝移植术后的新发肿瘤类型在不同地区有所差异，新发恶性肿瘤的发生受到种族、社会因素和环境因素的影响。

本例患者为肝移植术后，在抗结核治疗过程中出现占位，后明确诊断为新发血管肉瘤，这是一类间充质细胞来源的罕见异质性恶性肿瘤，占所有成人恶性肿瘤的 1% 左右。肉瘤的组织病理学特征各异，这可能与肉瘤的胚胎间充质细胞具有多种分化能力相关。血管肉瘤生长速度取决于肿瘤侵袭性。最常见的扩散方式为血行扩散，主要扩散到肺。诊断时远处转移的发生率超过10%。组织学分化级别越高，诊断时存在肺转移的风险越高。对于病灶无法切除的患者，合理使用全身性治疗能够带来有意义的缓解，延长生存期。个体化选择全身性治疗方式，具体取决于若干因素，包括疾病的组织学和生物学行为，以及患者的健康状况。化疗具有姑息目的，以期缩小肿瘤体积、减少症状、改善生存质量并延长生存期。有证据显示机能靶点抑制剂西罗莫司对具有血管周上皮样细胞分化的肿瘤和上皮样血管内皮瘤有效。本例患者在服用靶向治疗药物和肝动脉灌注化疗术后给予多柔比星脂质体全身化疗，但多柔比星可引起可逆性骨髓抑制、黏膜炎、脱发、恶心和呕吐，以及急性和慢性心脏毒性，临床医生需给予足够重视。移植术后患者是肿瘤的好发人群，因此对于肝移植受者应定期进行规律随访和定期筛查，有助于在肝移植患者中早期发现新发肿瘤并进行及时处理。

（北京清华长庚医院　范铁艳）

参考文献

［1］Chevreau C, Le Cesne A, Ray-Coquard I, et al. Sorafenib in patients with progressive epithelioid hemangioendothelioma: a phase 2 study by the French Sarcoma Group（GSF/GETO）[J]. Cancer, 2013, 119(14): 2639-2644.

［2］Dickson MA, Schwartz GK, Antonescu CR, et al. Extrarenal perivascular epithelioid cell tumors（PEComas）respond to mTOR inhibition: clinical and molecular correlates[J]. Int J Cancer, 2013, 132(7): 1711-1717.

［3］Grünwald V, Karch A, Schuler M, et al. Randomized comparison of pazopanib and doxorubicin as first-line treatment in patients with metastatic soft tissue sarcoma age 60 years or older: results of a german intergroup study[J]. J Clin Oncol, 2020, 38(30): 3555-3564.

［4］Tap WD, Wagner AJ, Schöffski P, et al. Effect of doxorubicin plus olaratumab vs doxorubicin plus placebo on survival in patients with advanced soft tissue sarcomas: The ANNOUNCE randomized clinical trial[J]. JAMA, 2020, 323(13): 1266-1276.

［5］Wagner AJ, Malinowska-Kolodziej I, Morgan JA, et al. Clinical activity of mTOR inhibition with sirolimus in malignant perivascular epithelioid cell tumors: targeting the pathogenic activation of mTORC1 in tumors[J]. J Clin Oncol, 2010, 28(5): 835-840.

肝移植术后 2 年半，发现腹腔肿物 1 周

患儿男性，3 岁，于 2020 年 5 月 10 日入院。

一、主诉

肝移植术后 2 年半，发现腹腔肿物 1 周。

二、病史询问

（一）初步诊断思路及问诊目的

患儿肝移植术后 2 年半，1 周前家长无意间发现患儿腹部较前饱满，在当地医院腹部超声检查发现"腹腔实性肿物伴肠系膜多发淋巴结肿大，最大直径约 7 cm"，遂入我院诊治。问诊时需注意肿物发生的部位、时间、伴随的全身及腹部症状，肝移植术前是否存在肝母细胞瘤等肿瘤性疾病，病程中有无外伤史，是否存在肿瘤家族史。

（二）问诊主要内容及目的

1. 肿物发生的部位和时间　一般而言，肿物出现很久、生长缓慢且无明显不适，多为良性；反之，若生长迅速、患者显著消瘦，多为恶性肿瘤。

2. 肿物伴随的全身及腹部症状　肿物发生前有发热、腹痛、腹膜刺激征，甚至全身感染性症状者，可疑为炎性肿物。免疫抑制人群或具有结核接触史患者，如伴有长期低热、食欲缺乏、腹痛，则需考虑结核性感染风险。消化道肿瘤或胃肠道外肿物压迫，可引起呕吐、排便习惯改变、大便性状异常等消化道症状，例如胃窦部或十二指肠病变可致反复呕吐；直结肠肿物可引起便血和排便习惯改变；右上腹肿物伴有黄疸多提示肝胆胰病变；泌尿系肿物多有血尿、尿频等症状；女性生殖系统肿物多伴有月经改变或阴道出血等症状。

3. 患儿肝移植术前诊断　是否为肿瘤性疾病，有无血液系统疾病、免疫系统疾病

以及遗传代谢性疾病，病程中有无外伤史，是否存在肿瘤家族史，生活居住环境有无化学物环境毒素等。

（三）问诊结果及思维提示

患儿出生后 3 个月行"腹腔镜探查术"确诊为"胆管闭锁 III 型"；2 年半前（出生后 6 个月）因"胆管闭锁、胆汁淤积性肝硬化"在我院接受亲体左外叶肝移植术（捐肝者为其父），术后恢复良好，规律服用免疫抑制剂。术后 4 个月患儿首次发生 EB 病毒血症，病毒载量 6.19×10^2 copies/ml，无发热、浅表淋巴结肿大、肝脾大、肺炎、肠炎等症状，肝功能正常，减少免疫抑制剂他克莫司口服剂量后，复查血 EBV DNA < 400 copies/ml。此后，患儿间断发生无症状 EB 病毒血症，EBV DNA 峰值为 1.07×10^5 copies/ml，相应调整他克莫司口服剂量，病程中移植肝功能正常、未发生排异反应。本次入院前 3 个月，患儿常规复查肝肾功能及腹部超声未见异常。

1 周前家长无意间发现患儿腹部较前饱满，在当地医院超声检查发现"腹腔实性肿物伴肠系膜多发淋巴结肿大，最大直径约 7 cm"，遂入院诊治。病程中，无发热、腹痛、呕吐、腹泻、便秘、便血、血尿等不适，进食量较前减少，二便量及性状正常，体重无明显下降。目前用药：他克莫司胶囊 0.5 mg/ 早、0.25 mg/ 晚。患儿无伤寒、结核、麻疹、水痘、猩红热、百日咳等传染病史，无肿瘤相关病史或家族史，无药物及食物过敏史，无外伤史，否认特殊化学物、环境毒素等接触史。

思维提示

患儿肝移植术后反复发生无症状 EB 病毒血症，3 个月前常规复查腹部超声及肝肾功能未见异常，1 周前超声提示"腹腔实性肿物伴肠系膜多发淋巴结肿大，最大直径约 7 cm"，综合家长所述病史，肿物生长迅速，高度怀疑恶性肿瘤，特别是 PTLD 甚至淋巴瘤可能，需尽快完善 PET-CT 检查，了解全身病变状态，以便后续肿物活检明确病理诊断。

三、体格检查

（一）重点检查内容及目的

体格检查应注意患儿神志和精神状态，生长发育和营养状态，有无黄疸、贫血貌、恶病质，仔细检查全身浅表淋巴结状态，肝脾大小及硬度，腹腔肿物大小、质地、活动度以及有无触痛，腹部是否有压痛、反跳痛及肌紧张，是否有移动性浊音，双下肢有无水肿等。

（二）体格检查结果及思维提示

T 36.7℃，P 102 次 / 分，R 24 次 / 分，BP 80/50 mmHg。精神反应可，自动体位，查体配合。贫血貌，皮肤、巩膜无黄染，未见瘀点、瘀斑，未见蜘蛛痣。左侧颈部及左侧腹股沟区可触及长径约 2 cm 淋巴结，质软、活动度可。双肺呼吸音粗，未闻及明显干湿啰音。心音有力、律齐，各瓣膜听诊区未闻及病理性杂音。腹部饱满，上腹可见长约 12 cm 弧形陈旧性手术瘢痕，未见腹壁静脉曲张，脐周至下腹部可触及一不规则包块，约 9 cm×8 cm、质韧、有触痛、活动度差。腹部张力稍高，无反跳痛，肝脏剑突下 1.5 cm 可触及、质软，脾脏左肋下 1 cm 可触及、质软，移动性浊音阴性，肠鸣音 2 次 / 分。双下肢无水肿。生理反射存在，病理征未引出。

思维提示

患儿体格检查提示贫血貌，腹腔肿物生长迅速，高度怀疑恶性肿瘤，需尽快完善 PET-CT 检查，以便后续肿物活检明确病理诊断。

四、实验室和影像学检查

（一）初步检查内容及目的

1. 血常规、尿常规、便常规　了解全血细胞计数及白细胞分类百分比，有无尿、便常规改变，排除出血导致的贫血。

2. 生化全项、肿瘤全项、凝血功能　了解肝、肾功能及心脏功能、肿瘤标志物水平以及肝脏凝血因子合成功能是否正常。

3. 乙肝五项、HCV 抗体、抗 -EBV 抗体、EBV DNA、抗 CMV 抗体、CMV DNA、B19 细小病毒抗体等病毒学指标　排查相关病毒感染状态。

4. 他克莫司血药浓度　了解免疫抑制剂血药浓度。

5. 腹部超声及 PET-CT　了解移植肝形态及血流，全身肿瘤断层显像。

（二）检查结果及思维提示

1. 血常规　白细胞 10.48×10^9/L，N 56.8%，L 30.5%，RBC 4.08×10^{12}/L，HGB

85.0 g/L，PLT 406×10^9/L。

2. 淋巴细胞亚群　血总 T 淋巴细胞 56.87%，B 淋巴细胞 15.89%，自然杀伤细胞 23.61%，辅助性 / 诱导性 T 细胞 28.04%，抑制性 / 细胞毒性 T 细胞 22.09%，辅助性 / 抑制性 T 淋巴细胞比值 0.34。

3. 尿常规及便常规　未见异常，便隐血阴性。

4. 肝肾功能、肿瘤全项、凝血功能　ALT 13.6 U/L、AST 40.3 U/L、ALP 101.0 U/L、γ-GT 5.0 U/L、TBIL 5.95 μmol/L，DBIL 2.53 μmol/L，总蛋白 63.8 g/L，ALB 31.9 g/L，GLU 3.4 mmol/L，CK 69.2 U/L，LDH 1245.1 U/L，BUN 3.12 mmol/L，Cr 25.0 μmol/L，尿酸 407.4μmol/L，钠 135.8 mmol/L，钾 4.59 mmol/L，氯化物 96.9 mmol/L，钙 2.23 mmol/L，血无机磷 1.65 mmol/L，镁 0.61 mmol/L。AFP 18 ng/ml，CEA 3.6 ng/ml，CA199 26 U/ml，CA125 30 U/ml。PTA 71%，纤维蛋白原 2.44 g/L。

5. 血 EBV DNA　2.16×10^5 copies/ml，CMV DNA < 400 copies/ml。

6. 他克莫司血药浓度　1.9 ng/ml。

7. 腹部超声　移植肝形态及血流未见异常，腹腔多发低回声包块，较大者约 7.8 cm × 7.0 cm × 6.9 cm、边界欠清、形态不规则，内可见少量血流信号，胸腔、腹腔无积液。

8. PET-CT　①肝移植术后：移植肝密度及代谢未见异常。②肝门区、肝胃间隙、肠系膜区、腹膜后腹主动脉旁、双侧腹股沟区、腹腔及盆腔多发高代谢淋巴结及肿块影，部分融合成不规则巨大肿块（图 67-1A），上至肝门水平、下至膀胱水平，与邻近肠壁分界不清，示踪剂异常浓集，SUV_{max} 为 17.49；肝周包膜、脾周包膜、大网膜及腹盆腔腹膜多发结节样增厚，示踪剂异常浓集，SUV_{max} 为 7.87。以上考虑恶性，PTLD？淋巴瘤可能大，建议活检。③双侧颈部 I 区、II 区、V 区及双侧腋窝多发淋巴结影，示踪剂不同程度异常浓聚，较大者直径约 1 cm，SUV_{max} 为 3.5；鼻咽顶软组织增厚，示踪剂弥漫异常浓集，SUV_{max} 为 8.18；双侧扁桃体弥漫增大，示踪剂弥漫浓集，SUV_{max} 为 7.66。以上考虑淋巴组织增生可能，不排除肿瘤浸润。

思维提示

综合患儿病史、实验室及影像学检查，目前初步诊断：PTLD 淋巴瘤？EBV 感染，中度贫血，肝移植状态。作为一组异质性病变，PTLD 包括多种组织病理学类型，WHO 将 PTLD 分为早期病变、多形性 PTLD、单形性 PTLD 以及经典霍奇金淋巴瘤型 4 大类型，反映了病变从多克隆向单克隆演进、侵袭性逐渐增强，最终发展为淋巴瘤的连续过程。各种疾病形式具有不同的生物学和临床特征，其中恶性侵袭性淋巴瘤进展迅速，如未得到及时有效治疗，预后极差。组织病理学检查是诊断 PTLD 的金标准。

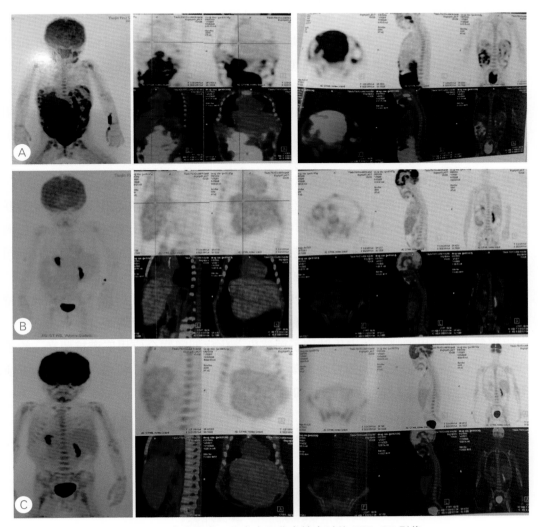

图 67-1　患儿发病、化疗中和化疗结束时的 PET-CT 影像

A. 发病时：腹、盆腔多发高代谢淋巴结及肿块影，部分融合成不规则巨大肿块，示踪剂异常浓集、SUVmax 17.49。B. 化疗 2 个周期后：腹、盆腔多发高代谢淋巴结及肿块较前明显缩小，示踪剂浓集成都较前减低，较大者直径约 0.7 cm、SUVmax 2.19。C. 6 个周期化疗结束后：腹腔内肠系膜区仍可见小淋巴结，较前进一步缩小，SUVmax 0.96；余腹、盆腔及腹膜后未见确切淋巴结影、未见异常示踪剂浓集

五、治疗方案及理由

（一）方案

1. 腹腔肿物活检、骨髓穿刺及脑脊液流式细胞检查　　了解有无骨髓浸润及中枢神经系统受累，征得患儿家长同意后，患儿接受腹腔肿物活检，病理报告：Burkitt 淋巴瘤，免疫组化 CD20 阳性（+）、CD19 阳性（+）、CD10 阳性（+）、Bcl-6 阳性（+）、CD3 阴性（−）、Bcl-2 阴性（−）、MUM1 阴性（−）、CD5 阴性（−）、CyclinD1 阴性（−）、CD138 阴性（−）、Ki-67 阳性细胞数＞95%，原位杂交 EBER 阳性（+）（图 67-2）。髂骨骨髓细胞形态学检查提示三系增生，未见明显异常淋巴细胞增多骨髓象。腰椎穿刺脑脊液流式细胞检查未见异常 B 淋巴细胞。

2. 系统性化疗并调整免疫抑制剂治疗方案　　依据中国抗癌协会儿科专业委员会联合中华医学会儿科学分会血液学组制订的《儿童和青少年成熟 B 细胞非霍奇金淋巴瘤方案（CCCG-BNHL—2015 方案）》进行系统性化疗，化疗期间免疫抑制剂他克莫司逐渐减量，至第 2 个疗程结束时停服他克莫司。

3. 对症支持治疗　　给予患儿留置 PICC 导管作为化疗药物输注通路，单间隔离保持环境清洁、降低感染风险，加强口腔黏膜及皮肤清洁护理，治疗期间及停药后 3 个月内服用复方磺胺甲噁唑预防卡氏肺孢子菌感染。化疗期间联合应用广谱抗菌素，给予输血及营养支持，必要时应用粒细胞集落刺激因子。给予水化、利尿、增加尿酸排泄等治疗，监测出入量、电解质、尿酸和肌酐水平。

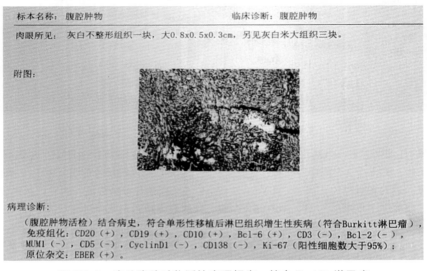

图 67-2　患儿腹腔肿物活检病理报告，符合 Burkitt 淋巴瘤

（二）理由

患儿腹腔肿物活检病理诊断为 Burkitt 淋巴瘤（BL），骨髓穿刺及脑脊液流式细胞检查未见骨髓浸润及中枢神经系统受累。综合实验室及影像学检查结果，依据国际儿童非霍奇金淋巴瘤分期系统（IPNHLSS），患儿为 III 期，WHO Karnofsky 体能评分 90 分，血清 LDH 水平高于 4 倍正常上限，依据中国抗癌协会儿科专业委员会联合中华医学会儿科学分会血液学组制订的《儿童和青少年成熟 B 细胞非霍奇金淋巴瘤方案（CCCG-BNHL—2015 方案）》，危险度临床分组为 R4，化疗方案流程 P → A → R-BB → R-AA → R-BB → R-AA → BB。

III 期 BL 患儿属于发生肿瘤溶解综合征的高危人群，常规给予水化、利尿、增加尿酸排泄等治疗，尽可能避免使用损伤肾功能的药物，限制钾和磷酸盐摄入，监测出入量、电解质、尿酸和肌酐水平，维持尿 pH > 7、必要时碱化尿液。

六、治疗效果及思维提示

化疗过程中患儿出现发热伴粒细胞缺乏（中性粒细胞最低为 0.01×10^9/L）、中度贫血（HGB 最低为 62.0 g/L），及时应用粒细胞集落刺激因子并联合应用广谱抗细菌及抗真菌药物，给予输血及营养支持，患儿顺利完成化疗，未发生严重感染。患儿治疗过程中未发生急性肾损伤或严重的高钾血症及低钙血症。

患儿于第 2 个疗程结束时复查 PET-CT 提示：①腹腔肿块消失，原腹腔、盆腔及双侧腹股沟区多发高代谢淋巴结较前明显减小减少、较大者约为 0.7 cm，代谢明显减低、SUV_{max} 为 2.19；②原肝周包膜、脾周包膜、大网膜及腹盆腔腹膜多发结节样增厚本次未见异常，代谢未见异常增高；③双侧颈部及腋窝多发淋巴结较前明显减小、减少，较大者约为 0.7 cm，代谢较前减低、SUV_{max} 为 1.53；④鼻咽顶软组织未见异常增厚，代谢较前明显减低、SUV_{max} 为 3.41；⑤双侧扁桃体较前明显减小，代谢较前明显减低、SUV_{max} 为 2.99（图 67-1B）。

全部 6 个疗程结束时患儿复查 PET-CT 提示：双侧颈部、腋窝、腹腔内肠系膜区、腹股沟区多发小淋巴结较前进一步缩小，代谢较前略减低，SUV_{max} 为 0.96 ~ 1.29（图 67-1C）。复查实验室检查：血常规：WBC 6.5×10^9/L，N 43.2%，L 39.5%，RBC 2.93×10^{12}/L，HGB 80.0 g/L，PLT 309×10^9/L。凝血功能：PTA 101%，纤维蛋白原 2.43 g/L。生化：TP 53.4 g/L，ALB 39.8 g/L，ALT 43.3 U/L，AST 41.7 U/L，ALP 112.0 U/L，γ-GT 15.0 U/L，TBIL 2.7 μmol/L，DBIL 1.43 μmol/L，CK 35.3 U/L，LDH 405.1 U/L，BUN 4.49 mmol/L，Cr 17.0 μmol/L，UA 225.3μmol/L，Na$^+$139.5 mmol/L，K$^+$4.31 mmol/L，

Cl^- 108.9 mmol/L，Ca^{2+} 2.19 mmol/L， 血 无 机 磷 1.47 mmol/L，Mg^{2+} 0.84 mmol/L。EBV DNA < 400 copy/ml。总 T 淋巴细胞 84.11%，B 淋巴细胞 0.06%，自然杀伤细胞 14.08%，辅助性 / 诱导性 T 细胞 10.23%，抑制性 / 细胞毒性 T 细胞 74.83%，辅助性 / 抑制性 T 淋巴细胞比值 0.14。髂骨骨髓细胞形态学检查提示三系增生，骨髓及外周血嗜酸性粒细胞比例轻度增高（分别为 11% 和 9%），未见明显异常淋巴细胞增多骨髓象。腰椎穿刺脑脊液流式细胞检查未见异常 B 淋巴细胞。

经治疗，患儿获得完全缓解（CR），化疗结束至今已随访 13 个月，仍停用免疫抑制剂。末次随访结果：血常规 WBC 5.76×10^9/L，N 37.2%，L 43.6%，RBC 4.28×10^{12}/L，HGB 117.0 g/L，PLT 249×10^9/L；EBV DNA < 500 copy/ml；肝肾功能、心脏超声和 PET-CT 检查未见异常；超声检查双侧颈部及腋下淋巴结最大约 9.1 mm × 3.3 mm；程序化肝组织穿刺活检未见异常。

思维提示

本例患儿确诊为 BL，规范接受高强度、多药联合利妥昔单抗靶向治疗，以及中枢神经系统预防的治疗策略，化疗期间免疫抑制剂逐渐撤除，治疗效果良好，未发生严重不良事件。化疗结束后 13 个月评估患儿病情为 CR，且停用免疫抑制剂后移植肝无排异反应。

最后诊断：Burkitt 淋巴瘤，EB 病毒感染，中度贫血，肝移植状态。

七、对本病例的思考

BL 是一种高度侵袭性 B 细胞非霍奇金淋巴瘤，占儿童淋巴瘤病例的 25% ~ 40%。BL 可分为地方性、散发性和免疫缺陷相关性三种不同的临床形式，虽然它们在组织学上相同，但在流行病学、临床表现和遗传特征方面仍存在一定的差异。实体器官移植受者长期接受免疫抑制剂治疗，其 BL 发病率约为 10.8/（10 万人年），比普通人群高出 23 倍，其中儿童器官移植受者 BL 发病率约为成人受者的 3.5 倍。实体器官移植受者 BL 病例中大部分与 EBV 感染相关，但仍有 30% 左右的病例确诊时为 EBV 阴性，其中包括部分患者接受器官移植手术时 EBV 血清学检查阳性。不同年龄的 BL 患者，其肿瘤中的 EBV 阳性率也不尽相同，18 岁以下的患者中 90% 可检出 EBV，而 18 岁以上患者检出率约为 59%。

BL 临床大多起病较急、进展快，除淋巴结肿大以外，颌面肿物及腹腔占位引起的急腹症是最常见表现；患者可以迅速出现骨髓转移，晚期可呈现恶病质；肿瘤增殖速度快，病死率高、预后不佳。既往对 BL 患儿的标准化疗方案为环磷酰胺 + 多柔比星 + 长春新碱 + 泼尼松（CHOP）或 CHOP 样方案，晚期患儿的长期生存率仅为 30% ~ 40%。随着治疗方案不断改进，国际上广泛开始采用短疗程、高强度、多药联合和中枢神经系统预防的治疗策略，以法国儿童肿瘤协会的 LMB89/96 方案和奥地利 – 德国 – 瑞士的 BFM95 方案为代表的治疗方案显著提高了患儿的长期生存率。由国内 8 个中心协作研究的 CCCG-BNHL—2010 方案也获得了较好的效果，此基础之上进一步完善制订了联合利妥昔单抗的多药短程化疗 CCCG-BNHL—2015 方案，治疗效果明显提高，5 年生存率甚至可达 80%。本例 EBV 阳性（+）患儿肿瘤负荷较高，接受 CCCG-BNHL—2015 方案治疗效果良好、安全性高。

（天津市第一中心医院　郑卫萍）

参考文献

［1］Bellan C, Lazzi S, Hummel M, et al. Immunoglobulin gene analysis reveals 2 distinct cells of origin for EBV-positive and EBV-negative Burkitt lymphomas[J]. Blood, 2005, 106（3）: 1031-1036.

［2］BNHL-2015 for Children or Adolescents in China（BNHL-2015）[EB/OL]. https:/ /clinicaltrials. gov/ct2/show/NCT02405676.

［3］Bornkamm GW. Epstein-Barr virus and its role in the pathogenesis of Burkitt's lymphoma: an unresolved issue[J]. Semin Cancer Biol, 2009, 19（6）: 351-365.

［4］Ishizawa K. JSH practical guidelines for hematological malignancies, 2018: II. Lymphoma-6. Burkitt lymphoma（BL）[J]. Int J Hematol, 2019, 110（3）: 265-271.

［5］Mbulaiteye SM, Anderson WF, Bhatia K, et al. Trimodal age-specific incidence patterns for Burkitt lymphoma in the United States, 1973-2005[J]. Int J Cancer, 2010, 126（7）: 1732-1739.

［6］Mbulaiteye SM, Clarke CA, Morton LM, et al. Burkitt lymphoma risk in U.S. solid organ transplant recipients[J]. Am J Hematol, 2013, 88（4）: 245-250.

［7］Picarsic J, Jaffe R, Mazariegos G, et al. Post-transplant Burkitt lymphoma is a more aggressive and distinct form of post-transplant lymphoproliferative disorder[J]. Cancer, 2011, 117（19）: 4540-4550.

［8］Schmitz R, Young RM, Ceribelli M, et al. Burkitt lymphoma pathogenesis and therapeutic targets from structural and functional genomics[J]. Nature, 2012, 490（7418）: 116-120.

［9］Zimmermann H, Reinke P, Neuhaus R, et al. Burkitt post-transplantation lymphoma in adult solid organ transplant recipients: sequential immuno-chemotherapy with rituximab（R）followed by cyclophosphamide, doxorubicin, vincristine, and prednisone（CHOP）or R-CHOP is safe and effective in an analysis of 8 patients[J]. Cancer, 2012, 118（19）: 4715-4724.

［10］中华医学会儿科学分会血液学组，中国抗癌协会儿科专业委员会．中国儿童成熟 B 细胞非霍奇金淋巴瘤多中心诊治报告 [J]．中华儿科杂志，2014, 52（9）: 649-654.

发现肝占位 7 年，
腹胀伴双下肢水肿加重 3 个月

患者女性，43 岁，于 2020 年 3 月 12 日入院。

一、主诉

发现肝占位 7 年，腹胀伴双下肢水肿加重 3 个月。

二、病史询问

（一）初步诊断思路及问诊

根据病史，患者既往行肝组织穿刺活检，病理诊断为低度恶性的血管内皮瘤，应警惕是否存在肿瘤复发、转移的可能；需注意患者近期病情加重的原因是否与肿瘤的位置、大小变化有关。问诊时还要详细询问患者是否有发热、腹胀、腹痛，是否有咳嗽、咳痰、咳血，大便是否正常，是否有黑便、血便等。另外该病可能与药物有关，需重点询问用药史。

（二）问诊主要内容及目的

1. 是否有腹痛、发热等　腹胀伴有腹痛、发热，见于肿瘤腹腔转移、肠道感染、菌群异位等。

2. 是否有咳嗽、咳痰、咯血等　患者如有上述症状，需考虑肺转移的可能性。肿瘤患者如伴有发热，还需考虑各种机会性感染。

3. 是否伴有出血点、瘀斑、肝掌及蜘蛛痣　若有肝掌及蜘蛛痣，可能与肝硬化、肝功能异常有关。皮肤与黏膜出现出血点、瘀斑，可能反应肝功能情况及出血风险。

4. 是否伴有胸闷、憋气及呼吸急促等　如出现胸闷、憋气和呼吸急促，提示胸腔积液的可能，需给予对症处理并进一步行肺功能检查评估手术风险。

5.是否有明确的长期用药史　血管内皮瘤可能与某些药物有关，需询问患者即往是否使用雌激素等。

（三）问诊结果及思维提示

患者 7 年前常规体检腹部超声：肝内多发低回声结节，最大 4.7 cm × 4.6 cm。肝组织穿刺病理：低度恶性血管内皮瘤，未进一步诊治。3 个月前出现腹胀、右上腹不适，纳差，双下肢肿胀。腹部增强磁共振提示：肝内多发病变，融合成片，最大 9 cm × 8 cm，肝右叶为著。在外院给予经肝动脉栓塞治疗后腹胀及双下肢水肿逐渐加重，伴腰背部疼痛，对症治疗上述症状无缓解。进一步行 PET-CT 检查：肝脏显著增大，弥漫性病变呈多发不均匀代谢增高并多发无代谢区，考虑血管源性恶性肿瘤可能，考虑肝上皮样血管内皮瘤、血管肉瘤。肺内多发转移性结节。患者为进一步治疗入院。近来患者进食少，尿量每天 1000 ml 左右，大便量少，颜色正常。

> **思维提示**
>
> 问诊时要详细询问病史，因患者既往已行肝组织穿刺检查诊断为低度恶性的血管内皮瘤，近期病情变化应警惕是否存在肿瘤转移和新发肿瘤的可能性，更应积极做影像学检查明确肿瘤大小、位置及与血管的关系等。

三、体格检查

（一）重点检查内容和目的

注意观察患者神志、精神状态，理解力、计算力、定向力是否正常，皮肤、巩膜颜色，是否有贫血及贫血程度，有无皮疹、毛细血管扩张、肝掌及蜘蛛痣，腹壁是否有静脉曲张，有无浅表淋巴结肿大，双肺听诊是否有异常，肝脏的大小、硬度，是否有移动性浊音，有无腹部包块，腹部是否有压痛、反跳痛及肌紧张。双下肢是否有水肿。

（二）体格检查结果及思维提示

生命体征平稳，中度贫血貌，神志清，精神差，理解力、定向力正常。未见肝掌及蜘蛛痣。腹部膨隆，胸腹壁静脉无显露，腹软，肝脏右肋缘下 3 cm，剑突下 5 cm，触及质韧，肝区、脾区叩击痛阳性，移动性浊音阳性。双下肢重度水肿，病理征阴性。

思维提示

体格检查提示患者存在中度贫血，腹部膨隆，肝脏增大，右肋缘下 3 cm，剑突下 5 cm，肝区、脾区叩击痛阳性，移动性浊音阳性。双下肢重度水肿。需进一步行实验室检查和影像学检查评估手术风险及制订手术计划。

四、实验室和影像学检查

（一）初步检查内容及目的

1. 血常规及网织红细胞计数　有助于评估贫血程度，并为肝移植手术做好术前准备。

2. 肝功能、肾功能、电解质　了解患者有无肝肾疾病、电解质紊乱，有助于评估并发症及病情严重程度。

3. 凝血功能测定　了解是否存在肝功能衰竭和出血风险。

4. 腹部 CT 检查　有利于明确腹部血管情况、肝移植手术规划及是否存在腹腔其他部位转移（图 68-1）。

5. 胸部 CT、头颅 CT 或磁共振、骨扫描检查　有利于明确是否存在肺部转移、骨转移及术后复发风险。

6. 心、肺功能检查　评估肝移植手术的耐受性。

（二）检查结果

1. 血常规　WBC 11.84×10^9/L，HGB 89.00 g/L，PLT 122.00×10^9/L。

2. 肝、肾功能及血氨　ALT 2623.0 U/L，AST 6341.1 U/L，TBIL 284.4μmol/L，DBIL 172.1μmol/L，ALB 26.6g/L，ALP 1753 U/L，γ-GT 246 U/L。BUN 6.9 mmol/L，CRE 35 μmol/L；BLA 30μmol/L。

3. 凝血功能　凝血酶时间 23.7 s，PT 26.9 s，PTA 28.4%，凝血酶原时间比值 2.41，INR 2.55。

4. 胸部 CT　双肺多发结节病灶，考虑转移。

5. 腹部 CT　肝内多发占位性病变，门脉内血栓，下腔静脉受压狭窄，继发性布加综合征，脾肾静脉分流，腹盆腔大量积液；腹盆壁皮下水肿，腹盆腔肠管水肿（图 68-1）。

6. 头颅磁共振　脑白质脱髓鞘变性改变（轻度）。

7. 骨扫描　右侧第 8、9 肋异常改变，考虑骨折所致可能性大，左侧肱骨中段、双侧股骨中段异常所见，考虑良性病变，余全身骨骼未见异常改变。

8. 肺功能　轻度限制性通气功能障碍（$VC_{max/pred}$：65.5%）；FEV_1/FVC：87.30%；FEV_1：2.08L，$FEV_1/pred$：67.2%；肺通气储备功能正常；小气道功能正常；肺弥散功能中度下降。肺残气量占肺总量百分比中度升高。

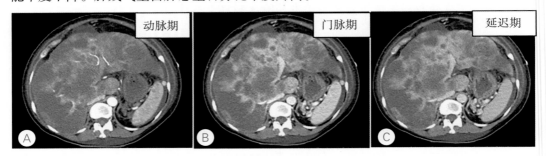

图 68-1　腹部 CT 结果

五、治疗方案及理由

（一）方案

2020 年 3 月 14 日行肝移植手术，手术历时 8 小时，无肝期约 1 小时 30 分，手术过程顺利。术后病肝病理诊断：肿瘤细胞排列呈条索状、巢团状，部分位于窦隙内生长，肿瘤细胞呈上皮样，胞质淡染或嗜酸性，部分肿瘤细胞可见胞浆内腔隙，内见红细胞，细胞核轻至中度异型性，大部分区域坏死、玻璃样变及钙化，局部间质黏液样。肿瘤弥漫浸润肝组织，侵犯但未突破肝被膜，可见多处脉管内瘤栓，并可见神经侵犯。门静脉腔内见瘤栓。肝门部、主动脉旁及十二组淋巴结可见转移瘤。肿瘤周围肝组织弥漫坏死、出血，残余肝细胞退变并淤胆，小胆管腔内胆栓形成。免疫组化：Vimentin（＋）、CD31（＋）、CD34（＋）、CD10（＋）、HSP70（局灶＋）、HepPar-1（肝细胞＋）、GPC3（－）、AE1/AE3（－）、CK7（胆管＋）、CK19（胆管＋）、Ki-67（25%＋）。结合临床，符合肝上皮样血管内皮细胞瘤（HEHE）栓塞治疗后改变。

最后诊断：肝上皮样血管内皮细胞瘤。

（二）理由

上皮样血管内皮瘤是一种少见的中、低度恶性血管源性肿瘤，其恶性程度介于良性血管瘤与血管内皮肉瘤之间，可发生在浅表或深部软组织和血管内、肝、肺、骨等。如出现肝功能衰竭，肝移植手术是唯一解决办法。

六、治疗效果

该患者手术恢复顺利。常规给予他克莫司联合麦考酚钠肠溶片抗排异治疗。为预防肿瘤复发，肝移植术后 1 个月将他克莫司换为西罗莫司。术后 2 个月出现胸闷、憋气，CT 示肝内多发低密度影，肺部结节较前进展，双侧胸腔积液，考虑肿瘤复发及转移。行胸腔穿刺引流，胸腔积液脱落细胞检查提示上皮样血管内皮瘤转移。予口服仑法替尼（8 mg/d）抗肿瘤治疗，肿瘤进一步进展，术后 4 个月患者死于呼吸功能衰竭、肿瘤多发转移及恶病质。

理由：EHE 是十分少见的中、低度恶性血管源性肿瘤，肝移植治疗 HEHE 是有效的治疗手段。临床医生普遍认为有转移的肝脏肿瘤是肝移植的禁忌症。但是对于 HEHE 即使有肝外转移，亦是肝移植的适应证。因此本例患者行肝移植治疗。然而此例患者术后短期死于肿瘤多发转移。我们认为 HEHE 肝移植治疗时机的选择十分重要，无肝外转移时尽早行肝移植手术，患者受益更多。

七、对本病例的思考

上皮样血管内皮细胞瘤（EHE）是一种少见的中、低度恶性血管源性肿瘤，其恶性程度介于良性血管瘤与血管内皮肉瘤之间，可发生在浅表或深部软组织和血管内、肝、肺、骨等。HEHE 发病率很低，好发于 20 ~ 40 岁女性。病因不明，可能与口服避孕药、肝炎、肝外伤、长期接触石棉或氧化钍等有关。临床表现多变，可表现为从惰性病程到疾病迅速进展。EHE 的发生与特异性染色体 t（1；3）（p36.3；q25）易位有关。HEHE 多累及双侧叶，单发者以累及右叶更为常见。

针对 HEHE 尚无标准化治疗指南，目前临床常用的治疗方式包括化疗、消融、抗血管生成药物、手术切除和肝移植术，但有限的治疗经验不能提供足够的数据来评估其临床意义。有学者总结了过去 30 年的 HEHE 患者临床数据发现手术治疗患者的生存率明显高于非手术治疗的患者，肝切除或肝移植是治疗 HEHE 有效手段。即使患者存在肝外转移，肝移植仍是无法切除的 HEHE 非常有效的治疗手段。不可切除且无肝外转移的 HEHE 为肝移植手术的最佳指征。远处转移并非肝移植的禁忌证。HEHE 仅占行肝移植全部病因的 0.8%。HEHE 肝移植治疗时机的选择十分重要，无肝外转移时尽早行肝移植手术，患者受益更多。对于 HEHE 肝移植术后免疫抑制剂的选择，目前无标准的治疗方案，他克莫司、环孢素及西罗莫司均可使用。肝移植术后有 36% 的患者出现复发，复发时间平均 15.6 个月。需注意的是皮下注射干扰素 α-2b 有助于缓解症状和缩小肿瘤体积，但可能诱发移植排异反应。

对于肝移植治疗 HEHE 尚需进一步研究，如对于肿瘤侵袭性的其他潜在生物学标志物，如有丝分裂指数、高细胞数、坏死 / 纤维化区域、细胞多形性和遗传标志物等的深入研究；免疫抑制方案的充分论证，如哺乳动物雷帕霉素靶蛋白（mTOR）抑制剂西罗莫司治疗进展期肝脏 EHE 应用价值；新的抗血管生成药物和靶向药物等在未来的肝移植领域中应用亦值得期待。

（北京清华长庚医院　范铁艳）

参考文献

［1］Demir L. Malignant epithelioid hemangio endothelioma progressing after chemotherapy and interferon treatment:a case presentation and a brief review of the literature[J]. J Cancer ResTher, 2013, 9（1）: 125-127.

［2］Errani C, Zhang L, Sung YS, et al. A novel WWTR1-CAMTA1 gene fusion is a consistent abnormality in epithelioid hemangioendothelioma of different anatomic sites[J]. Genes Chromosomes Cancer, 2011, 50: 644-653.

［3］Hepatic Hemangioendothelioma: An update[J]. World J Gastrointest Oncol, 2020, 12（3）: 248-266.

［4］Mehrabi A, Kashfi A, Fonouni H, et al. Primary malignant hepatic epithelioid hemangioendothelioma: a comprehensive review of the literature with emphasis on the surgical therapy[J]. Cancer, 2010, 107（9）: 2108-2121.

［5］Remiszewski P, Szczerba E, Kalinowski P , et al. Epithelioid hemangioendothelioma of the liver as a rare indication for liver transplantation[J]. World J Gastroenterol, 2014, 20（32）: 11333-11339.

［6］Yousaf N, Maruzzo M, Judson I, et al. Systemic treatment options for epithelioid haemangioendothelioma: the Royal Marsden Hospital experience[J]. Anticancer Res, 2015, 35(1): 473-480.

［7］Woelfel C, Liehr T, Weise A, et al. Molecular cytogenetic characterization of epithelioid hemangioendothelioma[J]. Cancer Genet, 2011, 204: 671-676.

肝移植术后 41 个月，上腹不适 1 个月

患者男性，47 岁，于 2019 年 1 月 18 日入院。

一、主诉

肝移植术后 41 个月，上腹不适 1 个月。

二、病史询问

（一）初步诊断思路及问诊目的

患者因"肝移植术后 41 个月，上腹不适 1 个月"为主诉入院。首先需明确肝移植手术相关的情况，对患者进行全面的肝移植术后随访检查；其次围绕"上腹部不适"症状进行问诊，明确其原因；同时，还需要明确患者的既往病史、个人史及家族史等。目的主要是对该患者相关情况进行全面评估，明确有无肝移植术后相关并发症，以达到早诊断、早发现及早治疗的目的。

（二）问诊主要内容及目的

1. 上腹部不适的问诊　包括上腹部不适的诱因和特征，不适的性质、位置、持续时间、有无伴随症状，症状与进食的关系，饮食、大便、体重情况等，注意有无贫血、进食过少及营养不良，初步判断上腹部不适的可能原因，重点筛查消化系统肿瘤。

2. 既往病史、烟酒史、家族史的问诊　包括既往有无胃肠道肿瘤、消化性溃疡、慢性胃炎等病史；有无胆石症或其他胆道并发症病史；有无胰腺炎、糖尿病病史；烟酒史和家族史的问诊，主要以综合评估患者出现肝移植术后新发肿瘤的风险。

3. 肝移植基本情况的问诊　包括手术原发病，术中情况，术后恢复情况及有无手术并发症（如术后胆道并发症或血管并发症），术后随访情况（是否规律随访、随访结果是否有异常）以及术后使用免疫抑制剂的情况（种类、剂量、血药浓度水平及是

否停用）等。

4.原发病问诊　如原发病为肝恶性肿瘤，还应该注意筛查有无肝癌复发。

（三）问诊结果及思维提示

患者中年男性，既往有乙肝病史，无胃肠道肿瘤、消化性溃疡、胆石症、胰腺炎、糖尿病等病史，有吸烟及饮酒史，无消化系统肿瘤家族史。于 2015 年 9 月 19 日因"乙肝肝硬化（失代偿期），门静脉高压症"在青岛大学附属医院行同种异体原位肝移植术，病理诊断为结节性肝硬化（大小结节混合型），术后免疫抑制剂方案为以他克莫司（FK506）为主的三联方案，随访期间，肝肾功能、肿瘤标志物及腹部影像学检查未见明显异常。

此次因"上腹部不适 1 个月"入院。询问病史，患者上腹部不适部位为剑突下，自感为胃部不适，程度较轻，主要表现为餐后饱胀不适，进食过多时症状显著，饮食及大便正常，无贫血、消瘦等表现。既往未行胃镜检查。考虑患者不适症状为胃部症状，胃镜检查十分必要。

🙂 **思维提示**

通过问诊可明确，患者因乙肝肝硬化行肝移植术，术后 41 个月；术后恢复良好，无手术相关并发症，随访期间肝功能、肿瘤标志物及腹部影像学检查未见明显异常。近期无特殊药物及食物服用史，感上腹部不适 1 个月入院。

上腹部不适症状主要为胃部症状表现，因此，除消化系统超声、腹部 CT 等肝移植术后的常规影像学检查外，胃镜检查十分必要。

三、体格检查

（一）重点检查内容及目的

患者以上腹部不适为主要表现，初步考虑胃部病变可能性大。因此，在对患者进行系统、全面检查的同时，重点为腹部查体，视诊有无腹部膨隆，有无胃肠型和蠕动波，触诊有无腹部异常包块、腹部压痛，以及检查有无震水音等，同时，还需注意评估患者的营养情况。

（二）体格检查结果及思维提示

T 36.5℃，R 20 次 / 分，P 94 次 / 分，BP 110/59 mmHg，身高 170 cm，体重 78 kg，BMI 26.99 kg/m²。营养良好，神志清楚，无贫血貌，全身皮肤、巩膜无黄染。心肺查体未见异常。腹部平坦，可见"人"字形的手术瘢痕，长约 40 cm，愈合良好。腹部软，全腹无包块，无压痛、反跳痛，肝脾肋下未触及，移动性浊音阴性，肠鸣音正常，双下肢无水肿。

思维提示

体格检查见患者一般状况好，营养状况良好，无贫血貌，心肺听诊无异常，腹部查体未见特殊阳性体征，需进一步行实验室、影像学检查以及胃镜检查明确诊断。

四、实验室和影像学检查

（一）初步检查内容及目的

1. 血常规、尿常规、便常规　了解有无贫血，尿有无红、白细胞，大便有无隐血。

2. 生化全项　了解目前肝、肾功能、电解质、血糖、血脂、代谢等情况。包含 ALT、AST、ALP、γ-GT、TBIL、DBIL、ALB、CHE 及 K⁺ 等指标，评估有无肝移植术后代谢并发症等。

3. 凝血功能　可判断肝脏的合成功能。

4. 肿瘤标志物检测　筛查有无全身各系统肿瘤可能。

5. 免疫抑制剂浓度、CD4⁺T 细胞计数　评估免疫抑制强度是否适宜。

6. 嗜肝及非嗜肝病毒标志物检测　包括 HAV、HBV、HCV、HDV、HEV、EBV、CMV 等病毒学指标检测，筛查有无肝移植术后相关病毒感染。

7. 腹部超声和肝脏血管彩超，必要时，行上腹部增强 CT 和（或）MRI　了解移植肝的形态、结构及血供情况，有无血栓等血管或胆道并发症，有助于移植肝肿瘤、胰腺肿瘤等腹腔实质脏器肿瘤的诊断，以及脂肪肝、血管并发症的形态学诊断。

8. 胃镜检查　有助于明确上腹部不适的原因及胃部疾病的诊断。

9. 结肠镜检查　有助于结直肠息肉及肿瘤等疾病的筛查。

（二）检查结果及思维提示

1. 血常规、尿常规、便常规　WBC 5.55×10^9/L，RBC 5.49×10^{12}/L，HGB 169 g/L，PLT 102×10^9/L；尿常规正常；大便常规为黄色软便，隐血阴性。

2. 生化全项　ALT 34 U/L，AST 56 U/L，ALB 43.2 g/L，TBIL 33.15 μmol/L；Cr 106 μmol/L；UA 424 μmol/L。

3. 凝血功能　正常。

4. 肿瘤标志物检测　鳞状细胞癌相关抗原轻度升高，为 4.41 ng/ml；CEA、AFP 等均为阴性。

5. 免疫抑制剂浓度、$CD4^+T$ 细胞计数　FK506 浓度 3.3 ng/ml，$CD4^+T$ 细胞数量 441 个/μl。

6. 嗜肝及非嗜肝病毒标志物检测　HAV、HCV、HDV、HEV 抗体均阴性，EB DNA、CMV DNA 均阴性，HBVM 中 HBsAg、HBeAg 均阴性，HBsAb、HBeAb、HBcAg 阳性。

7. 腹部超声和肝脏血管彩超　肝动脉及门静脉血流通畅，肝动脉流速 27.1 cm/s，RI：0.53；门静脉流速 23.6 cm/s，血流量 751 ml/min；肝内呈细密增强点状回声，脂肪肝（中度）。

8. 胃镜检查　胃体下部小弯侧可见约 2.0 cm×1.0 cm 黏膜平坦凹陷，胃角中央黏膜粗糙，胃窦前壁可见约 0.5 cm×0.6 cm 黏膜平坦凹陷。病理示：胃窦、胃角及胃体低分化癌（印戒细胞癌），HP 阳性（＋），免疫组化示 CK 阳性（＋），CD56 阴性（－）。

进一步行内镜窄带成像术（narrow band imaging，NBI）和放大胃镜检查示：胃体下部小弯侧、胃角、胃窦上部小弯及前壁见弥漫性黏膜粗糙，片状发红与褪色调改变斑杂存在；胃体小弯侧病灶近端呈充血凹陷改变、有僵硬感，注气吸气变形性差。NBI+ME 观察部分边缘见边界线，病灶表面微结构及微血管不规则；靛胭脂染色病灶表面结构粗糙。

以上结果提示诊断为：早期胃癌（IIb+IIc）（图 69-1）。

9. 结肠镜检查　未见异常。

思维提示

患者电子胃镜检查示：胃体下部小弯侧可见约 2.0 cm×1.0 cm 黏膜平坦凹陷，胃角中央黏膜粗糙，胃窦前壁可见约 0.5 cm×0.6 cm 黏膜平坦凹陷；病理示：胃窦、胃角及胃体低分化癌（印戒细胞癌），Hp 阳性（＋），免疫组化示 CK 阳性（＋），

CD56 阴性 (－), 结合 NBI 和放大胃镜, 可诊断为肝移植术后新发早期胃癌 (IIb+IIc)。

在我国等亚洲国家, 肝移植术后新发恶性肿瘤以新发消化系统恶性肿瘤的发生率最高, 肝移植受者是新发恶性肿瘤的高危人群, 因此, 肝移植受者于随访期间有必要定期接受新发恶性肿瘤 (尤其是消化系统新发恶性肿瘤) 的筛查。

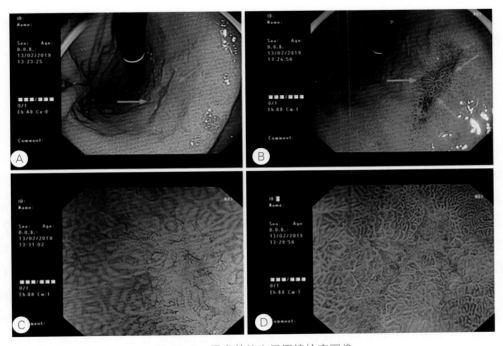

图 69-1 胃术前的电子胃镜检查图像

A. 胃体下部小弯侧的 2.0 cm × 1.0 cm 平坦凹陷黏膜 (箭头); B. NBI 图像; C 和 D. 放大胃镜检查图像

五、治疗方案及理由

(一) 方案

1. 手术治疗　患者诊断为肝移植术后, 早期胃癌 (IIb+IIc)。TNM 分期: $pT_{1a}N_0M_0$。经综合评估后, 于 2019 年 2 月 (即肝移植术后 41 个月) 行根治性远端胃切除术 (毕 II 式)。胃术后病理示: 黏膜内印戒细胞癌 (范围约 1.5 cm × 1.3 cm, Lauren 分型: 弥漫型), 未侵及黏膜肌层, 未见癌转移; 免疫组化结果: CK 阳性 (＋), Her-2 阳性 (＋), TOPO2 (I 级), CD31 经 D2-40 检测脉管内癌栓阴性 (－), S-100 示神经侵犯阴性 (－), Ki-67 阳性率约 20%, PD-1 (间质淋巴细胞 +, ＜ 1%), 厚壁血管侵犯阴性 (－)。

2.抗排异、预防乙肝复发治疗　他克莫司 1.0 mg，qd，+0.5 mg，qn；恩替卡韦 0.5 mg，qd。

（二）理由

患者早期胃癌（IIb+IIc）诊断明确，病理类型为低分化癌（印戒细胞癌），恶性程度高，具有内镜手术切除或外科手术切除的适应证。

消化内科医生会诊认为，结合放大胃镜检查表现，考虑超出胃 ESD 手术适应证，建议外科手术。

最后，综合多学科讨论（MDT）意见，决定行根治性远端胃切除术（毕 II 式）。

六、治疗效果及思维提示

患者胃术后恢复良好，并于 2019 年 3 月（胃术后 2 个月）复查胸部高分辨率 CT 提示：右肺下叶结节影（长径约 16.5 mm），疑似肺癌（图 69-2A）；PET-CT 示：右肺下叶后基底段磨玻璃及实性混杂密度结节，长径约 15 mm，代谢略高于肺本底，SUV_{max} 约 1.3，提示肺肿瘤可能，未见转移。最终于 2019 年 4 月（即肝移植后 43 个月）行胸腔镜下右肺下叶楔形切除术及局限性淋巴结清扫术，病理示原位腺癌，未见淋巴结及远处转移，免疫组化结果：CK 阴性（+），弹力纤维染色示脏层胸膜侵犯阴性（－），手术恢复顺利。

患者确诊胃癌时 FK506 浓度为 3.3 ng/ml，胃术后随访 3 个月期间，平均血药浓度为 3.34（1.6~7.7）ng/ml，患者无明显不适，随访至 2021 年 8 月，复查上腹部 CT 及胃镜（图 69-3）未见胃癌的复发及转移，胸部 CT 亦未见肺癌的复发及转移（图 69-2B），患者存活至今，移植物功能良好。

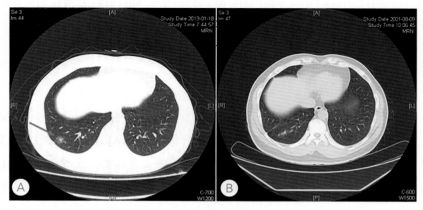

图 69-2　胸部高分辨率 CT

A.肺术前的胸部 CT 图像，显示右肺下叶见一磨玻璃样结节（箭头）；B.肺术后 28 个月随访胸部 CT 未发现转移或复发

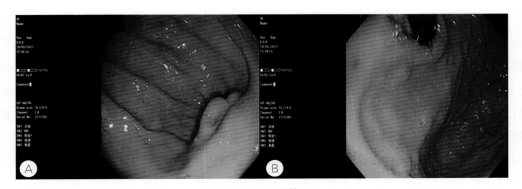

图 69-3 胃镜

根治性远端胃切除术 25 个月后，胃镜检查未见转移或复发

思维提示

　　本病例是肝移植受者术后新发胃癌合并肺癌，属于肝移植术后新发多原发癌（multiple primary carcinoma，MPC），在现有文献中仅见少量报道。MPC 是指同一个体同时或先后在单个或多个组织器官中发生的两种或两种以上原发性恶性肿瘤。肝移植术后 MPC 罕见，且一般预后较差，但是早期发现并进行相关的干预可明显改善患者预后。因此，我们建议对肝移植受者进行常见恶性肿瘤的筛查，以便提高肝移植受者生存率及生活质量。

　　最后诊断：肝移植术后，新发多原发癌。

七、对本病例的思考

　　肝移植术后新发恶性肿瘤已成为仅次于肝移植术后并发心血管疾病的第二大并发症和死亡原因。由于肝移植受者是新发恶性肿瘤的高危人群，因此，对于肝移植受者进行新发恶性肿瘤的筛查是非常重要的。与其他人群的肿瘤诊治特点一致，肝移植受者术后新发肿瘤及 MPC 的远期预后取决于肿瘤的早期发现与早期治疗。

　　本病例是肝移植受者新发胃癌合并肺癌，这是我国常见的两种恶性肿瘤，死亡率高。目前，国内尚无肝移植术后新发胃癌的筛查方案，但由于肝移植受者属于免疫抑制人群和早期胃癌筛查的高危人群。有国内外学者建议，对于肝移植术后患者，年龄 < 40 岁的受者，需 2~3 年接受 1 次胃镜检查，≥ 40 岁者，则需每 2 年接受 1 次胃镜检查，如果发现胃黏膜萎缩伴化生，建议每年 1 次胃镜检查，伴低级别上皮内瘤变者建议每 6 个月随访一次，高级别上皮内瘤变应视病情及患者全身状况，酌情采用内镜下治疗或手术治疗。

肺癌是肝移植术后新发恶性肿瘤最常见的实质脏器肿瘤,肺部也是肝细胞癌第二大转移器官,所以有必要对肝移植术后受者进行胸部 CT 的筛查。对于 > 40 岁的肝移植受者,尤其是吸烟者,应常规进行低剂量螺旋 CT 肺癌筛查。其中,对于直径 > 8 mm 的肺结节,需根据其良恶性表现进行低剂量 CT 随访、PET-CT 排除肺癌,并进行非手术活检和(或)手术切除;而对于直径 4~6 mm 肺结节者,应在 6~12 个月之间随访,如未发生变化,则 18~24 个月之间再次随访,其后转为常规年度检查。

对于发现肝移植术后新发恶性肿瘤,需要及早进行药物和(或)手术治疗的干预,以提高患者生存期并改善其生活质量。多项研究证实,mTOR 抑制剂在预防和治疗胃肠道癌变方面可能有一定的肿瘤学优势。由于此例患者诊断 MPC 时已术后 4 年,服用免疫抑制剂剂量较少,免疫抑制剂血药浓度的维持水平较低,故未予调整。对于肝移植术后受者人群新发 MPC 的治疗中,需视患者病情及全身状况,酌情采用微创或外科手术治疗。本病例中的肝移植术后新发 MPC,在接受胃部分切除术及肺部分切除术时,手术顺利,预后良好,亦证实了手术治疗的有效性。

(青岛大学附属医院　张　群,饶　伟)

参考文献

[1] Gao PJ, Gao J, Li Z, et al. De novo malignancy after liver transplantation: a single-center experience of 14 cases[J]. Ann Surg Treat Res, 2015, 88(4): 222-228.

[2] Jung DH, Hwang S, Song GW, et al. Survival benefit of early cancer detection through regular endoscopic screening for de novo gastric and colorectal cancers in Korean liver transplant recipients[J]. Transplant Proc, 2016, 48(1): 145-151.

[3] 季林华, 赵刚. 器官移植术后新发胃肠道恶性肿瘤的发生及诊治 [J]. 中华胃肠外科杂志, 2017, 0(10): 1206-1210.

[4] Rao W, Liu FG, Jiang YP, et al. De novo multiple primary carcinomas in a patient after liver transplantation: A case report[J]. World J Clin Cases, 2021, 9(15): 3765-3772.

[5] 饶伟, 解曼, 刘东岳, 等. 中国肝移植术后新发恶性肿瘤文献分析报告 [J]. 中华移植杂志(电子版), 2018, 12(4): 165-169.

[6] Shoji F, Toyokawa G, Harada N, et al. Surgical treatment and outcome of patients with de novo lung cancer after liver transplantation[J]. Anticancer Res, 2017, 37(5): 2619-2623.

[7] 王旭, 陈虹, 范铁艳, 等. 肝移植术后新发恶性肿瘤的临床分析 [J]. 中国肿瘤, 2017, 26(5): 410-414.

[8] 张志军, 钟海钢, 张微, 等. 肝移植术后新发消化系统恶性肿瘤的诊治十例 [J]. 中华器官移植杂志, 2016, 37(9): 513-517.

病例 70

活体肝移植术后 4 个月，发热伴腹泻 3 天

患者女性，1 岁，2019 年 1 月 4 日就诊于北京友谊医院肝移植中心。

一、主诉

活体肝移植术后 4 个月，发热伴腹泻 3 天。

二、病史询问

（一）初步诊断思路及问诊目的

患者肝移植术后 4 个月，3 天前出现发热伴腹泻、腹胀。结合患者的发热、腹泻等症状，需要考虑肝移植术后早期免疫抑制较强时感染相关并发症，并考虑常见病因：肺部感染和肠道感染，包括细菌、真菌、病毒感染等。

（二）问诊主要内容及目的

1. 发热的问诊　主要涉及发热的伴随症状，如畏寒、寒战；询问热型、发热时间以及持续时间；移植术后常见感染部位的相关症状，包括有无咳嗽、咳痰、胸闷、憋气等呼吸道症状；有无尿频、尿急、尿痛等泌尿系统症状；有无腹痛、腹泻等消化道症状。

2. 腹泻的问诊　主要涉及引起婴幼儿腹泻的原因，包括感染性因素和非感染性因素，感染性因素主要包括细菌、真菌及病毒感染；非感染因素包括饮食不当、气候变化、腹部受凉等。需要询问腹泻的伴随症状，如腹痛、发热、呕吐等；需询问腹泻的诱因、频次，排便的性状，是否与进食相关，是否为水样便、蛋花样便等小儿常见肠道感染的大便形态。

3. 一般状况及精神状态的问诊　婴幼儿体重较轻，腹泻严重易导致脱水、休克等，需关注患者体重、神志及精神状态。

4.了解肝移植手术的情况　包括术中有无输血，胆道、动静脉吻合情况。了解供肝质量，有无基础病变。

5.免疫抑制剂　了解术后免疫抑制剂的使用种类及具体用量。

6.了解患者既往感染病史　是否有 CMV、EBV 等病毒感染。

（三）问诊结果及思维提示

患儿女性，肝移植术后。因"胆道闭锁葛西术后"于 2016 年 4 月 15 日行活体肝移植手术，现术后 4 个月。手术过程顺利。术后常规给予抗排异、抗凝等治疗，规律门诊复查，FK506 浓度波动于 8 ~ 12 ng/ml。3 天前无明显诱因出现发热，体温最高达 38℃，无畏寒、寒战，伴腹泻、腹胀，腹泻次数 4 ~ 5 次 / 天，大便呈黄色黏稠糊状，不伴腹痛，无恶心呕吐，无其他特殊不适。神清，精神尚可，体重无明显变化。患儿术后 2 月余，发现 EBV 感染，EBV DNA（PBMC）2.8×10^5 copies/ml，无发热、咳嗽等不适，无淋巴结肿大，未予特殊治疗。目前用药方案：他克莫司 1.25 mg，q12h。

思维提示

通过问诊可明确，患者在术后早期肝功能恢复良好。术后早期存在无症状性 EBV 感染。移植术后 4 个月，患者出现发热伴腹泻，其余无特殊。实验室检查及影像学检查等项目均尚未检测。考虑患者移植术后早期，发热及腹泻原因需进一步检查。鉴别诊断应包括肺部感染（细菌、真菌、病毒等）、肠道感染（细菌、真菌、病毒等）。体格检查需注意肺部查体、腹部查体和浅表淋巴结有无肿大；肺部有无干湿啰音，呼吸频率，叩诊情况；腹部有无肠型，肠鸣音是否活跃，腹部有无触痛、压痛等。

三、体格检查

（一）重点检查内容及目的

患者以发热、腹泻为主要表现，初步考虑肺部及肠道感染可能性大。因此在对患者进行系统、全面检查的同时，应重点注意肺部的体征，包括肺部有无干湿啰音，呼吸频率，叩诊情况；腹部有无肠型，肠鸣音是否活跃，腹部有无触痛、压痛等。

（二）体格检查结果及思维提示

T 39.0 ℃，R 19 次 / 分，P 140 次 / 分，BP 110/70 mmHg。神志清楚，精神尚可，贫血貌，全身皮肤、巩膜无黄染，未见皮疹，肝掌、蜘蛛痣阴性。全身浅表淋巴结未触及肿大。腹部稍膨隆，可见斜行长约 12 cm 手术瘢痕。双肺呼吸音清，未闻及明显干湿啰音。腹部软，无压痛、反跳痛，触诊肝大，肋下 5 cm，剑突下约 3 cm，脾大，肋下约 3 cm，质地韧；全腹叩诊呈鼓音，肝区、肾区无叩痛；移动性浊音不配合，肠鸣音正常，约 3 次 / 分，双下肢无水肿。

思维提示

体格检查中发现患儿体温升高，心率增快；肺部听诊未闻及干湿性啰音，腹部查体发现肝脾增大。需进一步行实验室检查明确诊断。

四、实验室和影像学检查

（一）初步检查内容及目的

1. 血常规　　了解血白细胞总数及中性粒细胞百分比。

2. 生化全项　　了解目前肝、肾功能、电解质、血糖、血脂、代谢等情况。包含 ALT、AST、ALP、γ-GT、TBIL、DBIL、ALB、K^+ 等指标，有助于了解肝功能状态，从而有助于鉴别诊断。

3. 凝血功能　　可判断肝脏的合成功能，从而判断肝储备功能。

4. 嗜肝病毒及非嗜肝病毒标志物检测　　包括 HAV、HBV、HCV、HDV、HEV、EBV、CMV、疱疹病毒等病毒学指标检测。以及轮状病毒等易导致小儿腹泻的病毒学指标检测。

5. CRP、PCT、ESR　　了解感染相关指标。

6. G 实验及 GM 实验　　了解有无真菌感染。

7. 便常规 + 隐血、便球 / 杆比、便培养 + 微生物鉴定等　　了解大便一般性状，有无肠道感染等情况。

8. FK506　　了解免疫抑制水平。

9. 肺部 CT、腹部超声和肝脏血管彩超，必要时增强 CT 和（或）MRI　　了解肺部感染情况；了解肝脏形态及结构，了解肝脏血供情况，有无血栓等血管并发症。有助于肝坏死、脂肪肝、血管并发症的形态学诊断。

（二）检查结果及思维提示

1.血常规　WBC 5.5×10^9/L，N 36.0%，RBC 2.78×10^{12}/L，HGB 67 g/L，PLT 249×10^9/L。

2.生化全项　ALT 8 U/L，AST 26.6 U/L，ALP 113 U/L，γ-GT 13 U/L，ALB 26.1 g/L，TBIL 5.58 μmol/L。

3.凝血功能　PT 15.5 s，PTA 53.5%，APTT 42.9 s。

4.病毒性及嗜肝病毒标志物检测　EBV DNA（血浆）2.3×10^4 copies/ml；EBV DNA（PBMC）5.9×10^5 copies/ml，CMV DNA 9.58×10^2 copies/ml；HBVM 阴性；轮状病毒抗原阴性，难辨梭菌毒素 A/B 阴性。

5.CRP、PCT、ESR、ELISPOT T　CRP 79 mg/L；ELISPOT T 细胞阴性；抗结核抗体检测阴性。

6.G 实验及 GM 实验　无阳性结果回报。

7.便常规＋隐血、便球/杆比、便培养＋微生物鉴定等　便常规＋隐血：不成型褐色水样便，OB：弱阳性；便球/杆比：中量革兰氏阴性杆菌，少量革兰氏阳性球菌；便培养＋微生物鉴定：未生长细菌。

8.FK506　血药浓度 28.5 ng/ml。

9.肺部 CT、腹部超声和肝脏血管彩超，必要时增强 CT 和（或）MRI　肺部 CT：双肺炎症可能；腹部超声：移植肝血管未见异常，肝内胆管无明显扩张，Glisson 鞘明显增厚，局部见数个高回声团；肝周积液；脾厚约 2.5 cm，长约 10.5 cm，回声均匀。

思维提示

　　通过上述检查可以得出以下结论：①患者存在肺部感染及肠道感染；②患者存在 EBV 及 CMV 感染；③患者 FK506 血药浓度偏高；④肝脏实验室检查及影像学检查无明显异常；⑤患者贫血、营养状态差。

　　肝移植术后早期，由于较强的免疫抑制，患者易发生感染，目前根据患者一般状况及检查结果，仍考虑主要诊断病毒合并细菌感染。患者营养状态差、他克莫司血药浓度偏高，考虑为腹泻相关药物中毒及营养吸收障碍所致。

五、初步治疗方案及理由

（一）方案

1. 一般治疗　静脉输注人血白蛋白补充血浆白蛋白，静脉输注人免疫球蛋白增强免疫力，间断予退热、补液、补钾、输血等对症治疗。

2. 抗排异治疗　调整他克莫司 0.25 mg，q12h。

3. 抗病毒治疗　更昔洛韦 45 mg，q12h。

4. 抗感染治疗　头孢吡肟 360 mg，q12h；万古霉素 180 mg，q12h。

（二）理由

结合患者临床症状及实验室化验指标，考虑诊断：肺部感染，肠道感染、EBV 感染、CMV 感染。治疗上主要以抗病毒、抗细菌感染治疗为主，同时免疫抑制药物减量，调整患者免疫抑制强度，辅以退热、补充营养、增强免疫力等对症治疗方案。

六、初步治疗效果

经上述治疗后，患者腹泻较前略有好转，仍持续发热，体温波动于 37.5 ~ 38.5℃；后患者出现肝功能异常，转氨酶升高、胆红素升高，腹胀逐渐加重，伴排气、排便减少，听诊肠鸣音弱，床旁超声提示肠管明显扩张，腹部 CT 示肠管大量积气，考虑患者肠梗阻。

七、进一步治疗方案及理由

（一）方案

1. 手术治疗　予患者剖腹探查 + 肠黏连松解术 + 肠管部分切除 + 回肠端 – 端吻合术 + 回肠造瘘术，术中见肠系膜淋巴结肿大，取病理活检。

2. 抗排异治疗　停用他克莫司及相关免疫抑制药物。

3. 抗病毒治疗　更昔洛韦 45 mg，q12h。

4. 抗感染治疗　首先给予患者经验性抗感染治疗，四代头孢联合广谱碳青霉烯类抗生素。后根据多种培养结果、药敏及患者感染情况，针对多重耐药的肺炎克雷伯菌（仅复方磺胺甲噁唑敏感），加大碳青霉烯类抗生素用量，并联用联磺甲氧苄啶片抗感染治疗（患者当时未能购买到多黏菌素）；针对屎肠球菌及亚胺培南耐药的铜绿假单胞菌，在原抗感染方案基础上，加用利奈唑胺（后更换为万古霉素），间断给予患者静脉输注阿奇霉素，同时应用氟康唑预防性抗真菌感染治疗。药物剂量根据患者体重及体表面积计算。

5. 对症治疗　禁食水，静脉补液补充营养，应用血管活性药物维持循环，精细化液体管理，避免入量过多增加心脏负荷，输注红细胞及血浆纠正贫血并补充凝血因子，监测内环境，维持酸碱及电解质稳定。

（二）理由

患者经抗细菌及病毒治疗后未见好转，逐渐出现肠梗阻表现，并急诊行剖腹探查，术中见肠系膜淋巴结明显肿大及多处肠道溃疡及穿孔（图 70-1 和图 70-2）。术后腹腔引流液及分泌物培养：多重耐药肺炎克雷伯菌肺炎亚种（仅复方磺胺甲噁唑敏感）、屎肠球菌、铜绿假单胞菌（亚胺培南耐药，头孢吡肟敏感）；痰培养：多重耐药肺炎克雷伯菌肺炎亚种（仅复方磺胺甲噁唑敏感）；外周血培养：多重耐药肺炎克雷伯菌肺炎亚种（复方磺胺甲噁唑、替加环素敏感）；大便检测 DNA 提示隐孢子虫感染。

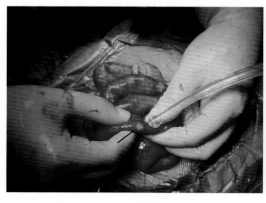 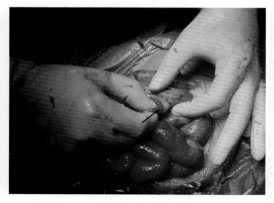

图 70-1　肠系膜淋巴结肿大　　　　　　图 70-2　肠道溃疡及穿孔

患者术后感染严重，停用免疫抑制药物；根据患者培养及药敏结果调整抗生素使用，予以多重联合广谱抗感染治疗，同时根据患者状态，予以对症治疗。

八、进一步治疗效果和最终诊断及治疗

患者病情逐渐平稳，体温逐渐降至正常，造瘘口可见墨绿色大便排出。

患者持续 EBV 感染，单个核细胞分选后检测 EBV DNA。其中 NK 细胞：0；B 细胞：

5.6×10^5 copies/ml；T 细胞：0。术中见肠系膜淋巴结肿大，考虑不除外移植后淋巴组织增殖性疾病。患者病情稳定后完善 PET-CT：脾左侧及右前下腹膜增厚，FDG 代谢活跃，结合病史，考虑淋巴瘤。

患者肠系膜肿大淋巴结病理结果回报：见部分肠管淋巴组织显著增生。免疫组化：CD3（少部分 +），CD20（弥漫 +），CD21 阴性（－），Ki-67（＞50%＋），CD10 阴性（－），Mum-1 阳性（＋），Bcl-2 阴性（－），Bcl-6 阳性（＋），CD5（少部分 +），CD56 阴性（－），Gran B（散在 +），TIA-1（散在 +），C-MYC（散在 +），TDT 阴性（－），EBNA-2 阳性（＋）。原位杂交：EBER 阳性（＋）。诊断：移植后淋巴组织增殖性疾病，单形性，弥漫大 B 细胞淋巴瘤。

至此，患者移植后淋巴组织增殖性疾病诊断明确。予患者以停用他克莫司，甲泼尼龙 4 mg，qd，抗排异，并予以减量 R-CHOP（70% 剂量给药，利妥昔单抗 + 环磷酰胺 + 长春新碱 + 吡柔比星 + 地塞米松）方案化疗治疗。治疗结束后复查患者 PBMC 及血浆内 EBV DNA 转阴，PET-CT 复查提示原脾周及右下腹代谢增高灶消失；原肿大淋巴结较前体积缩小、FDG 代谢降低，考虑淋巴瘤化疗后改变。现患者淋巴瘤完全缓解状态，甲泼尼龙 2 mg，qd 维持免疫抑制治疗。

思维提示

本病例以肠道及肺部的感染起病，经验性抗细菌感染治疗效果欠佳；病情进展加重后以肠梗阻为主要表现，剖腹探查术中发现肠道溃疡及穿孔、肠系膜淋巴结肿大；手术后微生物培养及鉴定提示多种多重耐药菌感染，病理活检提示移植后淋巴组织增殖性疾病，弥漫大 B 细胞淋巴瘤；最终患者在多重联合广谱抗感染治疗及利妥昔单抗合并化疗治疗后，感染稳定、肿瘤缓解。最后诊断：肝移植术后严重感染合并移植后淋巴组织增殖性疾病（post-transplant lymphoproliferative disorder，PTLD）。

九、对本病例的思考

针对本病例的诊治，其重点和难点在于多重耐药菌感染的治疗和 PTLD 的诊断。

肝移植术后早期，在宿主免疫功能缺陷、长期应用抗生素进行预防性抗感染治疗后，肺炎克雷伯菌是医院感染的重要致病菌之一，该细菌对常用药物包括第三代头孢菌素和氨基糖苷类呈现出严重的多重耐药性。肺炎克雷伯菌感染肺部时主要表现为：痰量增多，呈带血的黄绿色脓痰，25% ~ 50% 病例呈典型棕红色或红葡萄酱样胶冻痰，痰极黏稠不易咯出；肺叶或肺段实变，脓胸、肺脓肿等。肺炎克雷伯菌出现肺外感染时：①肠道感染：腹痛、腹泻，严重者可出现消化道出血、肠穿孔等表现。在新生儿肠道感染、坏死性小肠结肠炎、肠穿孔、腹腔感染等感染灶，培养结果显示肺炎克雷伯菌感染比例可高达40%。②败血症：高热、寒战、大汗等内毒素血症的中毒症状。可出现感染性休克表现。③脑膜炎：高热、头痛、意识不清和颈项强直，脑脊液呈化脓性改变（白细胞计数和蛋白质水平明显增高、葡萄糖含量降低）。多重耐药肺炎克雷伯菌的抗生素选择主要依赖经验性抗生素使用和药敏结果。

移植术后 EBV 感染后发生 PTLD 的临床表现不典型，可无症状或仅表现为发热、乏力等病毒感染相关症状，累及移植物或器官时可能出现肝功能异常、消化道穿孔等相关症状。因此，当儿童肝移植患者术后出现不明原因的发热、乏力、腹痛、腹泻等临床症状，合并 EBV DNA 定量升高和浅表淋巴结肿大时，需考虑到 PTLD 的可能。超声检查浅表淋巴结无痛、准确且快速；PET-CT 显示的 18F-FDG 摄取增加的高密度淋巴结或结外肿块，可对 PTLD 进行鉴别诊断，同时治疗后可根据 FDG 摄取量和肿块大小辅助判断治疗效果。病理学活检是 PTLD 病理分型的金标准，但单次、单一部位的病理学检查可能会漏诊。本病例展示了儿童肝移植术后严重感染合并 PTLD 临床表现的复杂性，以及减停免疫抑制剂、应用利妥昔单抗合并化疗治疗单形性 PTLD（弥漫大 B 细胞淋巴瘤）的有效性。

（首都医科大学附属北京友谊医院　刘静怡，孙丽莹）

参考文献

［1］Allen UD, Preiksaitis JK. Epstein-Barr virus and post transplant Lympho proliferative disorder in solid organ transplantation[J]. Am J Transplant, 2013, 13（s4）: 107-120.

［2］Camacho JC, Moreno CC, Harri PA, et al. Posttransplantation lympho proliferative disease: proposed imaging classification[J]. RadioGraphics, 2014, 34（7）: 2025-2038.

［3］Végső G, Hajdu M, Sebestyén A. Lymphoproliferative disorders after solid organ transplantation—classification, incidence, risk factors, early detection and treatment options[J]. Pathol Oncol Res, 2011, 17（3）: 443-454.

［4］Kempf C, Tinguely M, Rushing E J. Posttransplant lymphoproliferative disorder of the central nervous system[J]. Pathobiol J Immunopathol Mol Cell Biol, 2013, 80（6）: 310.

［5］Longo DL, Dierickx D, Habermann TM. Post-Transplantation Lymph oproliferative disorders in adults[J]. N Eng J Med, 2018, 378（6）: 549-562.

［6］Morscio J, Dierickx D, Tousseyn T. Molecular pathogenesis of B-cell posttransplant lymphoproliferative disorder: what do We know so far?[J]. Clin Dev Immunol, 2013, 2013: 1-13.

［7］Parker A, Bowles K, Bradley JA, et al. Management of post transplant lymphoproliferative disorder in adult solid organ transplant recipients-BCSH and BTS Guidelines[J]. Br J Haematol, 2010, 149（5）: 693-705.

［8］Rossignol J, Terriou L, Robu D, et al. Radioimmunotherapy（^{90}Y - ibritumomab Tiuxetan）for posttransplant lymphoproliferative disorders after prior exposure to rituximab[J]. Am J Transplant, 2015, 15（7）: 1976-1981.

［9］Swerdlow S H, Campo E, Pileri S A, et al. The 2016 revision of the World Health Organization （WHO）classification of lymphoid neoplasms[J]. Blood, 2016, 127（20）: 2375-2390.

病例 71

肝移植术后 7 年余，咽部异物感 1 个月

患者男性，57 岁，于 2014 年 12 月 30 日入院。

一、主诉

肝移植术后 7 年余，咽部异物感 1 个月。

二、病史询问

（一）初步诊断思路及问诊

患者以咽部异物感为主要症状就诊，病变部位重点考虑上消化道，集中于咽部至食管，且主要为上段食管，也需考虑是颈部疾病、全身疾病引起。病变性质可为局部炎症（感染、非感染）、损伤、神经性、肿瘤等，也可以由颈部占位性病变、甲状腺功能亢进或减退、缺铁性贫血所致。需仔细询问咽部异物感发作的特点、伴随症状、既往是否有相应内镜或放射学检查结果，是否接受过相应治疗及治疗反应等。患者有无基础疾病，是否存在罹患上消化道疾病的高危因素。

（二）问诊主要内容及目的

1. 起病前有无诱因　是否有化学性损伤病史，如误服酸、碱或其他刺激性物质，致咽部、食管损伤；是否近期全身感染史，而咽部及食管症状仅为系统疾病在消化道的表现，如病毒、细菌、真菌、结核感染等。

2. 起病的部位、性质，及有何伴随症状　咽部异物感提示病变部位可能在咽部或食管入口、食管上段。伴随有反酸、反食、烧灼感、进食吞咽时明显，需首先考虑炎性疾病（感染、反流性食管炎）；若伴有疼痛、进食哽噎感、口齿不清，并有明显的消耗性表现，需考虑肿瘤性病变；若伴有头晕、头痛，咽部压迫感，需考虑颈部疾病；若伴有心慌、大汗、烦躁，需考虑甲状腺功能亢进；若伴有乏力、嗜睡、反应迟钝、厌食，

需考虑甲状腺功能减退；若伴有皮肤苍白、无力、头晕眼花、气短、口角炎，需考虑缺铁性贫血。

3. 有何基础病，有何用药史，是否有肿瘤家族史或来自肿瘤高发区　询问患者有何基础疾病，是否有咽部、食管手术史等引起局部抵抗力下降的因素；询问患者肝移植术后长期使用药物如激素、免疫抑制剂病史。此外患者若来自肿瘤高发区或有阳性消化道肿瘤家族史，需高度警惕上消化道肿瘤。

4. 既往是否接受过造影或内镜检查　咽喉镜、消化道造影或内镜检查对判断上消化道疾病性质最为直观，根据检查结果以指导进一步治疗。

5. 曾接受过何种治疗，结果如何　经验性或诊断性治疗可以协助疾病诊断，曾经的治疗方案及结果有助于避免不必要的尝试。

（三）问诊结果及思维提示

通过仔细询问病史，患者 7 年余前有肝移植病史，术后使用抗排异方案：他克莫司 + 吗替麦考酚酯片。术后恢复顺利，检查各项化验指标基本正常后出院。术后 7 年内肝功指标时有轻度升高，ALT 23 ~ 53 U/L、AST 18 ~ 48 U/L、γ-GT 30 ~ 75 U/L、ALP 65 ~ 114 U/L，经调整免疫抑制剂剂量后恢复正常，FK506 浓度维持在 4.0 ~ 6.7 ng/ml。患者 1 个月前无明显诱因逐渐出现咽部异物感，进食吞咽时明显，无明显吞咽困难，无吞咽疼痛，无反酸、烧灼感，无恶心、呕吐，无头晕、头痛，无心慌、大汗，无乏力、嗜睡、反应迟钝、厌食，无气短、口角炎。肝移植术后规律口服抗排异药物治疗，近期未做调整。入院前未做过任何检查，未予治疗。

思维提示

> 通过问诊，患者男性，以咽部异物感为主要症状就诊，进食吞咽时症状明显，无明显诱因，无吞咽疼痛，无反酸、烧灼感，无心慌、大汗、乏力、嗜睡等不适。既往肝移植术后，规律口服抗排异药物，考虑病变主要在咽喉部。下一步需结合体格检查、内镜检查、必要时行病理检查来确定。

三、体格检查

（一）重点检查内容及目的

重点检查咽喉部及淋巴结等部位。

（二）体格检查结果及思维提示

T 36.2℃，P 64 次 / 分，R 18 次 / 分，BP 132/76 mmHg。营养中等，步入病房，自动体位，查体合作。神志清楚，精神可，应答切题，定向力、记忆力、计算力正常。颈部、腋下、腹股沟可能及肿大淋巴结。咽部无红肿，扁桃体无肿大。面色晦暗，皮肤、巩膜无黄染，肝掌阳性，未见蜘蛛痣。心律齐，双肺呼吸音清，未闻及啰音。腹部平坦，上腹部可见"人"字形陈旧瘢痕。腹软，无压痛、反跳痛，全腹未触及包块。肝脾肋下未触及，肝 - 颈静脉回流征阴性，双肾未触及。移动性浊音阴性，肝上界位于右锁骨中线上平第 5 肋间，肝区叩击痛阴性（–），双侧肾区叩击痛阴性（–）。双下肢无水肿。扑翼样震颤阴性。

思维提示

颈部、腋下、腹股沟淋巴结肿大，提示邻近脏器的感染或肿瘤性疾病，需引起重视。但该患者体格检查未查及阳性结果，需要进一步行实验室及影像学检查。

四、实验室和影像学检查

（一）初步检查内容及目的

1. 血常规　　了解患者是否存在血三系改变，及其变化严重程度，白细胞计数升高提示可能存在感染，血红蛋白降低提示存在贫血。

2. 生化全项、甲功八项　　了解目前肝肾功能、电解质、血糖血脂代谢、甲状腺功能等情况。

3. 降钙素原及 CRP　　炎症指标的升高，有助于评估病情活动程度。

4. 病毒性肝炎及嗜肝病毒标志物检测　　包括 HAV、HBV、HCV、HEV、EBV、CMV、呼吸道合胞病毒等抗体和（或）抗原检测，确定或除外常见病毒性因素。

5. 甲胎蛋白及其他肿瘤标志物　　根据基础值及动态变化情况，进行肿瘤学筛查。

6. 免疫抑制剂药物浓度　　判断免疫抑制剂药物剂量是否合理。

7. 颈部 X 线片　　了解颈椎病变。

8. 电子喉镜　　了解咽喉部形态及结构，有助于占位性、肿瘤性疾病的诊断。

9. 胸部 / 腹部 CT/PET-CT　　了解胸腔及肺形态及结构、腹腔及肝脏形态及结构或全身各部位形态及结构，有助于占位性疾病、肿瘤性疾病的诊断。

10. 病灶穿刺活检　如在上述检查发现实性病灶，且无法明确性质，必要时可进行此检查，有助于诊断和鉴别诊断。

（二）检查结果及思维提示

1. 血常规　WBC 4.5×10^9/L、N 55%、RBC 4.3×10^{12}/L、HGB 132 g/L、PLT 182×10^9/L。

2. 生化全项、甲状腺功能八项　ALT 21 U/L、AST 32 U/L、ALP 108 U/L、γ-GT 48U/L、TBIL 8.82 μmol/L、DBIL 3.37 μmol/L、ALB 36 g/L，甲状腺功能八项均正常。

3. 其他检查　PCT < 0.05 ng/ml，CRP 3 mg/L。

4. 病毒性肝炎及嗜肝、非嗜肝病毒标志物检测　包括 HAV、HCV、HEV、EBV、CMV 病毒抗体等均阴性。

5. 肿瘤标志物　CA199 12.54 U/ml、神经元特异烯醇酶 9.41 ng/ml、AFP 2.65 ng/ml、CEA 1.84 ng/ml、CA125 5.63 U/ml、非小细胞肺癌相关抗原 21-1 2.10 ng/ml、CA 72-4 10.85 U/ml。

6. FK506 浓度　4.2 ng/ml。

7. 颈椎 X 线片　颈椎退行性变。

8. 电子喉镜　舌根肿物，鼻咽黏膜光滑，舌根弥漫性新生物隆起压迫会厌，双侧声带、梨状窝及下咽黏膜光滑。

9. PET-CT　口咽右前部恶性病变（累及会厌部）、颈部双侧 II 区淋巴结早期转移不除外、双侧胸膜多发散在分布钙化灶。

10. 咽部肿物穿刺活检　舌根非角化鳞状细胞癌。

思维提示

　　本例患者为老年男性，肝移植术后长期口服免疫抑制剂，咽部异物感，进食时明显，喉镜提示舌根肿物，PET-CT 示咽部恶性病变，不排除颈部淋巴结转移，穿刺病理示舌根鳞状细胞癌，诊断"肝移植术后新发舌根癌"明确，确诊时 FK506 浓度 4.2 ng/ml。舌根癌是原发于舌根的上皮性恶性肿瘤，是常见的口咽癌之一，男性发病较多见。病理类型以鳞状细胞癌为主，但癌细胞分化程度比舌癌差。舌根癌早期可发生淋巴结转移，晚期多转移至肺、骨、肝等器官。

　　最后诊断：肝移植术后新发舌根癌。

五、治疗方案及理由

（一）方案

1. 一般治疗　休息，营养支持，保证能量摄入，适当补充维生素。
2. 抗排异治疗　他克莫司 1 mg，qd，调整为 0.5 mg，qd。
3. 抗肿瘤治疗　舌根肿瘤及颈部淋巴引流区调强放疗，DT 200 cGy/f × 30 f。

（二）理由

肝移植术后新发恶性肿瘤患者的治疗原则与普通恶性肿瘤患者基本相同。目前，对肝移植术后新发恶性肿瘤往往采用外科手术切除、放疗、化疗、靶向及免疫等治疗方法。有文献报道减少免疫抑制剂用量可以改善恶性肿瘤治疗效果。本例患者因自身原因拒绝外科手术治疗，调整免疫抑制剂剂量，并尝试进行相应部位放射治疗。

六、治疗效果及思维提示

治疗后患者咽部不适感消失，无呛咳及吞咽困难。复查电子喉镜示：舌根及会厌肿胀明显，未见明显肿物。治疗后 FK506 浓度为 1.5 ng/ml。

> **思维提示**
>
> 虽然舌根癌主要是以手术为主的综合治疗，但患者考虑自身原因，拒绝手术。经综合评估后予以舌根肿瘤及颈部淋巴引流区调强放射治疗，并适当减少抗排异药物的剂量后，治疗效果好，恢复顺利。本病例治疗效果好，受益于早期发现、早期诊断，并及时治疗。

七、对本病例的思考

肝移植术后新发恶性肿瘤是一个多种致病因素共同影响的结果：长期口服免疫抑制剂、年龄、生活方式、性别等。目前尚无其他文献报道有肝移植术后新发舌根癌。但文献研究提示烟草和酒精为中国舌根癌发病的主要危险因素，除吸烟和饮酒外，年龄、肿瘤分期、人乳头瘤病毒感染均影响患者预后。

舌癌是临床常见口腔癌，占口腔癌的 1/3 ~ 1/2，是头颈部最常见的恶性肿瘤之一，男性多于女性，多为鳞癌。舌癌按解剖学分类可分为舌体癌（舌前 2/3）与舌根癌（舌后 1/3）两类。舌根癌 40 ~ 69 岁发病率最高。由于舌根癌位置较隐蔽、不易察觉，舌根部血液及淋巴循环较丰富，加之局部运动频繁，容易发生淋巴结转移。电子咽喉镜检查可以直观病变本身，同时可以获取病变部位组织，以进一步行病理学检查明确病变性质。MRI、CT 检查除了可显示舌根癌病灶部位、形态大小，还可明确侵犯周围组织与颈部淋巴结或远处脏器转移情况，可为手术方案的制订提供科学合理的理论依据。口咽癌相关治疗方案主要包括：单纯放疗、同步放化疗、单纯手术切除、手术切除 + 术后放疗、手术切除 + 术后放化疗、术前诱导放化疗 + 手术 + 术后根治性放化疗等。对于早期口咽癌可采用放疗或手术治疗的方案。放疗可覆盖原发灶、颈部淋巴结、咽后淋巴结，并可取得较为理想的疗效，因此多选择放疗，但放疗后患者可能会出现吞咽困难、唾液减少、口干等不适。晚期口咽癌患者的治疗主要采用根治性放化疗或手术 + 术后放化疗或术前诱导放化疗 + 手术 + 术后根治性放化疗的综合治疗。手术方式有经口入路、下颌骨截骨术、部分下颌骨切除术或咽切开术等，手术最常见的并发症是伤口感染、部分皮瓣坏死、肺部感染。

总之，肝移植术后新发恶性肿瘤临床表现无特异性，早期不易诊断，应注意严格遵守随访时间和随访项目，必要时应进行全面检查。早期发现是改善患者预后的关键，随访时应仔细体格检查，适当完善消化道内镜检查、耳鼻喉检查、胸腹部 CT 及 MRI 检查以评估病情，尽可能做到早诊断、早治疗。

（北京大学第三医院北方院区　梁芙萌；北京清华长庚医院　陈　虹）

参考文献

［1］Gerasimova OA, Borovik V, Zherebtsov FK, et al. Extra hepatic malignant neoplasms after liver transplantation: the experience of a single transplant center[J]. Vestnik Transplantologii i Iskusstvennyh Organov, 2020, 21（4）: 20-25.

［2］何升腾，焦晓辉，刘欧胜，等.1171 例舌癌的治疗与预后分析 [J]. 重庆医学，2014, 32（6）: 671-673.

［3］黄新帮 . 舌癌的治疗与预后研究 [J]. 世界最新医学信息文摘，2015，15（105）: 189-214.

［4］Krishnatreya M, Nandy P, Rahman T, et al. Characteristics of oral tongue and base of the tongue cancer:a hospital cancer registry based analysis[J].Asian Pac J Cancer Prev, 2015, 16（4）: 1371-1374.

［5］Murakami R, Shiraishi S, Yoshida R, et al. Reliability of MRI-derived depth of invasion of oral tongue cancer[J].Acad Radiol, 2019, 26（7）: 180-186.

［6］Ramqvist T, Mints M,Tertipis N, et al. Studies on human papillomavirus（HPV）16 E2, E5 and E7 mRNA in HPV-positive tonsillar and base of tongue cancer in relation to clinical outcome and immunological parameters[J]. Oral Oncol, 2015, 51（12）: 1126-1131.

［7］Tanaka M, Koyanagi K, Sugiura H, et al. A case of advanced esophageal cancer and tongue cancer treated with induction DCF chemotherapy followed by radical surgery[J]. Gan To Kagaku Ryoho, 2015, 42（11）: 1411-1413.

［8］张兴安，谭小尧，张兰芳，等 . 舌根部恶性肿瘤（舌根癌）的 MRI 表现及诊断价值 [J]. 中华 CT 和 MRI 杂志，2016，14（10）: 14-16.

肝移植术后 2 年 10 个月，发热伴咳嗽、咳痰 1 周

患者男性，69 岁，于 2016 年 4 月 4 日入院。

一、主诉

肝移植术后 2 年 10 个月，发热伴咳嗽、咳痰 1 周。

二、病史询问

（一）初步诊断思路及问诊目的

肝移植术后出现发热，同时伴有咳嗽、咳痰，多为呼吸系统疾病所致。常见的疾病多为感染性疾病，包括上呼吸道感染、急性支气管炎及各种肺炎；其次也可能是结核性胸膜炎等；此外，还应注意有无非感染性疾病，包括肿瘤性疾病、药物热、风湿免疫性疾病等。在感染性疾病中，尤其是注意机会性感染，应尽量明确感染的部位、性质。问诊可以为感染部位、性质提供线索。

（二）问诊主要内容及目的

1. 发热的问诊　需要了解发热的性质、特征、热型、发作缓解等规律，有无伴随症状，如头痛、寒战、盗汗。

2. 咳嗽、咳痰的问诊　需要了解咳嗽程度，痰液的颜色和量，如是黄色浓痰或白黏痰等，有无痰中带血，同时还需注意呼吸频率，有无气喘、气促、胸痛、胸闷等不适。

3. 移植术前相关疾病　有无潜在感染性灶及肿瘤。

4. 移植手术情况　了解手术过程中有无输血，手术中胆道、动静脉吻合情况。还需了解供肝性状，有无基础病变。

5.术后免疫抑制剂使用情况　术后免疫抑制剂的使用种类及具体用量。

6.既往史　既往病史、个人史有无特殊。主要有无长期大量吸烟史，有无结核病史。

（三）问诊结果及思维提示

患者主因"原发性肝癌、乙肝后肝硬化"于2013年6月13日在解放军总医院第三医学中心行原位肝移植手术。术后给予常规治疗，恢复顺利。术后乙肝表面抗原未转阴，定期监测肝功能正常，血肌酐逐渐升高至120 ～ 130 μmol/L，逐渐将他克莫司减量，加用西罗莫司，后停他克莫司。入院时西罗莫司0.5 mg，qd，联合麦考酚钠肠溶片，360 mg，q12h，并于2015年2月开始口服羟苯磺酸钙治疗，监测血肌酐80 ～ 120 μmol/L。

2015年7月16日患者受凉后出现发热，体温最高38.0℃，伴咳嗽、咳痰，为黄色黏液痰，自行服用感冒清热颗粒、板蓝根及氨酚咖那敏片，体温波动在37.5℃左右。发病期间，患者无胸闷、胸痛；无恶心、呕吐、腹痛、腹泻；无尿频、尿急、尿痛等。患者精神、食纳可，二便正常，体重无明显增减。遂收入院后头孢曲松钠2 g，qd，治疗5天后体温降至正常，咳嗽咳痰明显减轻。期间查PCT、CRP及ESR均在正常范围；G试验、GM试验及乳胶凝集试验均阴性；结核抗体及淋巴细胞培养＋γ干扰素释放试验阴性。胸部CT示：①双肺见多个类圆形透亮区；②双肺见多发不规则形及片状密度增高影及小结节影，局部内见支气管影及小空洞（图72-1）。肺部病灶穿刺活检病理报告示：大量中性粒细胞及少数淋巴细胞浸润，肺泡上皮增生，部分细胞有异型性，

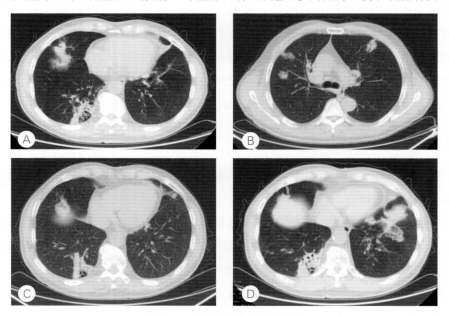

图72-1　肺部多发高密度病灶

间质纤维组织增生。经本院影像科专家及北京协和医院呼吸科会诊后，考虑肺部真菌感染可能性较大，遂予以伏立康唑抗真菌进行诊断性治疗 1 个月后复查胸部 CT，病灶无明显吸收，建议患者行胸腔镜检查，患者及家属拒绝，故只能定期观察，每 2 个月行胸部 CT 检查 1 次，病灶均无明显变化。

经过 8 个月后，患者于 2016 年 3 月下旬受凉后再次出现发热伴咳嗽、咳痰，遂再次入院并要求行胸腔镜检查。

🗨 思维提示

通过询问病史可以明确，患者肝癌及肝硬化行肝移植术后 2 年余。两次发病均因受凉后出现发热伴咳嗽、咳痰，初步考虑为呼吸道疾病，需特别注意肺部感染性疾病，包括细菌、病毒、结核、真菌感染；虽然真菌及结核相关试验均阴性，肺部病灶穿刺活检亦未能明确诊断，但根据影像学特点，考虑肺部真菌感染可能性较大，不排除结核；同时也不能完全排除非感染性疾病所致的上述症状，包括药物及肿瘤等相关疾病。经过试验性抗真菌治疗 1 个月，复查胸部 CT 未见好转。需进一步通过体检、化验、影像学检查，必要时胸腔镜取活检行病理学等检查，才能明确诊断。

三、体格检查

（一）重点检查内容及目的

患者有发热伴咳嗽、咳痰，在对患者进行系统、全面体检同时，应重点注意肺部的体征，包括有无干湿啰音，呼吸频率，叩诊有无浊音，心率，有无杂音。

（二）体格检查结果及思维提示

T 37.4 ℃，P 78 次 / 分，R 18 次 / 分，BP 126/84 mmHg。营养中等，自动体位，神志清楚，精神尚可，全身浅表淋巴结未扪及肿大。双侧胸部叩诊未发现异常，双肺呼吸音清晰，未闻及干湿性啰音及哮鸣音；心脏叩诊及听诊未发现异常；腹平软，上腹可见 "人" 字形手术瘢痕，余检查未见异常。

思维提示

　　体格检查肺部听诊未闻及干湿啰音；心律齐，未闻及杂音；需进一步行实验室及胸腔镜取活检病理学检查才能明确诊断。并评价病情严重程度，为制订治疗方案提供依据。

四、实验室及影像检查

（一）初步检查内容及目的

1. 血常规、尿常规　　了解血白细胞总数及中性粒细胞百分比，有无尿常规改变。

2. 生化全项　　了肝肾功能、血糖水平及电解质情况。

3. CRP、PCT、ESR　　了解感染相关指标。

4. 病毒性指标检查结果　　抗 CMV IgM、CM-PP65、CMV DNA 及抗 EBV IgM、EBV DNA 等病毒学指标，痰液六胺银染色，主要排查感染相关病因。

5. G 试验、GM 试验及乳胶凝集试验　　了解有无真菌感染。

6. 结核抗体、TB-SPOT　　了解有无结核感染。

7. 肿瘤标志物　　了解有无肝癌复发或新发肺部肿瘤。

8. 痰涂片、痰培养　　查找病原菌。

9. FK506 浓度　　了解免疫抑制剂水平，为下一步控制感染提供数据。

10. 淋巴细胞亚群　　了解患者免疫状态。

11. 腹部超声、心电图　　了解心脏和肝脏情况。

12. 胸部 CT　　再次复查肺部 CT，了解病灶是否较前有变化。

13. 胸腔镜病灶活检　　如经过以上检查仍不能明确诊断，可行胸腔镜肺部病灶活检。

（二）检查结果及思维提示

1. 血常规　　WBC 4.99×10^9/L、N 66.2%，HGB 124 g/L、PLT 201×10^9/L，尿常规阴性（－）。

2. 生化及凝血　　ALT 23 U/L、AST 18 U/L、γ-GT 33 U/L、ALP 60 U/L、TBIL 10.1 μmol/L、DBIL 4.8 μmol/L、ALB 39.7 g/L、BUN 5.63 mmol/L、Cr 112 μmol/L、UA 279 μmol/L、GLU 5.8 mmol/L。糖化血红蛋白 5.3%。PTA110.2%，INR 0.90，D-二聚体测定 1.22 mg/L。

3. CRP、PCT、ESR　　CRP 107.49 mg/L，PCT 阴性（－），ESR 54.00 mm/h。

4. 病毒性指标检查结果　CMV、EBV 及单纯疱疹病毒相关检查均阴性（–），腺病毒抗体、呼吸道合胞病毒 IgM 均阴性（–），肺炎衣原体 IgG 和 IgM 抗体测定阴性（–），HBVM 为"小三阳"，HBV DNA 阴性（–）。

5. G 试验、GM 实验及乳胶凝集试验　均阴性（–）。

6. 结核抗体及 TB-spot　均阴性（–）。

7. 肿瘤标志物　肝脏及肺部相关肿瘤标志物均阴性（–）。

8. 痰涂片及痰培养　痰涂片可见少量草色链球菌，未见真菌。痰培养阴性（–）。

9. FK506　4.3 ng/ml。

10. 淋巴细胞亚群　$CD4^+T$ 细胞数量 294 个 /μl。

11. 腹部超声、心电图及 CT　腹部超声：未见异常。心电图：正常。

12. 胸部 CT　经抗真菌治疗后，复查肺部 CT，病灶较前无明显吸收。

13. 胸腔镜　左肺上叶病灶切除术（2016 年 4 月 11 日）。术后病理回报：肺腺癌，中分化（图 72-2）。

14. 肺部穿刺活检　大量嗜中性白细胞极少数淋巴细胞浸润，肺泡上皮增生，部分细胞有异型性，间质纤维组织增生。

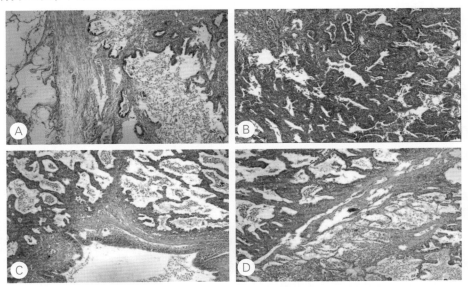

图 72-2　肺腺癌，中分化

思维提示

再次复查实验室各项检查，结果仍无病原学方面的阳性发现。从影像学提示双肺多发实变影，考虑真菌感染可能性大，但经过伏立康唑治疗 1 个月，病灶无明显吸收。仍不能完全排除结核感染及肿瘤的可能性。由于肝移植术后患者长期服用免疫抑制剂，即使有肺部感染（包括细菌、真菌、结核等）临床症状也往往不典型，有时体征及实验室检查均不典型，故病原学检查阴性仍不能排除相关感染。由于抗结核药物潜在的肝损作用及疗程冗长，故通常作为最后才采取的方案。最好要有病理学证据或痰涂片阳性，才能采用。此时胸腔镜检查取活检是唯一的确诊手段，只有诊断清楚，才能精准治疗。

五、治疗方案及理由

（一）方案

化疗方案：第 1 天培美曲塞 0.8 g，VD；第 1 ～ 3 天顺铂 40 mg，VD。21 天一个周期，术后予以 4 个周期的化疗。

（二）理由

由于患者肺内多发病灶，已无法行根治手术，只能采用化疗进行保守治疗。

六、治疗效果及思维提示

随访结果：患者 2016 年予以 4 个疗程的化疗，定期随访，肝肾功能及一般情况尚可。于 2017 年再次进行 4 个疗程的化疗，后出现远处多发转移，于 2017 年 12 月去世。

🧑 思维提示

在患者发现肺部病灶时，就已是肺癌晚期，已失去手术机会，只能采取保守治疗方案——化疗，此方案亦有一定疗效，能适当延长患者生命。

最后诊断：肝移植术后原发肺癌。

七、对本病例的思考

该患者为老年肝移植术后，该人群为肺部感染及肿瘤的高发人群，且两者的临床表现可能相似，均可表现为发热及肺部影像异常，甚至有可能同时伴发热，各种化验检查甚至肺穿刺病理学均未获得有意义的阳性结果，故两者有时难以鉴别。对于一些不能明确感染病原菌的患者，通常采用诊断性治疗，以反证疾病的诊断。如果治疗无效，则只能采用有创的手术方式才能最后明确诊断。患者经过诊断性抗真菌治疗无效后，不得已采取胸腔镜活检，最后才得以确诊为肺腺癌。再次证明了肝移植术后患者疾病的不典型性。肝移植术后新发肿瘤的发病率较普通人群更高，国外报道以皮肤癌及淋巴瘤最为常见；国内目前没有肝移植术后新发肿瘤发病率的统计，但根据文献报道，肝移植术后以消化系统新发肿瘤的发病率最高，肺癌也是较常见的新发肿瘤之一。不同类型器官移植，新发肿瘤的类型不同。因此，应根据移植类型重点筛查相应系统的肿瘤。

（解放军总医院第三医学中心　关兆杰；北京清华长庚医院　陈　虹）

参考文献

［1］Ha TY, Hwang S, Ahn CS, et al. Resection of metachronous adrenal metastasis after liver resection and transplantation for hepatocellular carcinoma[J]. Dig Surg, 2014, 31（6）: 428-435.

［2］Hau HM, Schmelzle M, Benzing C, et al. Pulmonary metastasectomy for metastasized hepatocellular carcinoma after liver resection and liver transplantation: a single center experience[J]. Z Gastroenterol, 2016, 54（1）: 31-39.

［3］Jeong YH, Hwang S, Lee GD, et al. Surgical outcome of pulmonary metastasectomy for hepatocellular carcinoma recurrence in liver transplant patients[J]. Ann Transplant, 2021, 26: e930383.

［4］Kocher F, Finkenstedt A, Fiegl M, et al. Liver Transplantation-associated lung cancer: comparison of clinical parameters and outcomes[J]. Clin Lung Cancer, 2015, 16（5）: e75-81.

［5］Kumar S. Metastatic recurrent hepatocellular carcinoma post liver transplant with marked pretransplant elevation of alpha fetoprotein and no evidence of primary neoplasm[J]. Exp Clin Transplant, 2018, 16（1）: 99-102.

［6］Lee C, Ihde L, Kim A, et al. Pulmonary nodules in liver transplant candidates with hepatocellular carcinoma: Imaging characteristics and clinical outcomes[J]. Liver Transpl, 2015, 21（9）: 1169-1178.

［7］Shoji F, Toyokawa G, Harada N, et al. Surgical treatment and outcome of patients with de novo lung cancer after liver transplantation[J]. Anticancer Res, 2017, 37（5）: 2619-2623.

［8］Wu YJ, Lin CC, Chang YM, et al. Computed tomography as primary ccreening for appraisal of pulmonary small nodules in liver transplant candidates[J]. Transplant Proc, 2016, 48（4）: 1036-1040.

二次肝移植术后 5 年余，发现颈部肿物 2 周

患者男性，64 岁，于 2013 年 7 月 31 日入院。

一、主诉

二次肝移植术后 5 年余，发现颈部肿物 2 周。

二、病史询问

（一）初步诊断思路及问诊目的

患者 2002 年因"乙型肝炎后肝硬化，门静脉高压症"行原位肝移植术。术后因胆道并发症、移植肝失功于 2007 年行二次肝移植术。术后规律随访，病情稳定。入院前 2 周发现右颈部淋巴结肿大，需高度怀疑淋巴瘤或者肿瘤淋巴结转移。

（二）问诊主要内容及目的

1. 颈部肿物的问诊　主要涉及发现颈部肿物的时间及肿物性质，是否有发热、疼痛等伴随症状，是否行相关检查及治疗。

2. 了解两次肝移植手术及术后情况　包括术中胆道、动静脉吻合情况，术后肝功能恢复情况，术后复查移植肝血流、胆道情况等。

3. 免疫抑制剂　了解术后免疫抑制剂的使用种类及具体用量。

（三）问诊结果及思维提示

患者老年男性，2002 年 12 月 12 日因"乙型肝炎后肝硬化，门静脉高压症"于天津市第一中心医院接受原位肝移植术，手术顺利。肝移植术后 5 年因"胆道并发症，移植肝失功"于 2007 年 11 月 23 日行二次肝移植术。术后规律随访，病情稳定。二次肝移植术后半年始，单用他克莫司抗排异治疗。二次肝移植术后近 4 年 7 个月（2012

年 6 月），患者出现"自身免疫性溶血性贫血"，他克莫司用量为 1.5 mg，q12h，给予甲泼尼龙琥珀酸钠及人免疫球蛋白治疗后好转。二次肝移植术后 4 年 8 月余（2012年 8 月），突发血小板减少性紫癜，再次给予甲泼尼龙琥珀酸钠及人免疫球蛋白治疗后好转。二次肝移植术后 5 年 5 月余（2013 年 5 月），出现四肢活动障碍，诊断为"格林 - 巴利综合征"，再次经对症甲泼尼龙琥珀酸钠及人免疫球蛋白治疗后好转。二次肝移植术后 5 年 8 个月（2013 年 7 月），即此次入院前 2 周，发现右颈部淋巴结肿大，于当地医院行淋巴结穿刺活检，考虑为淋巴细胞增生性疾病。

思维提示

通过问诊可明确，患者二次肝移植术后、免疫功能紊乱，曾先后出现多种免疫系统疾病，目前出现颈部淋巴结肿大，需针对淋巴结病变进一步定性以指导后续治疗。

三、体格检查

（一）重点检查内容及目的

患者以颈部淋巴结肿大为主要表现，因此在对患者进行系统、全面检查的同时，需重点针对全身浅表淋巴结进行检查。

（二）体格检查结果及思维提示

T 36.5℃，R 22 次 / 分，P 80 次 / 分，BP 120/70 mmHg。神志清楚，发育正常，右颈部靠近胸骨处可触及两个肿大淋巴结，质韧，活动佳，无压痛，余全身浅表淋巴结未触及肿大，皮肤、巩膜无黄染，未见皮下出血点及瘀斑。双肺呼吸音清，未闻及明显干湿啰音，心音有力，律齐，各瓣膜听诊区未闻及病理性杂音。腹软，腹部正中可见"人"字形手术瘢痕，愈合良好，全腹无压痛及反跳痛，肝脾肋下未及，双下肢无水肿。

思维提示

患者右颈部可触及两个肿大淋巴结，质韧，活动佳，无压痛，针对肿大淋巴结需进一步检查以明确诊断。

四、实验室和影像学检查

（一）初步检查内容及目的

1. 血常规　了解三系情况。

2. 生化全项　了解目前肝、肾功能、电解质等情况。

3. 凝血功能　可判断肝脏的合成功能，从而判断肝储备功能。

4. 免疫抑制药物血药浓度　有助于评估目前患者的免疫抑制状态，及时调整免疫抑制剂的品种与剂量。

5. 肿瘤标志物　有助于协助评估是否存在恶性肿瘤。

6. 免疫全项　有助于评估机体免疫状态。

7. 颈部淋巴结超声　有助于协助评估颈部淋巴结性质。

8. 颈部淋巴结活检病理　结合病理结果综合判断肿大淋巴结性质。

（二）检查结果及思维提示

1. 血常规　WBC 2.28×10^9/L，HGB 106 g/L，PLT 69×10^9/L。

2. 生化全项　ALT 9.5 U/L，AST 11.6 U/L，ALP 50.3 U/L，γ-GT 12.3 U/L，TBIL 8.28 μmol/L，DBIL 1.89 μmol/L，其余正常。

3. 凝血功能　未见异常。

4. FK506 浓度　2.2 ng/ml。

5. 肿瘤标志物　指标未见异常。

6. 免疫全项　IgG 1580 mg/dl、补体 C3 63.2 mg/dl、IgA、IgM、补体 C4 均正常。

7. 颈部淋巴结超声　右侧颈部皮下多发结节（考虑淋巴结肿大，符合淋巴瘤超声表现）。

8. 颈部淋巴结活检病理　考虑淋巴结浆细胞肉瘤。

思维提示

通过上述检查可以得出以下结论：患者二次肝移植术后，目前处于免疫抑制状态，发生右侧颈部淋巴结肿大，结合超声及活检病理，考虑存在淋巴细胞增殖性疾病，需积极明确性质、确定治疗方案。

最后诊断：二次肝移植后淋巴细胞增殖性疾病（淋巴结浆细胞肉瘤）。

五、治疗方案及理由

（一）方案

1. 一般治疗　充分休息，避免受凉、劳累。

2. 免疫抑制剂减量　他克莫司 0.5 mg，qd ＋ 0.25 mg，qn →他克莫司缓释胶囊 0.5 mg，qd →他克莫司缓释胶囊 0.25 mg，qd。

3. R-CHOP 方案化疗　手术当日利妥昔单抗注射液 500 mg；手术第 1 天注射用盐酸表柔比星 80 mg，注射用硫酸长春地辛 4 mg，环磷酰胺针 600 mg；手术第 2 天环磷酸胺针 400 mg；术后第 1 ～ 5 天甲泼尼龙琥珀酸钠 80 mg。

4. 加用吗替麦考酚酯　患者病情稳定后，加用吗替麦考酚酯 250 mg，q12h。

（二）理由

本病例在二次肝移植术后，发生右侧颈部淋巴结肿大，结合超声、活检病理，经多次联合会诊，考虑存在多形性移植后淋巴组织增殖性疾病，予减少免疫抑制剂用量、输注丙种球蛋白以增强免疫力，针对移植后淋巴组织增殖性疾病，对症给予化疗方案。

六、治疗效果及思维提示

患者出现移植后淋巴组织增殖性疾病后，迅速将他克莫司减量并予以 R-CHOP 方案化疗，至 2014 年 1 月他克莫司用量为 0.5 mg，qd ＋ 0.25 mg，qn；2014 年 3 月将他克莫司更换为他克莫司缓释胶囊，剂量为 0.5 mg，qd；3 个月后患者肝肾功能正常，他克莫司缓释胶囊减量为 0.25 mg，qd；加用吗替麦考酚酯 250 mg，q12h 治疗至今。随访 7 年余，患者未再出现免疫系统相关疾病。

🔵 思维提示

当患者长时间暴露于高他克莫司剂量下，再加上他克莫司吸收的不稳定性，易导致体内免疫功能紊乱，出现一系列免疫相关疾病，由于临床经验不足，在开始出现免疫系统相关疾病时，未及时降低他克莫司用量，致使序贯出现 4 种免疫系统相关疾病，这是应当引起足够重视的。

七、对本病例的思考

　　肝移植术后规律服用免疫抑制剂是肝移植受者和移植物长期存活的重要保证，他克莫司是肾脏、肝脏及心脏移植术后最有效的免疫抑制剂。本患者自二次肝移植术后半年始，单用他克莫司抗排异治疗，因患者体重较大（波动于 85 kg 上下），肝移植术后服用他克莫司剂量相对较大。肝移植术后 5 年余，他克莫司用量为 1.5 mg，q12h。谷值浓度维持于 4 ~ 5 ng/ml。患者长时间暴露于高他克莫司剂量下，服药后不可避免出现药物吸收高峰，导致 T 细胞功能被过度抑制，B 细胞功能增强，体内免疫平衡被打破、免疫功能紊乱，相继出现免疫系统相关疾病。直到确诊 PTLD 后，急速减少他克莫司剂量，他克莫司谷值浓度维持于 0.8 ~ 1.2 ng/ml，并适时切换为他克莫司缓释剂型，辅以 R-CHOP 化疗方案，患者病情得以缓解，且至今未再出现免疫系统相关疾病。

（天津市第一中心医院　　孙晓叶，朱梦月）

参考文献

［1］ AlDabbagh MA,Gitman MR, Kumar D, et al. The role of antiviral prophylaxis for the prevention of Epstein - Barr virus-Associated post transplant lympho-proliferative disease in solid organ transplant recipients: A systematic review[J]. Am J Transplant, 2017, 17（3）: 770-781.

［2］ Boso C, Burra P, Canova F, et al. Post-transplant lymphoproliferative disorders in liver transplanted patients: a single-centre experience[J]. Anticancer Res, 2010, 30（6）: 2383-2391.

［3］ Davi F, Oertel S, Trappe R, et al. CHOP-21 for the treatment of post-transplant lymphoproliferative disorders（PTLD）following solid organ transplantation[J]. Haematologica, 2007, 92（2）: 273-274.

［4］ Dierickx D, Habermann TM. Post - transplantation lympho- proliferative disorders in adults[J]. N Engl J Med, 2018, 378: 549-562.

［5］ Nakanishi C, Kawagishi, Sekiguchi S, et al. Post-transplantation lympho - proliferative disorder in living-donor liver transplantation: a single-center experience[J]. Surg Today, 2012, 42（8）: 741-751.

［6］ Nourse JP, Jones K, Gandhi MK. Epstein-barr virus-related post-transplant lymphoproliferative disorders: pathogenetic insights for targeted therapy[J]. Am J Transplant, 2011, 11（5）: 888-895.

病例 74

肝移植术后 4 月余，
血红蛋白下降、肌酐升高 4 月余

患者男性，70 岁，于 2021 年 2 月 26 日入院。

一、主诉

肝移植术后 4 月余，血红蛋白下降、肌酐升高 4 月余。

二、病史询问

（一）初步诊断思路及问诊目的

患者老年男性，肝移植术后贫血、肌酐升高为主要表现。肌酐升高的原因要考虑抗排异药物导致的肾毒性可能，有无基础慢性肾脏疾病，有无高血压、糖尿病、结缔组织疾病、血液系统疾病所致肾功能异常可能。贫血能明确有肾性贫血的存在，其他导致贫血的因素也需要考虑，有无造血原料不足、细小病毒 B19 感染、溶血性贫血、骨髓增生异常综合征以及血液系统肿瘤、风湿免疫性疾病、药物不良反应、慢性消化道出血等可能。询问病史需要问饮食、大便、用药情况，有无发热、皮疹、血尿、关节痛、骨痛，有无乏力、头晕、气短、心悸、耳鸣。

（二）问诊主要内容及目的

1. 现病史的询问　询问肝移植术前及术后尿量情况、肌酐数值变化趋势，有无加重或减轻的诱因，术后抗排异药物的使用种类、剂量及浓度，明确肌酐升高是术前升高还是术后才出现异常，如果是术后出现肌酐升高，要注意肌酐的变化和 CNI 类药物浓度之间是否呈正相关。

询问基础疾病情况，有无慢性肾脏疾病，有无高血压、糖尿病控制不达标所致慢性肾脏损害。

询问有无乏力、头晕、心悸、耳鸣，有无发热、口腔溃疡、皮疹、关节痛、血尿，有无浅表淋巴结肿大，以排查贫血症状严重程度以及有无血液系统疾病、风湿免疫疾病可能。

询问饮食情况，是否进食少、偏食，排查有无缺铁性贫血、叶酸、维生素B12缺乏可能。

询问大便情况及消化道症状，有无黑便、血便、腹痛、腹泻，排查有无消化道慢性失血、消化道肿瘤所致贫血可能。

2. 既往史及家族史　询问既往有无泌尿系结核病史，有无外伤或其他手术史。有无血液疾病、肾脏疾病、结缔组织疾病家族史。

（三）问诊结果及思维提示

患者于2020年10月18日因"乙肝肝硬化、肝癌（符合米兰标准）"行原位肝移植术，术后恢复顺利。术后他克莫司、吗替麦考酚酯抗排异及抗乙肝等治疗，定期复查，肝功正常，肌酐轻度升高。2020年11月开始出现贫血，HGB逐渐下降，最低67 g/L，伴有头晕、耳鸣等不适，无皮肤黏膜瘀斑、出血、牙龈出血，无黑便、血便、腹痛、腹胀、血尿，无发热、皮疹、口腔溃疡、关节痛等。门诊查血清铁低于正常，给予补铁，同时调整抗排异药物，停用吗替麦考酚酯、增加他克莫司剂量，HGB波动于70 g/L左右。5天前出现恶心、呕吐、腹泻，伴有纳差、乏力、尿量减少，无发热、腹痛、血便，无咳嗽、咳痰、胸闷、气短，复查血清Cr 280.9 μmol/L，HGB 90 g/L。

既往有糖尿病病史10余年，皮下注射胰岛素，血糖控制可，肌酐波动于正常参考值上限，有蛋白尿。3年前因"右肾透明细胞癌"行肿瘤切除术，左肾囊肿病史。

思维提示

根据以上病史，患者主要表现为贫血和肌酐升高，是一种疾病的两个方面，还是两种不同疾病导致的？肾功能不全可以引起贫血，但是否完全能用肾性贫血解释，需要仔细甄别。另外肝移植前后患者的肌酐水平基本稳定，近5天出现明显上升，也需要排查原因。需要进一步体格检查和实验室检查来明确。

三、体格检查

（一）重点检查内容及目的

体格检查首先要了解全身一般情况，包括精神、神志，营养状况。肾功能不全方面有无颜面部水肿、腹部移动性浊音、肾区叩痛及下肢水肿，了解有无出现胸腹腔积液、体液循环异常等相应的征象，同时也要注意看有无眼窝凹陷、口唇干裂等身体缺水容量不足体征，排查有无肾前性因素。贫血方面有无睑结膜苍白、口唇苍白等表现，有无贫血所致心音异常。肺部听诊有无异常，了解有无移植术后常见的肺部感染问题。

（二）体格检查结果及思维提示

生命体征平稳。慢性病容，营养中等。睑结膜苍白，甲床苍白。全身皮肤无黄染，无瘀斑、出血点。口唇无干裂，舌质正常。双肺呼吸音正常，肺下界叩诊正常。心律齐，未闻及杂音。腹部见陈旧性手术瘢痕，无压痛、反跳痛，肾区无叩痛。移动性浊音阳性（＋）。双下肢无水肿。脊柱及全身关节无压痛。

💭 思维提示

血压正常提示患者目前无容量不足所致低血压或者肾性高血压改变。患者有中度贫血貌改变，尚未出现贫血所致心音异常。肺部体征未提示感染可能。有少量腹腔积液，无胸腔积液，尚未出现颜面、下肢水肿。还需进一步做各种化验检查及影像学、骨髓方面的检查才能明确诊断。

四、实验室和影像学检查

（一）初步检查内容及目的

1. 血常规及网织红细胞计数　了解血细胞计数情况。

2. 生化全项　了解肝、肾功能及血糖、血脂情况。

3. 尿常规及蛋白定量　了解尿液常规和尿蛋白定量情况。

4. 铁三项及血清叶酸、维生素 B12　了解有无铁缺乏、叶酸及维生素 B12 缺乏所致贫血。

5. Coombs 试验　了解有无溶血性贫血可能。

6. 细小病毒 B19 相关检查　了解有无细小病毒感染所致贫血。

7. 免疫抑制剂浓度　了解排异药物浓度情况，有无过高或不足。

8. 淋巴亚群计数　了解患者免疫力情况。

9. 免疫球蛋白　了解有无免疫球蛋白异常情况。

10. 血尿蛋白电泳全套　血清蛋白电泳及血清免疫固定电泳，了解有无浆细胞瘤或者其他血液系统疾病可能。

11. 骨髓相关检查　了解骨髓细胞学情况，以及有无血液系统疾病可能。

12. 影像学检查　胸部 CT 了解有无合并感染加重贫血，腹部 CT 或超声了解有无肝肾脏器质性病变。

（二）检查结果及思维提示

1. 血常规　WBC 4.45×10^9/L，RBC 2.55×10^{12}/L，HGB 67g/L，MCV 82 fl，MCH 26.3 pg，MCHC 321 g/L，PLT 209×10^9/L。网织红细胞 2.71% ~ 0.97%。

2. 生化全项　肝酶及 TBIL 均正常，ALB 31.3 ~ 34.6 g/L，Cr 280.9 ~ 687.7 μmol/L，电解质、血脂均正常，GLU 6.96 mmol/L。

3. 尿蛋白情况　尿常规：Pro 阳性（++）。尿蛋白定量 1499.40 mg/24h。

4. 铁三项及血清叶酸、维生素 B12　血清铁 11.4 μg/dl，叶酸、维生素 B12、铁蛋白正常。

5. Coombs 试验　阴性（-）。

6. 细小病毒 B19 相关检查　细小病毒 B19 IgM、DNA 阴性（-）。

7. 免疫抑制剂浓度　FK506 3.60 ng/ml，西罗莫司 5.26 ng/ml。

8. 淋巴亚群计数　淋巴细胞 410 个 /μl，B 淋巴细胞 CD19 14 个 /μl，$CD4^+T$ 细胞数量 145 个 /μl，$CD8^+T$ 细胞数量 177 个 /μl。

9. 免疫球蛋白 IgM　16.187 ~ 28.27 g/L。尿 β_2 微球蛋白 16.51 mg/L。

10. 血尿蛋白电泳全套　血清蛋白电泳：在 γ 区出现异常区带（M 蛋白），约占 22.6%。血清免疫固定电泳：IgM-KAP 型伴 KAP 型 M 蛋白。本 - 周蛋白定性：阳性（+）。

11. 骨髓相关检查　骨髓细胞学形态学：骨髓增生活跃，粒：红比为 5.95∶1，粒系中幼粒细胞比例增高，红细胞呈轻度"缗钱"状排列，淋巴细胞及单核细胞比例正常，可见个别淋巴细胞胞核偏位，细胞质量丰富，且有"拖尾"现象。

骨髓免疫分型可见 15.69% 异常成熟 B 淋巴细胞，表达 cKappa、CD20、CD22、CD200、HLA-DR、IgM、CD79b 和 CD38，部分表达 CD138，不表达 cLambda、CD27、CD5、CD10、CD25、CD3、CD7 和 CD14。

骨髓增殖性肿瘤相关基因突变筛查：基因 p.L265P 热点突变，突变频率为 6.5%。

12. 影像学检查　胸部 CT：左肺上叶硬结灶。腹部 CT：肝移植术后改变，食管胃底静脉曲张，脾大，右肾中部实质见结节影，内见脂肪及钙化影，左肾囊肿。

思维提示

早期实验室检查提示患者贫血原因除了肾功能不全外，还有铁缺乏，另外蛋白电泳提示可能存在血液系统疾病，进一步骨髓穿刺送检免疫分型和基因突变筛查提示华氏巨球蛋白血症（Waldenström macroglobulinemia，WM）可能。肌酐变化方面，除了考虑基础肾功能不全外，有腹泻导致的一过性肾前性因素、CNI 药物所致的肾毒性因素，还有华氏巨球蛋白血症所致肾损害可能。

五、治疗方案及理由

（一）方案

1. 一般治疗　低优质蛋白糖尿病饮食，记出入量，吸氧，监测心率、血压。
2. 调整免疫抑制剂　停用他克莫司，给予西罗莫司 1 mg，qd 抗排异治疗。
3. 糖皮质激素　地塞米松 10mg，静滴，qd，连用 4 天 ×2 个疗程，后续给予泼尼松 50mg，qd×3 天。
4. 利妥昔单抗　利妥昔单抗 500 mg，静滴，1 次。
5. 调整抗乙肝病毒药物　停用富马酸丙酚替诺福韦片，给予替比夫定 0.3 g，每 3 天一次。
6. 其他治疗　包括预防感染、降糖、输血、补铁、止吐、补液水化、利尿、碱化、补钙、维持电解质稳定等对症支持治疗。

（二）理由

患者诊断华氏巨球蛋白血症明确，一线标准方案为含利妥昔单抗的联合化疗，布鲁顿络氨酸激酶（Bruton styrosine kinase，BTK）抑制剂是治疗的新型药物，其他药物还包括苯达莫司汀、硼替佐米、氟达拉滨、糖皮质激素等，本例患者病情特殊，为肝移植术后患者，使用 BTK 抑制剂可能会诱发排异反应，故选用了利妥昔单抗联合糖皮质激素的治疗方案，治疗过程中给予预防感染、水化、利尿。同时根据患者肌酐情况调整了抗排异药物、抗乙肝病毒药物。根据患者其他指标情况，给予输血、补铁、补钙、止吐等对症治疗。

六、治疗效果及思维提示

患者经过上述治疗后病情减轻，头晕、耳鸣、乏力有所缓解，精神、进食、睡眠可，尿量正常，肌酐水平逐步下降，HGB 保持在 85 ~ 91 g/L，肝功正常，心肌酶曾一度升高，后期逐步下降，免疫球蛋白 IgM 及尿 β_2 微球蛋白较治疗前下降。

思维提示

华氏巨球蛋白血症诊断明确后，是否需要治疗应根据患者临床症状及危险分层而定，无症状患者无须治疗，可以观察，对于临床上有症状且影响预后的患者需进行治疗，进行性贫血是最常见的开始治疗的指征。一线治疗标准方案为含利妥昔单抗的联合化疗，BTK 抑制剂是治疗 WM 的新型药物，其他药物还有苯达莫司汀、硼替佐米、氟达拉滨、糖皮质激素等。本例患者贫血加重、肌酐进行性上升，有治疗指征，在制订化疗方案时要避免所用药物激活免疫系统引起移植肝排异。

最后诊断：肝移植术后、华氏巨球蛋白血症。

七、对本病例的思考

华氏巨球蛋白血症（WM）是一种少见的惰性成熟 B 细胞非霍奇金淋巴瘤，以骨髓淋巴浆细胞浸润和血清单克隆 IgM 为主要特征，多发于老年人群，有报道我国老年男性更多。WM 临床表现多种多样，症状与肿瘤浸润程度和 IgM 水平升高有关，有乏力、头晕、气短等贫血症状，肝脾淋巴结肿大，有头痛、耳鸣、视觉障碍等高黏滞综合征，以及单克隆 IgM、轻链沉积效应引起的继发性器官功能障碍，如周围神经病变、肾脏损伤等，还有约 25% 的患者无症状。其最常见的分子遗传学改变是 MYD88 和 CXCR4 基因突变。WM 的诊断需要淋巴浆细胞样淋巴瘤骨髓浸润的证据，以及 IgM 型血清单克隆蛋白的检测。其预后影响因素有患者年龄、β_2 微球蛋白水平、单克隆蛋白水平、血红蛋白浓度和血小板计数。治疗根据患者临床症状及危险分层而定，无症状患者无需治疗，可以观察，对于临床上有症状且影响预后的患者需进行治疗，进行性贫血是最常见的开始治疗的指征。

本例患者在肝移植术后出现贫血、肌酐升高均为移植术后常见的并发症，需全面进行原因排查，必要时积极骨髓穿刺活检送检，避免血液系统疾病漏诊误诊。在明确血液系统肿瘤后，是否化疗需要结合患者具体病情，避免发生移植物排异反应。

（北京清华长庚医院　李　君，陈　虹）

参考文献

［1］Dimopoulos MA, Kastritis E. How I treat Waldenström macroglobulinemia[J]. Blood, 2019, 134（23）: 2022-2035.

［2］邓晶晶，陈文明. 华氏巨球蛋白血症诊治进展 [J]. 白血病·淋巴瘤，2020，29（11）：645-647.

［3］冯娟，徐莉，夏效升，等. 华氏巨球蛋白血症 32 例临床特征及预后分析 [J]. 现代肿瘤医学，2019，27（13）:2 375-2379.

［4］Grunenberg A, Buske C. Monoclonal IgM gammopathy and Waldenström's macroglobulinemia[J]. Dtsch Arztebl Int, 2017 , 114（44）: 745-751.

［5］何杰，王莉，徐卫. 华氏巨球蛋白血症研究进展 [J]. 白血病·淋巴瘤，2020，29（1）：20-22.

［6］李丽丽，刘沁华，夏瑞祥. 华氏巨球蛋白血症诊断和治疗 [J]. 临床荟萃，2019，34（6）：489-495.

［7］Mucsi AO, Nagy Z. How can we treat Waldenström's macroglobulinemia?[J]. Magy Onkol, 2017 , 61（1）: 12-20.

［8］Szemlaky Z, Mikala G. Waldenström's macroglobulinemia and its individualized therapy options [J]. Orv Hetil, 2017, 158（41）: 1604-1614.

病例 75

乏力、腹胀半年，加重 1 个月

患者女性，57 岁，于 2008 年 3 月 12 日入院。

一、主诉

乏力、腹胀半年，加重 1 个月。

二、病史询问

（一）初步诊断思路及问诊目的

患者入院前半年因乏力、腹胀于外院诊断为肝内多发囊肿，未进一步处理。入院前 1 个月再次出现腹部不适，较前加重，需明确症状加重原因，如肝内囊肿进展或存在其他导致腹部不适的因素。

（二）问诊主要内容及目的

1.腹胀的问诊　主要涉及腹胀前是否存在诱发因素；腹胀发生时间及规律；症状加重是否存在诱发因素；是否存在反酸、呕吐、腹泻、皮肤黄染等伴随症状。

2.了解住院前治疗情况　包括完善的检查及是否行相关治疗。

3.了解既往史等基本情况　包括是否存在慢性疾病、做过何种手术等。

（三）问诊结果及思维提示

患者入院前半年，无明显诱因出现乏力、腹胀，当地医院诊断为肝内多发囊肿，未予特殊治疗。入院前 1 个月，患者再次出现胃部不适症状，较前加重，伴全身瘙痒、排茶色尿。当地医院腹部 CT 显示：肝门部胆管局限性狭窄，管壁增厚，肝内胆管明显扩张，肝内多发低密度影，考虑为肝囊肿。排除手术禁忌后，患者接受剖腹探查术，术中发现肝门部巨大黏液性囊腺瘤，无法手术切除，遂行肝总管切开探查术＋胆囊切除术＋胆管内肿瘤部分切除术＋T 管引流术。术后病理回报：符合胆管黏液性囊腺瘤。术后患者恢复良好。

思维提示

该患者诊断相对明确，针对近期出现腹胀、全身瘙痒、排茶色尿等表现，考虑存在肝功能异常，需进一步完善化验评估肝脏功能，并分析肝功能异常原因，寻求解决途径。

三、体格检查

（一）重点检查内容及目的

患者以胃部不适，伴全身瘙痒、排茶色尿为主要表现，考虑存在肝功能异常。因此在对患者进行系统、全面检查的同时，注意有无皮肤、巩膜黄染、皮疹，肝脾大，肝掌，蜘蛛痣等肝病体征。

（二）体格检查结果及思维提示

T 36.6 ℃，R 22 次 / 分，P 90 次 / 分，BP 130/85 mmHg。神志清楚，发育正常，全身浅表淋巴结未触及肿大，皮肤、巩膜无明显黄染，未见皮下出血点及瘀斑。双肺呼吸音清，未闻及明显干湿啰音，心音有力，律齐，各瓣膜听诊区未闻及病理性杂音。腹软，于剑突下可见斜形手术瘢痕，愈合良好，剑突下正中留置一胆道引流管，已闭合。全腹无压痛及反跳痛，肝脾肋下未及，肠鸣音可，双下肢无水肿。

思维提示

患者剖腹探查术中发现肝门部巨大黏液性囊腺瘤，无法手术切除，遂行肝总管切开探查术＋胆囊切除术＋胆管内肿瘤部分切除术＋T 管引流术，目前体格检查中未发现特殊阳性体征。需进一步进行实验室检查明确诊断。

四、实验室和影像学检查

（一）初步检查内容及目的

1. 血常规　了解三系情况。

2. 生化全项　了解目前肝、肾功能，电解质，代谢等情况，有助于了解肝损害的特点，从而有助于鉴别诊断。

3. 凝血功能　可判断肝脏的合成功能，从而判断肝储备功能。

4. 病毒性肝炎检测　确定或排除引起肝功能损害的病毒性因素。

5. 肿瘤标志物　有助于评估肿瘤性质。

6. 自身抗体　有助于新发自身免疫性肝病及其他自身免疫性疾病的诊断。

7. 腹部增强 CT 及 MRI　有助于评估肝脏、胆道病变情况。

（二）检查结果及思维提示

1. 血常规　WBC 7.0×10^9/L，HGB 123 g/L，PLT 399×10^9/L。

2. 生化全项　ALT 15.9 U/L，AST 16.6 U/L，ALP 104.1 U/L，γ-GT 160.1 U/L，ALB 41.9 g/L，TBA 14.48 μmol/L，余指标正常。

3. 凝血功能　FRB 5.08 g/L，其余指标正常。

4. 病毒性肝炎检测　HBVM、甲型肝炎抗体 IgM、丙型肝炎抗体均为阴性。

5. 肿瘤标志物　均为阴性。

6. 自身抗体　ANA、抗双链 DNA 抗体、抗线粒体抗体均为阴性。

7. 腹部增强 CT 及 MRI　结果符合肝囊腺瘤表现；肝右叶多发囊肿；左肝内胆管扩张。

🗨 思维提示

通过上述检查可以得出以下结论：患者明确诊断为肝门部黏液性囊腺瘤。目前存在肝功能异常，考虑与胆道梗阻有关，需积极寻求方法从根本上解决胆道梗阻。

五、治疗方案及理由

（一）方案

1. 一般治疗　休息，避免受凉、劳累。
2. 保肝治疗　甘草酸二铵肠溶胶囊 150 mg，tid。
3. 其他　完善术前准备，行肝移植术。

（二）理由

患者明确诊断为肝门部黏液性囊腺瘤，考虑患者目前肝功能异常与门静脉左支闭塞、胆道梗阻有关，若不进行肝移植，无法从根本上解决原发疾病。

六、治疗效果及思维提示

患者于 2008 年 7 月 11 日行原位肝移植术，手术过程顺利，术后病理符合肝门部胆管黏液性囊腺瘤。术后给予预防感染、抗排异、抗凝、保肝利胆等对症治疗，患者病情逐渐好转。术后 2 周血清胆红素恢复正常，T 管造影显示肝内外胆道显影良好，无明显充盈缺损及胆漏，排空良好，遂关闭 T 管。肝移植术后 3 个月 T 管造影仍未见异常，拔除 T 管。现随访 13 年余，患者无任何不适。

> **思维提示**
>
> 本例患者因肝门部巨大黏液性囊腺瘤，常规外科手术无法彻底切除，故行肝移植手术，术后恢复顺利，随访 13 年，患者无明显不适。因此，对于此类患者，肝移植术不失为一种选择。

七、对本病例的思考

肝胆管黏液性囊腺瘤是极少见的肝脏腺上皮性肿瘤，占全部胆管来源的肝内囊肿的 4.6%，本病的临床表现不具有特征性，患者常在肿块较大时以腹部包块、腹痛就诊，也可因肿瘤压迫引起黄疸，影像学检查无法确定囊性占位的性质，手术是治疗此病的唯一方法，病灶剜除术是其中一种方式，但普遍认为，胆管囊腺瘤是囊腺癌的癌前病变，故对疑为此病的患者原则上应行根治性肝切除术，切除包括肿瘤在内的部分肝脏，以减少术后复发。本例患者因肝门部巨大黏液性囊腺瘤，手术无法彻底切除，考虑到术后复发率极高，而肝移植可最大限度切除病肝、将复发率降至最低，故行肝移植术。本例肝移植后恢复良好，未见并发症，所以对于手术无法根治的黏液性囊腺瘤，肝移植不失为有效的治疗方法。

（天津市第一中心医院　孙晓叶，朱梦月）

参考文献

［1］Agrawal N, Shetty K, Parajuli S, et al. Liver transplantation in the management of hepatic epithelioid hemangioendothelioma: a single-center experience and review of the literature[J]. Transplant Proc, 2011, 43（7）: 2647-2650.

［2］An SL, Wang LM, Rong WQ, et al. Hepatocellular adenoma with malignant transformation in male patients with non-cirrhotic livers[J]. Chin J Cancer, 2015,（5）: 217-224.

［3］Bieze M, Phoa SSKS, Verheij J, et al. Risk factors for bleeding in hepatocellular adenoma[J]. British Journal of Surgery, 2014, 101（7）: 847-855.

［4］PirenneJ, Aerts R, Yoong K, et al. Liver transplantation for polycystic live Disease[J]. Liver Transplantation, 2001, 7（3）: 238-245.

［5］Vernadakis S, Moris D, Mamarelis G, et al. Single-center experience of transplantation for polycystic liver disease[J]. Transplant Proc, 2014, 46（9）: 3209-3211.

［6］Zhang Wei, Huang ZY, Ke CS, et al. Surgical treatment of giant liver hemangioma larger than 10 cm: a single center's experience with 86 patients[J]. Medicine, 2015, 94（34）: e1420-e1420.

第五章

其他

病例 76

间断黑便 2 个月

患儿男性，11岁，于2020年8月8日入院。

一、主诉

间断黑便2个月。

二、病史询问

（一）初步诊断思路及问诊

问诊时要详细收集患儿黑便的诱因、性状、次数、总量及伴随症状。同时还要注意有无全身性疾病、药物、手术等因素。

（二）问诊主要内容及目的

1. 是否便血，便隐血是否阳性 食用动物血制品、猪肝、桑葚等可使粪便呈黑色。服用铋剂、铁剂、碳粉和某些中药也可使粪便呈黑色，但一般为灰黑色无光泽，但便隐血应为阴性。

2. 便血有何诱因 是否有饮食不洁、进食生冷、辛辣刺激等食物史。是否有服药史或消化道手术史。肠道感染性疾病常有一定诱发因素（即流行病学史），如有可疑不洁饮食史，尤其出现共餐者短期集体发病。痔疮出血往往在排便后，尤其是大便干硬时出现。慢性缺血性肠病常在进食后2小时内发病。某些患者可能会因服用止痛药（非甾体抗炎药）或抗凝药而出现便血。

3. 初步判断出血部位及出血量 一般来说，病变位置越低、出血量越大、出血速度越快，颜色越鲜红；反之，病变部位高、出血量较少、速度慢、在肠道停留时间长，大便色越黑。血量多而粪质少、便与血均匀混合者，说明消化道出血位置较高。上消化道出血在肠内停留时间较长，血红蛋白在肠道内与硫化物结合成为硫化亚铁，大便一般呈黑色。肛门直肠的病变多为鲜红色便血，多附着于大便表面，或便后滴血或喷射出血。对于出血量的判断，主要观察每次便血的量及便血次数，患者是否有头晕、口渴、心慌、尿少、神志改变，便血前后的血压、脉搏、血红蛋白水平、尿量等。

4. 临床症状　主要观察是否伴有发热、腹痛、里急后重等。便血伴发热常见于传染性疾病，如败血症、流行性出血热，钩端螺旋体病或部分恶性肿瘤如肠道淋巴瘤、白血病等。慢性反复上腹痛，且呈周期性与节律性，出血后疼痛减轻者，见于消化性溃疡。上腹绞痛或有黄疸伴便血者，应考虑肝、胆道出血。腹痛时排血便或脓血便，便后腹痛减轻，见于菌痢、阿米巴痢疾或溃疡性结肠炎。若伴有排便不净、排便频繁，但每次排便量甚少，且排便后未见轻松，提示为肛门、直肠疾病，见于痢疾、直肠炎及直肠癌。

5. 关注是否有肝掌、蜘蛛痣及毛细血管扩张　若有肝掌及蜘蛛痣，便血可能与肝硬化门静脉高压症有关。皮肤与黏膜出现毛细血管扩张，提示便血可能由遗传性毛细血管扩张症所致。

6. 是否有全身出血倾向　便血伴皮肤黏膜出血者，可见于急性传染性疾病及血液疾病，如重症肝炎、流行性出血热、白血病、过敏性紫癜、血友病等。

7. 其他　询问既往有何种疾病，有无抗凝及抗血小板药物服用史，是否有胃肠手术史，入院前是否曾进行胃、肠镜检查。

（三）问诊结果及思维提示

患儿 2 个月前无明显诱因出现黑便，伴轻微头晕、心悸、乏力，大便每日 1 次，无恶心、呕吐、呕血，无腹胀、腹泻、腹痛及腹部包块，无里急后重，体温正常，未见肝掌及蜘蛛痣，就诊于当地医院，急查血常规：WBC 2.73×10^9/L，HGB 64.0 g/L，PLT 57.00×10^9/L。给予抑酸、补液、止血对症治疗后好转。1 个月前患儿再次出现黑便，行胃镜检查提示：食管胃底静脉曲张。患儿自发病以来，食欲、精神可，体重变化不明显。否认非甾体抗炎药及抗凝药物服用史。

🧑‍⚕️ 思维提示

患儿的临床表现为间断黑便，无明显诱因及消化道伴随症状；血常规提示贫血明显；胃镜检查提示：食管胃底静脉曲张。考虑出血部位在上消化道，食管胃底静脉曲张破裂出血可能性大。

三、体格检查

（一）重点检查内容和目的

注意观察患儿神志、精神状态，理解力、计算力、定向力是否正常，皮肤、巩膜颜色，贫血程度，有无皮疹、毛细血管扩张、肝掌及蜘蛛痣，腹壁是否有静脉曲张，有无淋巴结肿大，肝脏的大小、硬度、是否有移动性浊音，有无腹部包块，腹部是否有压痛、反跳痛及肌紧张。

（二）体格检查结果及思维提示

生命体征平稳，中度贫血貌，神志清，精神可，理解力、定向力正常，智力较同龄儿童略差。面色暗黄，未见肝掌及蜘蛛痣。胸腹壁静脉无显露，腹软，无压痛及反跳痛，肝脾肋下未触及，移动性浊音阴性。双下肢无凹陷性水肿。肠鸣音正常，肛门指检无异常。

思维提示

体格检查提示智力较同龄儿童略差，贫血貌，面色晦暗，余未见明显异常。需进一步行实验室、内镜检查和血管造影等检查明确诊断。

四、实验室和影像学检查

（一）初步检查内容及目的

1. 便常规和便隐血　了解大便性状，镜检是否有红细胞、白细胞，隐血有无阳性。

2. 血常规及网织红细胞　有助于评估失血量，并鉴别其他原因导致的贫血。

3. 肝肾功能、电解质　了解肝肾疾病、电解质紊乱有助于评估并发症及病情严重程度。

4. 消化道内镜　内镜是本类疾病诊断和治疗最重要的手段之一。内镜不仅可以明确大部分消化道出血的病因，还可以做内镜下治疗止血。患者行胃镜检查提示食管胃底静脉曲张，考虑出血部位上消化道。

5. 腹部 CT 检查　有利于明确是否存在肝硬化及腹部血管情况。

（二）检查结果

1. 便常规和便隐血　黄色软便，隐血阴性（−）。

2. 血常规　WBC 2.96×10^9/L、HGB 74.00 g/L、PLT 68.00×10^9/L。

3. 肝、肾功能及血氨　ALT 25.5 U/L、AST 41.9 U/L、TBIL 17.8 μmol/L、DBIL 6.7 μmo/L、ALP 158U/L、γ-GT 12U/L、ALB 34.6 g/L、BUN 6.81 mmol/L、Cr 73 μmol/L、BLA 142 μmoL。

4. 凝血四项　PT 18.1 s、TT 21.7 s、PTA 48.4%。

5. 胃镜　食管胃底静脉曲张。

6. 心脏彩色超声　各房室内径正常范围。室壁厚度及收缩幅度正常。房室间隔未见明确回声中断。各瓣膜形态及运动未见明显异常。大动脉关系、内径正常。主动脉弓降部未见明显异常。三尖瓣少量反流，肺动脉瓣少量反流，余心内未见异常血流信号。

7. 肝脏弹性测定　肝脏硬度 14.6 KPA；脂肪衰减 247 db/m。

8. 腹部 CT 增强及血管重建　肝左、右动脉起自肝固有动脉，未见明显异常。门静脉增宽，局部呈囊状扩张，最宽约 28 mm，门静脉左支矢状部后缘见 1 分支与肝中静脉共同汇入下腔静脉肝上段。肝静脉、下腔静脉未见明显异常。肝脏形态规整、肝缘光滑，各叶比例正常。肝脏实质内未见异常密度影。肝内外胆管未见明显扩张。胆囊不大，壁不厚，腔内未见异常密度影。脾不大，胰腺及双侧肾上腺未见异常。双侧肾脏位置、大小如常，形态规整，双肾实质内未见异常密度影。双侧肾盂未见扩张及异常密度影。双侧肾周脂肪间隙清晰。膀胱充盈良好，壁不厚，其内未见异常密度影。

9. 肺功能　中度限制性通气功能障碍（最大肺活量/预计值 $VC_{max/pred}$）46.5%；一秒量/用力肺活量（FEV1/FVC）98.84%；一秒量（FEV1）：1.92 L，一秒量/预计值（FEV1/pred）54.2 %；肺通气储备功能中度下降，最大通气量/预计值（MVV/pred）48.7%；小气道功能轻度障碍［中断呼气流速（MMEF75/25），占预计值 78.9 %］；患儿配合差，弥散结果未测出。

10. 儿童神经心理测试　韦氏儿童智力测试（WISC-R）语言智力商数（Intelligence Quotient，IQ）40，操作 IQ 42，总 IQ < 40，受试者反应慢，注意力集中，情绪好，合作。儿童-初中生社会生活能力量表：独立生活轻度异常，运动轻度异常，作业操作正常，交往重度异常，集体活动重度异常，自我管理极重度异常。

五、治疗方案及理由

（一）方案

拟行肝移植手术。

（二）理由

患儿诊断为 Abernethy 畸形。曾于外院行门静脉短路封堵治疗，未成功。肝移植手术是唯一且彻底的解决方法。

六、治疗效果

2020 年 8 月 15 日行肝移植手术，手术过程顺利。病肝病理：少许皮肤组织及肝组织穿刺组织，肝组织中见 9 个完整及不完整的汇管区，肝小叶结构尚可，肝细胞弥漫性水样变，局部气球样变，个别点灶坏死，中度大 - 小泡混合性脂肪变性，以小泡及微泡性脂肪变为主，部分肝窦扩张，少量窦周炎，汇管区纤维组织增生，门静脉分支增加，散在淋巴细胞及中性粒细胞浸润。术后血氨恢复正常，白细胞及血小板恢复正常，贫血较前改善，智力明显改善，病情稳定。

七、对本病例的思考

Abernethy 畸形是一种先天性肝外门体静脉分流的血管畸形。该病由 Abernethy 在 1797 年首次发现。这是一种先天性门体静脉分流的血管畸形，造成门静脉血液直接流入体循环系统从而引起一系列病变。一般认为该畸形产生于门静脉和体静脉的发育阶段。临床表现包括门静脉高压、消化道出血、肝性脑病、肝肺综合征和肝脏多发结节等。该疾病相对罕见，极易漏诊或误诊。根据门静脉血液是否进入肝脏，将 Abernethy 畸形分为两型。I 型：门静脉缺失，原门静脉属支与下腔静脉直接或其分支吻合。以女性更常见，常伴有其他先天性发育异常如心血管畸形、内脏异位、胆道闭锁、胆总管囊肿、多囊肾和门静脉瘤等，大多患者未成年便死亡。II 型患者中男性稍多见，通常为门静脉的单一畸形，合并其他部位器官畸形较少见。Abernethy 畸形因为门静脉血供的缺乏或减少导致肝脏营养的缺乏，可能会形成局灶增生性结节，甚至导致肝脏恶性肿瘤。

对于 Abernethy 畸形的治疗目前无统一明确的经验。治疗方法根据畸形类型、分流情况及患者具体情况而决定。如 Abernethy 畸形无并发症的患者需密切筛查和监测。Ⅰ型因存在门静脉缺如，易导致肝硬化和肝癌，预后差，死亡率高，并且影响智力发育，应尽早行肝移植。Ⅱ型由于侧支循环的开放可部分缓解门静脉压力，一般无症状时选用内科保守治疗；如存在食管胃底曲张静脉出血的风险或顽固性肝性脑病时，可采用结扎分流血管的方法增加肝脏的血供；分流无法关闭或出现严重并发症时，只能选择肝移植。肝移植治疗指征包括对药物治疗无效的肝脏脑病、消化道出血、肝肺综合征、肝脏恶性肿瘤，局灶性结节增生等。

（北京清华长庚医院　范铁艳）

参考文献

［1］Baiges A, Turon F, Simón-Talero M, et al. Congenital extrahepatic portosystemic shunts（Abernethy Malformation）: an international observational study[J]. Hepatology, 2020,71（2）: 658-669.

［2］Benedct M, Rodriguez Davalos M, Emre S, et al. Congenital extrahepatic portosystemic shunt （Abernethy malformation type Ⅰb）with associated 2 hepatocellular carcinoma: case report and literature review[J]. Pediatr Dev Pathol, 2017, 20（4）: 354-362.

［3］Kasahara M, Nakagawa A, Sakamoto S, et al. Living donor liver transplantation for congenital absence of the portal vein with situs inversus[J]. Liver Transpl, 2009, 15（11）:1641-1643.

［4］Kwapisz L, Wells MM, Aljudaibi B. Abernethy malformation: congenital absence of the portal vein[J]. Can J Gastroenterol Hepatol, 2014, 28（11）: 587-588.

［5］Lautz TB, Tantemsapya N, Rowell E, et al. Management and classification of typeⅡcongenital portosystemic shunts[J]. J Pediatr Surg, 2011, 46（2）: 308-314.

［6］Osorio MJ, Bonow A, Bond GJ, et al. Abernethy malformation complicated by hepatopulmonary syndrome and a liver mass successfully treated by liver transplantation[J]. Pediatr Transplant, 2011, 15（7）: E149-E151.

［7］Özden İ, Yavru A, Güllüoğlu M, et al. Transplantation for large liver tumors in the setting of Abernethy malformation[J]. Exp Clin Transplant, 2017, 15（Suppl 2）: 82-85.

［8］Sharma S, Bobhate PR, Sable S, et al. Abernethy malformation: single-center experience from India with review of literature[J]. Indian J Gastroenterol, 2018, 37（4）: 359-364.

肝移植术后 10 个月，
皮肤、巩膜黄染伴发热 1 周

患者男性，35 岁，于 2018 年 6 月 5 日入院。

一、主诉

肝移植术后 10 个月，皮肤、巩膜黄染伴发热 1 周。

二、病史询问

（一）初步诊断思路及问诊

通常肝功能异常按病因分类大致可以分为外科性（血管及胆管问题）和内科性；按肝功能异常的实验室指标分类可分为转氨酶升高为主型、梗阻酶伴或不伴胆红素升高为主型。问诊时应主要围绕肝功能异常的上述病因进行，同时应详细询问移植肝彩超、CT 或磁共振胰胆管水成像（magnetic resonance cholangiopancreatography，MRCP）等影像学检查的特点以及随治疗的演变过程。此外应紧密结合肝移植术后患者免疫抑制剂应用特点进行鉴别诊断。

（二）问诊主要内容及目的

1. 起病时肝功能异常有何特点　以转氨酶升高为主时常提示肝细胞性损害，多见于病毒感染，药物性肝病、酒精性肝病、新发自身免疫性肝炎或原发病复发等，其他肝病亦会有不同程度的升高；以梗阻酶升高为主时，常提示胆管损伤或胆汁淤积性肝病。

2. 起病前是否有酒精、药物、感染、中毒、代谢、饮食等诱因　有助于肝功能异常原因判断。此外既往饮酒史、应用损肝药物史有助于酒精性肝病以及药物性肝损害诊断。

3.是否存在其他症状　肝病患者常伴有非特异性全身症状，如发热、乏力、纳差等。本例患者伴有发热，需警惕感染、肿瘤等因素。

4.是否做过包括移植肝彩超及肝脏影像学检查，结果如何　B超、CT可对肝脏形态进行初步检查，可了解肝脏有无形态、大小及比例异常，肝脏血管血流情况，特别是肝动脉及门静脉有无栓塞。还有助于发现有无占位性病变、肝内外胆管扩张、胆管狭窄等。

5.曾接受何种治疗，结果如何　接受治疗药物种类以及对治疗的反应有助于病因学诊断。除一般保肝药物外，应着重问诊包括激素、免疫抑制剂、抗生素等药物的应用史及疗效，还应询问前期有无接受手术治疗及疗效。

（三）问诊结果及思维提示

患者为青年男性，因"酒精性肝硬化失代偿"于2017年8月3日在我院行经典原位肝移植，术后给予他克莫司＋吗替麦考酚酯＋泼尼松免疫抑制治疗，早期恢复顺利。他克莫司按目标浓度递减，吗替麦考酚酯750 mg，bid，泼尼松于术后1个月停用。随后复查肝功能无明显异常，ALT 8 ～ 46 U/L，AST 8 ～ 34 U/L，ALP 141 ～ 266 U/L，TBIL 10.3 ～ 13.4 μmol/L，DBIL 4.1 ～ 5.9 μmol/L，其余指标也正常。术后1月余时行门静脉血管成像（2017年9月11日）（图77-1）：门静脉主干上段狭窄，管壁毛糙，管径约8 mm。MRCP（2017年9月26日）（图77-2），提示胆管结石，肝内胆管及左右肝管、胆总管上段扩张，门脉左右支扩张，胆总管吻合口狭窄。移植肝彩超血流正常。虽肝内胆管扩张，但患者一般情况良好，肝功基本正常。嘱其密切观察，按期门诊复查。随后门诊复查均正常。直至肝移植术后10个月无明显诱因出现发热，体温最高达38.7℃，伴皮肤、巩膜黄染。行血常规及胸片检测，未见明显异常，给予头孢克肟口服抗炎治疗，体温恢复正常。5天前，出现小便发黄，全身皮肤瘙痒，为进一步

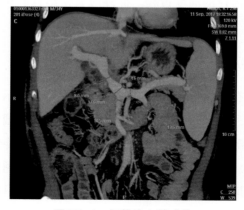

图 77-1　门静脉血管成像

治疗来我院就诊。生化检查：肝功能（2018 年 5 月 31 日）：ALT 56 U/L，AST 27U/L，TBIL 131.8 μmol/L，DBIL 109.8 μmol/L。行 MRCP（2018 年 6 月 1 日）（图 77-3），提示梗阻平面位于胆总管十二指肠上方，局部狭窄，其内小充盈缺损及胆管扩张程度同前未见明显变化。立即收住入院。入院诊断：急性胆管炎，胆道狭窄，梗阻性黄疸，肝移植状态。

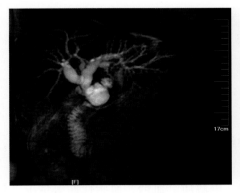 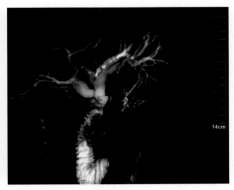

图 77-2　MRCP（2017 年 9 月 26 日）　　图 77-3　MRCP（2018 年 6 月 1 日）

思维提示

　　胆道狭窄是肝移植术后最常见的胆道并发症，是影响肝移植术后短期或长期疗效的主要因素之一，发生率高达 10% ~ 40%。外科手术治疗（胆肠吻合术等）在过去是治疗胆道吻合口狭窄的标准方法，但近 20 年来内镜技术、介入技术的成熟开展以及其微创的优势，已经成为胆道吻合口狭窄首选的治疗方式。但对于严重狭窄以至于闭塞的胆管吻合口狭窄，内镜下逆行性胰胆管造影（endoscopic retrograde cholangiopancreatography，ERCP）和经皮经肝胆道引流术（percutaneous transhepatic cholangial drainage，PTCD）技术很难奏效。本例患者前期肝功能基本正常，无明显症状及体征，考虑可能存在胆道 - 肠道瘘。

三、体格检查

（一）重点检查内容及目的

　　患者以发热、肝功能异常为主要表现，初步考虑胆道并发症可能性大。因此在对患者进行系统、全面检查的同时，注意有无皮肤、巩膜黄染、皮疹、肝掌、蜘蛛痣等慢性肝病体征，有无肝脾肿大、肝区肿瘤，腹腔积液征是否阳性；双下肢是否水肿。

（二）体格检查结果及思维提示

T 36.8℃，R 20 次 / 分，P 95 次 / 分，BP 118/88 mmHg。神志清楚，全身皮肤、巩膜轻度黄染，未见皮疹、肝掌、蜘蛛痣。心肺查体未见异常。腹部平坦，腹部可见反"L"形陈旧性手术瘢痕，愈合良好。腹软，无压痛、反跳痛及肌紧张，全腹未触及包块，肝脾肋下未触及，移动性浊音阴性，肠鸣音正常，双下肢无水肿。

四、实验室和影像学检查

（一）初步检查内容及目的

1. 血常规　了解患者是否存在血常规中红系、粒系、巨核系变化，如有改变，可评估其严重程度。

2. 生化全项　了解目前肝功能、肾功能、电解质、血糖、血脂代谢等情况。包含 ALT、AST、ALP、γ-GT、TBIL、DBIL、ALB、K^+ 等指标，有助于了解肝损害的特点，从而有助于鉴别诊断。

3. 凝血功能　可判断肝脏的合成功能，从而判断肝脏储备功能。

4. 嗜肝病毒性肝炎及非嗜肝病毒标志物检测　包括 HAV、HBV、HCV、HDV、HEV、CMV、EBV、疱疹病毒等抗体和（或）抗原检测以及 HBV DNA、HCV RNA 定量检测，确定或除外引起肝功能损害的病毒性因素。

5. 甲胎蛋白　根据基础值及动态变化情况，进行肝脏肿瘤学筛查。

6. 他克莫司谷值血药浓度　了解免疫抑制剂血药浓度情况，有助于鉴别排异反应的诊断。

7. 移植肝彩超，必要时增强 CT/MRI　了解肝脏形态及结构，了解肝动脉、门静脉、肝静脉血供情况，有无血栓等血管并发症。有助于脂肪肝、占位性疾病、肿瘤性疾病的诊断，有助于肝硬化的形态学诊断。

8. MRCP　了解肝脏胆道病变情况，此检查对于诊断胆道疾病有很高的诊断价值。

思维提示

ERCP 以及 PTCD 治疗胆管吻合口狭窄要求胆管吻合口处必须保留连续性，允许导丝通过，才能实施后续的扩张和支架植入治疗。对于胆道吻合口严重狭窄或闭塞者，常规 ERCP 或 PTCD 难以实现胆道再通，目前仍为治疗难点。为解决胆道内引流，再次手术往往难以避免。

　　山内荣五郎 1998 年开始应用磁压迫吻合（magnetic compression anastomosis，MCA）技术完成消化道重建。随后又有学者把磁压迫技术用于消化道梗阻的再通，实为磁力再通术（magnetic recanalization）的雏形。其原理是通过磁力压迫狭窄组织致缺血性坏死、脱落，磁体周围胆管上皮细胞增生修复，实现管腔再通。近年来，越来越多的学者报道利用磁吻合技术治疗胆道吻合口狭窄的临床成功经验。西安交通大学第一附属医院吕毅教授团队率先在国内采用磁力再通术来解决肝移植术后胆道吻合口狭窄这类难题，在临床上应用取得了良好的近期和远期效果。2019 年其团队在总结国内外专家团队经验基础上，发表《关于利用磁力再通术治疗肝移植术后胆道吻合口狭窄的专家建议》。

（二）检查结果及思维提示

1. 血常规　WBC 7.23×10^9/L，N 59.9%，RBC 4.74×1012 /L，HGB 133 g/L，PLT 206×10^9/L。

2. 生化全项　ALT 49 U/L，AST23 U/L，TBIL 66.3 μmol/L，DBIL 58.5 μmol/L，ALT 231 U/L，γ-GT 211 U/L。

3. 凝血功能　正常。

4. 病毒性肝炎及嗜肝病毒标志物检测　均阴性。

5. 甲胎蛋白　正常。

6. 他克莫司谷值血药浓度　5.6 ng/ml。

7. 移植肝彩超　移植肝内外胆管扩张，肝门部胆管内稍强回声光团，考虑疏松结石，移植肝血流未见明显异常。

8. MRCP　MRCP（2018 年 6 月 1 日）（图 77-3）：梗阻平面位于胆总管十二指肠上方，局部狭窄，其内小充盈缺损及胆管扩张程度同前未见明显变化。

🧠 **思维提示**

　　肝移植术后胆道狭窄患者病情复杂，是否适宜进行磁力再通术需要进行细致评估：①腹部超声可作为筛查胆道狭窄的常规检查或引导实施 PTCD；② MRCP 可清晰显示胆道全程，作为胆道狭窄诊断的首选检查，但对于确定狭窄长度和狭窄段相对位置往往不够精确；③通过 PTCD 和 ERCP 实施胆管狭窄部位上下端同时造影，不仅可以准确了解狭窄段位置，并可以对其长度、状态进行准确评估，是进行磁力再通术评估的最佳方法。

五、治疗方案

1. 一般治疗　清淡饮食，避免应用有肝损害作用的药物。

2. 治疗药物　免疫抑制剂：他克莫司 1.5 mg，q12h，口服；吗替麦考酚酯 750 mg，q12h，口服。保肝药物：异甘草酸镁 200 mg，静滴，qd；前列地尔 10 μg，微量泵泵入，q12h。抗生素：头孢哌酮钠舒巴坦钠 3.0 g，静滴，q8h。

3. 手术治疗

1）行 PTCD 术（2018 年 6 月 8 日）：B 超引导下行经皮经肝组织穿刺进入肝左叶肝管，沿导丝送入 5 F 鞘管，行胆道造影见肝内胆管明显扩张，胆总管下段完全截断，可见少量对比剂经胆管 - 十二指肠瘘引流至十二指肠。沿导丝送入 8.5 F 胆道外引流管，头端置入胆总管上段，尾端固定于体位皮肤，可见胆汁引流通畅。

思维提示

　　针对肝移植术后出现胆道吻合口严重狭窄或完全截断的患者，采用磁力再通术进行治疗的适应证及禁忌证是什么？

　　适应证：①胆道吻合口闭塞，如胆道端端吻合；②胆道吻合口狭窄，多次 ERCP 或 PTCD 治疗失败；③狭窄两端胆管在接近同一轴线上。

　　绝对禁忌证：①大量腹腔积液、凝血功能严重障碍等无法建立有效的 PTCD 通道；②存在 ERCP 禁忌证；③重要器官功能衰竭，无法耐受全身麻醉；④预计狭窄两端磁体空间距离大于 20 mm；⑤合并严重非吻合口胆道狭窄。

　　相对禁忌证：①病程中因反复胆管炎致胆管扩张不明显，狭窄两端胆管存在明显成角；②体内存在受磁场影响的潜在风险者，如心脏起搏器植入状态等。

　　患者术后恢复良好，PTCD 引流 200 ml/d 左右，患者自觉症状较前好转，肝功未见明显异常，于 2018 年 6 月 14 日出院。本例患者经术前评估符合磁力再通术治疗的适应证，无手术禁忌证，嘱其出院后 1 ~ 2 周来院更换 PTCD 管，随后拟行磁力再通术治疗胆道吻合口狭窄。

思维提示

　　磁力再通术的术前准备：首先完成 PTCD 引流胆道，一般放置 8.5 F 导管，并且逐步更换较粗的导管来扩大窦道管径。一般以 16 ~ 18 F 导管留置 2 周以增强窦道强度。

2）更换 PTCD 管（2018 年 6 月 20 日）：经原 PTCD 造影可见肝内胆管轻度扩张，无造影剂进入远端胆道，导丝不能通过胆总管下段狭窄。12 F 扩皮器扩张窦道，沿导丝置入 12 F PTCD 导管至肝内，位置良好。PTCD 管引流通畅，患者无寒战、发热、腹痛等不适，准予出院。1 ~ 2 周后再次扩张窦道。

3）再次更换 PTCD 管（2018 年 6 月 27 日）：经原 PTCD 再次造影可见吻合口梗阻，无对比剂进入远端胆道，分别使用 14 ~ 16 F 扩张探条扩张窦道，沿导丝置入 16 F 的 PTCD 导管至肝内，位置良好。PTCD 管引流通畅，患者无寒战、发热、腹痛等不适，准予出院。2 周后行胆道狭窄磁力再通术。

思维提示

磁力再通术的操作步骤：采用无插管静脉麻醉，平卧位，根据胆道吻合口是否闭塞有两种操作方法：①胆道吻合口完全闭塞，选用无轴向中心孔柱形磁体。拔除 PTCD 导管，置入导丝至肝内，沿导丝经皮窦道插入外鞘管（多用 16 ~ 18 F），经鞘管将子磁体推送至狭窄胆道上方。换用十二指肠镜，乳头插管成功后，行内镜下括约肌切开术，柱状球囊扩张乳头（多用 8 ~ 10 mm）。使用圈套器抓持住母磁体，通过镜身工作钳道和十二指肠乳头后（若磁体较大，不能通过钳道，则需拔除内镜，将磁体悬挂在镜头侧方），在 X 线监视下将母磁体推送至狭窄下方，同时调整子母磁体的位置至相互吸引。最后取出外鞘管，沿窦道置入外引流导管引流肝内胆道。②胆道吻合口严重狭窄，选用轴向中心孔柱形磁体。沿原 PTCD 导管置入导丝，调整导丝方向通过狭窄处经胆总管下端进入十二指肠腔内。拔出原 PTCD 导管，置入外鞘管（多用 16 ~ 18 F）；换用十二指肠镜，在十二指肠腔内抓住导丝并经操作钳道引出体外，对十二指肠乳头括约肌进行切开和扩张到足够大。将导丝两端穿入子母磁铁，在 X 线监视下，同时推送子母磁铁至狭窄上下方，完成相互吸引。

4）胆道狭窄磁力再通术（2018 年 7 月 17 日）：在基础麻醉下，肌注山莨菪碱 20 mg，经 PTCD 管通道造影可见造影剂不能进入远端胆管，沿窦道植入 4 mm"子"磁体（图 77-4）。经口进入十二指肠镜到达十二指肠降部，乳头外形正常，未见胆汁排泄，选择性胆总管插管成功，乳头 12 点切开 8 mm，8 mm 扩张乳头，上下方造影可见双侧胆道闭塞，之间距离较长（＞1 cm），沿钳道置入 4 mm "母" 磁体（图 77-5）， "子母" 磁体之间吸引力较弱，反复尝试后位置相对固定，于胆总管置入 8.5F-7 cm 塑料支架支撑，皮肤窦道置入 14 F 引流管引流胆汁。手术过程顺利，患者生命体征平稳，安返病房。给予禁饮食、抗炎、抑酸、抑酶、补液等对症支持治疗。术后隔天可行腹部立位 X 线片观察 "子母" 磁体的位置。

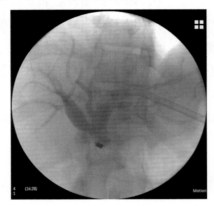 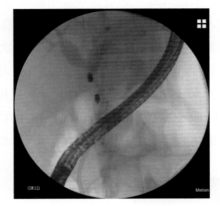

图 77-4　从 PTCD 窦道置入 "子" 磁体　　　　图 77-5　ERCP 通道置入 "母" 磁体， "子母" 磁体相互吸引

思维提示

　　磁力再通术的术后管理：术后第 1、3 日行腹部 X 线片检查了解胆道内磁体相吸状态。术后需密切观察患者胆汁引流量及大便颜色改变，当胆汁量明显减少或大便颜色转黄时，需进行 PTCD 造影以确认再通，再通时间一般为 7 ～ 50 天。确认胆道再通后，经 ERCP 或经皮胆道镜取出磁体，放置胆道支架或 PTCD 导管支撑再通的胆道，推荐支撑时间至少 6 个月。

　　5）ERCP ＋拔除 "子母" 磁体＋置入金属支架（2018 年 8 月 2 日）：磁力再通术后 16 天， "子母" 磁体相互吸引对合，经 PTCD 管造影可见胆道已通（图 77-6）。遂经口进镜至十二指肠降部，拔除原支架。经皮胆道镜探查，可见磁压榨吻合口，置入导丝至十二指肠，取石球囊拔除磁铁体，沿导丝置入 10 mm ～ 8 cm 覆膜金属支架跨越狭窄段（图 77-7）。沿原窦道置入 PTCD 管引流胆汁。手术过程顺利，患者生命体征平稳，安返病房。给予禁饮食、抗炎、抑酸、抑酶、补液等对症支持治疗。术后恢复顺利，于 2018 年 8 月 6 日出院。

　　6）ERCP＋拔除金属支架（2019 年 3 月 12 日）：患者门诊规律复查，胆道支架置入术后 7 个月再次入院，于 2019 年 3 月 12 日行 ERCP 治疗。经口进镜至降部，未见憩室，支架脱入胆总管内，活检钳抓住牵引线取出支架。造影可见胆总管内充盈缺损，取石球囊反复清理胆道，充分造影评估胆总管吻合口，可见轻度相对狭窄，10 mm 球囊可轻松通过，遂决定脱支架，于胆总管内留置 ENBD。术后给予抗感染、保肝、抑酸等对症治疗，3 天后拔除 ENBD 管好转出院。

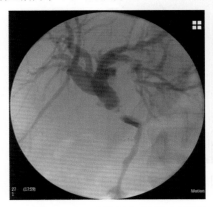 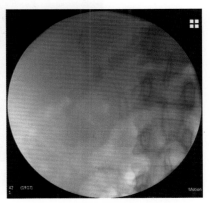

图 77-6 "子母"磁体相互吸引对合磁压榨成功　　图 77-7 ERCP+ 置入覆膜金属支架

思维提示

　　胆道狭窄磁力再通术的注意事项及要求：①胆道狭窄磁力再通术中磁体放置的技术难点主要是通过十二指肠乳头置入"母"磁体。可采取乳头括约肌切开、柱状球囊扩张、金属覆膜支架等来扩张乳头。②"子母"磁体的稳定相吸是磁力再通技术成功的关键。影响因素包括充足的磁力、适宜的狭窄长度、磁极是否在同一轴线等。术前充分的胆道造影评估对于手术方案及"子母"磁体的设计均非常重要。磁体完成相吸等待再通的早期，特别是对于磁体间距离较大的病例，需间断复查腹部 X 线片了解磁体间距离变化，若发生分离，可在狭窄上方或下方再次置入一个磁体再来增强磁力。③当体内有磁体留置时，患者应避免接触强磁场区域，以免引起磁铁移位或脱落。

六、治疗效果及思维提示

　　经上述治疗 2 周，肝功能各项指标均正常。治疗后 3 个月复查肝功能，ALT 33 U/L，AST 26 U/L，ALP 106 U/L，γ-GT 106 U/L，ALB 47.4 g/L，TBIL 12.9 μmol/L，DBIL 3.9 μmol/L。定期门诊随访。

　　在随后 2 年 9 月余的随访中，未再出现胆管狭窄、胆管炎及肝功能异常。复查

MRCP（2021年12月15日）（图77-8）示：肝内胆管、左右肝管、肝总管轻度扩张，胆管吻合口处局限性狭窄，腔内未见明确充盈缺损影。

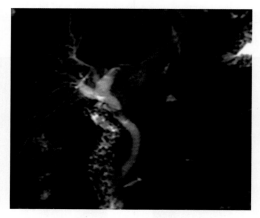

图77-8　MRCP（2021年12月15日）

七、对本病例的思考

针对本病例的治疗，起初患者虽有肝内胆管扩张，但肝功正常，无症状和体征，是因为存在胆管－十二指肠瘘，随后在规律随访中出现胆管炎、肝功能异常的表现。本病治疗的重点和难点首先在于对胆道狭窄及狭窄的位置和严重程度的诊断，只有正确诊断才能选择有针对性的治疗方案；其次采用磁力再通术进行治疗，避免了开腹手术进行胆肠吻合，极大地提高肝移植受者的生存期及生活质量。

（西安交通大学第一附属医院　田　敏，李　宇，吕　毅）

参考文献

［1］Jang SI, Lee KH, Yoon HJ, et al. Treatment of completely obstructed benign biliary strictures with magnetic compression anastomosis: follow-up results after recanalization[J]. Gastrointest Endosc, 2017, 85（5）: 1057-1066.

［2］Li Y, Sun H, Yan X, et al. Magnetic compression anastomosis for the treatment of benign biliary strictures: a clinical study from China[J]. Surg Endosc, 2020, 34（6）: 2541-2450.

［3］李宇，田敏，严小鹏，等.中华医学会外科学分会外科手术学学组.关于利用磁力再通术治疗肝移植术后胆道吻合口狭窄的专家建议［J］.器官移植，2020，11（1）：13-18.

［4］李宇，孙昊，严小鹏，等.磁压榨吻合治疗六例良性胆管狭窄［J］.中华消化杂志，2018，38

（12）：848-851.

［5］严小鹏，商澎，史爱华，等.磁外科学体系的探索与建立［J］.科学通报，2019，64（8）：815-826.

［6］严小鹏，史爱华，王善佩，等.磁压榨技术治疗复杂性胆道狭窄的临床应用探索［J］.中华肝胆外科杂志，2019，25（3）：237-240.

肝移植术后 18 个月，间断腹痛、腹泻 4 天

患者男性，53 岁，于 2009 年 12 月 26 日入院。

一、主诉

肝移植术后 18 个月，间断腹痛、腹泻 4 天。

二、病史询问

（一）初步诊断思路及问诊目的

患者肝移植术后 18 个月，主要症状为腹痛、腹泻，需要考虑常见病因：急性肠炎、急性胰腺炎、急性阑尾炎、急性缺血性肠病、肠道菌群紊乱、肠易激综合征等。该患者为肝移植术后人群，长期服用免疫抑制剂，免疫力低下，此次有进冷食史，起病急，发病后未治疗，尤其需注意有无急性肠炎、急性缺血性肠病等。

（二）问诊主要内容及目的

（1）关于腹痛的问诊内容，主要涉及腹痛起病缓急，病程长短，腹痛部位，有无诱发因素，腹痛的性质和程度，腹痛发作时间及与体位的关系。

（2）关于腹泻的问诊内容，主要涉及起病缓急及病程长短，腹泻次数，粪便性状，腹泻与腹痛关系等。

（3）还需注意上述症状有无合并寒战、发热、恶心、呕吐、反酸、黄疸、里急后重、明显消瘦、腹部包块、重度失水。

（4）既往病史、个人史及家族史有无特殊。既往有无腹部手术史。

（5）移植手术情况，了解手术过程中有无输血，手术中胆道、动静脉吻合情况。还需了解供肝性状，有无基础病变。

（6）术后免疫抑制剂的使用种类及具体用量。

（三）问诊结果及思维提示

患者中年男性，既往有 HBV、HEV 感染史，肝硬化失代偿期，脾功能亢进，于 2000 年行脾切除术，并于 2008 年行原位肝移植术，术后 38 天因胆道吻合口狭窄行手术治疗。无"伤寒、结核、猩红热"等传染病史，无药物及食物过敏史。

术后常规抗排异、预防乙肝复发等治疗，规律随访。4 天前进冷食后出现间断性腹部隐痛，以脐周为著，进食后加重，伴腹泻 2 ~ 4 次 / 日，为黄色糊状或水样便，无黏液脓血及黑便，伴腹胀，无发热、恶心、呕吐、里急后重感等不适，未治疗，症状无缓解入院。目前用药方案：他克莫司胶囊 3.5 mg，q12h，阿德福韦酯 10 mg，qd。

> 🧑 **思维提示**
>
> 通过问诊可明确，患者以间断腹痛、腹泻、腹胀为主要表现，无畏寒、寒战、发热，无脓血便及黑便，无里急后重。血常规、降钙素原、大便常规及培养等项目尚未检测。考虑患者移植术后 18 个月，长期服用免疫抑制剂，属于免疫抑制人群，此次有进食冷凉食物病史，起病急，以消化道症状入院，需排除急性肠炎，病原体主要包括细菌、病毒、真菌等。患者既往先后有脾切除史、肝移植史，故腹痛、腹泻仍需与以下疾病鉴别：急性缺血性肠病、急性肠梗阻等。

三、体格检查

（一）重点检查内容及目的

患者移植术后，进食冷凉食物后出现腹痛、腹泻、腹胀，无低热，不排除急性肠道感染。在对患者进行系统、全面体检同时，应重点注意腹部体征，包括观察腹部外形、有无腹部胃肠型和蠕动波，肠鸣音次数及音调，有无血管杂音，移动性浊音，腹壁紧张度，有无压痛及反跳痛，腹部有无肿块。

（二）体格检查结果及思维提示

T 36.7℃，P 80 次 / 分，R 19 次 / 分，BP 120/80 mmHg。营养中等，步入病房，自动体位，查体合作。神志清楚，精神尚可，应答切题，定向力、记忆力、计算力正常。面色偏暗，皮肤、巩膜无黄染，未见瘀点、瘀斑，肝掌可疑阳性，未见蜘蛛痣。全身浅表淋巴结未扪及肿大。心肺未见异常。腹部平，上腹可见"人"字形手术瘢痕，未见腹壁静脉曲张及胃肠型，全腹软，无包块，脐周轻度压痛，无反跳痛及肌紧张，肝右肋下未及，剑突下未及，肝上界位于右锁骨中线第 V 肋间，肝、脾、双肾区无叩痛，移动性浊音阴性，肠鸣音 6 次 / 分，未闻及血管杂音。双下肢无水肿。

思维提示

> 体格检查发现阳性体征为脐周压痛，肠鸣音 6 次 / 分，稍活跃，无反跳痛及肌紧张，未触及包块，未发现胃肠型及静脉曲张，未闻及血管杂音等表现。需要进一步实验室检查明确诊断，并评价病情严重程度，为制订治疗方案提供依据。

四、实验室和影像学检查

（一）初步检查内容及目的

1. 血常规、大便常规 + 隐血　了解血白细胞总数及中性粒细胞百分比，大便有无红白细胞及巨噬细胞。

2. 肝肾功能、淀粉酶、凝血时间　了解肝肾功能指标，淀粉酶水平，肝脏凝血因子合成情况。

3. CRP、降钙素原、血沉　了解感染相关指标。

4. 大便培养鉴定加药敏　大便查找病原体。

5. FK506　了解免疫抑制剂水平，为下一步控制感染提供数据。

6. 腹部脏器及大血管超声，心电图　观察心脏和腹腔脏器、腹部大血管情况。

（二）检查结果及思维提示

入院后（2009 年 12 月 26 日）完善相关化验检查。

1. 血常规　WBC 9.04×10^9/L、N 60.6%、RBC 5.19×10^{12}/L、HGB 154.00 g/L、PLT 246.00×10^9/L。大便常规 + 隐血无异常。

2. 肝功能、肾功能等生化　ALT 10 U/L、AST 12 U/L、ALP 71 U/L、γ-GT 13 U/L、CHE 7500 U/L、Cr 64 μmol/L、UA 337 μmol/L、GLU 4.9 mmol/L、淀粉酶 36 U/L。PT% 86.5%，PT 10.9 s，APTT 25.5 s。

3. CRP、PCT、血沉　CRP 3 mg/L，PCT 0.12 ng/ml，血沉 12 mm/h。

4. 大便培养鉴定 + 药敏　结果无细菌生长。

5. FK 506 浓度　4.5 ng/ml。

6.腹部超声　门静脉直径 1.11 cm，入肝血流速度 21 ～ 113 cm/s，吻合口直径 0.67 cm，门静脉吻合口上下流速差异稍大。心电图正常。

入院后患者炎症指标正常，给予蒙脱石散止泻，双歧杆菌三联活菌胶囊调节肠道菌群及静脉补液治疗，2009 年 12 月 29 日患者腹痛加重，伴腹胀、发热，体温最高 38.4℃，复查相关血液学并完善相关辅助检查：

1.血常规　白细胞 20.79×10^9/L、N 80.4%、HGB 145 g/L、PLT 301×10^9/L。

2.大便常规＋隐血　未见白细胞、巨噬细胞，隐血试验阳性。

3.CRP、PCT、血沉　CRP 20.2 mg/L，PCT 0.62 ng/ml，血沉 21 mm/h。

4.腹部 X 线片　未见异常。

5.腹部 CT 平扫＋增强　①肝移植术后门静脉狭窄、肠系膜上静脉血栓、腹腔内及食管周围静脉曲张；②回肠末段与盲肠管壁增厚、水肿，周围脂肪间隙模糊，考虑阑尾周围炎症；③慢性胰腺炎。

6.结肠镜检查　①回盲部见黏膜充血水肿，溃烂，病变处质脆；②全结肠散在静脉曲张；③病理诊断：大肠黏膜炎症伴坏死及溃疡形成，部分腺体瘤性增生及黏膜下血管畸形。考虑肠系膜上静脉血栓伴结肠炎。

思维提示

　　入院后给予蒙脱石散止泻，双歧杆菌三联活菌胶囊调节肠道菌群及静脉补液治疗，患者腹痛反而加重，并伴发热，体温最高达 38.4℃。综合上述检查和检验结果，分析如下：①患者腹痛加重，伴腹泻、发热，血炎症指标明显升高，考虑可能感染存在。②查体脐周压痛，肠鸣音活跃，大便常规无白细胞、巨噬细胞，而隐血阳性，大便培养无细菌生长，结合结肠镜和腹部 CT 平扫＋增强结果，考虑感染部位为阑尾及结肠，同时患者存在门静脉狭窄 - 肠系膜上静脉血栓形成。

五、治疗方案及理由

（一）方案

1.一般治疗　肝移植术后护理常规，禁饮食，密切观察生命体征，监测血糖水平。与患者沟通，告知患者及家属其病情及下一步处理方案。

2.免疫抑制剂及预防乙肝复发治疗　予他克莫司胶囊 3.5 mg，q12h；阿德福韦酯 10 mg，qd。

3. 抗感染　注射用美罗培南（美平）0.5 g，静滴，q8h。

4. 溶栓　注射用尿激酶 5×10^5 U，ivgtt，qd（9 天）。

5. 抗凝　低分子肝素钠 60 mg，ih，q12h（14 天）。

6. 抗血小板聚集　阿司匹林肠溶片 0.1g，qd；硫酸氢氯吡格雷片 75 mg，qd。

7. 对症补液、补充能量　葡萄糖氯化钠注射液、维生素 C、复方氨基酸、中长链脂肪乳等。

（二）理由

患者肝移植术后 18 个月，长期服用免疫抑制剂，免疫力低下，入院初期查血常规、大便常规无异常，给予对症治疗，患者腹痛症状加重，腹泻无缓解，血炎症指标升高，大便隐血阳性，腹部增强 CT 提示肝移植术后门静脉狭窄、肠系膜上静脉血栓、腹腔内及食管周围静脉曲张；阑尾周围炎症。结合患者有脾切除史，考虑"门静脉狭窄 - 肠系膜上静脉血栓形成伴结肠炎，急性阑尾炎"诊断明确。抗感染药物选择需覆盖革兰阳性菌、阴性菌及厌氧菌。同时患者存在肠系膜上静脉血栓形成，病情重，给予尿激酶溶栓，低分子肝素钠抗凝，阿司匹林肠溶片联合硫酸氢氯吡格雷片抗血小板聚集及对症补液支持治疗。

六、治疗效果及思维提示

上述治疗方案 9 天后复查增强 CT 见肠系膜上静脉血栓溶解，血流通畅。12 天后患者腹痛、腹泻、腹胀症状消失。复查血常规及大便常规正常，大便隐血试验阴性。患者 2010 年 2 月 1 日于我院行门静脉球囊扩张术，术后无腹痛、发热等不适。

思维提示

肠系膜上静脉血栓形成原因包括：①肝移植术前患者多存在肝硬化与门静脉高压症，增加了血栓形成风险；②脾切除后，血细胞浓度增高，形态改变，门静脉压力下降，血流缓慢，但肠系膜上静脉血流量增加；③手术时造成肠壁边缘血管挤压或损伤或小血管内膜暴露；④抗凝血酶 III 的缺乏以及 S 蛋白或 C 蛋白缺乏。本例患者为乙肝肝硬化失代偿期，脾切除术后 8 年，肝移植术后 1.5 年发生肠系膜上静脉血栓形成，术前存在门静脉高压、脾切除的高危因素，此次腹泻、感染致血液浓缩，血液高凝均可能参与了该病的发生。

最后诊断：门静脉狭窄 - 肠系膜上静脉血栓形成伴结肠炎，急性阑尾炎。

七、对本病例的思考

肝移植术后血管并发症是造成移植肝功能障碍和移植物丢失的重要原因之一，发生率为 5% ~ 25%，病死率高。供受者复杂多变的血管条件、吻合技术、感染和移植物急慢性排斥反应等，均可引起肝移植血管并发症。

肝移植术后门静脉狭窄常发生于门静脉吻合口处，多与吻合技术有关，门静脉狭窄程度较轻时一般无明显临床症状，但狭窄严重时易造成肝功能异常。门静脉狭窄 - 肠系膜上静脉血栓形成的临床表现无特异性，易误诊、漏诊。早期可表现为腹痛、腹泻、腹胀，晚期可出现小肠缺血性坏死，病程进展迅速，出现广泛性腹膜刺激征及全身性感染中毒症状。查体早期腹部无固定压痛点，后期可有全腹部压痛、反跳痛及肌紧张等腹膜刺激症状，但往往症状和体征不相符。在小肠坏死出现前，急性肠系膜缺血患者体征不明显，故易漏诊。

因此，门静脉狭窄 - 肠系膜上静脉血栓形成的早期诊断就显得尤为重要。彩色多普勒超声具有简便、无创、廉价等优点，确诊率可达 50% ~ 80%，可作为初筛检查手段，但彩色多普勒超声造影的确诊需要良好的腹腔条件及经验丰富的操作者。对可疑患者，影像学检查为主要手段。CT 是较敏感的诊断方法之一，可发现肠系膜上静脉血栓形成以及肠壁增厚，但对显示微小血栓价值有限。磁共振血管造影对肠系膜上静脉血栓的诊断敏感性可达 100%。

肝移植术后门静脉狭窄者，术后治疗主要依靠经皮腔内血管成形术（percutaneous transluminall angioplasty, PTA）行球囊扩张或放置支架。一旦确诊或高度怀疑肠系膜上静脉血栓形成，应立即抗凝、溶栓、抗血小板聚集治疗。对抗凝及溶栓治疗病情无缓解，腹痛明显加重，出现腹膜刺激征，腹腔穿刺抽出血性液体或出现体温上升，白细胞明显升高的情况，应及时手术，以免延误病情。

通过本病例的复习，加深了对门静脉狭窄 - 肠系膜上静脉血栓形成的认识，对于肝移植术后患者，出现腹痛、腹泻伴或不伴发热，应高度警惕本病，争取早期诊断，及时治疗，可以显著提高患者生存率。

（山东大学附属威海市立医院　姜英丽；北京清华长庚医院　陈　虹）

参考文献

［1］Cleveland H, Pimpalwar S, Ashton D, et al. Recanalization of chronic portal vein occlusion in pediatric liver transplant patients[J]. J Vasc Interv Radiol, 2019, 30（6）: 885-891.

［2］金红旭, 赵晓东, 吕传柱, 等. 2020 中国急性肠系膜缺血诊断与治疗专家共识 [J]. 中国急救医学, 2020, 40（9）: 804-811.

［3］李霄, 陶开山. 中国肝移植术后并发症诊疗规范（2019 版）[J]. 器官移植, 2021, 12（2）:5.

［4］Sobhonslidsuk A, Reddy KR. Portal vein thrombosis:a concise review[J]. Am J Gastroenterol, 2002, 97（3）: 535-541.

［5］中华医学会器官移植学分会围术期管理学组. 肝移植围术期血管并发症诊治专家共识（2021 版）[J]. 临床肝胆病杂志, 2021, 37（9）: 2054-2057.

肝移植术后 8 年余，吞咽困难 1 天

患者男性，64 岁，于 2015 年 3 月 18 日入院。

一、主诉

肝移植术后 8 年余，吞咽困难 1 天。

二、病史询问

（一）初步诊断思路及问诊目的

患者急性起病，以吞咽困难为主要症状。吞咽困难是指食物从口腔至胃运送过程中受阻产生咽部、胸骨后或食管部位的梗阻停滞感觉。吞咽困难病变主要见于口咽部疾病、食管疾病、贲门及神经肌肉系统疾病。常见于贲门失弛缓症、食管癌及少见的食管结核、食管化学损伤等疾病。因此，需要详细询问病史，以及必要的辅助检查才能明确诊断。

（二）问诊的主要内容

1. 是否有诱因　　是否有化学性损伤病史，如误服强酸、强碱或其他刺激性物质，导致食管损伤。

2. 吞咽困难部位、特点，是否伴随其他症状　　吞咽困难的部位可协助判断病变的部位。吞咽困难是否为间歇性，间歇性反复发作并伴有胸骨后或剑突下疼痛及压迫感，提示为食管弥漫性痉挛或食管裂孔疝。进行性吞咽困难伴明显的消耗性表现，需考虑食管肿瘤性病变。吞咽困难伴咀嚼困难、四肢无力、呼吸无力，并有晨轻暮重特点，考虑重症肌无力。吞咽困难以吞咽水及半流质较困难，而进干食反而容易下咽，提示为贲门失弛缓症。吞咽困难伴口齿不清、肢体活动障碍需考虑脑卒中。明确误吞异物后出现吞咽困难需考虑食管异物。

3. 是否辅助检查　CT、食管造影及内镜检查是本类疾病诊断和鉴别诊断最重要手段之一，了解颈部及胸部有无肿块、异物、溃疡、炎症，对于明确诊断有重要参考价值。头颅 CT 或 MR 可排除脑卒中。

4. 既往史　有无食管基础疾病史及特殊疾病家族史。术前是否有多次食管静脉曲张注射硬化剂病史。

（三）问诊结果及思维提示

患者 1982 年发现乙型肝炎肝硬化，1997 年开始出现腹腔积液，分别于 2003、2004、2005 年三次出现上消化道出血，在解放军总医院住院治疗，胃镜检查提示：食管胃底静脉重度曲张（红色征阳性），并行 8 次内镜注射硬化疗法（endoscopic injection selerotherapy，EIS）及 1 次胃底组织胶治疗，止血效果良好。因伴有顽固性腹腔积液、胸腔积液，严重的门静脉高压症，于 2006 年 6 月 20 日在解放军第三医学中心（原武警总医院）行原位肝移植手术，术后恢复良好，抗排异治疗方案：他克莫司 2 mg，q12h；吗替麦考酚酯 750 mg，bid；甲泼尼龙片 4 mg，qd。后将抗排异方案调整为：他克莫司 0.5 mg，q12h；吗替麦考酚酯 500 mg，bid 维持治疗，定期监测血药浓度。2015 年 3 月 17 日患者食入较大块的鸡爪皮后出现突发吞咽困难及呕吐，进食任何食物及水均立即呕吐，持续一天不缓解，2015 年 3 月 18 日于解放军第三医学中心住院治疗。

思维提示

通过问诊可明确，患者因乙肝肝硬化失代偿期、食管胃底静脉曲张破裂出血，多次内镜下硬化剂及胃底组织胶治疗，并行肝移植手术，术后恢复良好。此次以突发吞咽困难为主要症状，无明显伴随症状，需要重点排除的疾病有：①食管肿瘤及纵隔肿瘤，器官移植术后由于长期使用免疫抑制剂，是肿瘤的高发人群，此患者肝移植术后已 8 年余，故有可能罹患食管或纵隔肿瘤。通常肿瘤长大到一定程度，会出现进行性吞咽困难，且以进硬食明显，流食多可吞咽。②贲门失弛缓症，此症属于功能性疾病，临床上也表现为渐进性吞咽困难，但其特点与食管肿瘤正好相反，即以进流食困难，固体食物反而易于下咽。此患者软硬食及流食均困难，且发病突然，无渐进性特点，故食管肿瘤及贲门失弛缓症基本可排除。③此患者虽有吞咽困难，但无咀嚼困难、四肢无力、呼吸无力，且无晨轻暮重之特点，故重症肌无力可排除。④无口齿不清、肢体活动障碍，可通过头颅 CT 或 MRI 检查来排除脑卒中。⑤无误食强酸强碱及其他异物史，故可排除此类疾病。⑥患者为免疫力低下人群，感染（尤其是一些条件致病菌）的概率高于普通人群，故不能排除食管结核，可通过胃镜取活检及结核相关检查加以明确。⑦患者术前有 8 次注射硬化剂的病史，本次因食用不易消化的鸡爪皮后突然发病，考虑因多次注射硬化剂致食管下段运动功能障碍及狭窄所致的可能性大，需进一步行钡餐及胃镜检查加以证实。

三、体格检查

（一）重点检查内容和目的

目前患者诊断考虑食管狭窄及运动功能障碍，因此在对患者进行系统、全面检查同时，重点注意心肺查体。

（二）体格检查结果及思维提示

患者神志清楚，全身皮肤、巩膜无黄染，心肺查体未见异常。腹部平坦，腹部可见手术瘢痕，愈合良好。腹软，全腹无包块，无压痛、反跳痛，肝脾肋下未触及，移动性浊音阴性，肠鸣音正常，双下肢无水肿。

思维提示

患者神志清楚，精神可，全身无黄染，心脏、肺部和腹部查体无特殊阳性体征。需结合实验室及影像学检查协助明确诊断、鉴别诊断。

四、实验室和影像学检查

（一）初步检查内容及目的

1. 便常规和便隐血　了解大便性状，镜检是否有红细胞、白细胞，隐血有无阳性。

2. 血常规、生化全项、CRP、ESR、TB-SPOT　了解有无贫血、低蛋白血症、电解质紊乱和炎症指标升高，有助于评估患者一般情况及有无结核感染。

3. 颈部及胸部 CT　明确食管及纵隔有无肿块及异物。

4. 食管造影　明确食管肿瘤的性质、部位和范围。了解患者有无门静脉高压和食管静脉曲张。有无食管先天性疾病。了解纵隔肿瘤、心血管疾病等对食管的压迫。

5. 胃镜　胃镜是上消化道病变的首选检查方法，可直接观察食管、胃和十二指肠的病变,对可疑病变部位可进行活检,同时也可起到治疗作用。

(二)检查结果及思维提示

1. 尿便常规和便隐血检查　结果正常。

2. 检查指标　血常规、生化全项、CRP、ESR各项指标均正常;TB-SPOT阴性。

3. 颈部及胸部CT　食管下段腔内可见不规则形软组织影,未见颈部及纵隔肿块。

4. 食道钡餐　食管下段可见不规则形团块影。

5. 胃镜　进境距门齿35 cm处见狭窄环,其上近端见一黄白色团块状异物,用网篮将异物顺利取出(异物为鸡爪皮)(图79-1)。诊断为食管异物;食管下段狭窄(轻度)。

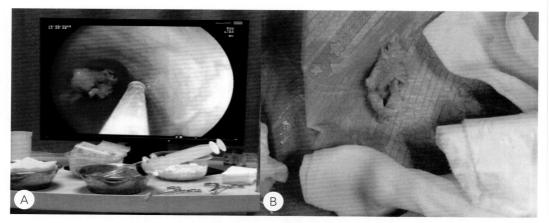

图79-1　胃镜及内容物

A.可见距门齿约35 cm处见狭窄,其上端见一黄白色团块状异物;B.网篮顺利取出异物为鸡爪皮

思维提示

食管钡餐及胃镜检查确诊断为食管异物、食管下段轻度狭窄,并经胃镜下食管异物取出术。同时经各项检查排除了其他疾病。证实了之前的推测:即术前因多次硬化剂治疗导致下段食管壁弹性减弱、蠕动减缓、僵硬、狭窄,当食入大块且不易消化之食物后,便会出现急性食管梗阻,导致频繁呕吐。通过胃镜取出异物,一旦梗阻缓解,则呕吐也立即得到缓解。

最后诊断:肝移植术后急性食道梗阻、食管狭窄(轻度)。

五、治疗方案及理由

（一）方案

（1）一般治疗包括休息，先进流食，逐渐过渡到软食及普食。

（2）胃镜下异物取出术。

（二）理由

内镜兼具诊断和治疗的双重作用，通过内镜取出食管异物的创伤小、费用低、医源性并发症少、患者的住院时间也相对较短，因此可作为首选治疗措施。

六、治疗效果

患者治疗效果好，取出异物后，未再呕吐，可顺利咽下流食及软食。偶有进食哽噎感（当进食过快或食物较硬时）。

思维提示

患者肝移植术后出现食管异物，病因为多次内镜下硬化剂治疗后食管下段狭窄，治疗首选方案为胃镜下食管异物取出术，治疗效果好。

最后诊断：肝移植术后，食管异物、食管狭窄。

七、对本病例的思考

食管异物是指在食管内因难以排出而滞留的各类物体，是临床中常见的一种急症。若存在食管基础性疾病，如胃食管反流、食管狭窄、食管裂孔疝、贲门失弛缓症、嗜酸性食管炎、食管癌或各类食管手术后，将使得食物难以顺利吞咽，增加了食管异物的发生风险。本例患者为肝移植术后，术前因食管胃底静脉曲张破裂出血，多次行内镜下硬化治疗（EIS）及组织胶治疗，EIS 治疗后常见并发症有食管狭窄、穿孔、局部溃疡、出血、纵隔炎症、肺炎、血性胸腔积液和异位栓塞等。食管狭窄是硬化剂治疗较为严重的并发症，与多次食管硬化剂治疗造成局部组织坏死发生溃疡、黏膜修复后发生纤维化有关，发生率在 2.0% ~ 10.0%。故该患者肝移植术后出现食管狭窄、食管异物，考虑与术前多次行内镜下硬化剂治疗有关。确诊食管异物后，根据患者年龄、异物滞留持续时间、影像学检查结果等综合评估后，选择内镜治疗为首选方案，在异物滞留 24 h 内尽快取出。该患者有食管狭窄基础病史，有再发食管梗阻的风险，嘱患者进食过程中注意细嚼慢咽，进食易消化食物。至本书编写时，患者术后健康存活已有 15 年余，未再出现急性食管梗阻之症状。

（上海市松江区中心医院　章拔翠；北京清华长庚医院　陈　虹）

参考文献

［1］ Cook D, Zala A, Bollipo S, et al. Oesophageal food bolus obstruction and eosinophilic oesophagitis[J]. Intern Med J, 2019, 49（8）: 1032-1034.

［2］ Cheng LF, Wang ZQ, Li CZ, et al. Low incidence of complications from endoscopic gastric variceal obturation with butyl cyanoacry late[J]. Clin Gastroenterol Hepatol, 2010, 8（9）:760-766.

［3］ 胡柯峰，叶国良，金燕平，等. 内镜下推进式放射状切开术治疗良性食管狭窄的疗效观察（含视频）[J]. 中华消化内镜杂志，2016, 33（1）: 37-39.

［4］ Hong KH, Kim YJ, Kim JH, et al. Risk factors for complications associated with upper gastrointestinal foreign bodies[J].World J Gastroenterol,2015, 21（26）: 8125-8131.

［5］ Romano G, Agrusa A, Amato G, et al. Endoscopic sclerotherapy for hemostasis of acute esophageal variceal bleeding[J]. G Chir, 2014, 35（3-4）: 61-64.

［6］ Kim KY, Tsauo J, Song HY, et al. Evaluation of a new esophageal stent for the treatment of malignant and benign esophageal strictures[J]. Cardiovasc Intervent Radiol, 2017, 40（10）: 1576-1585.

［7］ Mudawi HM, Ibrahim KB. Endoscopic variceal sclerotherapy in patiencts with Symmers periportal fibroses[J]. Trop Doct, 2007, 37（3）: 179-181.

［8］ 周辉年，焦作义，薛苗，等. 食管胃底静脉曲张破裂出血患者硬化剂治疗后行肝移植术并发贲门狭窄一例 [J]. 中华移植杂志：电子版，2015, 9（4）: 182-184.

病例 80

肝移植术后 2 月余，腹胀 2 月余

患者男性，49 岁，于 2019 年 12 月 9 日入院。

一、主诉

肝移植术后 2 月余，腹胀 2 月余。

二、病史询问

（一）初步诊断思路及问诊

本病例关注的重点在于对腹腔积液进行鉴别诊断。对于肝移植术后腹腔积液原因，首先应排除外科性腹腔积液，即入肝的门静脉及流出道是否通畅，这可以通过肝脏血管重建来排除。其次，要考虑内科性腹腔积液，包括常见的低蛋白血症，较罕见肝窦阻塞综合征、结核性腹膜炎、淋巴管漏、肿瘤腹膜转移、新发腹膜间皮瘤等。问诊时可根据以上疾病，围绕腹腔积液的伴随症状如是否有发热、腹痛、双下肢水肿等来询问，了解是否有过皮肤、巩膜黄染，移植术后的肝肾功能是否正常，是否引流过腹腔积液及腹腔积液的颜色等，初步推测腹腔积液的原因。

（二）问诊主要内容及目的

1. 现病史的询问　通过问诊对腹腔积液的病因进行初步筛查，问诊重点包括以下内容：①移植术后接受何种药物治疗。②腹胀程度如何，是否与进食有关。③有何伴随症状，如发热、腹痛、双下肢水肿等；如伴有发热、腹痛，则感染性疾病可能大。④术后肝肾功能如何，是否有异常。⑤术后是否出现过大量蛋白尿，如有蛋白尿、肾功能异常，肝功能项目中白蛋白低则可能为低蛋白血症所致腹腔积液。

2. 既往史、个人史及家族史的询问　既往有无肾病病史。

（三）问诊结果及思维提示

患者 2019 年 11 月 1 日因"乙肝肝硬化失代偿、HCC"行原位肝脏移植术，术后恢复良好。术后早期采用他克莫司＋吗替麦考酚酯＋甲泼尼龙的免疫抑制剂方案。目前免疫抑制剂方案：他克莫司 1.5 mg，q12h，吗替麦考酚酯 0.5 g，q12h。2 个月前患者无明显诱因出现腹胀，但无发热、盗汗及腹痛；家族中无类似疾病患者。多次腹部超声及 CT 检查均报告腹盆腔有大量腹腔积液。

思维提示

通过询问病史，可明确患者病程短，于术后即出现腹胀，腹部超声及 CT 均提示大量腹腔积液。通常，在肝移植早期，会有短暂的腹腔积液存留，一般在 2 ~ 4 周后消失。如果超过 1 月仍有大量腹腔积液，则可能是病理性因素，需要仔细甄别。患者肝脏 B 超及 CTA 均未发现流出道狭窄及血栓，故可以排除流出道梗阻所致的腹腔积液；需要行腹部穿刺引流以了解腹腔积液的外观是否呈乳白色及乳糜试验，以排除淋巴漏所致腹腔积液。患者术后多次化验肝肾功能及尿常规，均无异常发现，故可排除低蛋白血症所致腹腔积液；患者术后无发热、腹痛、盗汗，结核性腹膜炎的可能性不大，能否除外，还需进一步查 ESR、CRP、ADA、腹腔积液常规、生化、结核杆菌 DNA 及淋巴细胞培养＋γ 干扰素释放试验。

有时腹腔积液原因待查是肝移植术后较为棘手的一个问题，可能会穷尽一切检查手段亦不一定能明确诊断，需临床医生根据经验进行诊断性治疗来反证。

三、体格检查及思维提示

（一）体格检查内容及目的

患者腹腔积液原因待查，因此在系统、全面地检查的同时，应重点关注有无皮肤、巩膜黄染；有无面部水肿及双下肢水肿；腹部有无膨隆及程度；有无腹壁静脉曲张，如有，血流方向如何；是否有振水音及揉面感；有无压痛、反跳痛及肌紧张；肝脾是否肿大；移动性浊音是否阳性等。

（二）体格检查结果及思维提示

T 36.6 ℃，P 84 次/分，R 18 次/分，BP 124/82 mmHg。皮肤、巩膜无黄染；面部

及双下肢无水肿；腹部明显膨隆；无腹壁静脉曲张，振水音明显，无明显揉面感；无压痛、反跳痛及肌紧张；肝脾未扪及；移动性浊音阳性。

思维提示

体格检查仅见明显腹腔积液征，但腹部无揉面感，无压痛、反跳痛及肌紧张。进一步明确腹腔积液原因需结合实验室及影像学检查，必要时需行肝组织穿刺活检。

四、辅助检查及思维提示

（一）初步检查内容及目的

1.血、尿常规及生化全项检查　了解患者肝移植术后基本情况情况，重点了解肝、肾功能。

2.ESR、CRP　了解有无炎症、感染等情况。

3.D-二聚体定量测定　了解凝血功能及血栓情况。

4.他克莫司浓度　了解他克莫司药物浓度是否过高或过低。

5.TB 细胞亚群、免疫抑制剂药物浓度　评估免疫功能。

6.腹腔积液常规、生化　了解腹腔积液的性质，注意有无腹腔感染。

7.血液及腹腔积液的淋巴细胞培养及 γ 干扰素释放试验　明确有无结核性腹膜炎。

8.腹部、心脏、肾脏超声　评估肝脏及腹腔积液情况，评估心脏功能，了解肾脏情况。

9.腹部 CT（平扫＋增强）　了解有无肝脾大、流出道梗阻及肿瘤包块。

10.电子胃镜　了解有无食管及胃底静脉曲张，以间接了解有无门脉高压。

11.肝组织穿刺活检　了解肝脏细胞结构、微血管情况。

（二）初步检查结果及思维提示

1.血、尿常规及生化全项检查　均正常。

2.血沉、CRP　均正常。

3.D-二聚体试验　1.05 ~ 1.41 mg/L。

4.他克莫司浓度　5.31 ~ 7.07ng/ml。

5.TB 细胞亚群、免疫抑制剂药物浓度　$CD3^+T$ 细胞数量 602 个 /μl、$CD4^+T$ 细胞数量 232 个 /μl、$CD8^+T$ 细胞数量 351 个 /μl、B 细胞数量 201 个 /μl。FK506 正常范围。

6.腹腔积液常规、生化　提示为漏出液。

7. 血液及腹腔积液的淋巴细胞培养及 γ 干扰素释放试验　结果阴性，结核分枝杆菌 DNA 阴性。

8. 腹部、心脏及肾脏超声　腹部超声提示脾大，腹腔大量积液；心脏、肾脏超声心脏、双肾脏超声均未见异常。

9. 腹部 CT（平扫＋增强）　门静脉、肝动脉、肝静脉及下腔静脉均通畅，无狭窄及血栓；肝脏形态正常，未见占位；脾大；可见腹盆腔中等量积液。

10. 电子胃镜　未见食管及胃底静脉曲张。

11. 肝组织穿刺活检　病理诊断：①轻度纤维化并相连，少量混合炎细胞疏松伴水肿；②门脉小支扩张；③肝窦扩张，因缺少中央静脉区难以提供中央静脉情况；④未见明确排异反应。

思维提示

从上述结果中可以看出：①腹腔积液原因可以排除低蛋白血症及肾病所致；②可以排除流出道梗阻及门静脉狭窄或血栓所致；③排除了心脏问题所致；④基本可以排除结核性腹膜炎；⑤ D- 二聚体持续升高；⑥肝组织穿刺病理：诊断符合肝门静脉窦性血管病，可以针对此病进行治疗。

最后诊断：肝移植术后，肝门静脉窦性血管病。

五、治疗方案及理由

（一）方案

1. 改善血管内皮细胞功能　瑞舒伐他汀 10 mg，qd。

2. 改善肝内微血管病变　利伐沙班 20 mg，qd。

3. 利尿药　螺内酯 80 mg，qd，呋塞米 40 mg，qd，间断服用。

4. 停用他克莫司　以消除该药可能导致的肝内微血管病变。

5. 换用西罗莫司　2 mg，qd。

6. 联合吗替麦考酚酯　1000 mg，q12h。

（二）理由

患者肝移植术后出现大量腹腔积液，经过全面检查，仍未能明确诊断，但肝组织穿刺活检病理提示为 PSVD，结合患者长期持续 D- 二聚体升高，故诊断基本成立，应针对此症加用改善血管内皮细胞功能药物如他汀类及改善肝内微血管病变药物利伐沙班。PSVD 的原因不能排除是否与他克莫司所导致的病理改变有关，故停用他克莫司，改用西罗莫司，同时加用吗替麦考酚酯以防止排异反应。

六、治疗效果

患者经上述治疗后，腹腔积液逐渐减少，D- 二聚体缓慢下降，直至治疗 8 个月后，腹腔积液完全消失，D- 二聚体降至正常。继续使用瑞舒伐他汀 3 月余后停用；利伐沙班继续使用 6 个月后停用。治疗期间，肝肾功能均正常，根据淋巴细胞亚群 CD4$^+$T 细胞数量的检查结果，逐渐减少西罗莫司剂量，直至完全停用。目前仅用吗替麦考酚酯 750 mg，q12h。随访至编写此书时，已是术后 2 年，停用针对腹腔积液治疗药物已有 7 个月，期间多次复查腹部超声均未发现腹腔积液。

思维提示

患者经过肝脏穿刺病理诊断 PSVD 可能性大，首先停用可能引起该病的药物他克莫司，同时针对其病理特征予以改善肝内血管内皮功能的瑞舒伐他汀及改善肝内微血管的利伐沙班治疗，取得了满意的临床效果。本病例再次证明：肝穿不仅对肝功能异常有诊断价值，对于腹腔积液的鉴别诊断也具有很大意义。

七、对本病例的思考

本例患者为中年男性，肝移植术后即出现大量腹腔积液，经系统、全面地检查，未能确定可以解释其大量腹腔积液的原因，但肝组织穿刺活检病理提示：①轻度纤维化并相连，少量混合炎细胞疏松伴水肿；②门脉小枝扩张；③肝窦扩张，标本内缺少中央静脉带，仅见一个扩张的终末肝静脉；④排除了排异反应，病理上符合 PSVD 的诊断。针对此诊断，采用一些改善血管内皮功能及改善肝内微血管的药物进行治疗。PSVD 是最新从病理学角度提出的在无肝硬化背景下，伴或不伴门脉高压症的典型组织学改变的描述性诊断，其特征表现为闭塞性门静脉病变、结节性再生性增生和不完全性间隔肝硬化 / 纤维化。

文献报道，引起 PSVD 可能有免疫失调、感染、代谢性、药物或毒物、遗传易感性及血液学等因素。结合本例患者，术后即开始使用免疫抑制剂，其中他克莫司有报道可导致肝小静脉闭塞。推测其出现该种病理现象的原因可能与他克莫司有关，故需停用该药，换成西罗莫司及增大吗替麦考酚酯剂量。

动物试验表明，他汀类药物有保护缺血 - 再灌注损伤肝窦内皮，改善内皮功能，降低肝内阻力，从而可以预防进一步的微血管功能障碍。抗凝治疗也可能降低肝内血管阻力及肝窦压力，起到改善肝内微循环的作用。

本病例的临床意义在于：临床上有些疾病、症状和（或）体征尽管经过全面的先进的检查，仍然不能得以确诊，此时，医师可以利用自己长期积累的临床经验，根据其某项检查结果，如肝组织穿刺病理特点等，采取一些针对性的相关药物进行治疗，或许有意外惊喜。如何将患者的病理语义与临床症状背后的病理生理机制关联，是需要医生漫长的临床经验积累，以及临场的发散性思维灵感的激发，可能会找到一条意想不到的解决问题的方法和路径。正所谓：山重水复疑无路，柳暗花明又一村！

（北京清华长庚医院　陈　虹）

参考文献

［1］Cerda Reyes E, González-Navarro EA, Magaz M, et al. Autoimmune biomarkers in porto-sinusoidal vascular disease: potential role in its diagnosis and pathophysiology[J]. Liver Int, 2021, 41（9）: 2171-2178.

［2］El Jabbour T, McHugh KE, Patil DT, et al. Histologic lesions of porto-sinusoidal vascular disease following phlebotomy in hemochromatosis[J]. Gastroenterol Res, 2020, 13（1）: 32-39.

［3］Gioia S, Nardelli S, Ridola L, et al. Causes and management of non-cirrhotic portal hypertension[J]. Curr Gastroenterol Rep, 2020, 22（12）: 56.

［4］Gioia S, Nardelli S, Ridola L, et al. Is porto sinusoidal vascular disease to be actively searched in patients with portal vein thrombosis?[J]. World J Hepatol, 2019, 11（8）: 613-618.

［5］Wöran K, Semmler G, Jachs M, et al. Clinical course of porto-sinusoidal vasculardisease is distinct from idiopathic noncirrhotic portal hypertension[J]. Clin Gastroenterol Hepatol, 2020, S1542-3565（20）: 31629-3.

［6］Yen LH, Sabatino JC. Imaging complications of liver transplantation: a multimodality pictorial review[J]. Abdom Radiol（NY）, 2021, 46（6）: 2444-2457.

［7］Yoeli D, Ackah RL, Sigireddi RR, et al. Reoperative complications following pediatric liver transplantation[J]. J Pediatr Surg, 2018, 53（11）: 2240-2244.

病例 81

肝移植术后 3 年，间断发热 3 个月

患者女性，36 岁，于 2014 年 9 月 15 日入院。

一、主诉

肝移植术后 3 年，间断发热 3 个月。

二、病史询问

（一）初步诊断思路及问诊目的

患者中年女性，肝移植术后间断发热就诊。发热是临床常见症状之一，涉及全身多系统疾病，需要考虑以下疾病。

1.感染性疾病 多种病原体导致的急慢性全身或局部感染，例如，病毒性上呼吸道感染、肺炎、胆囊炎、胆管炎、阑尾炎、膀胱炎、结核、伤寒及副伤寒、感染性心内膜炎、败血症、SFTF（发热伴血小板减少综合征）、多部位脓肿、尿路感染、病毒、螺旋体、衣原体、支原体、立克次体、真菌等。

2.非感染性疾病 并非由感染性因素导致，大致分类如下。

1）血液病：淋巴瘤、恶性组织细胞病、嗜血综合征、白血病等。

2）变态反应及结缔组织病：风湿热、药物热、系统性红斑狼疮、皮肌炎、多肌炎、结节性多动脉炎、结节性脂膜炎、成人 Still 病等。

3）实体肿瘤：肾癌、肾上腺癌、肝癌、肺癌等。

4）理化性损伤：热射病、大手术后、创伤及烧伤等。

5）神经源性发热：脑出血、脑干损伤、自主神经功能紊乱等。

6）其他：甲亢、内脏血管梗死、组织坏死、痛风等。

以上疾病中以感染、结缔组织病最为常见。该患者长期给予抗排异治疗，免疫能力低下，病原体感染导致的发热可能性更大，细菌及呼吸道病毒是最常见的病原体。

需详细询问每次发热的合并症状，了解呼吸道感染、腹腔（尤其是胆道）感染、肠道感染、泌尿系感染、皮肤疖肿等感染表现及病史，以明确诊断。另需详细询问有无小关节疼痛、皮疹、皮肤瘙痒、干燥、皮下结节等结缔组织病表现。

（二）问诊主要内容及目的

1. 每次发热的热程及最高体温，据此做出大致判断。

1）急性发热：热程在1～2周。以感染为最常见原因，多见上呼吸道病毒和细菌感染、肺炎、急性胃肠炎、泌尿系感染等。患者为移植术后，EB病毒和巨细胞病毒感染也是常见原因。

2）长期发热：病程超过2周，热型以弛张热、波状热为主。常见原因为：伤寒及副伤寒、亚急性细菌性心内膜炎、结核病、肝病、急性白血病、恶性淋巴瘤、风湿热、红斑狼疮、结节性多动脉炎、深部器官癌与肉瘤。

3）周期性发热：复发性或规律性发热。部分感染源导致的发热性疾病以复发性或规律性发热为特征，如疟疾、布鲁杆菌病等；另外，周期性发热综合征（periodic fever syndrome, PFS）也逐渐引起关注，是一组原因尚未明确的，有遗传基础，免疫和代谢均受累，从未找到任何感染证据，未发现自身免疫特征的发热类疾病。发热持续时间大多相同，少则2～8天，多则2～4周，在无症状间歇期患者可完全正常，多系统炎症，滑膜、浆膜和（或）眼、皮肤等炎症表现。

4）超高热：体温超过41℃，突然发作。引起超高热的疾病有高温重症中暑、血型不合的输血所致的溶血反应、疟疾、流行性乙型脑炎、暴发型中毒性菌痢、暴发型流行性脑膜炎、其他化脓性脑膜炎、重症中毒性肺炎、甲状腺危象、输液致热原反应以及中枢性发热等。

2. 既往病史　既往是否有传染性疾病接触史，有否相关疾病病史，发热前是否使用药物，发热后是否使用抗生素，效果如何。

多种病原体感染可导致发热；风湿免疫类疾病病程长，可能以反复发热为表现；如果发热前有用药史，需考虑药物热可能性；如果使用抗生素后热退治愈，则多考虑细菌感染。

3. 每次发热的合并症状。

（1）是否合并头痛、鼻塞、流涕、喷嚏、咳嗽、咳痰、胸痛等症状，如合并则多考虑呼吸道感染，结合化验检查判断有无肺炎。

（2）是否合并恶心、呕吐、上腹胀满、腹痛、腹胀、腹泻、里急后重等，如合并则不能排除胆道感染、肠道感染、急性胃肠炎等，如腹痛、腹胀，同时合并黄疸可据化验检查明确。

（3）是否合并尿频、尿急、尿痛、腰痛等，如合并多考虑泌尿系感染。

（4）是否合并小关节疼痛、皮疹、皮肤瘙痒、干燥、皮下结节等，如合并则需关注风湿免疫类疾病。

（5）是否合并手抖、多食、消瘦、心悸、出汗等，如合并需注意甲亢可能性。

（三）问诊结果及思维提示

患者于入院前 3 年在当地医院胸部 X 线片诊断"肺结核"，给服异烟肼、利福平 1 个月后出现急性肝功能衰竭，于 2011 年 9 月 27 日接受"原位肝移植术"。术后坚持抗排异治疗，病情稳定。术后再未使用抗结核治疗，多次复查胸部 X 线片、肺部 CT，均可见右肺病灶，未见进展。入院前 3 个月，无明显诱因出现发热，最高体温 38℃，自服"感冒清"，1 天后恢复。此后多次发生发热，有时受凉后发生，有时未见明显诱因，有时伴有咳嗽、少量咳痰，有时未见伴随症状，最高体温均未超过 38.5℃，有时自服"感冒药"后缓解，有时自行休息后即可缓解，持续时间数小时至数日。入院前 1 天，再次发热，偶有咳嗽，少量咳痰就诊。3 个月以来食欲不佳，体重下降 5 kg。1 个月前因"反复阴道出血"住院治疗，诊断为"功能性子宫出血"，经治疗好转出院，但仍有月经周期紊乱，月经量多等表现。

思维提示

患者既往肺结核病史，术后再未使用抗结核药，有结核活动可能性，常用检查方法为：痰涂片、痰培养、血沉、C 反应蛋白、结核抗体、γ 干扰素释放试验、肺部影像学检查等，由于免疫力低下，结核抗体、结核菌素试验可能无法反映实际情况，不适用于移植术后患者；患者长期抗排异治疗，免疫力降低，多种病原体感染风险增加，最常见为呼吸道感染，还需注意排除伤寒等传染病；患者家住甘南藏族自治州，长期以牛羊肉为主要蛋白来源，还需注意排查布鲁杆菌病，相关病原体检查可能帮助诊断；患者青年女性，反复低热，不能排除风湿免疫类疾病，自身免疫抗体、免疫球蛋白、血沉、类风湿因子等有助于诊断。

三、体格检查

（一）重点检查内容及目的

患者表现以发热为主，体格检查中应注意双肺检查，鉴别有无合并肺部感染；注意肾区叩痛检查，以初步明确泌尿系感染范围、位置；注意腹壁柔韧性检查、腹腔积液叩诊、肠鸣音听诊，以初步判定腹腔结核等少见腹腔感染；注意查看口腔黏膜、查找皮肤疖肿、肛诊，以排查少见感染灶；注意观察面容、皮疹、关节活动等，以鉴别风湿免疫类疾病。

（二）体格检查结果及思维提示

T 37.8℃，R 20 次 / 分，P 82 次 / 分，BP 117/69 mmHg。神志清楚，全身皮肤黏膜、巩膜色泽正常，未见皮疹，无肝掌、蜘蛛痣。双侧颈部多发浅表淋巴结肿大，活动性好，无触痛，直径最大约 2 cm。双肺触觉语颤正常，叩诊呈清音，呼吸音清，未闻及啰音。心脏查体未见异常。腹部平坦，腹部可见手术瘢痕，愈合良好。腹部软，全腹无包块，无压痛、反跳痛，肝脾肋下未触及，移动性浊音阴性，肠鸣音正常，双下肢无水肿。

思维提示

患者腹部查体发现右上腹部无叩击痛，基本排除胆系感染；双肾区并无叩击痛，但仍无法排除泌尿系感染细菌入血，还需尿常规、尿培养明确；腹软、无压痛和反跳痛，腹部移动性浊音阴性、肠鸣音 4 次 / 分，口腔黏膜未见异常，皮肤完整未见异常，肛诊未见异常，可初步排除腹腔感染、消化道感染、皮肤疖肿、肛周脓肿等；双肺呼吸音清，肺部一般感染暂排除，但肺结核还需胸部影像学明确。

四、实验室和影像学检查

（一）初步检查内容及目的

查血常规、CRP、PCT 了解感染可能性、严重程度，了解感染病原体大致分类；查尿常规、粪常规、进一步据需要行尿培养、粪培养、泌尿系超声，大致了解感染部位、范围；查肝功、他克莫司血药浓度，了解抗排异药物导致的免疫低下程度；查肥达试验、布鲁菌抗体，以鉴别该类疾病；查自身免疫抗体、免疫球蛋白，以鉴别自身免疫性疾病；查血沉、结核抗体、结核菌素 γ 干扰素、胸部 X 线片以鉴别结核。

（二）检查结果及思维提示

1. 血常规　WBC 3.03×10^9/L，N 71%，M 10.1%，HGB 83 g/L，PLT 70×10^9/L。
2. 尿常规　隐血阳性（＋），红细胞 93 个 /μl，红细胞（高倍）17 个 /μl。

3. 粪常规 未见异常。

4. PCT 0.305 ng/ml，升高。

5. 病原体 痰培养：流感嗜血杆菌，头孢曲松、头孢呋辛等多种抗生素敏感；呼吸道病毒抗体：腺病毒、埃可病毒、柯萨奇病毒、肺炎支原体抗体均阳性；痰涂片：阴性；肥达试验：阴性；布鲁菌抗体阴性。

6. 肝肾功能 ALT 24 U/L，AST 40 U/L，ALB 33 g/L，GLO 36.9 g/L，TBIL 12.8 μmol/L，DBIL 2.6 μmol/L，ALP 134 U/L，γ-GT 134 U/L，CHE 3510 U/L，TC 2.45 mmol/L，BUN 5.63 mmol/L，Cr 77 μmol/L。

7. 他克莫司血药浓度 4.5 ng/ml。

8. CD4$^+$T 细胞数量 648 个 /μl。

9. 自身免疫抗体及免疫球蛋白 IgG 31.9 g/L，抗核抗体阳性，核颗粒型。

10. 风湿 CRP 69.4 mg/L；类风湿因子（RHF）35.8 U/ml；抗链球菌溶血素（ASO）46 U/ml；血沉 62 mm/h。

11. 结核抗体 阴性；结核菌素 γ 干扰素阳性。

12. 胸部 X 线片 右肺中上野结节状及索条状致密影，考虑结核。

13. 胸部 CT 右肺见多发"小树芽"、斑片、结节及索条牵拉局部胸膜，右肺上叶后段支气管不均匀狭窄，右侧胸腔新月形液体密度影，考虑结核，与 2012 年比较，病灶范围增大。

14. 纤支镜洗液 未查到抗酸杆菌。

15. 超声 肝脏弥漫性病变，考虑不均匀脂肪肝；右侧颈部可探及数个淋巴结样回声，最大直径 25 mm×7 mm。

思维提示

患者病史、症状、体征、化验检查结果多项异常，内容复杂，可能诊断梳理如下。①上呼吸道感染：患者长期免疫抑制治疗史，本次就诊有发热、咳嗽、咳痰，血常规见中性粒细胞百分比升高、单核细胞百分比升高，CRP 升高，PCT 升高，痰培养见流感嗜血杆菌，多项呼吸道病毒抗体阳性；②肺结核：患者移植前既有结核病史，本次就诊有咳嗽、咳痰，血沉升高，结核菌素 γ 干扰素试验阳性，胸部 X 线片、胸部 CT 考虑结核；③自身免疫性疾病：抗核抗体阳性，IgG 升高，血沉升高，CRP 升高；④脂肪肝：超声检查提示脂肪肝，但肝功能、血脂正常；⑤尚未明确：功血病史与本次症状的关系，体重减低原因，血三系减低原因，血尿原因，颈部淋巴结肿大原因。

患者病情复杂，提请MDT讨论，参加科室：我院普外科器官移植病区、呼吸科、胸外科、风湿免疫科、放射科、妇科、肺科医院结核科。意见如下：①患者上呼吸道细菌及病毒感染明确，据药敏积极给予抗感染治疗；②患者多项表现符合系统性红斑狼疮表现，如发热、乏力、食欲缺乏、体重减轻、月经量多、血三系减低、血尿、颈部淋巴结肿大、抗核抗体阳性、血沉加快、胸膜炎、胸腔积液，符合系统性红斑狼疮诊断标准，患者为轻度活动，给予羟氯喹或非甾体抗炎药，效果不佳时考虑小剂量激素治疗；③患者移植前结核病史，目前结核菌素γ干扰素试验阳性，胸部X线片、胸部CT，考虑肺结核，但移植术后未使用抗结核药物，目前尚无结核活动证据，且移植前因口服异烟肼、利福平发生肝功能衰竭，治疗风险巨大，本次发热症状又多考虑与红斑狼疮有关，故暂不予抗结核治疗，观察病情，如红斑狼疮治疗稳定后仍有发热或其他结核活动表现，可考虑进一步检查，如纤支镜活检、胸腔镜楔形切除等；④如使用激素，应密切观察结核活动可能性；患者目前单服他克莫司抗排异，加用激素后观察CD4+T细胞数量，调节他克莫司用量，保持肝功正常；⑤脂肪肝目前肝功能正常、血脂正常，体重减低，考虑与脂肪代谢异常有关，积极治疗发热，观察肝功、血脂，必要时给予治疗。

五、治疗方案及理由

（一）方案

1. 羟氯喹　口服 0.4 g，qd，随餐，体温正常后改为 0.2 g，qd。
2. 头孢曲松钠　静滴 0.2 g，qd，5 天。
3. 罗红霉素　口服 150 mg，bid，5 天，空腹。
4. 他克莫司　口服 1 mg，q12h，餐后 2 h。
5. 熊去氧胆酸胶囊　口服，0.25 g/ 早，0.25 g/ 中午，0.5 g/ 晚，餐后即刻。

（二）理由

患者除发热外，症状多样，涉及多个系统，经MDT讨论，目前症状的原因以系统性红斑狼疮为主，但程度轻微，给予羟氯喹治疗，如效果不佳再换用激素；上呼吸道细菌和病毒感染明确，积极给予抗感染治疗，流感嗜血杆菌根据药敏给予头孢曲松钠静滴，腺病毒和埃可病毒可自愈，柯萨奇病毒无特效治疗，肺炎支原体给予罗红霉素口服，结核未见活动性指标，暂不予治疗，查胆酶升高，考虑小胆道炎症，给予熊去氧胆酸胶囊口服，15 mg/（kg·d），密切观察病情变化，据此调整治疗措施。

六、治疗效果及思维提示

患者经治疗 3 天后体温恢复出院，1 个月后复查：无特殊不适，颈部淋巴结较前缩小但仍可触及，月经量仍较多，查血、尿常规正常，肝功能正常，血沉正常，抗核抗体仍阳性，影像学肺部阴影仍在。羟氯喹、他克莫司治疗持续。此后，定期随访，再未出现发热、月经量渐恢复正常。2 年后逐渐减停羟氯喹，随访至今病情平稳，再未见相关表现。

思维提示

患者上呼吸道感染，经头孢曲松钠和罗红霉素治疗后恢复。患者系统性红斑狼疮诊断明确，但程度轻微，仅以羟氯喹控制，即获得理想效果，未见显著不良反应，2 年后病情稳定，在风湿免疫科指导下，逐渐减停，未见病情反复，治疗过程顺利。最终诊断：肝移植术后系统性红斑狼疮。

七、对本病例的思考

患者间断发热就诊，最终明确主要原因是系统性红斑狼疮，伴有上呼吸道感染，经抗感染治疗和羟氯喹治疗，患者恢复。系统性红斑狼疮诊断标准如下。①颊部红斑：固定红斑，扁平或高起，在两颧突出部位。②盘状红斑：片状高起于皮肤的红斑，黏附角质脱屑和毛囊栓；陈旧病变可发生萎缩性瘢痕。③光过敏：对日光有明显的反应，引起皮疹，从病史中得知或医生观察。④口腔溃疡：经医生观察到的口腔或鼻咽部溃疡，一般为无痛性。⑤关节炎：非侵蚀性关节炎，累及 2 个或更多的外周关节，有压痛，肿胀或积液。⑥浆膜炎：胸膜炎或心包炎。⑦肾脏病变：尿蛋白 > 0.5 g/24 h 或阳性（+++），或管型（红细胞、血红蛋白、颗粒或混合管型）。⑧神经病变：癫痫发作或精神病，排除药物或已知的代谢紊乱。⑨血液学疾病：溶血性贫血，或者白细胞减少，或者淋巴细胞减少，或者血小板减少。⑩免疫学异常：抗 ds-DNA 抗体阳性，或者抗 Sm 抗体阳性，或者抗磷脂抗体阳性（后者包括抗心磷脂抗体或狼疮抗凝物阳性或者至少持续 6 个月的梅毒血清试验假阳性三者之一）。⑪抗核抗体：在任何时候和未用药物诱发"药物性狼疮"的情况下，抗核抗体滴度异常。在这 11 项中，符合 4 项或 4 项以上者，在排除感染、肿瘤和其他结缔组织病后，可诊断 SLE。

患者结核病史在本次诊断过程中带来很大干扰，最终确定不是本次发热原因。后期，患者长期抗排异治疗，免疫能力低下，易发生感染，结核可能再活动，需关注。另外，回顾患者病史，当时胸片阴影作为唯一证据开始抗结核治疗，并发生药物性肝损害、肝功能衰竭，最终接受肝移植手术，当时结核诊断、治疗证据不足，治疗带来严重后果，应该起到警示作用。

（兰州大学第一医院　李　莹）

参考文献

［1］Torné Cachot J, Baucells Azcona JM, Blanch Falp J, et al. Classic fever of unknown origin: analysis of a cohort of 87 patients according to the definition with qualitative study criterion[J]. Med Clin（Barc）, 2021, 156（5）: 206-213.

［2］翟盼盼, 陆坚. 近10年中文文献报道的不明原因发热病例病因分析 [J]. 新发传染病电子杂志, 2018, 3（4）: 221-224.

［3］中华中医药医学会. 系统性红斑狼疮诊疗指南 [J]. 中国中医药现代远程教育, 2011, 9（11）: 146-148.

［4］中华医学会风湿病学分会, 国家皮肤与免疫疾病临床医学研究中心, 中国系统性红斑狼疮研究协作组. 2020 中国系统性红斑狼疮诊疗指南 [J]. 中华内科杂志, 2020, 59（3）: 172-185.

［5］中华医学会结核病学分会. 抗结核药物性肝损伤诊治指南（2019 年版）[J]. 中华结核和呼吸杂志, 2019, 42（5）: 343-356.

［6］张铖, 钱叶勇, 石炳毅, 等. 实体器官移植术后结核病的研究进展——2013 年美国移植协会感染病学组实体器官移植结核病诊疗指南剖析 [J]. 器官移植, 2015（1）: 64-67.

肝移植术后 2 年余，发现胆红素升高 1 个月

患者男性，59 岁，于 2007 年 10 月 11 日入院。

一、主诉

肝移植术后 2 年余，发现胆红素升高 1 个月。

二、病史询问

（一）初步诊断思路及问诊目的

患者肝移植术后 2 年余，术前诊断为：乙型肝炎肝硬化、原发性肝癌、脾功能亢进。术后患者脾功能亢进并无改善，于术后 9 个月行脾切除术，术后恢复良好。入院前 1 个月发现胆红素升高，需考虑肝移植术后出现胆红素升高的主要原因，包括肝源性（急、慢性排异反应，原发病复发等）、胆源性（肝内外胆管狭窄、梗阻等）、血管源性（肝动脉、门静脉、肝静脉等狭窄、栓塞等）、药物性等。

（二）问诊主要内容及目的

1. 胆红素升高的问诊　主要涉及胆红素升高是否存在诱发因素；是否存在发热，腹痛，腹胀，乏力，纳差，尿色变深，大便颜色变浅，皮肤、巩膜黄染，瘙痒等伴随症状；是否有特殊用药史；具体化验数值及是否行相关治疗。

2. 了解肝移植手术及术后情况　包括术中胆道、动静脉吻合情况，术后肝功能恢复情况，术后复查移植肝血流、胆道情况等。

3. 肝组织穿刺活组织检查　了解肝脏受损伤程度及病因。

4. 免疫抑制剂　了解术后免疫抑制剂的使用种类及具体用量。

（三）问诊结果及思维提示

患者中年男性，于 2005 年 6 月 9 日因"乙肝后肝硬化、原发性肝癌、脾功能亢进"行原位肝移植术。术后患者脾功能亢进无改善、血白细胞及血小板计数持续偏低，保守治疗效果不佳，2006 年 3 月 29 日于全麻下行脾切除术。术后恢复良好，白细胞及血小板计数恢复正常后出院。患者肝移植术后间断复查肝功能及肝脏 B 超未见异常。2007 年 9 月份于当地医院复查肝功提示胆红素轻度升高，以间接胆红素升高为主，复查腹部 CT 提示：肝内胆管轻度扩张伴结石影，未行相关治疗。

> **思维提示**
>
> 通过问诊可明确，患者在肝移植术后出现胆红素升高，影像学检查存在肝内胆道异常表现，关于胆红素升高原因及移植肝血管、胆道情况仍需进一步检查，以明确诊断。

三、体格检查

（一）重点检查内容及目的

患者以胆红素升高为主要表现，初步考虑移植肝本身病变可能性大。因此在对患者进行系统、全面检查的同时，注意有无皮肤、巩膜黄染，皮疹，肝脾大等肝病体征。

（二）体格检查结果及思维提示

T 36.8℃，R 20 次 / 分，P 80 次 / 分，BP 110/60 mmHg。神志清楚，发育正常，全身浅表淋巴结未触及肿大，皮肤、巩膜未见明显黄染，未见皮下出血点及瘀斑。双肺呼吸音清，未闻及明显干湿啰音，心音有力，律齐，各瓣膜听诊区未闻及病理性杂音。腹软，腹部正中可见"人"字形手术瘢痕，愈合良好，全腹无压痛及反跳痛，肝脾肋下未及，双下肢不肿。

> **思维提示**
>
> 体格检查中未发现特殊阳性体征。需进一步行实验室检查明确诊断。

四、实验室和影像学检查

（一）初步检查内容及目的

1. 血常规　了解三系情况。

2. 生化全项　了解目前肝、肾功能、电解质、代谢等情况，有助于了解肝损害的特点，从而有助于鉴别诊断。

3. 凝血功能　可判断肝脏的合成功能，从而判断肝储备功能。

4. 嗜肝及非嗜肝病毒标志物检测　包括 HAV、HBV、HCV、HDV、HEV、EBV、CMV、疱疹病毒等病毒学指标检测。确定或除外引起肝功能损害的病毒性因素。

5. 免疫抑制药物血药浓度　有助于评估目前免疫抑制状态，及时调整用药。

6. 移植肝超声　了解肝脏形态及结构，了解肝脏血供情况，有无血栓等血管并发症。

7. 腹部增强 CT　进一步了解腹部脏器、移植肝情况，有无血管、胆道异常。

（二）检查结果及思维提示

1. 血常规　WBC 5.2×10^9/L，HGB 128 g/L，PLT 253×10^9/L。

2. 生化全项　ALT 38.1 U/L，AST 25 U/L，ALP 50.9 U/L，γ-GT 23U/L，ALB 48.0 g/L，TBIL 27.5 μmol/L，DBIL 7.57 μmol/L，其余正常。

3. 凝血功能　TT 17.1 s，INR 1.40，PTA 62%，余指标正常。

4. 病毒性肝炎及嗜肝病毒标志物检测　HAV、HCV、HDV、HEV、EBV、CMV、疱疹病毒 IgM 均阴性，乙肝 HBsAb、HBeAb、HBcAb 阳性，其余阴性。

5. 他克莫司血药浓度　5.3 ng/ml。

6. 移植肝超声　门静脉主干腔内探及 4.9 cm × 1.1 cm 中强回声团块，门静脉矢状部腔内探及 1.3 cm × 1.3 cm 大小中强回声团块，考虑门静脉血栓形成。

7. 腹部增强 CT　门静脉左右支内可见充盈缺损影，考虑门静脉血栓形成。

> 思维提示
>
> 　　患者肝移植术后 2 年余，结合目前所完善检查，明确诊断：肝移植术后、脾切除术后、门静脉血栓形成。关于门静脉血栓的治疗有待进一步商讨。

五、治疗方案及理由

（一）方案

1. 一般治疗　休息，避免受凉、劳累、软食。

2. 抗排异、预防乙肝复发、利胆治疗　他克莫司 3.5 mg，q12h；拉米夫定 100 mg，qd；熊去氧胆酸胶囊 250 mg，tid。

3. 抗凝治疗　根据 INR 调整华法林钠剂量为 2.5 ~ 5 mg/d，INR 维持于 2.0 ~ 3.0。

（二）理由

门静脉血栓形成的治疗有手术、介入及抗凝溶栓，应根据疾病的缓急及血栓形成的部位采取相应措施。目前，抗凝、溶栓治疗被认为是治疗门静脉血栓的基本方法。本例患者门静脉左右支血栓形成，通过手术取栓困难，而介入治疗技术要求高、费用大，故采用抗凝溶栓治疗。抗凝溶栓药物主要有抗血小板类、肝素类、长效抗凝类和纤溶及溶栓类药物。血栓形成的急性期多应用纤溶及溶栓类药物加肝素类药物治疗，但对于陈旧血栓疗效差。而长效抗凝剂是维持抗凝治疗、特别是治疗陈旧性血栓的主要药物，其中华法林钠是目前最常用的长效抗凝、溶栓药物，所以本例患者采用华法林钠抗凝溶栓治疗。

六、治疗效果及思维提示

本例患者初凝血功能及肝功能基本正常，给予口服华法林钠治疗，并根据 INR 调整华法林剂量为 2.5 ~ 5 mg/d，保证 INR 维持于 2.0 ~ 3.0。治疗 2 月余，患者大便隐血阳性，停用华法林钠，给予抑酸及胃肠黏膜保护剂后，大便隐血阴性，继续服用华法林钠。2008 年 1 月 10 日行腹部超声及 CT 检查均未发现门静脉血栓，门静脉血流恢复正常，停用华法林钠。此后多次复查均未发现门静脉血栓。

🧑 **思维提示**

肝移植患者行脾脏切除后，正常生存期的血小板不能被清除，使血小板长时间异常升高，血液呈高凝状态。因此，对此类患者术后应警惕血栓形成，加强凝血功能及血小板的动态监测，并根据监测结果及时给予抗凝治疗。

七、对本病例的思考

华法林钠为双香豆素衍生物，通过抑制维生素 K 的转化而抑制凝血因子 Ⅱ、Ⅶ、Ⅸ、Ⅹ 以及抗凝血因子蛋白 C、蛋白 S 的活化，使这些凝血因子无促凝活性，从而阻断凝血过程。华法林钠不仅具有抗凝作用，还具有溶栓作用。但是，因华法林钠用量的个体差异非常大，从开始使用到调整到稳定的维持剂量约需 2 周时间。服用华法林钠期间，需频繁化验凝血酶原时间，并根据化验结果调整剂量。因此，以往应用华法林钠溶栓治疗较少见。本例患者门静脉血栓再通的原因可能是门静脉血栓多为混合血栓，即白色血栓和红色血栓的混合体，治疗白色血栓主要应用抗血小板类药物，而治疗红色血栓主要应用溶栓药物，华法林钠兼具两者作用，故可成功溶栓。

（天津市第一中心医院　孙晓叶，朱梦月）

参考文献

［1］Cai GP, Hua ZH, Xu P, et al. TIPS access to portal vein thrombolysis[J]. Chin J Gen Surg, 2019, 34（4）：336-339.

［2］Cool J, Rosenblatt R, Kumar S, et al. Portal vein thrombosis prevalence and associated mortality in cirrhosis in a nationally representative inpatient cohort[J]. J Gastroenterol Hepatol, 2019, 34（6）：1088-1092.

［3］European Association for the Study of the Liver. EASL clinical practice guidelines: vascular diseases of the liver[J]. J Hepatol, 2016, 64（1）：179-202.

［4］Gasparini D, Toniutto PL, Avellini C, et al. Successful minimally invasive management of late portal vein thrombosis after splenectomy due to splenic artery steal syndrome following liver transplantation: a case report[J]. Transplant Proc, 2004, 36（3）：558-559.

［5］Weppler D, Selvaggi G, Levi D, et al. Ten-year experience in porto-caval hemitransposition for liver transplantation in the presence of portal vein thrombosis[J].Am J Transplant, 2007, 7（2）：454-460.

［6］Zhao Y, Gong JP, Zhang F, et al. Partial splenic artery embolization to treat hypersplenism secondary to hepatic cirrhosis: a meta-analysis[J]. Am Surg, 2017, 83（3）：274-283.

肝移植术后 1 月余，
发现肠系膜上静脉血栓 1 周

患者女性，48 岁，于 2020 年 3 月 5 日就诊。

一、主诉

肝移植术后 1 月余，发现肠系膜上静脉血栓 1 周。

二、病史询问

（一）初步诊断思路及问诊目的

患者为中年女性，肝移植术后发现肠系膜上静脉血栓就诊。肠系膜上静脉血栓形成后可向远端蔓延，肠管充血、水肿，浆膜下点状出血，然后扩散成片，容易引起动脉痉挛，造成肠坏死，可能导致低血容量、感染中毒性休克；也可向近端蔓延，最终致门静脉血栓。血栓形成一般认为与 Virchow 三要素密切相关，即血流改变、血管内膜受损和血液成分改变。肝硬化、肝外压迫、门静脉充血或血流淤滞等原因可导致血流改变，腹腔内化脓性感染、阑尾炎、溃疡性结肠炎、绞窄性疝、外伤、手术等原因可导致血管内膜受损，而血液黏度升高、血小板数量增加或功能增强、凝血物质异常、凝血机制异常等易栓症危险因素可认为是血液成分异常，三类因素都有可能会引发肠系膜上静脉血栓，约 1/4 的患者无明显诱因，称为原发性肠系膜静脉血栓形成。问诊需了解患者有否相关症状，并着重了解患者既往史，确定可能的风险因素。

（二）问诊主要内容及目的

（1）了解近期有无肠系膜上静脉血栓症状，大致判断病情严重程度。该病起病较缓慢。初期可无特殊不适，也可表现为腹部不适、便秘或腹泻。数日或数周后，随着血栓蔓延扩大，静脉血液回流受阻，影响肠曲生机时，突然发生剧烈腹痛，持续性呕吐，腹泻和血水样便比动脉栓塞更为多见。

（2）了解家族史、术前有无门脉系统血栓病史及血栓形成风险因素，用以判断易栓症可能性。易栓症（thrombophilia）是由于凝血和抗凝机制障碍使机体易产生血栓栓塞的病理状态。易栓症分为遗传性易栓症和获得性易栓症。遗传性易栓症指的是由于患者机体内存在某种基因缺陷导致与其相应的蛋白含量减少或者功能异常所致，占易栓症总体的 30% ~ 50%，包括抗凝血酶缺乏、蛋白 C 缺乏、蛋白 S 缺乏、活化蛋白 C 抵抗（activated protein C resistance，APCR）、肝素辅因子 II 缺乏、纤溶酶原缺乏等。获得性易栓症则指的是极易引起血栓的一组疾病以及极易发生血栓的危险状态，包括抗磷脂抗体综合征、恶性肿瘤、骨髓增生性疾病、阵发性睡眠型血红蛋白尿、肾病综合征、充血性心力衰竭、严重呼吸疾病、炎性肠病、高同型半胱氨酸血症等疾病，年龄增加、肥胖、吸烟、血栓形成个人史及家族史、口服避孕药和激素替代疗法、手术和创伤、凝血因子处于高水平状态、时间制动（瘫痪、久卧、久坐）、妊娠和产褥期、肿瘤放化疗、中心静脉插管、红细胞生成素治疗等状态。

（三）问诊结果及思维提示

患者术前有慢性乙肝病史 10 余年，肝硬化失代偿期病史 6 年，因上消化道出血，接受过多次内镜下食管曲张静脉套扎术及胃底曲张静脉组织胶注射，于 2020 年 1 月 23 日接受肝移植手术，术前检查发现门静脉血栓形成，术中门静脉内可扪及条索状软组织，肠系膜上静脉内无血栓。切开门静脉，见致密栓子，无法完整取出，重建门静脉进行供肝供血。术程顺利。术后发生腹腔包裹性积液，未能全部引流，残余积液机化，后缓慢吸收，故未予进一步处理。术后 2 周开始常规口服拜阿司匹林 100 mg，qd，预防血栓形成。于 2020 年 2 月常规复查时 CT 发现肠系膜上静脉附壁血栓，已换用华法林 2.5 mg，qd，治疗 1 周。就诊前偶有便秘，但无腹部不适、腹胀、腹痛、腹泻。患者无外伤史，除乙肝肝硬化外，无其他疾病史及相应治疗史，无吸烟史，育 1 子，已绝经，家族未见血栓病史及习惯性流产等病史。

🧑 思维提示

患者术后早期 CT 发现肠系膜上静脉血栓，暂无症状，病程尚早，积极治疗并定期复查，争取良好预后。患者病史排除大部分获得性易栓症危险因素：恶性肿瘤、骨髓增生性疾病、阵发性睡眠型血红蛋白尿、肾病综合征、充血性心力衰竭、严重呼吸疾病、炎性肠病等疾病，高龄、肥胖、吸烟、口服避孕药和激素替代疗法、手术和创伤、时间制动（瘫痪、久卧、久坐）、妊娠和产褥期、肿瘤放化疗、中心静脉插管、红细胞生成素治疗等状态。患者确有术前门静脉血栓形成病史，暂未能排除遗传性易栓症和抗磷脂抗体综合征、凝血因子处于高水平状态等少数风险因素。

三、体格检查

（一）重点检查内容及目的

患者常规复查发现肠系膜上静脉血栓，无症状，体检应重视腹部体征，考虑到其他部位血栓可能性，下肢相关体征也应注意。

（二）体格检查结果及思维提示

T 36.8℃，R 20 次 / 分，P 82 次 / 分，BP 123/75 mmHg。神志清楚，全身皮肤黏膜、巩膜色泽正常，未见皮疹，无肝掌、蜘蛛痣。浅表淋巴结未及肿大。心肺查体未见异常。腹部平坦，腹部可见手术瘢痕，愈合良好。腹部软，未见腹部静脉曲张，未见胃型、肠型及蠕动波，全腹无包块，无压痛、反跳痛，肝肋下未触及，脾肋下刚及，质软，无触痛，移动性浊音阴性，肠鸣音正常。双下肢皮色正常，皮温正常，无水肿，无活动受限。

思维提示

患者体格检查未发现腹部体征及可能的下肢体征。肠系膜上静脉血栓，如出现急性栓塞，可能出现腹部症状及体征，目前仅为腹部血栓，暂未表现症状体征。同时暂无证据提示下肢静脉血栓。

四、实验室和影像学检查

（一）初步检查内容及目的

1. 血常规　用以了解是否有血小板升高带来的血栓风险。

2. 生化　用以了解血栓对机体带来的影响，高同型半胱氨酸血症。

3. 凝血功能　可以了解是否活动性血栓，有无高凝状态。

4. 自身免疫抗体　了解有无抗磷脂抗体综合征。

5. 血栓性疾病全项　判断遗传性易栓症可能性。

6. 遗传性血栓及其他出凝血异常相关基因检测　辅助判断遗传性易栓症。

7. 肝脏 CTA　了解血栓范围及程度。

（二）检查结果及思维提示

1. 血常规　WBC 2.74×10^9/L，N 78.7%，HGB 92 g/L，PLT 110×10^9/L。

2. 生化　ALT 23 U/L，AST 17 U/L，ALB 35.3 g/L，GLO 27.6 g/L，TBIL 9.5 μmol/L，DBIL 2.5 μmol/L，ALP 53 U/L，γ-GT 23.2 U/L，CHE 46 00 U/L，TC 2.41 mmol/L，BUN 7.61 mmol/L，Cr 75μmol/L，HCY 15.1 μmol/L。

3. 自身免疫抗体　均阴性。

4. 凝血功能　AT 101%，PT 27.4 s，PTA 30%，INR 2.54，FIB 2.77 g/L，APTT 48.7 s，TT 13.6 s，*D*-二聚体 0.11 μg/ml，FDP 48.7 s。

5. 抗磷脂抗体　阴性。

6. 血栓性疾病筛查　凝血因子 8（FⅧ:C）90.3%，血浆蛋白 C 活性（PC）50%，血浆蛋白 S 活性（PS）36.9%，血浆纤溶酶原活性（PLG）83，血管性血友病因子（vWF:Ag）101.7%，狼疮抗凝物初筛试验（LA）35 s。

7. 遗传性血栓及其他出凝血异常相关基因检测　未发现异常。

8. 肝脏 CTA　肠系膜上静脉见局限性充盈缺损，门脉系统其余血管未见异常。

思维提示

　　从血栓形成三要素来看，术后肝脏窦性阻力减低，门静脉及肠系膜上静脉流速血流加快，反而不利于血栓形成；移植手术并未对肠系膜上静脉直接操作，不致于导致血管内膜损伤，但当时邻近有腹腔包裹性积液，中性粒比值偏高，可能与积液吸收或合并细菌感染有关，可能募集免疫细胞及细胞因子经血管到达感染部位，可能导致血管内膜炎性损伤；血液成分中，血小板由术前长期 26×10^9/L，在术后 1 月余升高到 110×10^9/L，短期内发生显著变化，虽绝对值在正常范围，但就该患者而言，属于高凝状态，应考虑获得性易栓症；遗传性易栓筛查仅发现 PC 和 PS 降低，但结合已口服 1 周华法林的具体病史，考虑是受华法林影响，可在不使用华法林的时候复查以鉴别，易栓基因检测未见相关突变，但也仅有 50% 遗传性易栓症患者能检测到基因突变。目前未发现遗传性易栓症证据，仅有获得性易栓因素，暂诊断获得性易栓症。患者目前血栓范围仅限于肠系膜上静脉，暂未引起症状，积极抗凝治疗，密切观察病情变化。

五、治疗方案及理由

（一）方案

患者继续使用华法林，初始计量 2.5 mg，qd，据 INR 调整用量。

（二）理由

患者有既往门静脉血栓形成病史，现有腹腔包裹性积液、血小板较前显著升高的易栓危险因素，考虑有获得性易栓症；PC、PS 降低，暂未能排除华法林影响检测结果，易栓基因检测阴性，遗传性易栓症证据不足。已经形成的血栓，需要积极控制。首先使用华法林，根据疗效及不良反应等再调整治疗措施。

六、治疗效果及思维提示

（1）患者术后 2 周开始常规口服拜阿司匹林 100 mg，qd；术后 1 月余体检发现肠系膜上静脉血栓，使用华法林，此后血栓稳定，未见显著变化，华法林维持量 0.6 mg，qd（表 83-1）。

表 83-1　术后用药

时间（年月日）	血栓范围	大小（mm）	血小板（×10⁹/L）	用药
2020.2.25	肠系膜上静脉	15×11	110	华法林
2020.4.1	胰腺后方肠系膜上静脉	18×9	71	
2020.5.6	胰腺后方肠系膜上静脉	28×10	61	
2020.6.17	胰腺后方肠系膜上静脉	16×10	78	
2020.8.19	胰腺后方肠系膜上静脉	15×10	69	
2020.10.21	胰腺后方肠系膜上静脉	18×11	92	利伐沙班
2020.11.21	胰腺后方肠系膜上静脉	20×10	71	
2020.12.23	胰腺后方肠系膜上静脉	20×11	89	
2021.1.20	肠系膜上静脉与脾静脉汇合处	22×11	82	
2021.3.24	肠系膜上静脉与脾静脉汇合处	11×10	95	
2021.5.26	门静脉肝外段近吻合口处	11×7	115	华法林

时间（年月日）	血栓范围	大小（mm）	血小板（×10⁹/L）	用药
2021.6.23	门静脉肝外段近吻合口处	9×4	99	
2021.7.21	门静脉肝外段近吻合口处	8.4×4.8	92	
2021.8.25	脾静脉末端	16×11	88	
2021.9.22	门静脉主干	23×11	89	低分子肝素
2021.10.22	未见血栓		87	华法林

（2）术后 9 个月因患者当地复查凝血不便，抗凝改为利伐沙班 20 mg/d。

（3）术后 16 个月发现血栓进一步进展为门静脉主干附壁血栓，认为利伐沙班效果不佳，再次改用华法林，初始剂量 2.5 mg，据 INR 调整用量。

（4）术后 20 个月发现原有血栓逐渐缩小消失，门静脉主干新发血栓，改用低分子量肝素钙 4000 U 肌内注射，1 支，q12h。

（5）术后 21 个月复查 B 超，未见血栓，改为华法林，初始剂量 2.5 mg，据 INR 调整用量，观察病情。

思维提示

门静脉血栓治疗策略如下。

1）抗凝：①抗凝血酶。肝素和低分子量肝素、维生素 K 拮抗剂（华法林）、磺达肝癸钠、比伐卢定。②抗血小板。环氧化酶抑制剂（阿司匹林）、ADP 受体抑制剂（抵克力得、氯吡格雷）、GPIIb/IIIa 受体拮抗剂（替罗非班）。③直接口服抗凝药。达比加群、利伐沙班、阿哌沙班、依度沙班；以上药物都各有利弊，如维生素 K 拮抗药，为临床常用药物，可以口服给药，价格较低，但在治疗过程中需要密切监测其止凝血中的国际标准化比值，低分子肝素半衰期较短，应用安全，但是其价格较高，患者自行应用不便，直接口服抗凝药物给药方便，临床应用相对安全，无须频繁监测，但价格较贵。

2）溶栓或血栓切取：分为全身溶栓和局部溶栓，全身溶栓可以应用抗凝药物，局部溶栓通过肠系膜上动脉间接溶栓或者门静脉直接溶栓，常用药物为尿激酶、链激酶；但并发症多，需严格掌握适应证。

3）TIPS（经颈静脉肝内门体静脉分流术）：TIPS 疏通门静脉血栓的优势在于可在肝内建立门腔分流道以加快门静脉血液回流速度，使更多淤积在门静脉系统血管内的血液回流入下腔静脉，对局部血栓形成冲刷效应，但无法缓解门静脉分支血栓、肝功能损害、肝性脑病等并发症，TIPS 支架的不当置入也会加大未来肝移植手术的难度。患者移植术前有门静脉血栓病史，术后1月余即发生肠系膜上静脉血栓，虽经积极华法林、利伐沙班治疗，仍进展为门静脉血栓，选用低分子量肝素钙，治疗1个月，血栓消失，后改为华法林继续口服，预防血栓再发。

最后诊断：肠系膜上静脉血栓，门静脉血栓，获得性易栓症。

七、对本病例的思考

肠系膜上静脉是门静脉分支，其中血栓可能延入门静脉，故需密切关注。结合该患者，既往有门静脉血栓病史，合并获得性易栓症，故虽无症状，仍需积极治疗，即便积极抗凝治疗，病情仍进展为门静脉血栓，后给予低分子肝素治疗，治愈，后续仍需长期预防血栓复发。

患者血栓难治考虑与易栓症有关，易栓症分为获得性和遗传性，获得性易栓症可能是遗传性易栓症的早期表现，也可能共同发生。本例患者合并获得性易栓症，通过病史及病情经过的询问明确诊断，但是否合并遗传性易栓症，有赖于表型和基因的检查。除抗凝蛋白缺陷、蛋白C和蛋白S缺陷、组织因子途径抑制物缺陷、凝血因子异常、富组氨酸糖蛋白血症和高同型半胱氨酸血症等经典的蛋白缺乏和AT缺陷症（SERPINCI）、蛋白C缺陷症（PROC），以及蛋白S缺陷症（PROSl）等基因缺陷外，越来越多的相关蛋白和基因异常被发现。

遗传性易栓症表型检测包括常规的凝血筛选试验（活化部分凝血活酶时间、凝血酶原时间和凝血酶时间）、特殊因子检测（AT、蛋白C和蛋白S三种抗凝蛋白；狼疮抗凝物、抗心磷脂抗体或抗β_2糖蛋白1三种抗磷脂综合征相关因子；血浆同型半胱氨酸，凝血因子Ⅷ、Ⅸ、Ⅺ和纤溶蛋白等其他因子）。该类检测可能受到很多因素的影响。①时机影响：血栓形成急性期时，AT可能与PC、PS一同暂时下降；②抗凝药物影响：华法林、激素等可降低PC和PS水平，肝素可降低AT水平，妊娠、口服避孕药或雌激素替代治疗可使PS水平下降、APCR试验假阳性；③年龄性别影响：儿童和新生儿的PC和PS水平较低，女性PS水平更低，APCR试验阳性者女性多于男性；④疾病影响：DIC或肝病时AT、PC、PS水平下降，肾病时AT水平下降，妊娠或雌激素替代治疗FVIIIC升高，高脂血症和抗磷脂抗体阳性时PS水平下降，糖尿病、妊娠后期和围生期PC水平升高。

遗传性易栓症基因检测对易栓症相关基因进行单碱基替代、小缺失和（或）插入、剪切位点突变和启动子区突变检测，为明确血栓病因提供了科学证据，也为临床制订个体化抗凝措施提供了理论依据。有相关基因突变未发生血栓的患者，并不一定需要治疗，只需关注；而遗传性易栓症表型阳性并发生血栓的患者，也不一定能检测到相关基因突变，因此，需进一步研究基因筛查的临床意义。

目前，对于血栓合并易栓症的治疗推荐以抗凝治疗为主，建议长期抗凝，甚至终身抗凝治疗，尽量减少血栓复发，及早给予抗凝治疗对预防静脉血栓复发和改善预后具有重要意义。

（兰州大学第一医院　李　莹）

参考文献

［1］Bhangui P, Fernandes ESM, Benedetto FD, et al. Current management of portal vein thrombosis in liver transplantation[J]. Int J Surg, 2020, 82（Supplement）: 122-127.

［2］Gaddh M, Rosovsky R. Venous thromboembolism: genetics and thrombophilias[J]. Semin Respir Crit Care Med, 2021, 42（2）: 271-283.

［3］高红霞，杨涛，续慧民，等 . 免疫机制在深静脉血栓形成中的作用 [J]. 中国血管外科杂志（电子版），2021, 13（1）: 93-96.

［4］陶开山，李霄 . 中国肝移植术后并发症诊疗规范（2019 版）[J]. 器官移植，2021, 12（2）: 129-133.

［5］Wang KL, Chu PH. Management of venous thromboembolisms: part II. the consensus for pulmonary embolism and updates[J]. Acta Cardiologica Sinica, 2021, 37（2）: 211-212.

［6］中华医学会消化病学分会肝胆疾病学组 . 肝硬化门静脉血栓管理专家共识（2020 年，上海）[J]. 中华消化杂志，2020, 40（11）: 721-730.

病例 84

肝肾联合移植术后 23 个月，腹泻 4 个月，纳差 2 周

患者男性，45 岁，于 2007 年 6 月 11 日入院。

一、主诉

肝肾联合移植术后 23 个月，腹泻 4 个月，纳差 2 周。

二、病史询问

（一）初步诊断思路及问诊目的

器官移植术后患者出现腹泻，按起病缓急和病程长短可简单分为急性和慢性。前者起病急，病程 2～3 周，多为感染所致；后者起病缓，病程常在 2 个月以上，病因复杂。按腹泻的病理生理机制可分为：①渗透性腹泻（由于服用不易吸收的物质，阻碍肠道对液体的吸收）；②分泌性腹泻（肠道黏膜分泌过多液体）；③渗出性腹泻（血浆、黏液、脓血的渗出）；④动力性腹泻（肠蠕动亢进，造成肠腔内物质与肠壁接触时间减少，而降低吸收）；⑤吸收不良性腹泻（肠黏膜吸收面积减少或吸收障碍）。按腹泻与是否为医源性分为：①治疗相关性腹泻，包括抗生素相关性腹泻、免疫抑制剂相关性腹泻、化疗相关性腹泻、肠内营养相关性腹泻、放疗相关性腹泻；②疾病相关性腹泻，包括结肠激惹综合症、各种病原菌感染、PTLD、GVHD、移植术后新发炎症性肠病、结肠癌。按病因分类有感染性腹泻与非感染性腹泻。本例患者腹泻持续 4 月余，近期加重，考虑非感染性腹泻可能性大。非感染性腹泻中，可能原因为消化道器质性病变以及其他原因所致功能紊乱。故问诊的目的主要围绕发病时腹泻的主要症状及伴随症状，是否就诊及相应的检查结果，是否伴有其他系统表现，以及既往史及有无特殊病史。

（二）问诊主要内容及目的

1.腹泻相关内容　腹泻的起因、发作缓解规律。大便的次数、性状、量。有无黏液和脓血，是否有不消化的食物等；是否有伴随症状，如发热、皮疹、腹痛、里急后重等。

2.病史中可能的相关因素　既往大便情况。饮食结构、有无饮食改变，有无不洁饮食。周围有无腹泻患者。

3.服药情况　了解有无药物因素。抗排异药大多数都有致腹泻的不良反应。

4.是否有脱水、电解质紊乱等表现　对于慢性腹泻的患者，腹泻量大而未能及时补充水及电解质的患者，可出现口渴、眼眶凹陷、皮肤弹性减退、呼吸深大等脱水、酸中毒、电解质紊乱情况；在明确病因前需对症处理，维持水、电解质、酸碱平衡。询问病史时需注意上述表现。

5.既往有疾病　是否有胃或肠切除史，甲亢、糖尿病、尿毒症、胃肠胰腺神经内分泌肿瘤等均可导致腹泻。短肠综合征可导致腹泻。

6.曾经就诊和检查情况　是否接受过大便常规及胃肠镜检查，通过外院的就诊和已行辅助检查（包括胃、肠镜及腹部超声等）有助于鉴别诊断。

（三）问诊结果及思维提示

患者因"失代偿期肝硬化、肾功能衰竭"于 2005 年 7 月行肝肾联合移植术。术后恢复顺利，定期复查血、尿常规及肝肾功能均正常。近 4 个月无明显诱因出现腹泻，大便 4 ~ 8 次 / 天，为黄色糊状便或黄色水样便，无腹痛、发热、里急后重等伴随症状。无不洁饮食史。患者半月前在当地医院查肝肾功能均正常，便常规及肠镜检查均未见异常。自服蒙脱石散、呋喃唑酮等药物，效果不佳。近 2 周出现纳差，偶有反酸、烧灼感、恶心、呕吐，呕吐物为胃内容物，无咖啡样物质。为进一步治疗，门诊以"肝肾联合移植术后，腹泻原因待查"收入科。现患者服用他克莫司 1 mg，qn；他克莫司 0.5 mg，qd。吗替麦考酚酯 500 mg，q12h，泼尼松片 10 mg，qd。胰岛素总用量 36 U/d。发病以来，精神尚可。体重减轻 10 kg。近 3 天尿量明显减少，小于 500 ml/d。

思维提示

通过以上病史询问得知，患者腹泻不伴有腹痛、里急后重、发热及皮疹；多次外院查大便常规阴性；肠镜检查未见异常。故可排除细菌、结核或真菌所致的感染性腹泻，以及 GVHD、炎症性肠病及肿瘤所致的腹泻。重点考虑药物不良反应以及菌群失调、结肠激惹综合征及甲状腺功能亢进等因素所致腹泻。另外，还需排除 CMV、EBV、腺病毒等病毒性肠炎。同时，由于患者近日尿量明显减少，应特别注意肾功能、电解质及酸碱平衡有无异常。

三、体格检查

（一）重点检查内容及目的

1. 有无脱水的相关体征　眼眶有无凹陷、皮肤弹性如何、口唇是否干裂，以及血压、心率情况等。

2. 甲状腺功能亢进相关体征　有无突眼、手抖、甲状腺增大、甲状腺杂音、心率过快、心律不齐等。

3. 腹部体征　能否扪及包块，有无肌紧张、压痛、反跳痛，有无肠鸣音亢进；移植肾是否有触痛、肿大等。

（二）体格检查结果及思维提示

T 36.3℃，P 76 次 / 分，R 16 次 / 分，BP 120/80 mmHg。一般情况尚可，无明显眼眶凹陷，皮肤弹性尚可，口唇较干，全身浅表淋巴结未触及肿大，甲状腺不大，未闻及杂音。双肺呼吸音清，未闻及杂音。上腹正中"人"字形切口，切口愈合佳。全腹软，未扪及包块，无压痛、反跳痛及肌紧张，肝脾肋下未扪及；右下腹移植肾区无压痛及血管杂音。肠鸣音正常。双下肢无水肿。

思维提示

查体未发现明显脱水征及其他阳性体征，考虑患者为慢性腹泻，自身有一定的代偿机制，故未出现明显的脱水征象。下一步需进行实验室及肠镜检查以明确诊断，评估病情，以制订下一步治疗方案。

四、实验室和影像学检查

（一）初步检查内容及目的

1. 血常规　了解外周血中白细胞计数、比例及血红蛋白，评估有无感染存在及是否存在贫血。

2. 尿、便常规　了解有无尿比重变化；大便有无红、白细胞以排除感染，便隐血以了解有无消化道出血。

3. 大便球杆比　了解有无肠道球菌与杆菌比例失调。

4. 生化全项　了解肝肾功能、血糖、电解质及酸碱平衡是否有异常。

5. 病毒相关检查　包括 CMV DNA、EBV DNA、腺病毒 DNA 复制、相应抗原、抗体等，以排除病毒感染所致腹泻。

6. 甲状腺功能五项　了解有无甲状腺功能亢进所致的腹泻。

7. 他克莫司浓度及淋巴细胞亚群　了解患者免疫功能及状态。

8. 电子肠镜　了解肠道有无器质性病变。

9. 移植肝、肾超声检查　了解移植物形态、结构及血流。

（二）检查结果及思维提示

1. 血常规　WBC 5.17×10^9/L，HGB 123 g/L，PLT 152×10^9/L。

2. 尿、便常规（多次）　尿比重正常；大便无红、白细胞，便隐血阴性（−）。

3. 大便球杆比　6：4。

4. 生化全项　肝功能各项指标均正常；GLU 7.07 mmol/L；BUN 38.68 mmol/L、Cr 780 μmol/L、UA 746 μmol/L；电解质均在正常范围。

5. 病毒相关检查　结果均阴性。

6. 甲状腺功能五项　各项指标均正常。

7. FK506 浓度及淋巴细胞亚群　FK506 9 ng/ml；$CD4^+T$ 细胞数量 362 个 /μl。

8. 电子肠镜　未做（患者在当地做过肠镜，故拒绝复查）。

9. 移植肝、肾超声检查　超声示移植肝脏、肾脏形态及血流未见明显异常。

思维提示

根据以上化验结果，可以进一步排除患者腹泻为非细菌及病毒感染、非甲亢所致。但球杆比失调提示存在肠道菌群失调。基本排除了器质性病变，故考虑患者腹泻的原因是结肠激惹综合征及肠道菌群失调共同因素所致可能性大。同时发现患者肌酐急性升高达到肾功能衰竭的标准。追问病史，患者半月前在当地医院查肝肾功能均正常。近三天尿量明显减少，低于 500 ml/d。结合病史考虑可能的原因有：①腹泻导致失水过多，纳差、偶有呕吐导致入量不足，入院前未及时、足量补液，故以肾前性肾功能不全可能性大；②移植肾急性排异反应：腹泻引起排异药物吸收减少，造成急性排异反应，但患者当前他克莫司浓度较高，无明显移植肾区疼痛及压痛，移植肾 B 超未见肾实质及血流异常，这些不支持排异反应，最终需进一步行肾穿刺才能排除；③药物性肾损伤，患者长期服用他克莫司，且目前浓度较高，故要考虑药物性肾损伤所致肌酐升高，但一般药物性肾损伤临床上表现为"爬行肌酐"，即肌酐呈缓慢上升趋势，而此患者半月前肌酐正常，本次化验突然高达 780 μmol/L，不符合药物性肾损伤的规律；④肾脏原发疾病复发，患者是在原发病未能确诊的尿毒症而行肾移植，是否存在原发肾病复发所致的肌酐升高，但通常都有一个逐渐升高的过程，需进一步肾脏穿刺才能排除。

五、治疗方案及理由

（一）方案

1. 调节肠道菌群、抑酸、保护胃黏膜　地衣芽胞杆菌 0.5g，tid；枯草杆菌二联活菌 0.5g，tid。泮托拉唑 40 mg，qd；硫糖铝混悬液 15 ml，tid。

2. 充分补液、利尿　补液 2000 ~ 2500 ml/d。

3. 止泻药物　复方地芬诺酯 50 mg，tid；匹维溴铵 50 mg，tid。

4. 血液透析准备　因肌酐升高明显，尿量少，达到透析指标，在查明原因、对因治疗的同时，应做好放置透析管、开始透析的相关准备工作，同时积极准备肾穿刺活检，明确是否为排异及原发病复发所致。

（二）理由

1. 腹泻治疗　在除外感染性腹泻后，应尽早使用较强的止泻药复方地芬诺酯及治疗结肠激惹综合征的特效药匹维溴铵，一般治疗 1 ~ 2 周可见明显效果。同时，针对球杆菌比例失调，加用调节肠道菌群药物。

2. 处理腹泻造成的并发症　肌酐升高，考虑腹泻脱水导致的肾前性肾功能不全所致，予以充分补液及利尿。

3. 拟穿刺置管透析治疗　以防补液后液体负荷过多，引起急性心功能不全。或肌酐继续升高，电解质紊乱等。

六、治疗效果及思维提示

入院当天补液 1500 ml，次日复查肌酐降至 424 μmol/L，继续补液 2000 ～ 2500 ml/d，经过治疗 5 天后，肌酐降至正常，在未用利尿剂情况下每日尿量在 3000 ～ 3500 ml，故未行穿刺置管透析。肾脏穿刺结果回报，急性排异反应的诊断证据不足；无原发病复发证据。经治疗后腹泻次数逐渐减少，6 天后完全停止，于第 9 天出院。出院后未再出现腹泻。

思维提示

经过补液，肌酐迅速下降，符合急性肾前性肾功能不全。随后移植肾穿刺活检结果证实，排除了排异反应及原发病复发。经过补液，尿量恢复正常，避免了透析。腹泻原因排除了肠道感染、炎症性肠病、肿瘤及甲亢等因素，针对肠道菌群失调及结肠激惹综合征治疗，症状明显改善，效果良好。之前虽然不能排除吗替麦考酚酯片的不良反应所致的腹泻，但在未停用此药前其腹泻已明显好转，故可以排除之。

最终诊断：肝肾联合移植术后结肠激惹综合征，肠道菌群失调，急性肾功能不全。

七、对本病例的思考

临床上器官移植术后患者出现慢性腹泻很常见，重要的是尽早查明原因，对因治疗。同时，补液纠正脱水的对症治疗也很关键。腹泻引起的脱水、药物浓度变化等如果处理不及时，可能带来电解质紊乱、多器官损伤等严重后果。对于肝肾联合移植的患者，一旦出现肾功能异常，尤其是当肌酐高达 780 μmol/L 时，很容易被误诊为急性排异反应，往往需进行置管透析。本例患者由于腹泻、纳差引起血容量不足，导致严重的急性肾前性肾功能不全。临床症状不典型，没有出现明显的脱水容貌、皮肤弹性差及血压降低等症状，患者因慢性腹泻导致的脱水、血容量不足的问题往往容易被忽视，且极易导致治疗决策失误，延误病情。此时需要通过详细了解病史、认真细致的体检、各种化验及影像学检查，尤其是补液试验、肾脏穿刺活检，才能与急性排异反应等进行鉴别。当补液试验见效后，才能避免不必要的置管，从而避免患者无谓的痛苦，减轻经济负担。

（解放军总医院第三医学中心　关兆杰；北京清华长庚医院　陈　虹）

参考文献

［1］Amin K, Choksi V, Farouk SS, et al. Diarrhea in a patient with combined kidney-pancreas transplant[J]. Am J Kidney Dis, 2021, 78（2）: A13-a6.

［2］Bayraktar A, Bakkaloglu H, Demir E, et al. Acquired acrodermatitis enteropathica syndrome in a kidney transplant receipt: a case report[J]. Transplant Proc, 2017, 49（3）: 609-612.

［3］Devresse A, Morin L, Aulagnon F, et al. Baseline graft status is a critical predictor of kidney graft failure after diarrhoea[J]. Nephrol Dial Transplant, 2019, 34（9）: 1597-604.

［4］Gioco R, Puzzo L, Patanè M, et al. Post-transplant colitis after kidney transplantation: clinical, endoscopic and histological features[J]. Aging（Albany NY）, 2020, 12（24）: 24709-24720.

［5］Kim JE, Ha J, Kim YS, et al. Effect of severe diarrhoea on kidney transplant outcomes[J]. Nephrology（Carlton）, 2020, 25（3）: 255-263.

［6］Lugo R, Angulo-Várguez F, Ávila-Nava A, et al. Acute kidney injury associated with intestinal infection by Cyclospora cayetanensis in a kidney transplant patient[J]. A case report. Parasitol Int, 2021, 80: 102212.

［7］Shad S, Hanif F, Haq MU, et al. Frequencies of common infectious organisms causing chronic diarrhea in renal transplant patients[J]. Exp Clin Transplant, 2019, 17（Suppl 1）: 212-215.

［8］Shin HS, Chandraker A. Causes and management of postrenal transplant diarrhea: an underappreciated cause of transplant-associated morbidity[J]. Curr Opin Nephrol Hypertens, 2017, 26（6）: 484-493.

［9］Sonambekar A, Mehta V, Desai D, et al. Diarrhea in kidney transplant recipients: Etiology and outcome[J]. Indian J Gastroenterol, 2020, 39（2）: 141-146.

肝移植术后 2 年 10 个月，黑便 1 天

患者女性，47 岁，于 2017 年 7 月 25 日入院。

一、主诉

肝移植术后 2 年 10 个月，黑便 1 天。

二、病史询问

（一）初步诊断思路及问诊目的

诊断上首先要排除食物干扰、消化道以外出血来源（口咽、鼻腔、咯血吞咽进入消化道）的可能。黑便是便血的一种形式。便血是指消化道出血，即血液从肛门排出，颜色可呈鲜红、暗红或黑色。少量出血不造成粪便颜色改变，须经隐血试验才能确定者称为隐血。问诊时要详细收集黑便的诱因、性状、速度及总量、伴随症状。同时还要注意有无全身性疾病、药物、手术等因素。

（二）问诊主要内容及目的

1. 便血有何诱因　是否进食较硬、粗纤维食物，是否饮食不洁、进食生冷、辛辣刺激等食物。有无服药史或消化系统手术史。

2. 便血的性状　一般来说，病变位置越低、出血量越大、出血速度越快，便血颜色越鲜红；反之，病变部位越高、出血量较少、速度慢、在肠道停留时间长，大便色越黑。血量多而粪质少、便与血均匀混合者，说明消化道出血位置较高。上消化道出血在肠内停留时间较长，则因红细胞破坏后，血红蛋白在肠道内与硫化物结合成为硫化亚铁，使大便呈黑色，更由于附有黏液而发亮，类似柏油，故又称柏油便。肛门直肠的病变多为鲜红色便血，多不与大便相混合而附着于大便表面，或便后滴血或喷射出血。

3. 便血的速度及总量　出血量的估计：成人出血 5 ~ 10 ml/d 粪便隐血试验出现阳性，出血量 50 ~ 100 ml/d 可出现黑便，胃内储积血量在 250 ~ 300 ml 可引起呕血，出血量超过 500 ml 可出现全身症状。短时间内出血量超过 1000 ml，可出现周围循环衰竭表现。HB 每下降 1 g，失血量为 400 ml，但在出血早期可能有血液浓缩导致 HB 下降程度与失血量不成正比可能。

4. 相关参数　每次便血的量及便血的次数，患者是否有头晕、口渴、心慌、尿少、神智改变，便血前后的血压、脉搏、血红蛋白水平，尿量。

5. 有何伴随症状　腹痛：慢性反复上腹痛，呈周期性与节律性，出血后疼痛减轻者，见于消化性溃疡。上腹绞痛或有黄疸伴便血者，应考虑肝、胆道出血。腹痛时排血便或脓血便，便后腹痛减轻，见于菌痢、阿米巴痢疾或溃疡性结肠炎。腹痛伴便血还见于急性出血坏死性肠炎、肠套叠、肠系膜血栓形成或栓塞、膈疝等。

6. 发热　便血伴发热常见于传染性疾病，如败血症、流行性出血热、钩端螺旋体病或部分恶性肿瘤，如肠道淋巴瘤、白血病等。

7. 里急后重　常觉排便未净，排便频繁，但每次排便量甚少，且排便后未见轻松，提示肛门、直肠疾病，见于痢疾、直肠炎及直肠癌。

8. 全身出血倾向　便血伴皮肤黏膜出血者，可见于急性传染性疾病，如重症肝炎、流行性出血热、白血病、过敏性紫癜、血友病等。

9. 肝掌、蜘蛛痣、毛细血管扩张　便血可能与肝硬化门静脉高压症有关。皮肤与黏膜出现毛细血管扩张，提示便血可能由遗传性毛细血管扩张症所致。

10. 腹部包块　便血伴腹部包块者，应考虑肠道恶性淋巴瘤、结肠癌、肠结核、肠套叠及克罗恩病等。

11. 既往史　既往有何种疾病，是否有肝炎、结核等传染病史？有无抗凝及抗血小板药物服用史，过去是否有肛裂、痔疮史，是否有手术史。

12. 入院前是否进行内镜检查　内镜检查是本类疾病诊断和鉴别诊断最重要的手段之一，有助于寻找出血部位。

（三）问诊结果及思维提示

患者因"药物性肝损害，急性肝功能衰竭"于 2014 年 9 月 10 日行肝移植术，术式"端端吻合"，术后恢复顺利，术后 3 个月拔除 T 管。出院后定期化验肝功正常。2017 年 7 月 24 日无明显诱因出现黑便，稀便，约 5 次，总量约 400 ml，伴腹胀。于 25 日就诊我院。查血常规：WBC 5.03×10^9/L，N 76.7%，PLT 69×10^9/L，HGB 95 g/L；肝功能：ALT 75 U/L，AST 24 U/L，TBIL 23.5 μmol/L，DBIL 9.3 μmol/L，ALB 40.1 g/L，肾功能正常；凝血：PT 12.2 s，PTA 74.4%，FbgC 194.9 mg/dl。胃镜：食管胃底静脉曲张，

门脉高压性胃病。腹部超声：腹腔积液（大量），门脉右支等回声，超声考虑血栓可能性大；腹部血管 CTA：门静脉右支可见低密度充盈缺损，门静脉栓子形成。予以抑酸、止血、收缩血管后症状缓解，2017 年 8 月 9 日于空军总医院介入科行经颈静脉门静脉造影，可见门静脉右支充盈缺损，遂行 TIPS。

🧑 思维提示

　　患者为中年女性，急性病程，临床主要表现为黑便，伴腹胀，无明显诱因，大便为黑色稀便，约 5 次，总量约 400 ml。血常规回示血色素下降；胃镜提示食管胃底静脉曲张，门脉高压性胃病；腹部超声及腹部血管 CTA 均提示血栓形成。故为门静脉血栓所致食管胃底静脉曲张破裂出血。

三、体格检查

（一）重点检查内容和目的

　　注意观察患者贫血程度，有无皮疹、黄疸、毛细血管扩张，有无淋巴结肿大，有无代表基础肝病的肝掌、蜘蛛痣、肝脾大、腹腔积液，有无腹部包块、腹部压痛。直肠肛诊是必要的，往往能第一时间发现痔疮、直肠癌等。

（二）体格检查结果及思维提示

　　T36.5℃，P77 次 / 分，R18 次 / 分，BP 99/59 mmHg，中度贫血貌，全身淋巴结未及肿大，腹膨隆，腹壁未见静脉曲张，未见胃肠型及蠕动波，上腹部正中"人"字形切口愈合好。全腹无压痛、反跳痛及肌紧张。肝脾肋下未触及，肾区无叩痛，移动性浊音阳性（＋），肠鸣音正常存在。肛诊无异常。

🧑 思维提示

　　患者血压下降，评估属于中度失血，应尽早补液维持体内循环。患者腹部膨隆、移动性浊音阳性，支持门静脉高压征的诊断。进一步行实验室、内镜检查和血管造影等检查来明确病因及诊断。

四、实验室和影像学检查

（一）初步检查内容及目的

1. 便常规及便隐血　了解大便性状，镜检是否有红细胞、白细胞，隐血有无阳性。

2. 血常规及网织红细胞　有助于评估失血量，并鉴别其他原因导致的贫血。

3. 肝肾功能、电解质　了解是否存在基础肝肾疾病、有无急性肝功能损害加重、急性肾衰竭及电解质紊乱等并发症，有助于评估病情严重程度。血肌酐正常而尿素氮反弹性升高提示再出血可能。

4. 凝血功能　是否存在凝血功能和凝血因子的异常。肝病患者的凝血功能反映的是肝脏功能的变化。

5. 血型、RH 因子及感染相关指标　可用于紧急配血。

6. 腹部超声　肝胆胰脾双肾，可以发现腹腔内各脏器的异常，如肝硬化，脾大、门脉增宽等表现，此外还可能发现并发症，如腹腔积液。

7. 血管造影检查　选择性血管造影可以显示＞ 0.5 ml/min 的出血部位。而且肿瘤、血管畸形各有其血管造影征象。血管造影定位准确，且能直接进行血管栓塞治疗，止血率高，尤其适用于出血量大的患者，但也有相当的假阳性及假阴性，出血复发率高，并发症包括肾衰竭和缺血性胃肠炎。

8. 内镜检查　为消化道出血定位、定性诊断所必需。应尽快进行，以明确诊断并有助于治疗。

（二）检查结果及思维提示

1. 便常规和便隐血　黑色糊状便，隐血阳性（＋）。

2. 血常规　WBC 5.03×10^9/L，N 76.7%，PLT 69×10^9/L，HGB 95 g/L。

3. 肝肾功能和电解质　ALT 75 U/L，AST 24 U/L，TBIL 23.5 μmol/L，DBIL 9.3 μmol/L，ALB 40.1g/L，Cr 52 μmol/L，BUN 5.36 mmol/l；电解质未见明显异常。

4. 凝血功能　PT 12.2 s，PTA 74.4%，FbgC 194.9 mg/dl。

5. 腹部超声　提示腹腔积液（大量），门脉右支等回声，超声考虑血栓可能性大。

6. 腹部血管 CTA　门静脉右支可见低密度充盈缺损，门静脉栓子形成。

7. 胃镜　食管胃底静脉曲张，门脉高压性胃病。

思维提示

患者出现黑便、贫血，根据胃镜结果，食管胃底静脉曲张出血诊断明确，经血管 CTA 检查，明确病因为门静脉血栓。

五、治疗方案及理由

（一）方案

1. 止血　生长抑素静脉泵入。

2. 抑酸　质子泵抑制剂或 H_2 受体拮抗剂。

3. 补铁　补充铁剂纠正贫血。

4. 压迫止血　若保守治疗无效，出血量加重时予以三腔二囊管压迫止血。

5. 利尿　在循环稳定的情况下利尿，必要时引流腹腔积液。

6. 介入止血治疗　必要时行 TIPS 治疗。

（二）理由

1. 用降低门静脉压力的药物　药物治疗是静脉曲张出血的首选治疗手段。

2. 生长抑素及其类似物　这类药物包括十四肽生长抑素、八肽生长抑素类似物（奥曲肽）等。十四肽生长抑素是人工合成的环状十四氨基酸肽，能显著提高止血率，但对降低死亡率没有显著作用。

3. 质子泵抑制剂　H_2 受体拮抗剂和质子泵抑制剂能提高胃内 pH，促进血小板聚集和纤维蛋白凝块的形成，避免血凝块过早溶解，有利于止血和预防再出血。

4. 补铁　失血量过多会引起缺铁，故需蔗糖铁补充。

5. 三腔二囊管压迫止血　三腔二囊管压迫可使出血得到有效的控制，但出血复发率高。当前只用于药物治疗无效的病例或作为内镜下治疗前的过渡疗法，以获得内镜止血的时机。应注意其并发症，包括吸入性肺炎、气管阻塞等，严重者可致死亡。

6. TIPS　能在短期内明显降低门静脉压，因此推荐用于治疗门静脉高压曲张静脉破裂出血者。与外科手术相比，TIPS 具有创伤小、成功率高、降低门静脉压力效果可靠、可控制分流直径、能同时行断流术、并发症少等优点。

六、治疗效果

患者入院后予以生长抑素、抑酸、止血等治疗后大便隐血转阴，但利尿后腹腔积液无明显减少，2017 年 8 月 9 日于空军总医院介入科行经颈静脉门静脉造影，可见门静脉右支充盈缺损，遂行 TIPS。

术后 8 个月复查门静脉造影提示门静脉血流动力学正常，移植物功能良好。复查腹部超声：门静脉与下腔静脉之间可见分流血管道，其内血流通畅，肝动脉阻力指数稍低；脾大。

七、对本病的思考

门静脉是由脾静脉和肠系膜上静脉汇合而成。慢性门静脉血栓形成（portal vein thrombosis, PVT）可导致门脉高压。慢性 PVT 患者即使没有症状，也常存在食管或胃静脉曲张，最常见的临床表现是消化道出血。如果血栓延伸到了肠系膜上静脉，慢性 PVT 患者也可能出现肠缺血和梗死。门脉性胆道病也是长期慢性 PVT 患者中常见的疾病，表现为瘙痒、梗阻性黄疸、胆囊炎及胆管炎。病因是形成的侧支静脉压迫大胆管，通常采用磁共振胰胆管成像可发现。实验室检查显示转氨酶、梗阻酶正常，或仅有轻度升高。在无肝硬化的情况下，除低白蛋白血症外，肝脏合成功能的指标一般正常。患者可能会有脾功能亢进的相关表现，如贫血、血小板减少以及白细胞减少。

慢性 PVT 的腹部多普勒超声可查见门静脉内强回声物质（可以延伸进入肠系膜静脉或脾静脉）、门静脉及其属支扩张，以及门静脉内无血流。腹部 CT 扫描会显示肝十二指肠韧带和肝门内缠绕紧密的静脉网。有血栓形成的门静脉段一般无法查见，但小静脉可能会表现为增强。此外，还可能观察到侧支血管与肝内门静脉相通。腹部 MRI 表现包括门静脉海绵样变和门静脉内充盈缺损。拟行分流手术患者，可以考虑进行血管造影。注射对比剂时，PVT 通常表现为门静脉或其分支有充盈缺损或是不显影。若存在海绵样变，则门静脉分支常通过侧支静脉充盈。

慢性 PVT 的基本处理包括筛查食管静脉曲张，治疗门脉高压和门胆管病变的并发症。对于门脉高压，食管胃底静脉曲张出血的患者可选用 TIPS，来降低门静脉的压力，且患者的耐受性良好。随着介入学的发展，经导管血管内途径目前被认为是治疗移植术后门静脉并发症的一线治疗方法，成功率高达 60% ~ 100%。TIPS 治疗对于肝移植术后门静脉血栓的技术操作成功率高、并发症发生低、效果好，避免了复杂的外科手术操作及相关并发症，是一种安全、有效的治疗手段，但同时需警惕支架内血栓形成和肝性脑病发生的风险。

（解放军总医院第三医学中心　邱　爽；北京清华长庚医院　范铁艳）

参考文献

［1］Feltracco P, Barbieri S, Cillo U, et al. Perioperative thrombotic complications in liver transplantation[J].World J Gastroenterol, 2015,21（26）：8004-8013.

［2］Hejazi Kenari SK, Zimmerman A, Eslami M, et al. Current state of art management for vascular complications aft er liver transplantation[J]. Middle East J Dig Dis, 2014, 6（3）：121-130.

［3］罗方舟，杨喆，郑树森 . 门静脉血栓与肝移植 [J]. 中华移植杂志（电子版），2019，13（3）：245-251.

［4］贺英杰，温培豪，张嘉凯，等 . 肝移植术后早期门静脉并发症的危险因素分析及诊治经验 [J]. 中华器官移植杂志，2019,4（11）：660-664.

［5］滕飞，傅志仁 . 肝移植中基于门静脉重建方案的门静脉血栓分类及处理策略 [J]. 器官移植，2018,9（4）：245-249.

［6］周光文 . 原位肝移植术后门静脉并发症处理及远期疗效评估 [J]. 器官移植，2013,4（6）：335-338.

肝移植术后 1 年 7 个月，痰中带血 1 个月

患者男性，56 岁，于 2011 年 10 月 31 日入院。

一、主诉

肝移植术后 1 年 7 个月，痰中带血 1 个月。

二、病史询问

（一）初步诊断思路及问诊

患者中老年男性因"酒精性肝硬化失代偿期"于 2010 年 2 月 25 日在解放军总医院第三医学中心行原位肝移植手术。病肝病理：结节性肝硬化。术后常规免疫抑制方案：他克莫司联合吗替麦考酚酯。肝移植术后出现咳痰带血，分析其原因可能需考虑真菌感染、结核感染、病毒感染、少见细菌感染及移植术后新发肿瘤。问诊时应该围绕上述病因进行，详细询问临床症状以及随治疗的症状变化过程。

（二）问诊主要内容及目的

1. 起病初期发热的特点　了解发热的规律和特点。热程短，有寒战、高热，多考虑感染性疾病。热程长，以午后低热为主，伴盗汗则考虑结核感染的可能。

2. 是否有咳嗽、咳痰、胸闷、憋气　如果出现咳嗽、咳痰，痰量较多伴有胸闷憋气需考虑巨细胞病毒感染的可能。如果以胸闷憋气为主，伴咳嗽，咳痰量不大需考虑耶氏肺孢子菌肺炎。

3. 是否有真菌接触史，周围环境是否洁净，是否有鸟类接触史　需注意真菌及卡氏肺孢子菌的感染。

4. 既往是否有风湿免疫性疾病病史　风湿、免疫系统疾病可累及全身多器官，也可引起肺部病变。以肺间质、肺血管、胸膜、肺实质和呼吸肌等是常受累的部位。风

湿病肺部表现以间质性肺病、肺部斑片影和胸腔积液最为常见。

5. 有无吸烟史、药物应用史、过敏史、家族史等　上述病史有助于疾病的初步判断。

6. 是否做过胸部影像学检查，采取何种治疗及对治疗的反应　已有的胸部影像学检查及治疗后症状是否有缓解，能帮助判断病变的性质及出血的风险。

（三）问诊结果及思维提示

患者因"酒精性肝硬化失代偿期"于 2010 年 2 月 25 日行原位肝移植手术，手术顺利，术后恢复尚可。2011 年 8 月于郊区游玩处自觉周围环境可嗅到浓重发霉味道，可疑霉菌接触史。2011 年 8 月下旬出现发热，体温最高 37.5℃，口服感冒清热颗粒后体温降至正常。2011 年 9 月上旬出现咳嗽、咳痰及痰中带血丝，色鲜红，以晨起活动后明显，每天 1 ~ 2 口。中旬于当地医院复查胸片未见异常。下旬开始患者自行口服头孢类抗生素（具体不详），共 4 ~ 5 天，痰中血丝较前有所减少。患者为求进一步诊治 2011 年 10 月 31 日入我院。

思维提示

患者间断咳嗽、咳痰带血入院。根据影像学特点主要考虑以下几个方面：真菌感染；CMV 感染；卡氏肺孢子菌肺炎；结核菌感染；新发肿瘤；风湿免疫性疾病等。

三、体格检查

（一）重点检查内容及目的

重点注意是否存在肺部疾病体征及风湿免疫系统疾病的体征，包括体温、脉搏、呼吸、心率，神志、精神状态，睑结膜是否苍白，口唇是否有发绀，有无胸廓变形，肋间隙是否饱满，呼吸动度是否一致，更应注意肺部听诊，了解呼吸音是否有变化，是否有干、湿啰音等。

（二）体格检查结果及思维提示

T 36.5℃，P 82 次 / 分，R 18 次 / 分，BP 116/80 mmHg。营养好，步入病房，自动体位，查体合作。神志清楚，精神好。面色红润，皮肤、巩膜无黄染，未见肝掌及蜘蛛痣。全身浅表淋巴结未扪及肿大。心律齐。胸廓对称，肋间隙饱满，呼吸动度一致，语颤无增强及减弱。双肺呼吸音清，未闻及明显干湿啰音。腹部平坦，上腹可见"人"

字形切口，愈合可。腹软，无压痛、反跳痛，全腹未触及包块。肝脾肋下未触及。移动性浊音阴性（–），肝区叩击痛阴性（–），双侧肾区叩击痛阴性（–）。双下肢无水肿。

思维提示

体格检查未发现明显阳性体征。需要进一步结合实验室及影像学检查明确诊断，必要时行支气管镜检查和支气管黏膜穿刺活检，并评估病情严重程度，为制订治疗方案提供依据。

四、实验室和影像学检查

（一）初步检查内容及目的

1. 血常规　了解患者是否存在血三系改变及其变化严重程度，有助于判断感染的病因学。

2. 生化全项、免疫力及药物浓度　肝肾功能、电解质、血糖血脂代谢、胆碱酯酶、淋巴细胞亚群及药物浓度等有助于评估目前肝脏情况及免疫抑制状态，并以此作为根据调制免疫抑制方案，评估感染的预后。

3. 病毒全项、CMV DNA 及 CMV PP65 检查　有助于巨细胞病毒肺炎诊断。

4. G 试验、GM 实验及乳胶凝集试验，痰涂片及培养　有助于真菌性肺炎诊断。

5. ESR、CRP、ADA、结核抗体、结明三项、TB-SPOT 及痰涂片找抗酸杆菌　排除结核感染。

6. 抗"O"、类风湿因子、免疫球蛋白、蛋白电泳、自身抗体谱、cANCA、PR-3、MPO 及抗肾小球基底膜抗体　了解有无风湿免疫系统疾病。

7. 支气管镜检查、灌洗液及黏膜活检　有助于感染原因诊断和鉴别诊断。

8. 肺部 CT 检查　了解影像学变化及对治疗的反应。

（二）检查结果及思维提示

（1）血常规　WBC 4.38×10^9/L、N 64.60%、RBC 4.36×10^{12}/L、HB 132.00 g/L、PLT 97.00×10^9/L。尿常规无异常。

（2）肝肾功能　ALT 18 U/L、AST 26 U/L、ALP 118 U/L、γ-GT 96 U/L、TBIL 26 μmol/L、DBIL 8.2 μmol/L、ALB 37.4 g/L、Cr 67 μmol/L。

（3）病毒全项、CMV DNA 及 CMV PP65 正常。

（4）G 试验、GM 实验及乳胶凝集试验，痰涂片及培养正常。

（5）ESR、CRP、ADA、结核抗体、结明三项及 TB-SPOT 均正常。痰涂片未见抗酸杆菌。

（6）CA 肺脏及 CA 男性普查均正常。

（7）FK506 浓度 1.33 ng/ml，淋巴细胞亚群 CD4+ 细胞数量 378 个 /μl、B 淋巴细胞数量 13 个 /μl。

（8）抗 "O"、类风湿因子、免疫球蛋白、蛋白电泳、自身抗体谱、cANCA、PR-3、MPO 及抗肾小球基底膜抗体无异常，pANCA 异常（1 : 80）。

（9）支气管镜检查可见左上叶间后段、右上叶后段支气管出血。肺灌洗液检查：抗酸杆菌染色为阴性。支气管刷片：可见脱落上皮，未见肿瘤细胞。灌洗液细胞学诊断：涂片中可见少量核异型细胞。

（10）支气管黏膜活检可见被覆上皮部分鳞状上皮化生，固有层水肿伴散在淋巴细胞浸润。

（11）肺部 CT 提示双肺散在、多发磨玻璃样、结节样改变（图 86-1）。

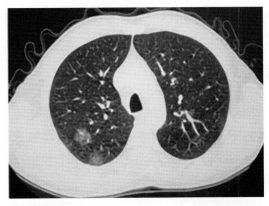

图 86-1　治疗前肺部出现散在多发磨玻璃样、结节样改变

思维提示

　　患者肝移植术后出现咳嗽、咳痰、咯血，肺部影像学提示散在、多发磨玻璃样、结节样改变，ANCA 相关抗体有阳性结果提示高度怀疑 ANCA 相关性血管炎的肺部改变。

五、治疗方案及理由

（一）方案

（1）休息，营养支持治疗。

（2）给予止血药（立芷雪、云南白药、氨甲苯酸）对症处理。

（3）给予口服甲泼尼龙片 32 mg，qd。

（二）理由

肝移植术后新发的 ANCA 相关性血管炎是在患者在服用免疫抑制剂的基础上出现，从临床表现、实验室检查到治疗方面均可能与一般患者有所不同。《指南》虽建议诱导方案采用糖皮质激素联合利妥昔单抗或环磷酰胺，而非单用糖皮质激素，但鉴于对移植术后这一特殊患者群体，临床症状并不十分严重，考虑到利妥昔单抗和环磷酰胺的毒性及不良反应，我们试给予单用甲泼尼龙片口服，亦收到较好的临床效果。

六、治疗效果及思维提示

给予激素和止血药物后患者咳嗽、咳痰带血症状明显好转，激素用至第 4 天后患者再无咳血症状。激素治疗 24 天复查胸部 CT 提示磨玻璃影基本消失（图 86-2）。复查 pANCA 较前下降（1 ： 40），血尿常规正常，肝、肾功能正常。后将激素逐渐减量，患者病情稳定，未出现病情复发。

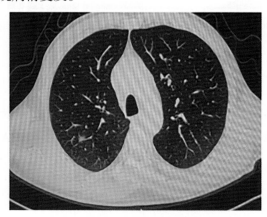

图 86-2　激素治疗 24 天，患者的肺部病变消失

思维提示

因患者临床症状较轻微，生命体征稳定，因此对于肝移植术后这一特殊的免疫群体，我们试予甲泼尼龙片治疗，患者对激素治疗反应良好，复查胸部 CT 提示炎症明显吸收。

最后诊断：肝移植术后 ANCA 相关性血管炎。

七、对本病例的思考

肝移植术后肺部磨玻璃影比较常见，主要见于念珠菌感染、结核感染、病毒感染、肿瘤、风湿免疫性疾病等。各类疾病影像学特点有所差异。念珠菌主要表现为弥漫性小片状、斑点状阴影、大片致密影、边缘模糊、形态多变，病变大多位于中下肺野。病毒感染主要表现为多发、片状或弥漫分布、磨玻璃影、边界不清、下肺较明显、多发性小结节、空气支气管征，可伴胸腔积液、胸膜增厚。结核感染表现为好发于上叶间后段及下叶背段、多形态、多钙化灶、少肿块性、少结节堆聚性。而 ANCA 相关性血管炎的胸部 CT 表现可呈多样性，如结节样、磨玻璃样改变等，最重要的影像学特点是病灶呈现游走性。ANCA 相关性血管炎可表现为发热、贫血、乏力，可累及眼、鼻、口、关节等，最常见的受累部位为肾脏，可达 91% ~ 100%，肺部受累达 60% ~ 90%，神经系统受累占 70%。肝移植术后 ANCA 相关性血管炎是极为罕见病例，而且病变只累及肺部更为少见，检索文献尚未发现肝移植术后 ANCA 相关性血管炎的报道。由于免疫抑制剂的使用，移植术后 ANCA 相关性血管炎患者的临床症状、实验室检查及治疗方面与一般患者略有不同。该病对激素治疗效果较好，但移植术后患者长期给予激素治疗过程中需警惕合并病毒、真菌等机会性感染的发生。

（北京清华长庚医院　范铁艳）

参考文献

［1］Berden A, Goceroglu A, Jayne D, et al. Diagnosis and management of ANCA associated vasculitis[J]. BMJ, 2012, 344: e26.

［2］Cohen Tervaert JW. What to do when you suspect your patient suffers from pulmonary vasculitis?[J]. Expert Opin Med Diagn, 2013, 7（1）: 1-4.

［3］Geetha D, Kant S. Renal transplantation in anti-neutrophil cytoplasmic antibody vasculitis[J]. Expert Rev Clin Immunol, 2018, 14（3）: 235-240.

［4］Hong Chen, Tieyan Fan, Xu Wang, et al. Vasculitis of anti-neutrophil cyto- plasmic antibody after liver transplantation[J]. J Craniofac Surg, 2014, 2014 , 25（1）: e76-9.

［5］Pearson T, Bremmer M, Cohen J, et al. Vasculopathy related to cocaine adulterated with levamisole: a review of the literature[J]. Dermatol Online J, 2012, 18: 1.

［6］Wick MR. Pulmonary disorders that are potentially associated with anti- neutrophilic cytoplasmic antibodies: a brief review[J]. Semin Diagn Pathol, 2018, 35（5）: 304-314.

［7］Yoshida M, Sasaki M, Nakabayashi I, et al. Two types of myeloperoxidase - antineutrophil cytoplasmic autoantibodies with a high affinity and a low affinity in small vessel vasculitis[J]. Clin Exp Rheumatol, 2009, 27: S28-S32.

肝移植术后 6 年余，化验 CA199 显著升高 1 天

患者男性，60 岁，于 2011 年 11 月 21 日入院。

一、主诉

肝移植术后 6 年余，化验 CA199 显著升高 1 天。

二、病史询问

（一）初步诊断思路及问诊目的

本例患者为中老年男性，肝移植术后 6 年余，化验 CA199 异常升高，数值高达 3982 U/ml。患者肝移植术后规律复查，既往复查 CA199 均正常。CA199 是一种黏蛋白型糖类肿瘤标志物，在正常人唾液腺、前列腺、乳腺、支气管、胰腺、胃肠道黏膜和肝脏组织等细胞膜上均可表达这种黏蛋白，并可释放到细胞间质和血清中。CA199 是腺体来源的各种良、恶性肿瘤的重要标志物。在胰腺表皮样囊肿、胆管炎、胃溃疡、结肠憩室等良性疾病中，CA199 也可出现一过性升高，但很少超过 1000 U/ml。问诊时可重点询问胰腺、胃肠道、肝胆等疾病的相关临床表现，如患者是否有腹痛、消瘦、便血、黄疸等，初步推测导致 CA199 异常升高的原因。

（二）问诊主要内容及目的

1. 现病史的询问 可导致 CA199 升高的疾病很多，需通过问诊进行初步筛查疾病，因此问诊要重点询问以下内容：①有无黄疸，是否有其他伴随症状。如存在黄疸且伴有发热、寒战、腹痛，需考虑是否存在胆道感染、胆管结石等；如伴有腹痛、腰背部放射痛、腹胀及消瘦，则需警惕胰腺癌可能；此外，还要考虑有无复发或新发的肝内及

胆管肿瘤。②是否有黑便、便血、排便习惯改变，有何伴随症状，如有黑便、腹痛则考虑是否有消化性溃疡。③如有排便习惯改变、便中带血，则要考虑结直肠良恶性肿瘤可能。

2. 既往史及个人史的询问　患者术后肝功能是否恢复正常，是否存在胆道吻合口狭窄，是否有胰腺癌、胆管癌、胃肠道肿瘤等家族史，是否存在其他肿瘤标志物升高。

（三）问诊结果及思维提示

6 年前患者因"原发性肝癌、乙肝肝硬化失代偿"行原位肝脏移植术，术后肝功能恢复正常。术后早期采用他克莫司、吗替麦考酚酯、甲泼尼龙的免疫抑制剂方案。目前免疫抑制剂方案：西罗莫司 1.3 mg，qd。常规复查发现肿瘤标志物中的 CA199 高达3982 U/ml，但其他肝胆肿瘤标志物均正常。患者无发热、寒战，无黄疸，无腹痛、腰背部疼痛，无黑便、血便，无体重下降。既往肝移植术后 6 个月因胆管吻合口狭窄，经皮放置胆道支撑管，1 年后顺利拔除胆道支撑管。此后患者长期服用熊去氧胆酸胶囊0.5 g，bid、消炎利胆片 6 片，tid，转氨酶始终正常，γ-GT 及 ALP 波动在 100 ～ 300U/L。无胰腺癌、胃肠道肿瘤、胆管癌等家族史。

思维提示

通过询问病史，可明确患者病程短，无发热、寒战、腹痛等胆道感染、胆管结石表现，也无明确消瘦、腹痛、腰背部疼痛等胰腺癌表现，亦无腹痛、血便等结直肠恶性肿瘤表现，初步考虑上述几种疾病可能性不大，进一步寻找 CA199 异常升高的原因，需结合体格检查、血液学、影像学等检查来确定。

三、体格检查及思维提示

（一）体格检查内容及目的

患者 CA199 异常升高，常见于胃肠道、胰腺、肝胆疾病，因此在系统、全面地检查同时，应重点关注有无皮肤、巩膜黄染，以排除梗阻性黄疸；有无腹部包块，有无脾大，直肠指检有无肿块，指套上是否有血性黏液，是否有淋巴结肿大等。

（二）体格检查结果及思维提示

T 36.2℃，P 78 次 / 分，R 18 次 / 分，BP 120/70 mmHg。皮肤、巩膜无黄染，无瘀

点瘀斑。上腹可见"人"字形瘢痕。腹平软，无包块，无压痛、反跳痛及肌紧张。肝脾肋下未触及。移动性浊音阴性，肠鸣音 4 次 / 分，双下肢无水肿。

🤔 思维提示

　　体格检查体温正常，未见皮肤、巩膜黄染，腹部无包块，无压痛，因此，胆道感染、胆管结石、晚期胰腺癌等疾病可能性不大，进一步明确是否存在胃肠道良性病变、早期胃肠道肿瘤、胰腺癌等可导致 CA199 异常升高的疾病需结合实验室及影像学检查。

四、辅助检查及思维提示

（一）初步检查内容及目的

　　1. 血液学检查　除常规检查外，还应重点关注肿瘤标志物，如 CEA、CA724 等是否升高，进一步评估肿瘤可能性。

　　2. 生化全项　明确肝功能情况，是否存在胆道因素造成的 CA199 升高。

　　3. 便常规及隐血　明确有无消化道出血，如有便隐血阳性或便中见红细胞，可能存在胃溃疡、胃肠道恶性肿瘤、结肠息肉等情况。

　　4. TB 细胞亚群、免疫抑制剂药物浓度　评估免疫功能。

　　5. 甲状腺超声、乳腺超声　明确有无甲状腺、乳腺肿瘤。

　　6. 腹部 CT　明确有无胰腺占位、胆道感染、结石、肿瘤等。

　　7. 盆腔 MRI　评估是否存在前列腺肿瘤。

　　8. 电子胃镜、结肠镜　明确是否存在胃肠道溃疡、良恶性肿瘤，并可行内镜下治疗。

（二）初步检查结果及思维提示

　　1. 血常规　WBC 4.76×10^9/L、N 64.9%、HGB 112 g/L、PLT 117×10^9/L。

　　2. 肝肾功能　ALT 32 U/L、AST 26 U/L、TBIL 15.9 μmol/L、DBIL 5.4 μmol/L、γ-GT 371 U/L、ALP 92 U/L，肾功能正常。

　　3. 便常规及隐血　未见明显异常。

　　4. TB 淋巴细胞亚群　$CD4^+T$ 细胞数量 371 个 /μl、$CD8^+T$ 细胞数量 447 个 /μl。

　　5. 西罗莫司浓度　5.8 ng/ml。

　　6. 甲状腺超声、乳腺超声　未见明显异常。

7. 腹部 CT　肝内胆管扩张，胆囊缺如，脾大、脾静脉曲张。

8. 盆腔 MRI　前列腺未见明显异常。

9. 电子胃镜　慢性浅表性胃炎。

10. 电子结肠镜　距肛门 18 cm 处见一枚 1.2 cm × 1.8 cm 带蒂息肉、表面黏膜充血，取活检 4 块。距肛门口 10 cm 以下黏膜点状充血，未见糜烂、溃疡，回肠末端及余结肠、直肠未见异常。

11. 结肠息肉活检　报告待回。

思维提示

　　辅助检查中重要的阳性发现为：结肠镜检查发现距肛门 18 cm 乙状结肠处见一枚 1.2 cm × 1.8 cm 带蒂息肉。其他甲状腺、乳腺、前列腺、胰腺、肝胆、胃等器官相关化验及检查未见明显异常，基本可排除上述器官病变导致 CA199 异常升高。结肠息肉可能会导致 CA199 轻度升高，但在未癌变的情况下，未见报道有病例超过 1000 U/ml。而本例患者 CA199 高达 3982 U/ml，结肠息肉亦较大，> 0.5 cm，分子生物学方面是否已出现恶变倾向，这需要进一步病理结果证实。

五、治疗方案及理由

（一）方案

手术：予内镜下乙状结肠息肉电凝 + 电切治疗，并行病理检查。

（二）理由

　　结肠息肉具有一定的癌变风险，结肠息肉的大小与癌变有一定的相关性，结肠息肉的直径越大，其癌变的可能性也越大，一般认为直径 > 2 cm 的结肠息肉的癌变率达 10% ~ 52%，即使息肉直径在 1 cm 以下者也有 0.9% ~ 7.3% 的癌变率，因此一旦发现结肠息肉即行切除对防止息肉癌变起着至关重要的作用。而内镜下结肠息肉切除术是治疗息肉的首选方法，具有创伤小、费用低、恢复快、保留正常肠道功能等优点。

六、治疗效果及思维提示

病理回报：（乙状结肠息肉）绒毛状管状腺瘤，免疫组化检测 CA199 表达强阳性。

切除息肉 2 天后复查 CA199 降至 80.6 U/ml，1 周后复查 CA199 降至 20.35 U/ml，在正常范围，随访至今 CA199 仍正常。

思维提示

本例患者内镜下结肠息肉电切术前血清 CA199 水平异常增高，病理免疫组化 CA199 高表达，治疗后逐渐降至正常水平，可推断 CA199 升高为结肠息肉所致。本例患者无恶性肿瘤发现，结肠息肉导致 CA199 异常增高，并超过 1000 U/ml，分析原因考虑虽然乙状结肠息肉病理提示为绒毛状管状腺瘤，但具有高表达 CA199 的特征，推测在分子生物学方面更有恶变的倾向。腺瘤性息肉是癌变的高危因素。有研究认为，虽然 CA199 的特异性不强，但敏感性很高，是结肠肿瘤较为敏感的指标，且早于其他肿瘤标志物。

最后诊断：肝移植术后，异常表达 CA199 的绒毛状管状腺瘤。

七、对本病例的思考

本例患者为中老年男性，因"晚期肝癌及乙肝肝硬化"行肝移植术，肝移植术后 6 年余，期间并无肝癌复发的征兆，但化验 CA199 异常升高，数值高达 3982 U/ml。CA199 属于 I 型糖类抗原，主要分布于正常胎儿胰腺、胆囊、肝、肠等组织，成人则存在于胃肠道、胰、胆管上皮处。目前多应用于消化系统恶性肿瘤的筛选诊断，但特异性差，在一些良性疾病中同样升高，但通常只是轻度升高，鲜有超过 1000 U/ml。本例患者 CA199 数值远超此值，是否存在胰腺癌、胆管癌、胃肠道恶性肿瘤等疾病需要临床医生通过详细、全面地询问病史和体格检查及完善相关辅助检查来明确病因。通过检查基本可除外甲状腺、乳腺、前列腺、胰腺、肝胆、胃等器官病变导致 CA199 异常升高。唯一可导致 CA199 升高的阳性结果是结肠镜检查提示乙状结肠处可见一个 1.2 cm × 1.8 cm 带蒂息肉。本例患者 CA199 异常增高是否单纯由结肠息肉导致尚不能确定。基于此，经内镜结肠息肉切除术对于本例患者来说不仅是一种首选的治疗方法，也是验证以上推断的一种手段。手术治疗后 2 天复查 CA199 即大幅下降至 80.6 U/L，1 周后降至正常水平，证实了此前 CA199 升高为结肠息肉所致的推断。本例病理结果回报为绒毛状管状腺瘤，一般认为管状腺瘤癌变率约为 5%，绒毛状腺瘤癌变率约为 40%，50%～70% 的结肠癌来源于腺瘤，整个癌变过程约需 10 年。结肠息肉的大小也与癌变有一定的相关性，即结肠息肉的直径越大，其癌变的可能性也越大。本例患者结肠息肉较大，且病理类型为具有较高癌变风险的绒毛状管状腺瘤，虽病理形态学上仍为良性病变，但在分子生物学层面已呈现 CA199 高表达的特征，可能更有恶变的倾向，故出现 CA199 异常增高现象。

本病例的诊治过程提示我们：对于患者的任何一种异常结果都要引起足够的重视，并应用全面、扎实的专业知识，有的放矢地询问病史、体格检查及完善辅助检查，抽丝剥茧地寻找病因。在疾病的诊疗过程中，不能拘泥于常见现象及结论，要用一种兼容并包的思维方式去研究临床工作中遇到的问题。

（天津市人民医院　李　俊；北京清华长庚医院　陈　虹）

参考文献

［1］Brand RE, Nolen BM, Zeh HJ, et al. Serum biomarker panels for the detection of pancreatic cancer[J]. Clin Cancer Res, 2011, 17（4）: 805-816.

［2］Jiang L, Gao Y, Sheng S, et al. A first described chest wall metastasis from colon cancer demonstrated with（18）F-FDG PET/ CT[J]. Hell J Nucl Med, 2011, 14（3）: 316-317.

［3］Koom WS, Seong J, Kim YB, et al. CA 19-9 as a predictor for response and survival in advanced pancreatic cancer patients treated with chemoradiotherapy[J]. Int J Radiat Oncol Biol Phys, 2009, 73（4）: 1148-1154.

［4］Methy N, Bedenne L, Bonnetain F. Surrogate endpoints for overall survival in digestive oncology trials: which candidates? A questionnaires survey among clinicians and methodologists[J].BMC Cancer, 2010, 10: 277.

［5］Tsavaris N, Kosmas C, Papadoniou N, et al. CEA and CA199 serum tumor markers as prognostic factors in patients with locally advanced（unresectable）or metastatic pancreatic adenocarcinoma: a retrospective analysis[J]. J Chemother, 2009, 21（6）: 673-680.

［6］Watanabe M, Chigusa M, Takahashi H, et al. High level of CA199，CA50 and CEA -producible human cholangiocarcinoma cell line changes in the secretion retios in vitro or in vivo[J]. In Vitro Cell Dev Biol Anim, 2000, 36（2）: 104-109.

二次肝移植术后 28 天，发热伴皮疹 3 天

患者男性，61 岁，于 2018 年 1 月 12 日入院。

一、主诉

二次肝移植术后 28 天，发热伴皮疹 3 天。

二、病史询问

（一）初步诊断思路及问诊目的

患者以肝移植术后发热、皮疹为主要表现，发热原因需要考虑感染性疾病、非感染性疾病两大类，而感染性疾病病原体包括细菌、真菌、病毒、结核、支原体等，感染部位包括呼吸道、消化道、胆道、泌尿道、腹腔等，非感染性疾病包括结缔组织疾病、恶性肿瘤、术后吸收热、过敏等。器官移植术后患者，长期服用免疫抑制剂，免疫力低下，感染风险高，机会菌感染可能性大，需仔细搜索感染证据。本例患者发热，伴有皮疹，需考虑两个症状是一个疾病的表现还是两个不同的疾病表现，如果是一个疾病，则需要考虑水痘 - 疱疹、带状疱疹、麻疹、猩红热、系统性红斑狼疮、皮肌炎、药疹、荨麻疹、移植物抗宿主病等多种可能。需要围绕这些上述各种可能，仔细询问相关阳性及阴性症状。

（二）问诊主要内容及目的

1. 发热有何特点　对于发热的患者，首先要了解发热的特点，包括最高体温、热型规律、持续时间、加重或缓解因素等。若属于稽留热，大叶性肺炎、斑疹伤寒可能性大；若属于弛张热，则败血症、风湿热、重症肺结核及化脓性炎症可能性大；若是不规则热，则结核病、风湿性疾病、支气管肺炎、渗出性胸膜炎等均有可能。同时要询问发热时精神状态如何，有无头晕、头痛、全身肌肉酸痛、乏力、畏寒、寒战等一

般症状,有无咽痛、咳嗽、咳痰、潮热、盗汗、腹痛、腹泻、消瘦、纳差、尿频、尿急、尿痛、关节痛等伴随症状。若发热时只是体温升高,患者一般情况很好,需注意恶性肿瘤、结缔组织疾病、药物热可能。另外也要询问患者最近有无增减特殊药物、接触异常环境或物体等。

2. 皮疹有何特点　对于皮疹问题,需要询问皮疹出现的时间、部位分布、大小、形态、颜色、进展或消退情况、前驱期、与发热的时间关系,同时也要询问有无伴随腹痛、腹泻、关节痛、瘙痒、脱屑,有无异常接触史、外伤史、药物史等。斑丘疹可见于麻疹、风疹、猩红热等,疱疹可见于水痘 - 疱疹病毒、带状疱疹病毒感染及大疱性药疹,玫瑰疹可见于伤寒,败血症可能表现为皮肤瘀点、瘀斑,系统性红斑狼疮可见典型的蝶形红斑,移植物抗宿主病可表现为皮肤红斑、斑丘疹等。风疹通常发热 1 ~ 2 天在面颈部会出现针尖样淡红色样斑丘疹,之后逐渐融合成片并且会散布全身,而麻疹一般在发热 3 ~ 4 天出现红色斑丘疹,水痘在发热当天会出现玫瑰色皮疹,之后会逐渐形成丘疹或者脓疱,柯萨奇病毒则在发热时或热退后出现散在斑疹或斑丘疹,1 ~ 3 天消退。

3. 抗排异方案　询问近期抗排异药物的使用情况,种类、剂量如何,有无调整变动。

4. 既往史及个人史　针对发热、皮疹,需询问患者有无结核等传染病史,有无肿瘤、结缔组织疾病史及食物、药物过敏史,疫苗接种情况、有无去过人群聚集地方等。

(三)问诊结果及思维提示

患者入院前28天因肝癌复发行二次肝移植手术,手术顺利,术后一直服用他克莫司、西罗莫司、吗替麦考酚酯分散片抗排异治疗。入院前 3 天无明显诱因出现发热,最高38.2℃,无明显规律,自行退热效果差,同时出现耳后、躯干部皮肤红斑,部分融合成片,无咽痛、咳嗽、咳痰,无腹痛、腹泻、黑便、血便,无尿频、尿急、尿痛,无寒战、盗汗、关节痛。既往有肝细胞癌病史,无丙肝、糖尿病病史及过敏史,无传染病患者接触史,近期也未新增加药物。

思维提示

从病例特点来看,没有呼吸道感染、消化道感染、泌尿系感染的证据,也没有线索提示风湿免疫性疾病或者药物过敏可能,对于器官移植术后人群,要警惕病毒、真菌、支原体等特殊病原体感染可能,警惕肝恶性肿瘤复发的可能。同时,也要对移植术后的罕见病——移植物抗宿主病提高警惕,敢于怀疑。这些疾病往往没有特征性的临床特点,需要扩大范围,全面搜索相关证据。

三、体格检查

（一）重点检查内容及目的

根据病史，呼吸道、消化道、泌尿道感染可能性小，但也不排除有些感染临床症状不明显，需要从查体体征上入手。包括仔细查看患者皮疹的全身分布情况，皮疹的特点，是充血疹还是出血疹，有无口腔黏膜斑或溃疡。肺部的听诊：有无干湿啰音，有无呼吸音减弱，有无胸膜摩擦音，还包括腹部的体征，如腹部质地、肌张力如何，有无压痛、反跳痛，有无胆囊区、阑尾区的压痛，有无肾区叩痛等。同时另外，也要注意患者关节肌肉情况，有无神经系统的体征。

（二）体格检查结果及思维提示

T 37.5℃，P 98 次 / 分，R 21 次 / 分，BP 144/94 mmHg。神志清楚，体形中等。轻度贫血貌。耳后、颈部、前胸及背部可见散在片状暗红斑，压之不褪色，无出血点、瘀斑（图 88-1）。口腔内无溃疡。双肺未闻及异常。心律齐。腹部可见"人"字形手术瘢痕，质软，无压痛、反跳痛、肌紧张，麦氏点无压痛，移动性浊音阴性（−），肠鸣音 4 ~ 5 次 / 分。双下肢无水肿。神经系统阴性（−）。

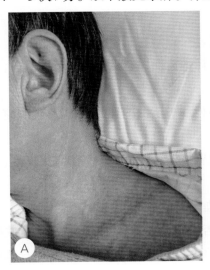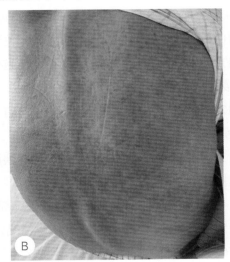

图 88-1　皮疹改变

A. 耳后、颈部皮肤可见大片斑疹；B. 部分融合成片

> **思维提示**
>
> 　　阳性体征少且不特异，没有提供有价值的指向性线索，只能说提示感染性疾病的可能性较小，尚不能绝对排除特殊病原体感染、肿瘤复发转移、移植物抗宿主病的可能，需进行辅助检查进一步排查。

四、实验室和影像学检查

（一）初步检查内容及目的

1. 血常规　了解白细胞总数及各分类计数情况。

2. CRP、PCT　了解有无炎症因子升高。

3. 生化指标　了解肝肾功能、血糖、血脂等生化指标情况。

4. 血、尿培养　寻找血、尿的病原学证据。

5. 免疫抑制剂浓度　了解免疫抑制剂剂量使用有无过多或不足。

6. 甲型乙型流感病毒抗原检测　排除流感病毒感染可能。

7. 巨细胞病毒相关检测　了解有无巨细胞病毒感染可能。

8. EB 病毒相关检测　了解有无 EB 病毒感染可能。

9. 风疹病毒检测　排除风疹病毒感染可能。

10. 结核相关检测　寻找结核感染相关证据。

11. T/B 淋巴细胞亚群　了解淋巴细胞分类计数情况，有无免疫力特别低下，以指导免疫抑制剂调整，侧面了解感染的概率。

12. 肝炎标志物及肿瘤标志物　了解有无新发肝炎病毒感染或者复发可能，有无肿瘤复发可能。

13. 腹部超声　从影像学上了解肝胆胰脾双肾及泌尿系情况，了解有无炎症、结石或者肿瘤征象。

14. 胸部 CT　了解肺部情况，排查肺部感染可能。

15. 皮肤活检　了解皮肤病变病理情况，是否为病毒感染及 GVHD 导致的皮肤病变。

16. STR 分析　短串联重复序列测定，从分子生物学角度进行供者细胞嵌合体检测，排查 GVHD 可能。

（二）初步检查结果及思维提示

1. 血常规　WBC 2.98×10^9/L，N 67.9%，M 22.8%，RBC 3.66×10^{12}/L，HGB 115 g/L，

PLT 135×10⁹/L。

2. CRP、PCT　　CRP 11.76 mg/L，PCT 0.268 ng/ml。

3. 生化指标　　ALT 14.7 U/L、AST 11.0 U/L、ALP 122U/L、γ-GT 149 U/L、TBIL 12.1 μmo/L、DBIL 4.3 μmo/L、CHE 6528 U/L、Cr 95.2 μmol/L、UA 172 μmol/L、GLU 7.58 mmol/L、Na⁺ 128.94 mmol/L、K⁺ 3.68 mmol/L。

4. 血、尿培养　　阴性。

5. 免疫抑制剂浓度　　FK506 2.20 ng/ml，RAPA 3.10 ng/ml。

6. 甲型乙型流感病毒抗原检测　　阴性。

7. 巨细胞病毒相关检测　　CMV IgM、DNA、PP65 检查结果均为阴性。

8. EB 病毒相关检测　　EBV IgM、DNA 均为阴性。

9. 风疹病毒检测　　RUB IgM 阴性。

10. 结核相关检测　　结核杆菌抗体 IgM、IgG 阴性，结核杆菌 γ 干扰素实验：均阴性。

11. T/B 淋巴细胞亚群　　CD4⁺T 细胞数量 252 个 /μl，B 淋巴细胞数量 4 个 /μl，NK 细胞数量 145 个 /μl。

12. 肝炎及肿瘤标志物　　乙肝表面抗体＞1000 mU/ml，余阴性，AFP 9.15 ng/ml。

13. 腹部超声　　肝胆胰脾双肾及泌尿系未见异常。

14. 胸部 CT　　右肺中叶、双肺下叶见条索影，较前减少。

15. 皮肤活检　　少许皮肤组织，表皮角化过度，真皮内见个别淋巴细胞浸润（图 88-2）。

16. STR 分析　　移植后供者细胞占 2.43%，表现为微嵌合状态。

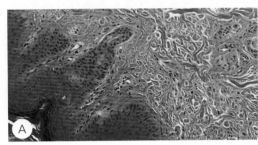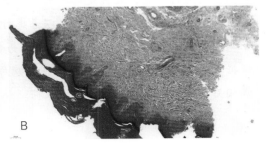

图 88-2　第一次皮肤活检

病理：少许皮肤组织，表皮角化过度，真皮内见个别淋巴细胞浸润

（三）进一步检查内容及目的

1. TH1/TH2 相关细胞因子　　IL-2、IL-4、IL-6、IL-10、IFN-γ、TNF-α 正常。

2. 弓形虫抗体　　TOXO IgM、TOXO IgG 阴性。

3. 甲状腺功能、皮质醇　　正常。

4. 头部 MRI　　脑白质脱髓鞘改变，老年性脑改变。

5. 骨髓穿刺　骨髓早期造血增生减低，粒细胞比例明显增高，淋巴细胞比例减低。

6. 再次皮肤活检　（皮肤）皮肤组织，表皮角化过度，可见单个角化不良并坏死细胞，上皮脚下延融合，基底细胞液化变性，真皮浅层血管及附属器周围淋巴细胞浸润，多量嗜色素细胞沉积（图 88-3）。

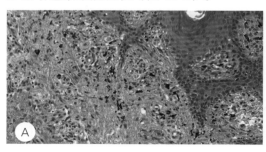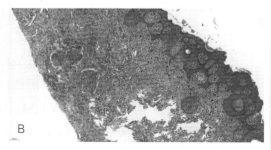

图 88-3　第二次皮肤活检

病理：皮肤组织表皮角化过度，可见单个角化不良并坏死细胞，上皮脚下延融合，基底细胞液化变性，真皮浅层血管及附属器周围淋巴细胞浸润，多量嗜色素细胞沉积

思维提示

移植物抗宿主病（GVHD）临床表现主要有发热、皮疹、全血细胞降低、胃肠道症状（腹泻）等，皮肤、肠道、骨髓是最常受累器官。其诊断比较困难，主要依赖于临床表现、嵌合体检查以及组织病理学证据。因此，怀疑此病时应围绕诊断和鉴别诊断进行检查，尤其是比较关键的嵌合体检查。有皮损的患者要及时行皮肤病理活检，有消化道症状的患者可以考虑行内镜活检，血液系统受累的患者需行骨髓穿刺及活检。同时 GVHD 患者往往容易合并感染，出现发热时需要全面寻找感染证据，包括细菌、真菌、结核、特殊病原体等，鉴别是感染性的还是与 GVHD 本病相关，为是否抗感染治疗提供依据。

五、治疗方案及理由

（一）方案

1. 一般治疗　吸氧，监测血压、血糖，记出入量，观察患者神志精神状况。

2. 抗排异药物调整及激素使用　停用抗排异药物，给予甲泼尼龙静滴，起始剂量 60 mg，qd，待体温和皮疹好转后逐渐减量并改口服，维持一段时间后停用。

3. 人免疫丙种球蛋白　给予丙球静滴，剂量按体重计算，本例患者使用 15 ~ 20 g/

d 持续 30 余天，体温正常、皮疹好转后停用。

4. 预防感染　给予预防性广谱抗革兰阳性球菌、阴性杆菌治疗，如去甲万古霉素 / 替考拉宁 / 利奈唑胺，美罗培南 / 哌拉西林他唑巴坦等。

5. 其他药物治疗　降温对症，加强补液、营养支持。根据具体病情，给予升血小板、输注血小板、抑酸、止血、补钙、调节肠道菌群、输注人血白蛋白等个性化对症支持治疗。

6. 皮肤护理　针对皮肤干燥皲裂出血，给予维生素 E 软膏保湿，给予莫米松乳膏外用，羟氯喹片口服减轻皮肤病变。

（二）理由

目前肝移植术后 GVHD 的治疗没有统一标准，文献报道的治疗多处于探索阶段，本病例采用糖皮质激素 + 静脉用丙种球蛋白 + 减停免疫抑制剂的方案，有助于患者自身免疫系统的恢复。GVHD 的患者往往容易合并感染，死于败血症，因此需要预防性抗感染治疗。消化道出血是常见死因之一，对于消化系统受累的患者积极地止血、输血也很重要。

六、治疗效果及思维提示

患者经过治疗后体温逐渐恢复正常，皮疹红色逐渐消退、脱屑，留下黑色素沉着，肝功正常，血常规趋于稳定，抗排异药物逐渐恢复至发病前水平。

思维提示

GVHD 治疗存在争议，缺乏有效的标准方案。糖皮质激素被认为是治疗 GVHD 的主要方法。另外，有文献报道联合使用 ATG、IL-2 拮抗剂（巴利昔单抗、达克利单抗）、CD2 抑制剂（阿法西普）或者 TNF-α 抑制剂（英夫利昔单抗）等药物也用于 GVHD 的治疗。治疗方案有：①单用类固醇激素，类固醇激素联用 IVIG 或硫唑嘌呤或 CNI 剂量增加；②单用胸腺球蛋白 ATG，或 ATG 联用类固醇激素，或者 ATG、类固醇激素、CNI 三联用药；③IL-2 拮抗剂联合激素，或者加 ATG/CNI 三联用药；④其他方案，包括阿法西普与激素、ATG 联用，TNF-α 抑制剂与激素、ATG 联用，或者利妥昔单抗、ATG、IL-2 拮抗剂等。本例患者使用的是糖皮质激素 + 免疫抑制剂减量或停用的方案，减少或停用免疫抑制可以帮助受者免疫系统自身重建恢复，有助于宿主对抗移植物来源淋巴细胞的免疫反应，同时也能减少感染风险，治疗过程中注意监测肝功及淋巴亚群变化，并不会增加排异风险。

最后诊断：肝移植物抗宿主病。

七、对本病例的思考

GVHD 的发生是由于具有免疫功能的供体细胞识别受体细胞为外来细胞，导致供体 T 淋巴细胞的活化、增殖和克隆性扩增，对受体组织和器官发起破坏性的免疫反应。GVHD 的发生需要以下三个条件：①具有免疫能力的淋巴细胞来源；②供体与宿主之间的抗原相容性差异；③宿主不能排异供体淋巴细胞。在实体器官移植中，最常发生的是小肠移植，其次是肝脏移植，肺移植、肾脏移植比较少见。在肝脏移植中，GVHD 的发生往往与以下危险因素有关，如年龄、种族、HLA 配型、供受者年龄差、肝癌、再次移植、糖尿病、酒精性肝病、自身免疫性肝炎、HCV 感染、移植前输血、排斥反应史等。根据发病时间不同，GVHD 分为急性（aGVHD）和慢性（cGVHD）两类。aGVHD 往往发生在移植后 100 天内。临床表现主要有发热、皮疹、全血细胞降低、胃肠道症状（腹泻）等。皮疹是 GVHD 的最常见的表现之一，其与药疹很难鉴别，可表现为皮肤红斑、斑丘疹，通常开始于耳朵、手掌和脚底，早期也可累及颈部、面颊和背部，在晚期可进展为全身性麻疹样病变，伴有光滑或角化过度丘疹和色素沉着，在严重的 GVHD 病例中，甚至会出现全身性的、严重的红皮病、水疱或大量皮肤脱落。皮肤病理改变主要是表皮交界处空泡样改变，表皮角质形成细胞凋亡，淋巴细胞外分泌等。肝移植术后 GVHD 的发生率在 0.5% ~ 2%，死亡率高达 85%，死亡的主要原因有败血症、多器官功能衰竭、消化道出血等。本例患者有肝癌基础病史，二次肝移植术后 1 个月内发病，主要表现为发热、皮疹及消化道出血，通过糖皮质激素 + 静脉用丙种球蛋白 + 减停免疫抑制剂、预防细菌和真菌感染、抑酸、止血、输血等治疗后好转。

（北京清华长庚医院　李　君，范铁艳）

参考文献

［1］ Au WY, Lo CM, Hawkins BR, et al. Evans' syndrome complicating chronic graft versus host disease after cadaveric liver transplantation[J]. Transplantation, 2001, 72: 527-528.

［2］ Akbulut S, Yilmaz M, Yilmaz S. Graft-versus-host disease after liver transplantation: a comprehensive literature review[J]. World J Gastroenterol, 2012, 18（37）: 5240-5248.

［3］ Lu Y, Wu LQ, Zhang BY, Cao JY. Graft-versus-host disease after liver transplantation: successful treatment of a case[J]. Transplant Proc, 2008, 40: 3784 -3786.

[4] Murali AR, Chandra S, Stewart Z, et al. Graft versus host disease after liver transplantation in adults: A case series, review of literature, and an approach to management[J]. Transplantation, 2016, 100（12）: 2661-2670.

[5] Paizis G, Tait BD, Kyle P, et al. Successful resolution of severe graft versus host disease after liver transplantation correlating with disappearance of donor DNA from the peripheral blood[J]. Aust NZ J Med, 1998, 28: 830-832.

[6] Rodrigues KS, Oliveira-Ribeiro C, Gomes SAF, et al. Cutaneous graft- versus- host disease: diagnosis and treatment[J]. Am J Clin Dermatol, 2018, 19（1）: 33-50.

[7] Smith DM, Agura E, Netto G, et al. Liver transplant-associated graft-versus-host disease[J]. Transplantation, 2003, 75: 118-126.

[8] Walling HW, Voigt MD, Stone MS. Lichenoid graft vs. host disease following liver transplantation[J]. J Cutan Pathol, 2004, 31: 179-184.

[9] Yadav DK, Bai Xl, Liang TB. Dermatological disorders following liver transplantation: an update[J]. Can J Gastroenterol Hepatol, 2019, 2019: 9780952.

肝移植术后2月余，月经紊乱2月余

患者女性，37岁，于2021年7月8日入院。

一、主诉

肝移植术后2月余，月经紊乱2月余。

二、病史询问

（一）初步诊断思路及问诊目的

月经紊乱首先要询问发病以来月经的周期、经期，月经量、颜色情况，了解月经紊乱的具体情况。引起月经紊乱常见的原因有甲状腺功能减退、多囊卵巢综合征、垂体功能减退、先天性肾上腺皮质增生症、严重贫血、肺结核、肿瘤等疾病因素，有营养不良、精神压力、过度减肥、药物等非疾病因素。因此需要围绕这些病因询问有无相应的症状。另外，移植术后的患者，还要询问排异药物使用情况，有无新加特殊药物。

（二）问诊主要内容及目的

1. 月经情况　包括月经周期、经期、经量、经血颜色，有无血凝块，出现紊乱前有无特殊诱因。

2. 病因可能的伴随症状或阴性症状　针对可能引起月经紊乱的病因，询问有无相应的症状，以判断可能的病因。包括有无乏力、记忆力下降、情绪低落、便秘，有无血压异常、头晕、心慌，有无皮肤毛发分布异常、体重变化，有无潮热、盗汗、咳嗽、咳痰，近期有无营养不良、过度节食减肥，有无精神压力过大或者遭遇重大生活事件等。

3. 药物使用情况　需要了解抗排异药物种类和剂量，近期有无药物调整，有无同时服用其他可能影响月经的药物。

4. 既往史婚育史　了解此前月经是否规律，是否有类似的情况，结婚和生育情况，了解既往生殖系统情况。

5. 家族史　了解家族中有血缘关系的女性平素月经，有无月经紊乱、闭经或者不育的情况，以判断是否有遗传因素的影响。

（三）问诊结果及思维提示

患者 2 月余前因 "乙肝、HCC（符合米兰标准）" 行原位肝移植术（背驮式），手术顺利，术后常规抗排异、抗乙肝等治疗。定期门诊随访复查，肝功正常，近期无新加药物，无剂量调整，一直服用：他克莫司 1 mg，bid，吗替麦考酚酯分散片 0.5 g，bid，西罗莫司 2 mg，qd，丙酚替诺福韦 25 mg，qd。2 个月前患者来月经一次，月经量极少，颜色暗红，持续 2 天，此后至今未再来月经。近期无节食、精神压力，无发热、乏力、潮热、盗汗，无头晕、头痛、心慌，无恶心、呕吐、腹胀、腹痛，无情绪低落、便秘，无毛发异常，体重稳定。

既往有两次剖宫产史，育有 2 子。10 个月前行肝脏肿物切除术；9 个月前开始靶向治疗，口服仑伐替尼 6 个月（2020 年 10 月—2021 年 3 月），瑞戈菲尼 2 个月（2021 年 4—5 月），治疗期间有停经；6 个月前行射频消融术。母亲有乙肝病史，无月经异常、不孕家族史。

思维提示

通过询问病史，无明显证据提示某种疾病导致月经紊乱，也无营养不良、精神压力因素，但了解到患者移植术前有肝癌手术切除及靶向治疗史，靶向药物治疗初期间即出现停经，直到肝移植术后月经恢复一次，因此要考虑是否为靶向药物所致的停经。

三、体格检查

（一）重点检查内容及目的

查体需要排查导致月经紊乱的疾病相应的体征，包括营养状况、体型，疾病病容，浅表淋巴结有无肿大，皮肤有无皮疹、紫癜、紫纹，有无满月脸、水牛背，有无视力下降、视野缺损，甲状腺有无肿大，双肺呼吸音有无异常，腹部是否扪及肿块，有无压痛、反跳痛，双下肢有无水肿。

（二）体格检查结果及思维提示

患者生命体征平稳。体型正常，营养中等。全身未扪及浅表淋巴结。毛发分布正常。无满月脸、皮疹、皮肤紫纹。皮肤巩膜无黄染，睑结膜无明显苍白。无视力下降、视野缺损。甲状腺不大。心肺检查未见异常。腹部见陈旧性手术瘢痕，未扪及包块，无压痛、反跳痛、肌紧张。双下肢无水肿。

🧑 思维提示

从体征上看，无营养不良状况，无甲状腺大小异常、下肢黏液性水肿，无皮质醇增多症、先天性肾上腺皮质增生、PCOS 等疾病的体征，无异常阳性发现。

四、实验室和影像学检查

（一）初步检查内容及目的

1. 血常规　了解白细胞、中性粒细胞、红细胞计数等情况，有无感染、贫血及了解贫血严重程度。

2. 生化　了解肝、肾功、血糖、血脂情况，有无严重肝肾功能异常，有无血脂异常低下。

3. 免疫抑制剂浓度　了解排异药物浓度，有无浓度异常增高所致药物毒性。

4. 淋巴亚群　淋巴亚群分类计数，了解免疫抑制程度。

5. 性激素六项　了解性激素水平，是月经紊乱必需的化验项目。

6. 甲功、血清皮质醇测定　了解有无其他腺体器官功能异常。

7. 血清肿瘤标志物　了解有无肿瘤的可能。

8. 子宫附件超声　了解有无子宫、卵巢异常。

9. 移植肝、双肾超声　了解有无肝肾形态学异常。

（二）检查结果及思维提示

1. 血常规　WBC 3.41×10^9/L，RBC 3.53×10^{12}/L，HGB 103.00 g/L，PLT 127.00×10^9/L，N 66.80%。

2. 生化全项　肝功能、肾功能、电解质等各项指标均正常。

3. 免疫抑制剂浓度　西罗莫司 6.43 ng/ml，他克莫司 7.55 ng/ml。

4. 淋巴亚群　淋巴细胞数量 790 个 /μl，CD4+T 细胞数量 254 个 /μl，CD8+T 细胞数量 231 个 /μl。

5. 性激素六项　泌乳素 2784.35 mU/L，促黄体生成素 4.44 U/L，卵泡刺激素 3.94 U/L，雌二醇 24.806 pg/ml，孕酮 < 0.21 μg/L，睾酮 0.39 nmol/L。泌乳素（复测）2084.68 mU/L。

6. 甲功、血清皮质醇测定　甲功五项及皮质醇正常，TSH 1.278 mU/ml，COR（8:00）436.10 nmol/L。

7. 血清肿瘤标志物　CA199 25.11 U/ml，CEA 1.95 ng/ml，AFP 2.12 ng/ml，PIVIK 25.29 mAU/ml。

8. 尿便常规　尿常规：比重 1.008，红细胞阴性。粪便常规＋隐血：均阴性。

9. 子宫附件超声　子宫、双侧附件区超声检查未见明显异常子宫前位大小形态正常，轮廓规整，肌层回声均匀。内膜不厚，厚 1.6 ~ 2.0 mm。左侧卵巢可见，右侧卵巢显示不清。双侧附件区未见占位性病变。

10. 移植肝、双肾超声　结果提示：移植肝术后，肝动脉阻力指数增高，门静脉超声未见异常，脾稍大，少量腹腔积液。

（三）进一步检查内容及目的

鞍区磁共振　了解有无鞍区占位，有无垂体异常。结果提示：垂体 MR 平扫未见明确异常。

思维提示

从以上化验结果看出，患者肝肾功稳定，抗排异药物浓度在目标范围内。异常的项目主要在于泌乳素升高，雌孕激素水平低，同时子宫内膜薄，提示月经紊乱与泌乳素水平高有关，而垂体磁共振未见异常，排除了泌乳素瘤的可能，结合病史患者未服用可能导致泌乳素增高的药物，因此最后诊断"肝移植术后、高泌乳素血症"明确。

五、治疗方案及理由

（一）方案

1. 溴隐亭治疗　给予溴隐亭 0.625 mg，qn，起始，观察有无恶心、呕吐等不良反应，若无不适，逐步加量至 1.25 mg，bid。

2. 抗排异治疗　患者肝功及肝脏超声等检查未见异常，抗排异药物种类及剂量未作调整。

3. 其他治疗　继续核苷酸类似物抗乙肝、补钙、补充维生素 D 等治疗。

（二）理由

高泌乳素血症药物治疗首选多巴胺受体激动剂，常用药物有甲磺酸溴隐亭、卡麦角林，本例患者选用溴隐亭，服药过程中无恶心、呕吐、眩晕、血压下降等不适。

六、治疗效果及思维提示

患者用药 2 周后复查性激素六项，泌乳素降至正常，雌激素水平较前提升，溴隐亭维持治疗，用药 25 天后月经来潮，经量、颜色及经期均恢复正常。

思维提示

患者明确诊断后，选用一线药物即溴隐亭治疗，考虑到头晕、眩晕、恶心、呕吐、体位性低血压、肺纤维化等不良反应，故以 1/4 片（0.625 mg）为初始剂量，耐受以后逐步加量，直到能维持泌乳素水平正常的最小剂量。在后期的治疗过程中，仍需要定期复查激素水平，及时调整剂量，对于长期应用者需要评估心脏瓣膜及肺间质纤维化。

七、对本病例的思考

高泌乳素血症分为生理性和病理性两类。生理性原因包括妊娠、乳头刺激和应激。病理性原因包括下丘脑 - 垂体疾病（泌乳素瘤多见）、药物性因素（多为抗精神病药、选择性 5- 羟色胺再摄取抑制剂）和特发性高泌乳素血症等。绝经前女性的高泌乳素血症可引起表现为溢乳、不孕、月经稀发或闭经。目前肝癌免疫治疗后出现继发性甲减、肾上腺皮质功能降低等垂体功能异常的报道较多，尚未检索到靶向药物治疗后出现垂体功能异常的文献，仅在仑伐替尼说明书中生殖毒性部分提到在猴体内暴露量低于临床使用剂量（24 mg）时，可见月经次数减少。本病例在发病前没有月经异常病史，鞍区磁共振也未提示下丘脑垂体疾病，考虑特发性高泌乳素血症，原因可能与靶向治疗有关，有待今后更多的临床观察证实。

对于肝移植术后患者，专科医生关注更多的是移植肝的功能和解剖形态学变化，以及对肝脏基础疾病的监测，容易忽略其他系统的问题，在对此类患者的随诊过程中，要全面了解患者的病情，不放过患者无意中提到的任一个主诉，以免漏诊，给患者健康造成不必要的伤害。

（北京清华长庚医院　李　君，陈　虹）

参考文献

［1］Ajmal A, Joffe H, Nachtigall LB. Psychotropic-induced hyperprolactinemia: a clinical review[J]. Psychosomatics, 2014, 55（1）: 29-36.

［2］Barszcz Z, Mucha S, Rabe-Jabłońska J. The assessment of the mental state of patients during simultaneous treatment with psychotropic drugs, antipsychotics included, and bromocriptine[J]. Psychiatr Pol, 2008, 42（4）: 595-607.

［3］Besag FMC, Vasey MJ, Salim I. Adjunct aripiprazole effective in treating hyperprolactinemia induced by psychotropic medication? A narrative review[J]. CNS Drugs, 2021, 35（5）: 507-526.

［4］David SR, Taylor CC, Kinon BJ, et al. The effects of olanzapine, risperidone, and haloperidol on plasma prolactin levels in patients with schizophrenia[J]. Clin Ther, 2000, 22（9）: 1085-1096.

［5］Kearns AE, Goff DC, Hayden DL, et al. Risperidone - associated hyperprolactinemia[J]. Endocr Pract, 2000, 6: 425-429.

病例 90

皮肤、巩膜黄染5个月，
加重伴间断神志不清3周

患儿女，5.5月龄，于2009年11月1日入院。

一、主诉

皮肤、巩膜黄染5个月，加重伴间断神志不清3周。

二、病史询问

（一）初步诊断思路及问诊目的

患儿出生后半个月出现皮肤、巩膜黄染，大便颜色变浅，尿色变深。于外院诊断为"先天性胆道闭锁"。入院前3周间断出现神志不清。需鉴别诊断出现神志不清的其他原因，包括：肝性脑病、内环境紊乱、容量不足、休克等。

（二）问诊主要内容及目的

1. "先天性胆道闭锁"的问诊　主要涉及"先天性胆道闭锁"的诊治经过，是否行手术治疗，术后恢复情况等。

2. 神志不清的问诊　发生神志改变前是否存在诱发因素，如受凉、进食差、腹泻等；神志不清的具体表现；是否行相关治疗。

（三）问诊结果及思维提示

患儿于2009年5月12日足月产，出生后半个月开始出现全身皮肤、巩膜黄染，大便颜色变浅，尿色变深。就诊于上海复旦大学附属儿科医院，确诊为"先天性胆道闭锁"。于2009年7月18日行葛西手术。术后予抗感染、利胆治疗，并口服甲泼尼龙（16 mg/d）减轻胆道水肿，患儿胆红素下降缓慢。入院前 3 周无明显诱因出现腹泻，伴皮肤、巩膜黄染加重，经对症治疗后患儿腹泻好转，但出现神志改变。

思维提示

通过问诊可基本明确，患儿为先天性胆道闭锁、葛西术后退黄效果不佳，在免疫力较差的背景下发生腹泻，诱发肝性脑病发生，需进一步完善检查评估病情，并积极推进治疗。

三、体格检查

（一）重点检查内容及目的

患儿以皮肤、巩膜黄染为主要表现。在对患儿进行系统、全面检查的同时，注意有无皮疹、肝脾大等肝病体征。同时，注意评估患儿神志，关注神经系统查体情况。

（二）体格检查结果及思维提示

T 37.3℃，R 25 次 / 分，P 130 次 / 分，BP 119/49 mmHg。患儿身长 66 cm，体重 7 kg，生命体征平稳，神志清楚，未见肝掌及蜘蛛痣，皮肤、巩膜重度黄染，双肺呼吸音清，未闻及干湿性啰音，腹部膨隆，腹壁静脉曲张明显，肋缘下可见长约 8 cm 手术瘢痕，脐部无膨出，肝肋缘下 4 cm，质硬，脾肋缘下 3 cm，质硬，移动性浊音阳性，双下肢轻度水肿。

思维提示

体格检查提示患儿存在腹壁静脉曲张、腹腔积液等门静脉高压表现，应进一步完善化验检查评估病情。

四、实验室和影像学检查

（一）初步检查内容及目的

1.血常规　了解红细胞、白细胞、血小板等情况、评估脾功能。

2. 生化全项　了解目前肝、肾功能、电解质、血糖、代谢等情况，了解肝损害的程度和特点。

3. 凝血功能　可判断肝脏的凝血因子的合成功能，从而判断肝储备功能。

4. 嗜肝病毒及非嗜肝病毒标志物检测　包括 HAV、HBV、HCV、HDV、HEV、EBV、CMV、疱疹病毒等病毒学指标检测。确定或除外引起肝功能损害的病毒性因素。

5. 血氨　有助于判断是否存在肝性脑病。

6. 腹部超声及 CT　有助于判断肝脏病变、门静脉高压程度。

（二）检查结果及思维提示

1. 血常规　WBC 10×10^9/L，HGB 108 g/L，PLT 153×10^9/L。

2. 生化全项　ALT 307 U/L，AST 474 U/L，ALP 512 U/L，γ-GT 106 U/L，ALB 36.0 g/L，TBIL 530 μmol/L，DBIL 380 μmol/L，其余正常。

3. 凝血功能　PT 17.6 s，APTT 49.5 s，INR 1.5，余指标正常。

4. 病毒性肝炎及嗜肝病毒标志物检测　HAV、HCV、HDV、HEV、EBV、CMV、疱疹病毒 IgM 均阴性，HBsAb、HBeAb、HBcAb 阳性，其余阴性。

5. BLA　89 μmol/L。

6. 腹部超声及 CT　肝实性损害，肝硬化早期，门静脉逆向血流；符合先天性胆道闭锁表现；脾大；腹腔积液。

> **思维提示**
>
> 　　通过上述检查可以得出以下结论：患儿目前诊断为先天性胆道闭锁，虽然年龄只有 5 个月龄，但目前已发展至肝硬化、门静脉高压，病情进展无法逆转，肝移植是其最终、唯一的有效治疗手段。

五、治疗方案及理由

（一）方案

1. 一般治疗　充分休息，保证营养。

2. 保肝、降氨　注射用还原性谷胱甘肽钠 300 mg，qd；多烯磷脂酰胆碱胶囊 116.75 mg，tid；注射用门冬氨酸鸟氨酸 3 g，qd。

3. 其他　完善术前准备，行肝移植术。

（二）理由

患儿为先天性胆道闭锁，入院后完善的化验检查提示，患儿已存在肝硬化及门脉逆向血流、脾大、腹腔积液等门静脉高压表现，病情进展快，患儿已出现肝性脑病，保守治疗效果差，无法逆转病情，肝移植是唯一的治疗手段。

六、治疗效果及思维提示

患儿于 2009 年 11 月 26 日在全麻下行活体肝移植术，供肝为减体积 S₃ 段。术中静脉滴注甲泼尼龙 80 mg。术后予抗排异反应、抗感染、预防应激性溃疡、抗凝及营养支持等治疗。免疫抑制剂方案为他克莫司联合甲泼尼龙。具体用法为：术后 24 h 给予他克莫司，术后第 1 天静脉注射甲泼尼龙 45 mg，第 2 天静脉注射甲泼尼龙 30 mg，第 3 天静脉注射甲泼尼龙 20 mg，第 4 天静脉注射甲泼尼龙 15 mg。术后第 5 天，患儿腹腔引流液体量突然增多，浑浊、伴气体逸出，考虑发生肠漏，急诊行剖腹探查术，术中证实患儿原葛西手术空肠端侧吻合口处溃疡穿孔。行溃疡穿孔修补术，放置空肠造瘘管，并放置黎氏管持续冲洗腹腔，术后患儿病情危重，存在腹腔感染、感染性休克、多脏器功能衰竭，虽经持续黎氏管冲洗腹腔、抗感染、抗休克、抑酸及床旁血液透析治疗，其病情仍持续恶化，于 2009 年 12 月 5 日死亡。

思维提示

肝移植术后大剂量糖皮质激素的应用会带来很多不良反应，尤其对于存在感染、消化道溃疡发生风险的患者，更应谨慎使用。

患儿最后诊断：先天性胆道闭锁，肝移植术后，葛西手术空肠端 - 侧吻合口处溃疡穿孔、感染性休克、多器官功能衰竭。

七、对本病例的思考

针对本病例的诊治进行分析，患儿死亡原因为肝移植术后、空肠溃疡穿孔导致严重腹腔感染，继而导致感染性休克、多器官功能衰竭。术中见空肠穿孔位于原葛西手术空肠端 - 侧吻合处，周围无粘连，水肿不明显。分析空肠溃疡穿孔原因为：①葛西术后患儿因肝硬化营养状态差，伤口愈合缓慢；②原葛西手术空肠端侧吻合口处持续存在炎症和感染；③葛西手术后使用糖皮质激素影响了吻合口愈合；④患儿肝移植术中应用大剂量糖皮质激素以及术后行免疫抑制治疗。其中，我们认为最主要的原因为糖皮质激素的长期大量应用。

本病例提醒我们，对于肝移植术前行肠道吻合手术的患儿，术后尽量减少糖皮质激素的长时间大剂量应用。如果肠道吻合术后长期应用大剂量糖皮质激素，且其营养状态较差时，肝移植术中应探查肠道吻合口处，明确有无吻合口愈合不良，争取术中及时处理，以避免术后出现因吻合口漏导致的严重腹腔感染，造成严重的不良后果。

（天津市第一中心医院　孙晓叶，朱梦月）

参考文献

［1］Hsiao CY, Ho CM, Wu YM, et al. Biliary complication in pediatric liver transplantation: a single-center 15-year experience[J]. J Gastrointest Surg, 2019, 23（4）: 751-759.

［2］Koga H, Miyano G, Okazaki T, et al. Laparoscopic portoenterostomy for uncorrectable biliary atresia using Kasai's original technique[J]. J Laparoendosc Adv Surg Tech A, 2011, 21（3）: 291-294.

［3］Levy JH, Iba T. Inflammation and thrombosis: roles of neutrophils, platelets and endothelial cells and their interactions in thrombus formation during sepsis[J]. J hromb Haemost, 2018, 16（2）: 231-241.

［4］Muiesan P, Vergani D, Mieli-Vergani G. Liver transplantation in children[J].J Hepatol, 2007, 46（2）: 340-348.

［5］Tam YH, Mou JW, Cheung ST, et al.The outcome of laparoscopic portoenterostomy for biliary atresia in children[J]. Pediatr Surg Int, 2011, 27（7）: 671-674.

［6］Yamataka A. Laparoscopic Kasai portoenterostomy for biliary atresia[J]. J Hepatobiliary Pancreat Sci, 2013, 20: 481-486.

肝移植术后疑难病的疾病诊断

病例 1　肝移植术后卡氏肺孢子菌肺炎

病例 2　肝移植术后脊柱结核、肺粟粒样结核、乙肝复发、肝功能衰竭

病例 3　肝移植术后肝脓肿（多药耐药肺炎克雷伯杆菌）

病例 4　肝移植术后结核性多浆膜腔积液

病例 5　肝移植术后隐球菌性脑膜炎、PSC 复发

病例 6　肝移植术后布鲁菌病

病例 7　肝移植术后结核性腹膜炎

病例 8　肝移植术后巨细胞病毒相关性皮炎

病例 9　肝移植治疗丙肝肝硬化合并活动性结核

病例 10　肝移植术后膝关节细菌感染合并真菌感染

病例 11　肝移植术后新发乙型肝炎、带状疱疹后遗神经痛

病例 12　肝移植术后肺隐球菌病

病例 13　肝移植术后水痘疱疹病毒感染

病例 14　肝移植术后幽门螺杆菌感染

病例 15　肝移植术后肝功能异常、疱疹病毒感染

病例 16　肝移植术后 PTLD、侵袭性真菌感染、颅内出血、多发脑梗死、EB 病毒感染

病例 17　肝移植术后肠结核

病例 18　肝移植术后 CMV 相关胃肠炎

病例 19　肝移植术后肺孢子菌肺炎合并 CMV 肺炎

病例 20　肝移植术后肠瘘、肺部真菌感染、重度贫血、肾功能不全

病例 21　肝移植术后侵袭性曲霉菌感染（累及多个系统）

病例 22　肝移植术后纯红细胞再生障碍性贫血（HPV　B19 感染）

病例 23　肝移植术后呼吸功能衰竭（多药耐药肺炎克雷伯杆菌）

病例 24　肝移植术后呼吸功能衰竭、肺炎（鲍特菌感染）

病例 25　肝移植术后 GVHD 合并肠道难辨梭菌感染

病例 26　肝移植术后肺皮诺卡菌病

病例 27　肝移植术后肠炎、肝脓肿（沙门氏菌感染）

病例 28　肝移植术后丙肝复发

病例 29　肝移植术后新发自身免疫性肝炎

病例 30　肝移植术后肝功能衰竭、酒精性肝病复发、乙肝复发

病例 31　肝移植术后肝小静脉闭塞

病例 32　肝移植术后丙肝复发、新发自身免疫性肝炎（干扰素所致）

病例 33　肝移植术后甲型、乙型、丙型肝炎合并感染

病例 34　肝移植术后 HCV、HBV 合并感染

病例 35　肝移植术后酒精性肝病复发

病例 36　肝移植术后寄生虫感染

病例 37　肝移植术后新发自身免疫性肝炎

病例 38　肝移植术后过继性 Gilbert 综合征

病例 39　肝移植术后药物性肝损害

病例 40　肝移植术后抗体介导排异反应

病例 41　肝移植术后胆道并发症、急性排异反应、Gilbert 综合征

病例 42　肝移植术后急性戊型肝炎

病例 43　肝移植术后 PBC 复发

病例 44　肝移植术后慢性排异、药物性肝损害

病例 45　肝移植术后新发戊型肝炎

病例 46　肝移植术后乙肝复发合并新发自身免疫性肝炎、脂肪肝

病例 47　肝移植术后七天综合征

病例 48　肝移植术后胆道并发症、耐激素急性排异反应

病例 49　肝移植术后药物性肝损害

病例 50　肝移植术后肝癌复发，放射性肝炎

病例 51　肝移植术后溃疡性结肠炎

病例 52　肝移植术后肝小静脉闭塞

病例 53　肝移植术后胃、十二指肠复合、多发性溃疡（西罗莫司所致）

病例 54　肝移植术后肾功能异常（早期单药西罗莫司）

病例 55　肝移植术后缺铁性贫血（他克莫司所致）

病例 56　肝移植术后精神障碍（他克莫司所致）

病例 57　肝移植术后肾功能异常（早期单药麦考酚钠肠溶片）

病例 58　肝移植术后慢性排异（干细胞治疗）

病例 59　肝移植术后药物性肝炎、胆道真菌感染

病例 60　肝移植术后下肢疼痛综合征（他克莫司所致）

病例 61　肝肾联合移植术后神经痛（CNI 药物所致）

病例 62　肝移植术后新发平滑肌肉瘤

病例 63　肝移植术后骨髓异常增生综合征

病例 64　肝移植术后朗格汉斯细胞组织综合征复发

病例 65　肝移植术后淋巴瘤

病例 66　肝移植术后卡波西肉瘤

病例 67　肝移植术后 Burkitt 淋巴瘤、EB 病毒感染

病例 68　肝移植术后上皮样血管内皮瘤复发

病例 69　肝移植术后新发多原发癌

病例 70　肝移植术后严重感染合并 PTLD

病例 71　肝移植术后舌癌

病例 72　肝移植术后肺癌

病例 73　肝移植术后浆细胞肉瘤

病例 74　肝移植术后华氏巨球蛋白血症

病例 75　肝移植手术治疗肝门部巨大黏液性囊腺瘤

病例 76　肝移植手术治疗 Abernethy 畸形

病例 77　肝移植术后胆管吻合口闭塞（磁力再通术治疗）

病例 78　肝移植术后门静脉狭窄、肠系膜上静脉血栓

病例 79　肝移植术后食管梗阻

病例 80　肝移植术后门静脉窦性血管病

病例 81　肝移植术后系统性红斑狼疮

病例 82　肝移植术后门静脉血栓

病例 83　肝移植术后肠系膜上静脉血栓、门静脉血栓、获得性易栓症

病例 84　肝肾联合移植术后肠易激综合征、肾功能不全（肾前性）

病例 85　肝移植术后门静脉血栓（Tipps 术治疗）

病例 86　肝移植术后 ANCA 相关性血管炎

病例 87　肝移植术后结肠息肉（CA199 显著升高）

病例 88　肝移植术后 GVHD

病例 89　肝移植术后高泌乳素血症（靶向药所致）

病例 90　肝移植治疗胆道闭锁

附录 2

常见化验指标及术语缩略词表

英文缩写	英文名称	中文名词
AFP	alpha-fetoprotein	甲胎蛋白
ALB	albumin	白蛋白
ALP	alkaline phosphatase	碱性磷酸酶
ALT	alanine aminotransferase	丙氨酸氨基转移酶
AMY	amylase	淀粉酶
AST	aspartate aminotransferase	天冬氨酸氨基转移酶
BLA	blood ammonia	血氨
BUN	blood urea nitrogen	血尿素氮
CEA	carcino-embryonic antigen	癌胚抗原
CHE	cholinesterase	胆碱酯酶
CMV	cytomegalovirus	巨细胞病毒
CRE	creatinine	肌酐
CRP	C-reactive protein	C 反应蛋白
DBIL	direct bilirubin	直接胆红素
E	eosinophils	嗜酸性粒细胞
EBV	epstein-Barr virus	EB 病毒
ERCP	endoscopic retrograde cholangio-pancreatography	内镜逆行胆道胰腺造影术
ESR	erythrocyte sedimentation rate	红细胞沉降率
FK506	tacrolimus	他克莫司
FT3	free triiodothyronine	游离三碘甲状腺原氨酸
FT4	free thyroxine	游离甲状腺素
GLO	globin	球蛋白
GLU	blood glucose	血糖
HAV	hepatitis A virus	甲型肝炎病毒

HBV	hepatitis B virus	乙型肝炎病毒
HCT	hematocrit	血细胞比容
HCV	hepatitis C virus	丙型肝炎病毒
HEV	hepatitis E virus	戊型肝炎病毒
HGB	hemoglobin	血红蛋白
HPV B19	human parvovirus B19	人细小病毒 B19
HSOS	hepatic sinusoidal obstruction syndrome	肝小静脉闭塞综合征
IBDL	indirect bilirubin	间接胆红素
INR	international normalized ratio	国际标准化比值
LA	lactic acid	乳酸
LDH	lactate dehydrogenase	乳酸脱氢酶
LY	lymphocytes	淋巴细胞
MCHC	mean hemoglobin concentration	平均血红蛋白浓度
MCV	mean corpuscular volume	红细胞平均体积
N	neutrophil	中性粒细胞
PCT	procalcitonin	降钙素原
PIVKA II	protein induced by vitamin k absence or antagonist-II	异常凝血酶原
PLT	platelet	血小板
PCOS	polycystic ovary syndrome	多囊卵巢综合征
PT	prothrombin time	凝血酶原时间
PTA	prothrombin time activity	凝血酶原活动度
PTCD	percutaneous transhepatic catheter drainage	经皮经肝导管引流术
PTLD	posttransplant lymphoproliferative disorders	移植后淋巴增殖性疾病
RBC	red blood cell	红细胞
Ret	reticulocyte	网织红细胞
γ-GT	γ-glutamyl transpeptidase	γ-谷氨酰胺转肽酶
T3	triiodothyronine	三碘甲状腺原氨酸
T4	thyroxine	甲状腺素
TBA	total bile acid	总胆汁酸
TBIL	total bilirubin	总胆红素
TC	total cholesterol	总胆固醇
TG	triglyceride	三酰甘油

TIPS	transjugular intrahepatic portosystemic shunt	经颈静脉肝内门体系统分流术
TSH	thyroid-stimulating hormone	促甲状腺素
UA	uric acid	尿酸
VOD	vascular occlusive disease	血管闭塞性疾病
WBC	white blood cell	白细胞
GVHD	graft versus host disease	移植物抗宿主病
PSVD	portosinusoidal vascular disease	门脉窦性血管病
SLE	systemic lupus erythematosus	系统性红斑狼疮
ANCA	antineutrophil cytoplasmic antibodies	抗中性粒细胞胞浆抗体
ATG	antithymocyte globulin	抗人胸腺淋巴细胞球蛋白